中醫與養生

Traditional Chinese Medicine and Ethics of Keeping in Good Health

呂萬安 ◎著

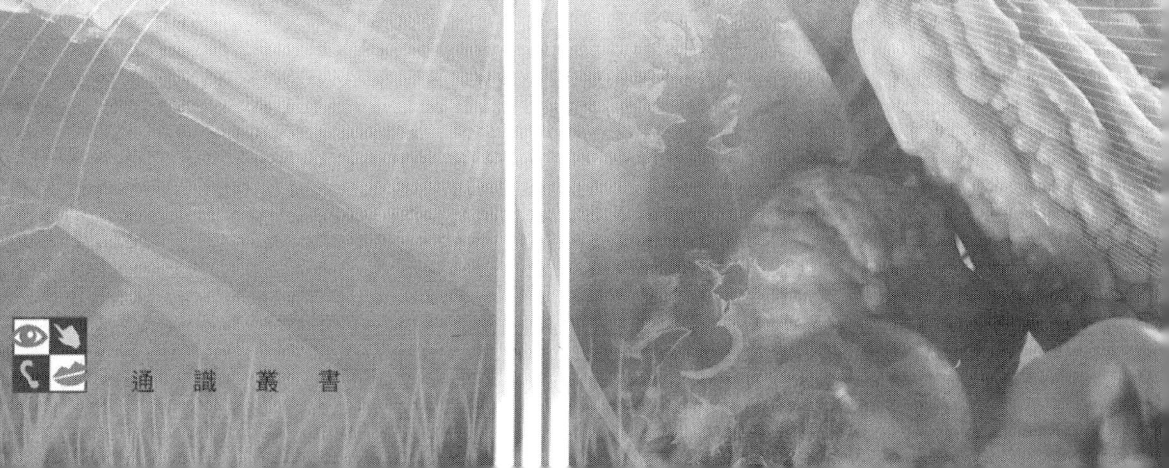

通 識 叢 書

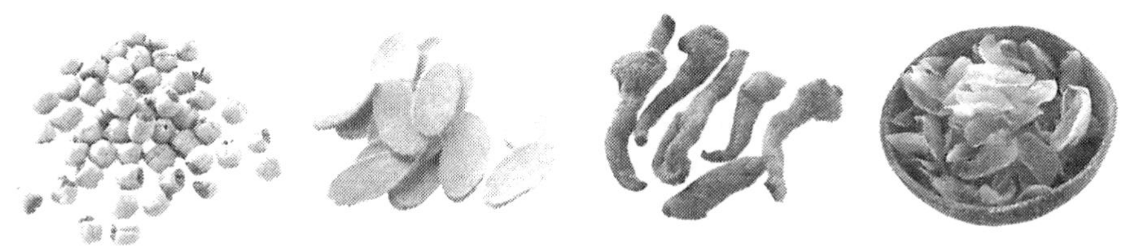

序

感謝世新大學給予本人這個寶貴的機會，在通識教育的課程中介紹中醫保健與養生方面的知識，中國傳統醫學擁有完整且獨特的理論體系，以及非常豐富的治病與養生的經驗，在全世界各國的傳統醫學中獨樹一格，流傳並沿用至今已經有幾千年的歷史，不僅沒有消失，甚至於歷久彌新，今日的中國傳統醫學更能夠結合現代科學與醫學推陳出新，因此，即使在現代醫學發達的台灣，仍然有愈來愈多的民眾信賴中醫，生病的時候喜歡看中醫，政府並且早已將中醫列入全民健保的項目；除此之外，中國傳統醫學更受到世界衛生組織（WHO）的肯定與重視，可見中醫養生與保健的觀念深植於國人的日常生活之中，也漸漸受到西方人士的青睞。

中醫學將人體視爲一個小宇宙，大自然界爲大宇宙，人體內臟和體表各部組織、器官聯合視爲一個不能分割的有機體，同時也注意到四時氣候，周圍自然環境對人體生理病理有不同程度的影響，所以說，它不僅強調人體內部的統一性，而且也重視人與自然界的協調性，換言之，人與大自然結合的思想，隨時隨地存在我們日常生活的各個層面之中，這也就是所謂的「天人合一」的思想。

本教材將由第一章中醫基礎概念開始，讓讀者瞭解所謂天人合一的思想以及寒熱體質、陰陽學說及氣血理論等；第二章則介紹中醫養生與藥膳的原則與運用；第三章到第十一章介紹中醫內科、婦科、兒科的常見疾病之定義、病因、診斷要點、

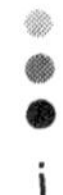

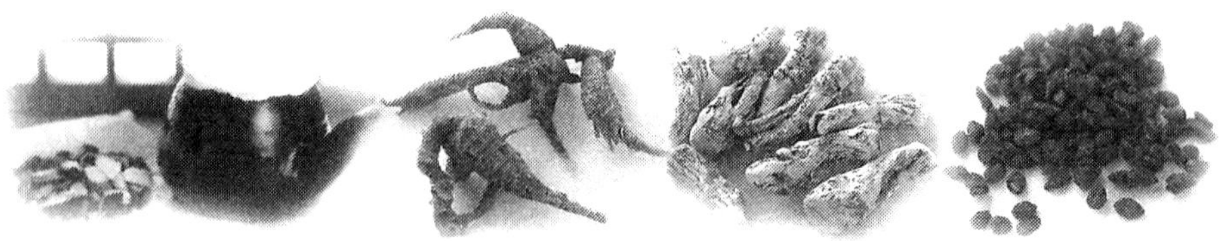

治療、典籍考據、現代研究及生活運用；第十二章介紹皮膚病與中醫美容；第十三章則是常見疾病之保健與補養方法。文中也介紹現代西醫的觀點，並且採用現代通俗醫學來詮釋艱深難懂的中醫學，除了讓讀者瞭解中醫的內涵之外，並將傳統醫學與現代醫學做比較，增進讀者的理解與日常生活保健之方法。

其實本教材之所以編冊成書有另一個最重要的原因，那就是應學生之要求，以減少上課時來不及抄寫筆記，或是抄寫得不完整，讓學生擁有更多的時間專心聽講，因此在百忙之中盡快完成，內容恐有疏漏或錯誤之處，尚請讀者多多包涵。此外本書能夠書寫完成，要衷心的感謝內人俊宜的幫忙。總之個人希望讀者以及學生能藉由中醫的基礎概念以及對日常疾病的認識，進而瞭解中醫的養生與保健方法，由淺入深，能夠運用於日常生活之中，一氣呵成，達到養生之目的。

呂萬安　謹識

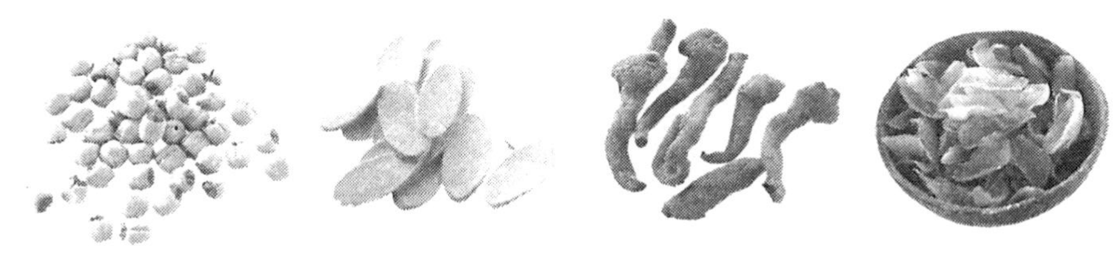

目次

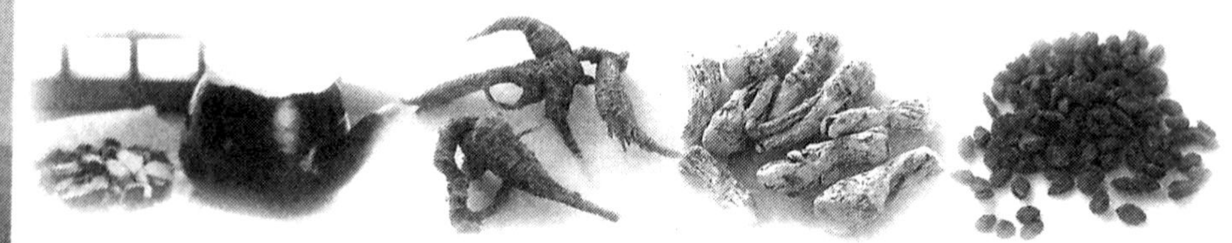

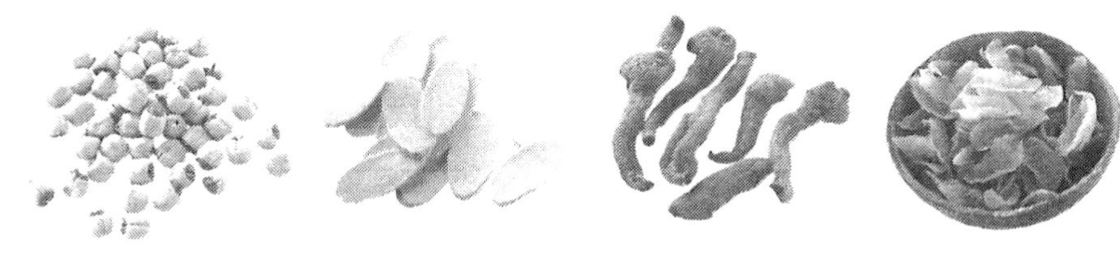

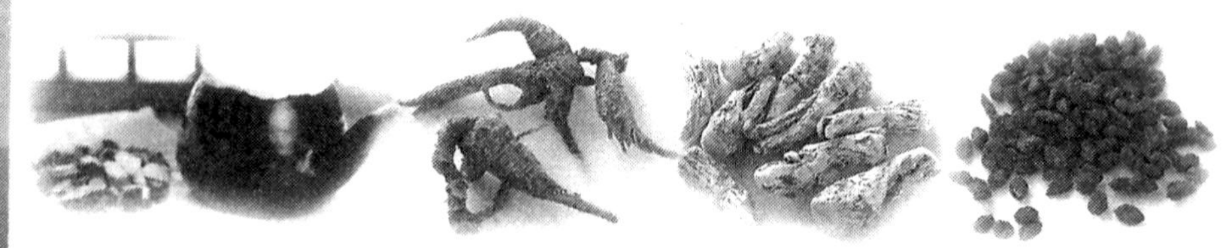

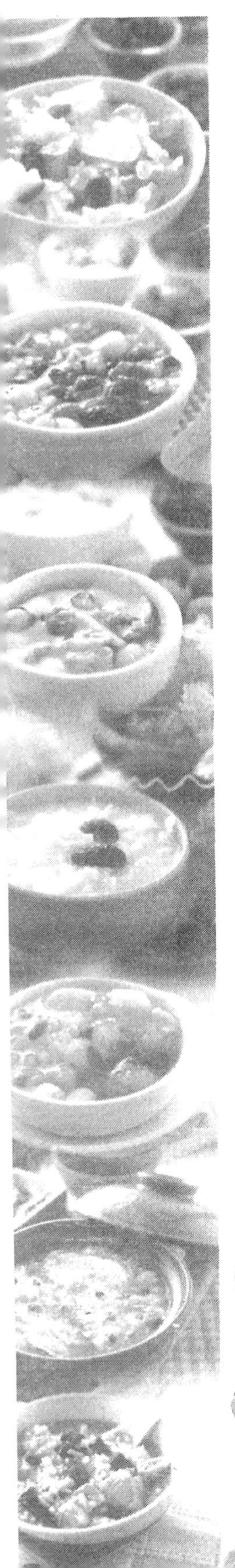

第一章　中醫基礎概念

- 寒熱體質
- 陰陽學說
- 氣血理論
- 望聞問切

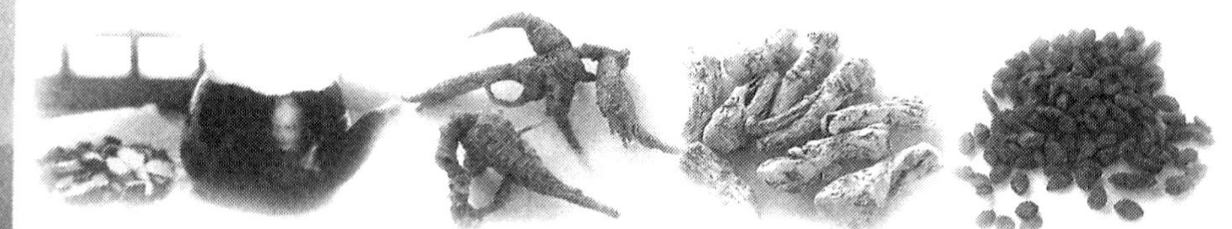

寒熱體質

一、什麼是體質？

體質（constitution）一詞來自構成、組成（constitute），它的原始定義是「某一個體的一切生物學特徵的總和」。

以下介紹幾個不同學者對體質的定義：

1.一九四〇年學者W. B. Tucker的看法：體質是個體在形態學上、生理學上及心理學上一切特徵的總和，加之以種族、性別及年齡的各種差異，這些特徵大部分取決於遺傳，但在不同程度上受周圍環境因素的影響，所有這一切都作爲一個完整的生物單元表現出來。體質具有一個寬大的正常波動範圍，有時可越過邊界而進入異常，即病理狀態。

2.一九七〇年學者A. Damon的看法：體質一詞對不同的研究者有不同的意義，對臨床醫師而言，它意味著病人的生物學個體特徵；對流行病學家而言，它是疾病過程中的宿主因素；對免疫學家而言，它是組織特性；對血清學家而言，它代表輸血反應；對體型學家、心理學家、行爲學家而言，體質意味著體型與適應力、疾病、行爲的相互關係，同時A. Damon又提出了體質醫學（Constitutional Medicine），但只做了一般性的討論及展望，沒有進行深

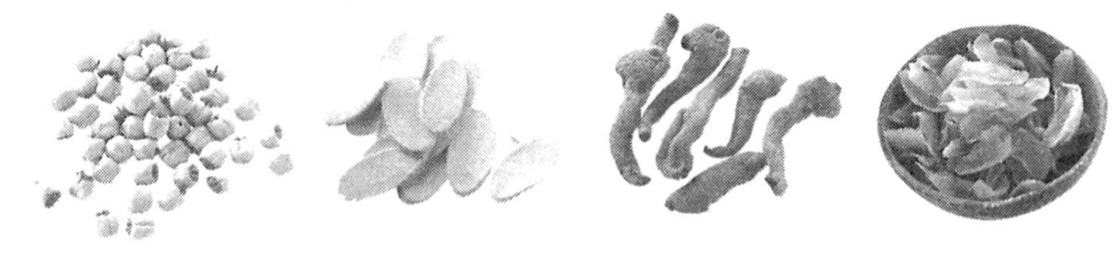

入的研究。

3.體質：人類體質是人群及人群中的個體在遺傳的基礎上、在環境的影響下，以及在生長、發育和衰老的過程中形成的結構、機能和代謝上相對穩定的特殊狀態，這種特殊狀態往往決定著他的生理反應的特異性，以及其對某種致病因素的易感性和所產生病變類型的傾向性。

二、從生理方面看體質的不同

從生理方面來看，個人的體質有如下的區別：

1.肺癆質：其人高瘦、頸長、胸部平狹、脊柱後彎等，此種人易患肺癆，故稱肺癆質。

2.卒中質：其人肥胖、頸短、頭扁、面大等，此種人易患腦溢血、高血壓、糖尿病等，故稱卒中質。

3.腺病質：其人多爲體弱之小兒及青年，抵抗力薄弱多病，此種人易患瘰癧、頸核、大頸或感冒後易發中耳炎、咽喉扁桃體肥大，故稱腺病質。

4.惡液質：其人衰弱頹痿、面色蒼白等，此種人易患癰惡疽瘡、水腫、慢性中毒、內分泌機能障礙病等，故稱惡液質。

5.精神病質：其人多輕佻浮躁、粗魯昏庸、自私多變，倘稍受刺激則發生精神病症，此種人易患精神病，或癲或狂。

6.貧血病質：其人與肺癆質人形態相似，貧血易疲倦，此種人易成虛損病。

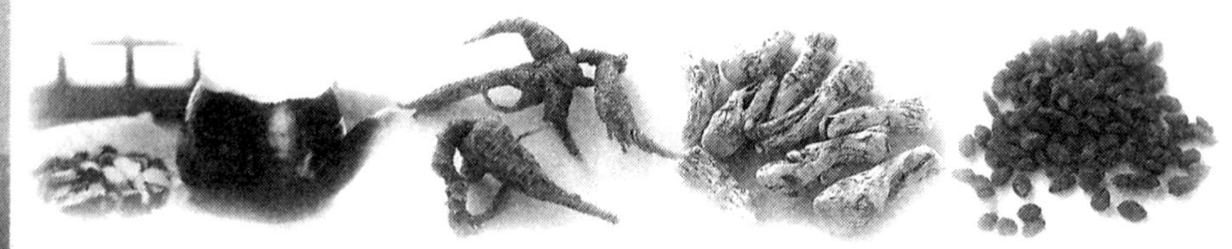

三、中醫為何要談體質？

中醫學理論對於人體的生理功能、病理變化、疾病的診斷和治療方法等方面，均有它的許多特點，可以概括爲整體觀念和辨證論治兩個基本特點，這兩個特點和體質的內涵、種類，以及強調個體的特異性，有密不可分的關係。

以下介紹相關中醫文獻對體質的說法：

1.《黃帝內經》《素問》：「陽盛則外熱，陰盛則內寒。」
2.《傷寒雜病論》：「凡人稟氣各有盛衰，宿病各有寒熱……」、「假令素有寒者，多變陽虛陰盛之疾……」、「素有熱者，多變陽盛陰虛之疾。」
3.《醫宗金鑑》：「人感受邪氣雖一，因其形態不同，或從寒化，或從熱化。」

四、以中醫的理論，體質的分類有哪些原則？

最早《黃帝內經》《靈樞》有陰陽二十五人，分型比較複雜，臨床上很少採用。目前中醫對於體質分型主要是以陰、陽、氣、血、燥、濕之有餘與不足理論爲根據。此外，在臨床上爲了配合辨證治療，也有將體質區分爲寒性體質、熱性體質、實性體質與虛性體質，現僅就寒性、熱性體質的特徵分述如下：

1.寒性體質：口不渴、喜熱飲、怕冷、怕風、手足厥冷、臉色蒼白、唇色淡、尿多色淡、大便下痢而稀、舌淡、

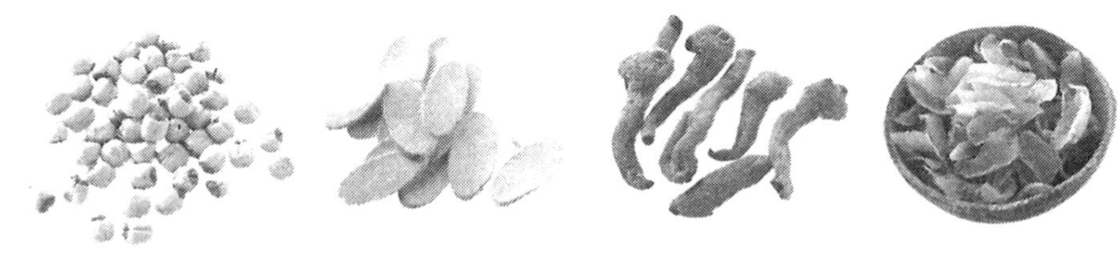

苔白滑、脈遲。

寒證患者多爲慢性炎症病變、循環障礙的病變，爲缺血、貧血、瘀血、水腫等。

2.熱性體質：口乾舌燥、喜冷飲、面紅耳赤、尿少而黃、大便秘結、舌苔黃糙、脈數。

熱證患者多爲急性炎症病變，組織細胞腫脹、變性、壞死。

五、保養方法

(一)寒性體質

1.首先從飲食著手：應多吃些熱量較高且易消化的食物，能適當的進補一些補陽的中藥。如：鹿茸、巴戟、附子、人參（高麗參）、黃耆等當然最好，但如果服用不當反而會帶來一些副作用。所謂藥補不如食補，食補尤其不可忽視，茲列一些禦寒食品，例如：羊肉、狗肉、火腿、牛肉、韭菜、生薑、辣椒、胡椒、栗子、胡桃、荔枝、桂圓等，其中又以羊肉、韭菜、栗子、胡桃等較易常食且有效。

2.要適度的活動：適當的做些勞動及運動可改善末梢循環、加速血液循環，使手腳保持正常的溫度。

3.要注意保暖：應隨天氣變化調節穿著，做好手腳的保暖，尤其冬天更要注意改善室內溫度、濕度及通風。

4.搓按手腳：可經常按摩手腳或搓揉手腳等，可以改善手腳的血液循環、調節手足溫度使之變暖。

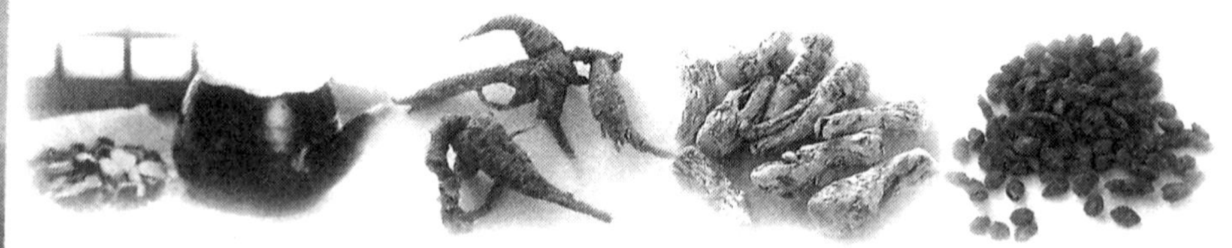

(二)熱性體質

1.首先從飲食改善：應多吃些熱量較低且可以退火、消炎、清熱的食品，能適當的進補一些滋陰清熱的中藥，如：麥門冬、知母、玉竹、沙參、百合、天門冬等當然最好，但如服用不當反而會產生一些副作用。因此，不妨改用食療，茲列出一些食品以供參考，例如：梨、椰子漿、白木耳、綠豆、西瓜、冬瓜、絲瓜、菊花、西洋參、豆腐、苦瓜、蘿蔔等。

2.保持每日大便暢通：大便乾硬是熱性體質常見症狀之一，甚者形成便秘，進一步誘發其他疾病。因此，儘量保持每日大便暢通，防止疾病產生。

3.飲酒適度、不熬夜：酒屬濕熱之品，且大量飲酒容易導致肝火上升，熬夜會擾亂新陳代謝，致使自律神經失衡，兩者皆不利於熱性體質。

4.穿著輕、軟、寬、舒：衣著以輕、軟、寬鬆、舒適爲宜，對於皮膚末梢循環及熱量排除，皆有幫助，對體溫偏高者較適宜。

六、飲食宜忌

(一)寒性體質

忌寒涼之物，例如犀角、熊膽、石膏、綠豆、西瓜、蘿蔔、冬瓜、絲瓜、梨、蛤蠣、菊花。此類食物可以退火、消炎、清熱、降低熱量，故多食不利。

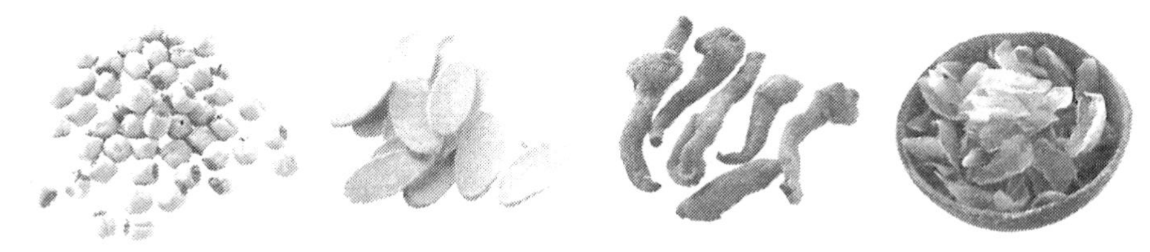

(二)熱性體質

1.忌辛熱刺激之物：例如乾薑、附子、花椒、胡椒、肉桂等辛熱食物，能動火而耗氣，多則不宜。

2.忌食油煎、炒、炸食物：此類食物可以產生較多的熱量，故不利於熱性體質。

七、另類思考

近年來，現代醫學對於高血壓的治療有人提出所謂的個體化治療方案（individual response patterns），這種思路與精神似乎與傳統中國醫學治病採用辨證論治的道理有些不謀而合，換句話說，對於同一種疾病，因個人體質上之差異，使得個體無論在生理、病理各方面皆有所不同，再加上年齡、性別、飲食、生活、環境上之差異，因此在治療上藥物的選取，將會因人而異，如此才能使治療達到最佳的效果與安全，盡可能的降低副作用。相信未來的醫學將配合個體基因的發達，而朝這個方向發展，這種「依個人量身訂作的醫學」，將使得人類未來的醫學更具有人性化與個體性。茲摘錄文獻，供讀者參考：

Hypertension, Vol. 12, 223-226, Copyright© 1988 by American Heart Association

Diagnosis ex juvantibus. Individual response patterns to drugs reveal hypertension mechanisms and simplify treatment

J. H. Laragh, B. Lamport, J. Sealey and M. H. Alderman

Cardiovascular Center, New York Hospital-Cornell Medical

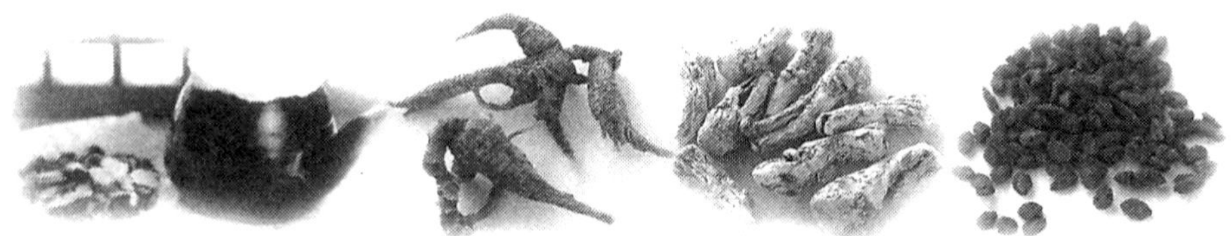

Center, NY 10021.

Heterogeneity of response to antihypertensive therapy is a well-recognized clinical phenomenon. An agent that is antihypertensive in one patient may increase blood pressure in another or have no effect in a third. We believe that this variety of individual response to drug treatment can provide a new framework for the study of hypertensive subjects. Different patterns of response elicited by sequential trials of individual drugs with different mechanisms of action（diuretics, calcium channel blockers, alpha-blockers, beta-blockers, and converting enzyme inhibitors）should provide another means to classify hypertensive patients into biologically relevant groups. The documentation and analysis of this therapeutic heterogeneity in relation to renin profiling and to other physiological and demographic parameters may add a new dimension to the investigation of the pathophysiology of hypertension; it may serve as a basis for more appropriate stratification of participants in clinical trials and may ultimately contribute to a more rational approach to patient management.

陰陽學說

一、前言

陰陽學說爲我國古代哲學的方法論，是當時人們用以概括

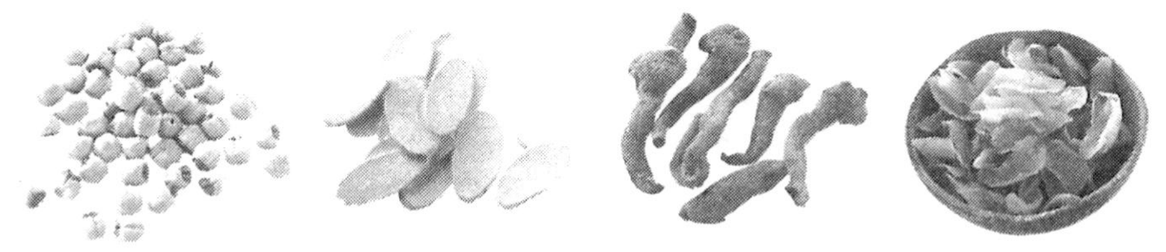

和說明自然界變化規律的。陰陽學說認爲，宇宙間一切事物和現象，都包含著陰與陽兩個方面，正是這種陰、陽雙方的變化，才促進了事物的發展。人們在長期的實踐中總結出來的自然界陰陽變化規律，具有對立統一規律的思想因素，它不僅認爲自然界的事物和現象，都存在有陰和陽兩種屬性，而且這兩種屬性是對立的，但又是相互聯繫、不斷變化的，這就是陰陽對立、陰陽互根、陰陽消長、陰陽轉化。在中國醫藥學中，就是運用這四者來概括和說明人體生理、病理、指導診斷、治療實踐的。

二、陰陽對立

(一)陰陽對立的含義

陰陽對立是指自然界的一切事物或現象，其內部都同時存在著相反的兩種屬性，即存在對立的陰、陽兩個方面。例如天爲陽，地爲陰；外爲陽，內爲陰；動爲陽，靜爲陰；速爲陽，遲爲陰；升爲陽，降爲陰；熱爲陽，寒爲陰等等，都表明了陰、陽代表著事物或現象中對立的不可分割的兩個方面，並且普遍存在於一切事物或現象之中，所以古人說：「一陰一陽之謂道」(《周易・繫辭上》)。天與地，外與內，動與靜，速與遲，升與降，熱與寒等等，構成了具有對立的雙方，其中的一個側面爲陽，另一個側面爲陰，合起來就稱爲陰陽。由此可見，陰陽對立，包含著具有對立的意思。

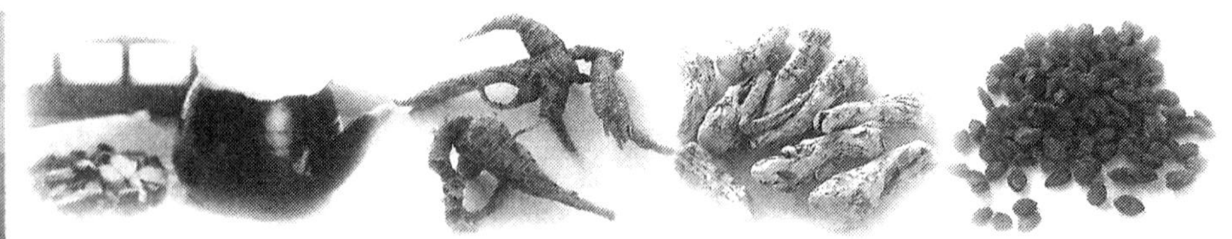

(二)陰陽屬性的歸類

陰陽不僅普遍地概括了事物和現象對立的兩個側面，而且還代表這兩個側面的一定屬性。陰陽學說認爲，相關聯的事物或現象中對立的兩個側面，具有截然相反的兩種屬性，並可用「陰」、「陽」來概括，這就是事物或現象的陰陽屬性。然而，事物和現象中對立的雙方所具有的陰陽屬性，既不能任意指定，也不允許顛倒，而是按一定規律歸類的。那麼用什麼標準作爲劃分事物和現象的陰陽屬性的規範呢？《素問・陰陽應象大論》說：「水火者，陰陽之徵兆也」。意即陰陽是抽象的，但可以用具體而明顯的水、火來比喻說明，人們常說：「水火不相容」，說明水、火是一對極爲明顯的矛盾雙方，根據水、火這對矛盾的特性，就可以把自然界一切事物或現象，劃分出陰、陽兩大類。凡類似「火」性的，如溫熱的、向上的、明亮的、興奮的、輕浮的、向外的等方面，統屬於陽的範疇；凡類似「水」性的，如寒冷的、向下的、晦暗的、抑制的、沉重的、內向的等方面，統屬於陰的範疇。

茲將事物或現象的主要陰陽屬性歸類如表1-1。

表1-1　陰陽屬性歸類表

屬性	空間		時間	質能	溫度	重量	亮度	存在狀態				
陰	內	下	慢	物質	寒涼	重	暗	靜	降	抑制衰退	有形	稠密
陽	外	上	快	功能	溫熱	輕	亮	動	升	興奮亢進	無形	稀疏

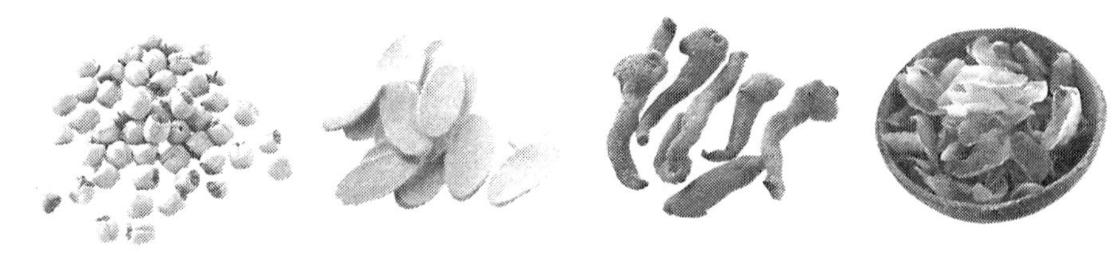

(三)陰陽對立在醫藥學中的運用

■概括正常人體

根據陰陽對立的觀點，認爲人體是一個極爲複雜的陰陽對立體，人體內部充滿著陰陽對立的現象，所以《素問・寶命全形論》說：「人生有形，不離陰陽」。在概括人體組織器官的陰陽屬性方面，按人體部位分，身半以上屬陽，身半以下屬陰；背爲陽，腹爲陰；體表屬陽，體內屬陰；四肢外側屬陽，四肢內側屬陰。按臟腑功能特點分，五臟屬陰，六腑屬陽。在五臟之中，按五行屬性分，心（火）、肝（木）屬陽，肺（金）、脾（土）、腎（水）屬陰。而且每個臟中又分陰陽，如心有心陰、心陽，腎有腎陰、腎陽等。在經絡之中，也分爲陰經和陽經兩大類。而在概括人體生理的陰陽屬性時，人體物質屬陰，功能屬陽；物質之中又分陰血和陽氣等等，無不可以用陰陽加以概括說明之。

■概括致病因素

自然界客觀存在著許多危害人體的致病因素，對於其複雜多樣的致病因素，就其根本屬性而言，可分爲陰邪和陽邪兩大類，如在概括六淫致病因素中，「風」、「燥」、「火」、「暑」屬陽邪，「濕」、「寒」屬陰邪。

■概括藥物性能

中藥的性能，是指藥物具有四氣、五味、升降浮沉的特性。四氣（又稱四性），有寒、熱、溫、涼。五味有酸、苦、甘、辛、鹹。四氣屬陽，五味屬陰。四氣之中，溫、熱屬陽，寒、涼屬陰。五味之中，辛味能散、能行，甘味能益氣，故辛甘屬陽，如桂枝、甘草等；酸味能收斂，苦味能瀉下，故酸苦

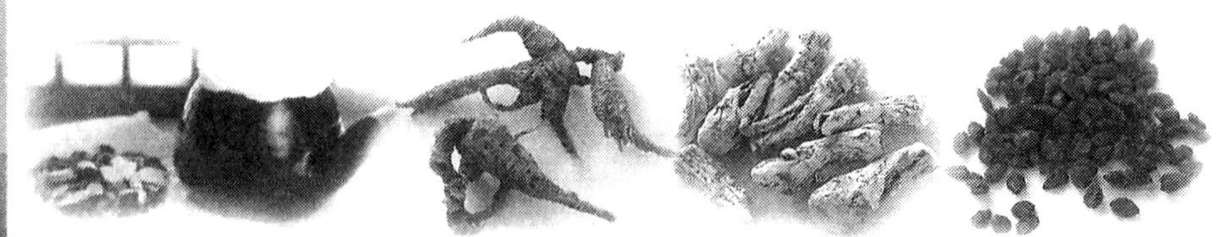

屬陰，如大黃、芍藥等；淡味能滲泄利尿（以質的濃淡對比而言，濃屬陰，淡屬陽），故屬陽，如茯苓、通草等；鹹味能潤下故屬陰，如芒硝等。按藥物的升降浮沉特性分，藥物質輕，具有升浮作用的屬陽，如桑葉、菊花等；藥物質重，具有沉降作用的屬陰，如龜板、赭石等。我們只有掌握了藥物的特性，才能正確地運用藥物來調節機體的陰陽偏盛偏衰。如陰寒邪氣侵襲體表，就必須選用陽熱性質的藥物以祛寒，辛味的藥物以發散，以達到治癒疾病的目的。

三、陰陽互根

(一)陰陽互根的含義

陰陽互根，是指事物或現象中對立的兩個方面，具有相互依存、相互為用的聯繫，即陰與陽的每一個側面都以另一個側面作為自己存在的前提。沒有陰，陽就不能存在；沒有陽，陰也不存在。正如沒有「上」也就無所謂「下」；沒有「外」，也就無所謂「內」的道理一樣。這深刻說明對立的陰陽兩個方面的不可分離性。古人用雲雨變化，生動地證明了這種關係。《素問．陰陽應象大論》說：「地氣上為雲，天氣下為雨，雨出地氣，雲出天氣」。地氣指水濕（陰），天氣指雲（陽），地濕之氣上升形成天上的雲，天上的雲下降形成雨，雨是地氣上升的雲轉變而成的，雲是天氣下降的雨蒸發而成的。

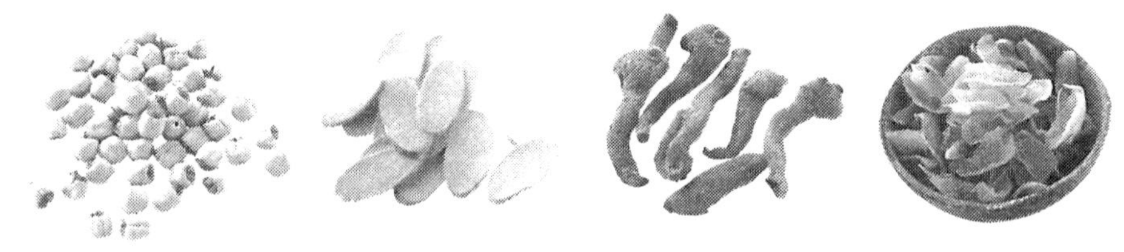

(二)陰陽互根在醫學中的運用

■說明生理聯繫

中國醫學認為，人體生理活動不僅具有對立的兩個側面，而且這兩個側面是相互聯繫、不可分割的。這種正常的對立互根聯繫，貫穿於人體生理活動的全過程。例如，生理活動中物質與功能的演變過程，就包含著陰陽互根的道理。物質屬陰，功能屬陽，物質是功能的基礎，功能則是物質的反映，臟腑功能活動的健全，就會不斷促進營養物質的化生，而營養物質的充足，才能保證臟腑功能活動的健全。只有物質（陰）和功能（陽）的協調平衡，才能保證人體的正常生理活動。所以《素問・陰陽應象大論》說：「陰在內，陽之守也，陽在外，陰之使也」。

■概括病理變化

陰陽互根在概括病理變化時，主要有如下兩種：

1.陰陽相損：是指人體陽氣和陰液，一方的不足可以導致另一方的耗損，即陽損可以導致陰耗，陰損可以導致陽耗。例如，長期食慾減退的病人，多反映為脾氣（陽）虛弱，會導致人體血（陰）的來源減少，這可稱為陽損及陰的氣血兩虧證。又如失血的病人，由於血（陰）的大量損失，往往會出現形寒肢冷的陽虛病證，這可稱為陰損及陽的氣血兩虧證。

2.陰陽相離：是指人體陽氣和陰液、物質和功能等陰陽互根關係，破壞達到了極點，以致一方已趨消失，而使其另一方也就失去了存在的前提，這種陰陽的相離，陰陽

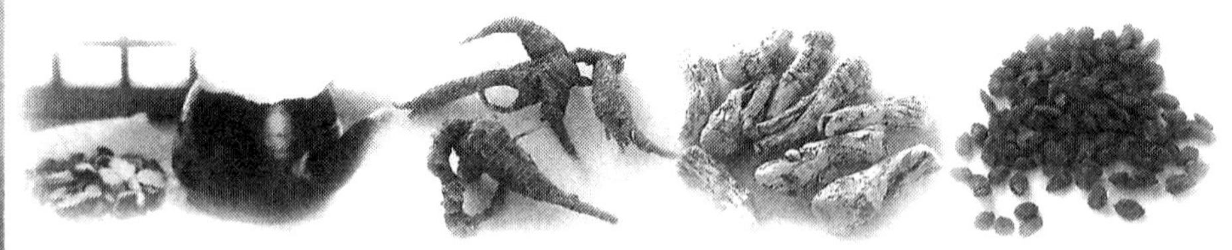

矛盾的消失，也就意味著生命即將結束。所謂「陰陽離決，經氣乃絕」(《素問・生氣通天論》) 就是這個意思。

■指導確立某些治法

根據陰陽互根失常所引起的病理變化，對於確立某些治療方法具有重要意義。臨床上應根據陰陽互根的理論，以益其所損，促其滋生，恢復正常互根的生理平衡為目的。以氣血關係來說，氣屬陽，血屬陰，血虛病人，不僅要補血（陰），而且要補氣（陽），以補氣（陽）促進生血，含有陽生陰長之意。又如有些陽痿病人的治療，單純補陽，效果不一定好，可從助陽之中再填補其陰，以達到陰生陽長恢復生理功能的目的。

四、陰陽消長

(一)陰陽消長的含義

陰陽消長，是指事物或現象中對立的兩個方面，是運動變化的，其運動是以彼此消長的形式進行的。由於事物或現象中對立的兩個側面，始終處於此消彼長、此進彼退的動態平衡之中，才能維持事物正常的發展變化。例如四季氣候，由春至夏，寒氣漸減，濕熱日增，就稱為「陰消陽長」；由秋至冬，熱氣漸消，寒氣日增，就稱為「陽消陰長」。這種正常的陰陽消長，反映四季氣候變化的一般規律，如果四季氣候出現了反常變化，也就往往是陰陽消長的異常反映。

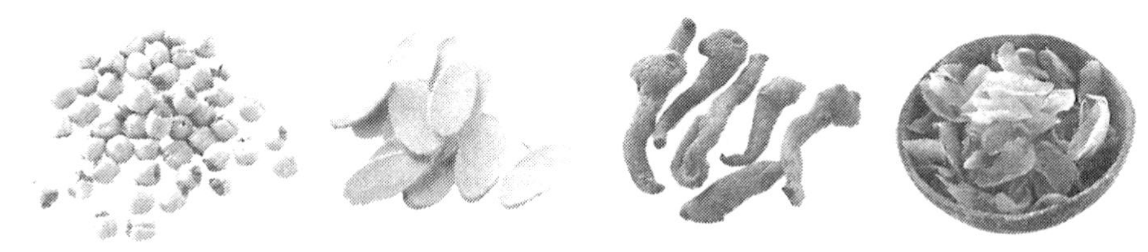

(二)陰陽消長在醫藥學中的運用

1.解釋人體生理活動：人體的生命活動，是一個不斷運動變化的生理過程。從陰陽學說看，就是包含著人體陰陽對立面正常的消長運動。例如人體各種機能活動（陽）的產生，必然要消耗一定的營養物質（陰），這就是「陰消陽長」的過程；反之，各種營養物質（陰）的發生，又必須消耗一定的能量（陽），這就是「陽消陰長」的過程。正由於這種物質與功能的陰陽消長過程，維持著人體的生命活動。

2.概括病理變化的基本規律：陰陽對立面在一定範圍內的消長，體現了人體動態平衡的生理活動過程，因而當人體生理動態平衡失調而發生的病理變化，往往包含著陰陽消長失常的變化規律，臨床上最常見的陰陽偏盛偏衰，就是陰陽異常消長病變規律的概括。

五、陰陽轉化

(一)陰陽轉化的含義

陰陽轉化，是指事物或現象的陰陽屬性，在一定條件下，可以向其對立面轉化，即由陰轉陽、由陽轉陰，因而事物或現象的性質也就發生了根本的變化。如果說「陰陽消長」是一個量變的過程，則「陰陽轉化」便是一個質變。從自然氣候來說，寒來暑往，不斷變更，冬寒之極、春暖必來；夏暑至盛，秋涼必至。然而，陰陽的轉化是有條件的，即「重陰必陽、重

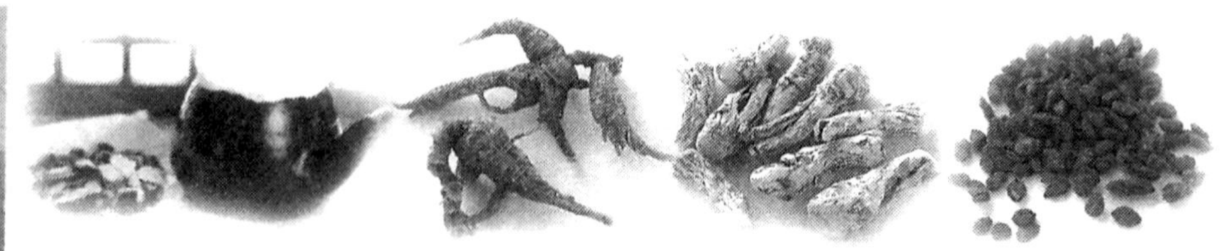

陽必陰」、「寒極生熱，熱極生寒」（《素問・陰陽應象大論》）和「物極必反」等，說明了事物的量變到質變，必須在「重」、「極」的內在條件具備之下才能產生。

(二)陰陽轉化在醫藥學中的運用

1.解釋人體生理活動：在人體生理活動過程中，包含著物質與功能之間、物質與物質之間的代謝演變過程。如營養物質（陰）不斷轉化爲功能活動（陽）等等，都可以用陰陽轉化加以概括說明。

2.概括病證演變和確定治療：中國醫學中，病證包括有病變的部位、性質與邪正盛衰等幾個方面。從性質分有寒證、熱證；從部位分有表證、裏證；從邪正關係分有虛證、實證。而在一定條件下，寒證與熱證，虛證與實證是可以相互轉化的，這些轉化都可以用陰陽轉化來加以概括說明。明確這些轉化，不僅有助於認識演變的規律，而且對於確定相應的治療，有著極爲重要的指導意義。

陰陽的對立、互根、消長、轉化，是用以說明事物內部和事物之間變化規律的思想方法。這四者之間是相互聯繫的。陰陽對立的兩個側面，必須以對方的存在，作爲自己存在的依據。對立面的消長運動是絕對的，對立面的平衡則是相對的。對立面的消長運動，在一定條件下，就會產生質的飛躍，形成陰陽轉化。認識了這些，進而理解中國醫藥學對陰陽學說的運用，就比較容易了。

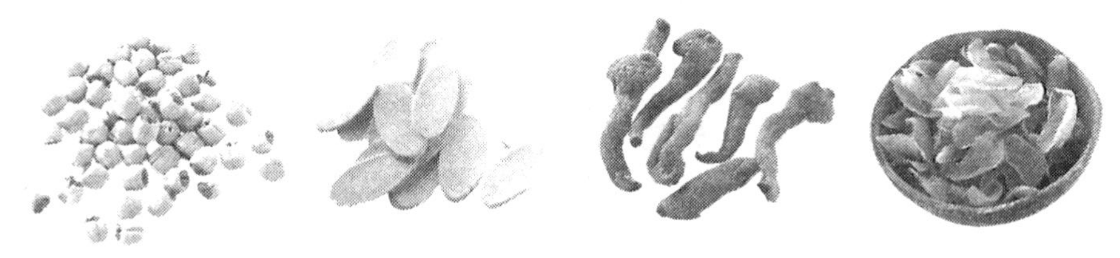

氣血理論

一、前言

氣，是運動著的精微物質，主要有推動、溫煦等作用，屬於陽。

血，基本上是指血液。津液，是體內一切正常水液的總稱。血和津液都是液態物質，有營養、滋潤的作用，屬於陰。

二、氣

氣，在古代是人們對自然現象的一種樸素認識，認為氣是構成世界的最基本物質，宇宙間一切事物，都是氣的運動變化所產生的。這種觀點被引用到醫學領域裏，就認為氣是構成人體的基本物質，並以氣的運動變化來解釋人的生命活動。中醫學裏所說的氣，概括起來有兩個含義：一是指構成人體和維持人體生命活動的一種精微物質；一是指臟腑組織的功能活動。

氣的生成來源，總的來說，不外乎三個方面，即藏於腎中的精氣、化生於飲食物的水穀之氣和從自然界吸入的清氣。腎中的精氣來自父母，藏於腎中，是先天之精氣；水穀之氣由脾胃消化、吸收飲食物中的營養物質而來，是為後天之精氣；存在於自然界的清氣，經肺吸入體內。因此，氣生成的多少，與先天之精氣是否充足，飲食營養是否豐富，肺、脾、腎三臟的

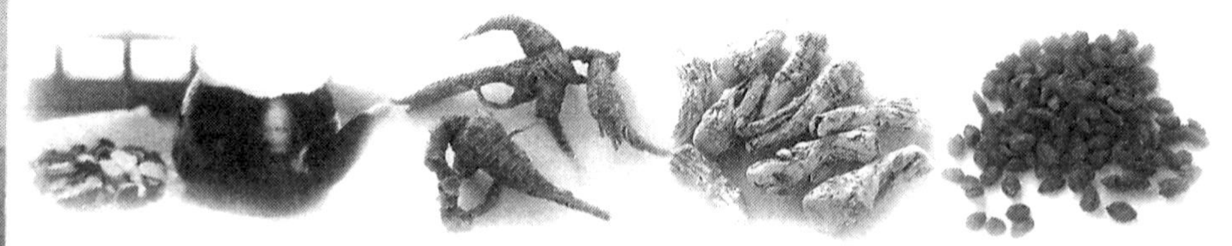

功能是否正常，有密切的關係。其中，尤以脾胃的受納與運化功能最爲重要。

人體的氣是一種活動力很強的精微物質，它流行於全身，無處不在，無處不到。氣的運動稱爲「氣機」，其基本形式可歸納爲升、降、出、入四種。人體的臟腑、經絡等組織，都是氣的升降出入的場所。《素問・六微旨大論》說：「升降出入，無器不有」，就是說，人體各個臟腑組織都在進行著升降出入的運動，人的生命活動，從根本上來說，也就是氣的升降出入的運動，氣的運動一旦停止，也就意味著生命活動的停止。《素問・六微旨大論》又說：「故無不出入，無不升降」、「非出入，則無以生長壯老已；非升降，則無以生長化收藏」、「出入廢，則神機化滅；升降息，則氣力孤危」，就是說明氣的升降出入的運動的普遍存在，以及這一運動對人體和一切生物生命活動的重要意義。氣的升降出入，具體體現於各個臟腑的活動，以及臟腑之間的協調關係。例如肺的呼吸運動，呼就是出，吸就是入；又如飲食物進入胃之後，在胃裏經過初步消化，再送入小腸進一步消化，這就是胃氣主降；飲食物中的精微部分由脾吸收運化，上輸於肺，並達到全身各部，這就是脾氣主升。此外，如腎司氣化的升清降濁、肝主疏泄的升發條達，以及心火下降、腎水升騰的心腎相交等等，都是氣的升降出入運動的體現。氣的運動發生障礙，或升降失調，出入不利，就會影響臟腑組織器官，發生種種病變。

由於人體的氣分布於不同的部位，有不同的功能特點，因而有不同的名稱，主要的有元氣、宗氣、營氣、衛氣等。茲就其生成、分布、作用，分述如下：

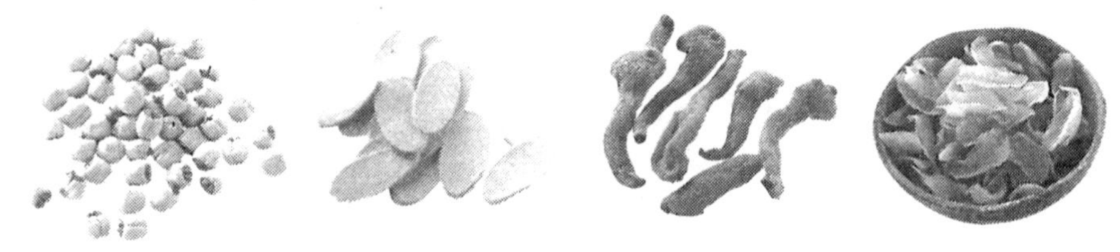

(一)元氣

元氣又稱「原氣」，是人體各種氣中最重要、最基本的一種。元氣主要由先天之精化生而來，出生之後，又需水穀精微的滋養和補充。元氣根於腎，經由三焦而分布全身，無處不到。元氣有激發、推動人體各個臟腑組織功能活動作用。因此，元氣充沛，臟腑組織的功能就健旺，身體便健康少病；反之，如果先天稟賦不足，或因久病傷損，就會出現由元氣衰憊而產生的種種病變。

(二)宗氣

宗氣是由肺吸入的清氣與脾胃吸收運化而來的水穀之氣結合而成。宗氣積聚於胸中「氣海」，並能上走「息道」(即呼吸之道)，下注「氣街」(臍下丹田部位)。如《靈樞・刺節眞邪篇》說：「宗氣留於海，其下者，注於氣街，其上者，走於息道」。宗氣的主要功能有二：一是走息道以司呼吸，凡言語、聲音、呼吸的強弱，均與宗氣的盛衰有關；二是貫心脈以行血氣，凡氣血的運行，肢體的寒溫與活動能力，多與宗氣有關。

(三)營氣

營氣主要由脾胃運化的水穀精微所化生，是水穀精微中的精專部分，富有營養作用，所以《素問・病論》說：「營者，水穀之精氣也」。營氣分布於脈管之中，其主要功能是化生血液，與血共行於脈中，發揮其營養的作用，所以《靈樞・邪客篇》說：「營氣者，泌其津液，注之於脈，化以爲血，以榮四末，內注五臟六腑」。由於營氣與血共行於脈中，兩者關係極

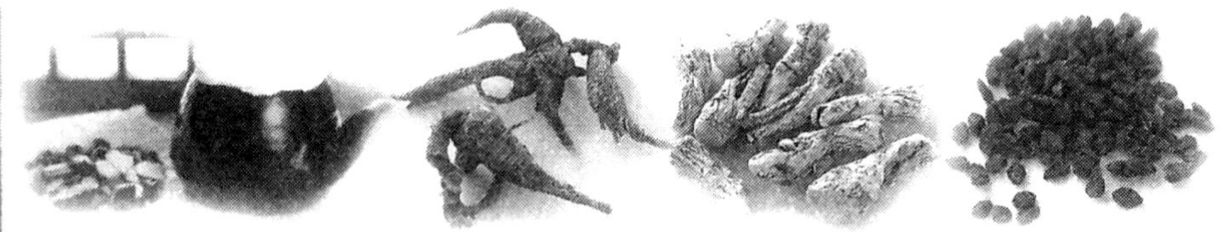

爲密切，可分而不可離，故常「營血」併稱。

(四)衛氣

衛氣主要由水穀之氣化生，是人體陽氣的一部分，故又有「衛陽」之稱。其性慓疾滑利，也就是活動力強且行動快速，所以它不受脈管的約束，能運行於脈外，外而皮膚肌肉，內而胸腹臟腑，遍及全身。衛氣的功能，主要是護衛肌表，防禦外邪入侵，控制汗孔的開合，調節體溫；溫煦臟腑，潤澤皮毛等。《靈樞・本臟篇》說：「衛氣者，所以溫分肉、充皮膚、肥腠理、司開闔者也」。就是衛氣功能的概括。

三、血

血是在脈管中循環運行的紅色液體，是由脾胃吸收的水穀精微，通過氣化作用而成，正如《靈樞・決氣篇》所說：「中焦受氣取汁，變化而赤，是謂血。」由於血液運行於脈管之中，所以稱脈爲「血之府」。

血的生成來源，主要是脾胃運化的水穀精微，通過營氣與肺的作用，化爲紅色的血液。《靈樞・營衛生會篇》說：「中焦亦並胃中，出上焦之後，此所受氣者，泌糟粕，蒸津液，化爲精微，上注於肺脈，乃化而爲血，以奉生身」，《靈樞・邪客篇》說：「營氣者，泌其津液，注之於脈，化以爲血」，就是對血的生化過程的很好說明。此外，精血之間可以轉化，精可以化爲血，如《張氏醫通》說：「氣不耗，歸精於腎而爲精；精不泄，歸精於肝而化清血」。總之，血的生成是以水穀精微、營氣和精髓作爲物質基礎，通過脾、胃、肺、心

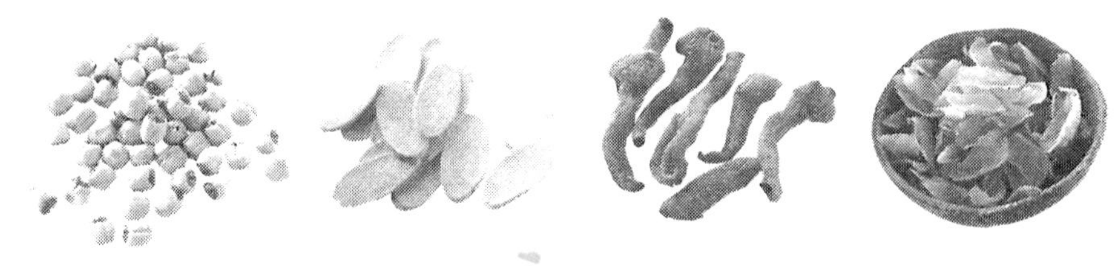

（脈）、腎、肝等臟器的功能活動而完成的。

血液生成之後，循行於脈管之中，流布全身，環周不休，運行不息。血液的正常循行，主要是依靠心肺之氣的推動、敷布，而使血液布散全身；賴脾氣的統攝，使血液循經而行，不致溢出脈外；依靠肝臟的功能，調節血量。總之，血液的正常運行，是心、肺、脾、肝等內臟共同作用的結果，因此，其中任何一個臟器的功能失調，都可引起血行失常的病變。

血的功能，主要是營養全身，外而皮肉筋骨，內而五臟六腑，都須由血液給予營養和滋潤，才能進行各種生理活動。如《素問・五臟生成篇》說：「肝受血而能視，足受血而能步，掌受血而能握，指受血而能攝」。如果血不足，對眼目和四肢的濡養作用發生障礙，就可能出現視力減退、眼睛乾澀、關節活動不利、四肢麻木等症。

血也是神智活動的物質基礎，《素問・八正神明論》說：「血氣者，人之神」。只有氣血旺盛，才能精神充沛，神智清晰。因此，血有病變，也可出現神志方面的異常，如驚悸、失眠、譫狂、昏迷等等。

四、氣血之間的關係

氣與血之間存在著密切而又複雜的關係。氣與血的生成，均來源於水穀精微和腎中的精氣，在功能活動方面，既能互相促進，又能互相制約，並且都有賴於肺、脾、腎等內臟的功能活動，兩者都是人體生命活動的物質基礎。氣的活動力很強，而血的活動力較氣為弱；氣的主要功能是溫煦、推動，血的主要功能是營養、滋潤，所以說「氣主洵之，血主濡之」（《難

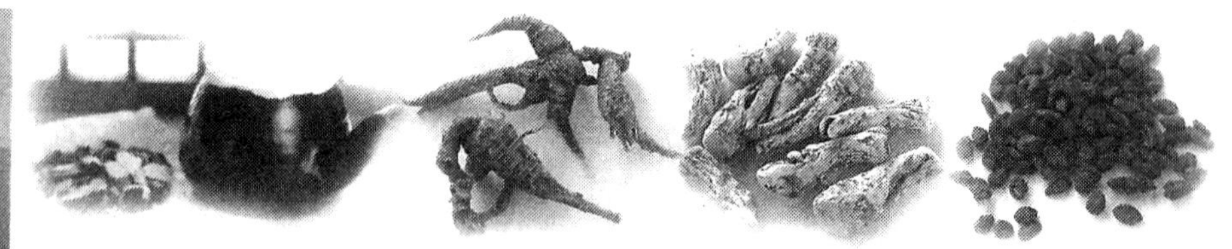

經・二十二難》)。氣屬陽，血屬陰，它們之間的關係，概括起來就是氣為血之帥，血為氣之母。

氣為血之帥，是指血在其生成及運行的過程中，始終離不開氣。血液的物質基礎是陰精，而促使陰精化為血液，則有賴於陽氣。陽氣旺盛，則化生陰血的功能亦強；陽氣虛衰，則化生陰血的功能亦弱。因此，氣虛常可導致血虛，而治療血虛的病症，有時要配以補氣的藥物，就是因為氣能生血之故。血液的循行，要依靠心氣的推動、肺氣的敷布、肝氣的疏泄，稱為氣行則血行。如果氣虛推動無力或氣滯流通不暢，常可引起血行不利，甚至導致瘀血阻滯，故在治療瘀血病症時，不但要用活血化瘀藥，且常配以補氣或行氣的藥物，就是因為氣能行血之故。血液之所以能正常的循行於脈管之中而不致溢出脈外，是依靠氣（特別是營氣）對血的統攝作用。如果氣虛不足以統攝血液，常會導致各種出血，對於氣虛引起的出血，治療時必須用益氣的方法才能達到止血的目的，就是因為氣能統（攝）血之故。

血為氣之母，是指氣依附於血，並需得到血所供給的營養，才得以充分發揮其作用，推動人體各部分的生理活動。臨床上常見到在大出血時氣亦隨之喪失，稱為氣隨血脫，說明血為氣之母是有一定道理的。

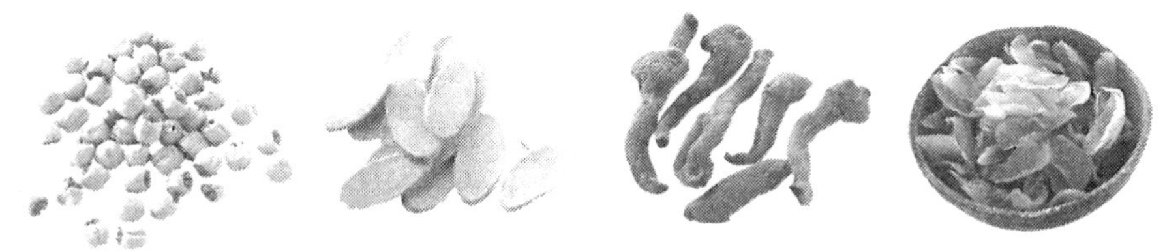

望聞問切

一、前言

診法，是調查瞭解病情的方法，它包括望、聞、問、切四個內容，簡稱「四診」。中醫學裏頭所謂的「證」，就是指醫者利用望、聞、問、切所蒐集到病人的種種資訊，再將資訊加以分類、系統化的簡稱。望診，是醫生運用視覺，觀察病人全身和局部的情況；聞診，是聽病人的聲音和嗅病人氣味的變化；問診，是詢問病人或家屬關於疾病發生、發展的經過，現在症狀及其他與疾病有關的情況；切診，是切按病人的脈搏和觸按病人的皮膚、脘腹、手足等變化，以診察瞭解疾病。人體是一個有機的整體，局部的病變可以影響全身，內臟的病變可以反映到體表。正如《丹溪心法》說：「欲知其內者，當以觀乎外；診於外者，斯以知其內。蓋有諸內者，必形諸外」。所以通過望、聞、問、切四診，將所蒐集得來的病人各個方面的情況，如：病史、症狀、體徵等，進行分析、歸納，從而找出疾病的原因、性質及其內部聯繫，爲辨證論治提供依據，所以「四診」是辨證論治過程中不可缺少的一環。

望、聞、問、切，各有其特定的作用，但又是相互聯繫、相互補充、相互參合，不可分割的。臨床運用時，必須有機的結合起來，四診合參，才能做出全面的、正確的判斷。如果「四診」不全，便得不到全面的、詳細的資料，就會導致診斷

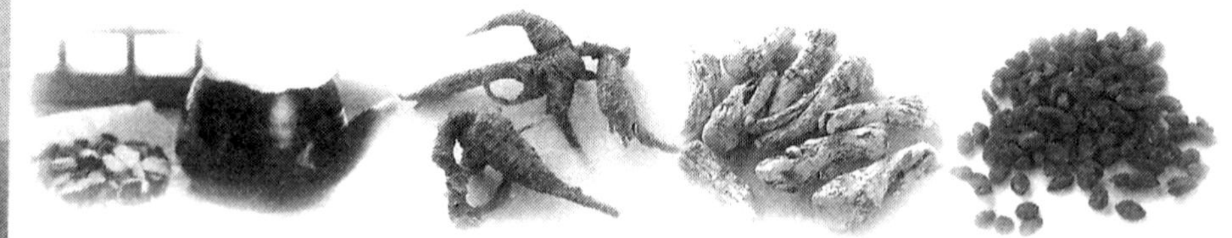

的片面性，甚至發生錯誤。

二、望診

望診，是醫生運用視覺對病人的神、色、形、態、舌象以及分泌物、排泄物色質的異常變化，進行有目的觀察，以測知內臟病變，瞭解疾病的一種診斷方法。正如《靈樞・本臟篇》說：「視其外應，已知其內臟，則知所病矣。」

(一)望神

望神，就是觀察病人精神的好壞、意識是否清楚、動作是否矯健協調、反映是否靈敏等方面的情況，以判斷臟腑陰陽氣血的盛衰，病情的輕重以及預後的好壞。由於目為五臟六腑的精氣所注，其系又通於腦，為肝之竅，心之使，所以察眼神的變化，又是望神的主要方面。

望神一般有下列三種情況：

1.得神：又叫「有神」，表示正氣未傷，臟腑功能未衰，預後良好。它的主要表現是：患者兩眼靈活，神志清楚，反應靈敏等。

2.失神：又叫「無神」，表示正氣已傷，病情嚴重，預後一般不好。它的主要表現：目光晦暗，瞳仁呆滯，精神委靡，反應遲鈍，甚至神識昏迷，循衣摸床，撮空理線，或卒倒而目閉口開、手撒、尿遺等。

3.假神：一般稱謂「回光返照」或「殘燈復明」，常見於久病、重病，精氣極度衰弱的患者。如原來不欲言語，語

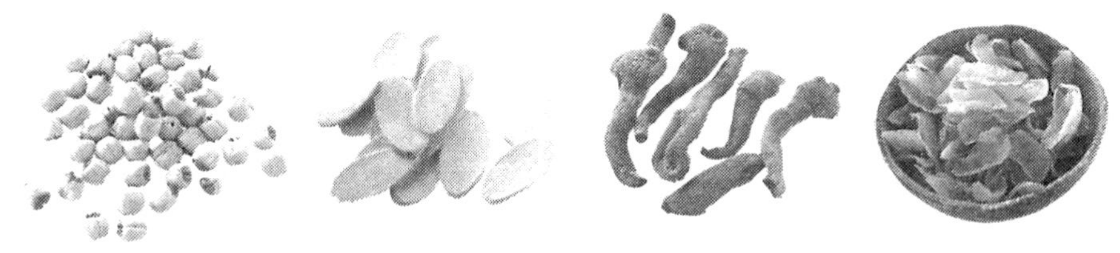

聲低弱，時斷時續，突然轉為語言不休，語聲清晰；原來精神極度衰頹，意識不清，突然精神轉「佳」，意識清楚；原來面色十分晦暗，忽然兩頰發紅，色如妝朱。這些突然一反原來病態的表現，都屬於神態反映的虛假現象。是陰陽格拒，欲將離決的象徵。凡見此現象，病人生命往往瀕於危險境地，千萬不要為假象所惑。

(二)望面色

望面色，是指望面部的顏色與光澤。顏色分青、黃、赤、白、黑五色；光澤，指顏色的潤澤、鮮活或晦暗枯槁。面部的色澤是臟腑氣血盛衰的外部反映，所以望面色，能推斷病情的變化。

我國人民正常的色澤應是微黃紅潤而有光澤，稱為「常色」。但由於體質的差異，地理環境的不同，以及季節、氣候的變化，光澤雖然不變，但面色也可有差異，這是正常的現象，不做病色論。

患者病中所表現的色澤，稱為「病色」。一般來說，病人面部色澤鮮明榮潤的，說明病輕，氣血未衰，其病易治，預後轉好；如果是晦暗枯槁的，則為病重，精氣已傷的表現，治療較難，預後較差。正如《素問·脈要精微論》說：「夫精明五色者，氣之華也。赤欲如帛裹朱，不欲如赭；白欲如鵝羽，不欲如鹽；青欲如蒼壁之澤，不欲如藍；黃欲如羅裹雄黃，不欲如黃土；黑欲如重漆色，不欲如地蒼。五色精微象見矣，其壽不久也。」

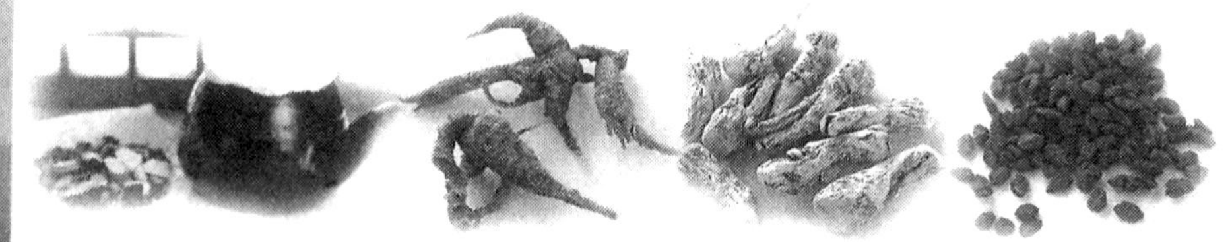

(三)望舌，舌的生理

由於舌通過經絡直接或間接地聯繫於許多臟腑，如手少陰心經之別系舌本；足太陰脾經連舌本，散舌下；足少陰腎經挾舌本；足厥陰肝經絡舌本等等。所以，臟腑的精氣可上營於舌，臟腑的病變亦可以從舌象變化反映出來，因而望舌可以診察內臟病理變化。

望舌，主要是觀察舌質和舌苔兩個方面。舌質，又稱舌體，是舌的肌肉脈絡組織。舌苔，是舌體上附著的一層苔狀物，由胃氣所生。正常舌象，是舌體柔軟，活動自如，但紅潤澤不胖不瘦；舌面鋪有薄薄的、顆粒均勻、乾濕適中的白苔，一般稱爲淡紅舌、薄白苔。

中國醫學將舌劃分爲舌尖、舌中、舌根和舌邊（舌的兩邊）四個部分。並認爲舌尖反映心肺的病變；舌邊反映肝膽的病變；舌中和舌根，前者反映脾胃，後者反映腎的病變。根據舌的不同部位，反映不同臟腑的病變，在臨床上，具有一定的診斷意義。

三、聞診

聞診，包括聽聲音和嗅氣味。聽聲音，是憑聽覺以診察病人的語聲、呼吸等聲音的變化；嗅氣味，是憑嗅覺以診察病人的口氣、汗氣及其排泄物的氣味變化，以便蒐集病情資料。

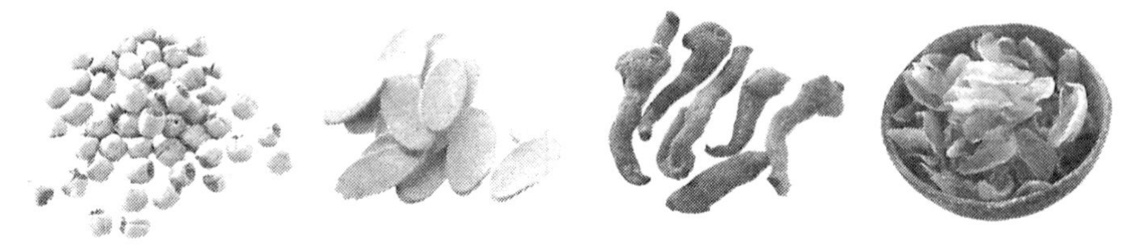

(一)聽聲音

■語聲

語聲強弱：一般來說，語聲高亢宏亮，多言而躁動的屬實證、熱證；語聲低微無力，少言而沉靜的，屬虛證、寒證。若發不出音，稱爲「失音」，亦有虛實之分。見於外感風寒、風熱，或感邪後又傷於飲食的，多屬實證；若見於內傷，肺腎陰虛，津液不能上承，表現爲慢性或反覆發作的，多屬虛證。語聲重濁，常見於外感，爲肺氣不通，氣道不暢所致。此外，妊娠末期也可見到失音，這是因爲兒體已大，阻絕胞中之絡脈的緣故，產後一般自能恢復。

語言錯亂：是指語無倫次，對答錯亂，多屬心的病變。若神志昏糊，胡言亂語，聲音高亢的，謂之「譫語」，多屬熱擾心神的實證；若語言重複，聲音低弱，精神委靡，稱爲「鄭聲」，多是心氣大傷，神無所依的虛證。若抑鬱沉悶，自言自語，多是痰氣鬱悶，爲癲證；若興奮躁妄，怒罵嚎叫，多是痰火內擾，爲狂證。

■呼吸

少氣：呼吸微弱，氣少不足以息的，稱爲「少氣」，多因氣虛所致。

氣粗：呼吸有力，聲音高亢，多是熱邪內盛之故，屬於實熱證。

氣喘：呼吸困難，短促急迫，甚則鼻翼翕張，或張口抬肩不能平臥的稱爲喘。喘氣時，喉中有「水雞」聲的稱爲哮。

喘有虛實之分。若喘息氣粗，聲高息湧，唯以呼出爲快的，屬實證，多因肺有實邪，氣機不利所致；若喘聲低微息

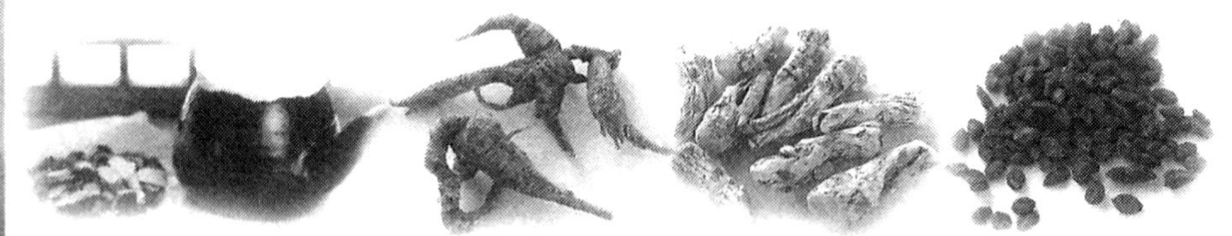

短，氣不得續的，屬虛喘，乃肺腎氣虛，出納無力之故。

■咳嗽

咳嗽是肺失宣肅，氣逆不降的反映。聞診時應注意其聲響，以及有無痰聲等變化。

咳聲重濁，多屬實證。咳聲低微氣怯，多屬虛證。呈陣發性，咳而氣急，連聲不絕，終止時有回氣聲的，稱為「頓咳」（百日咳）。乾咳無痰或只少量稠痰，多屬燥邪傷肺或陰虛肺燥。

（二）嗅氣味

嗅氣味，主要是嗅病人的口氣、汗氣、痰涕以及二便的氣味等。

口氣臭穢，多屬胃熱，或消化不良，亦見於齲齒，口腔不潔等證；口氣酸餿，多是胃有宿食；口氣腐臭，多是牙疳或有內癰。

各種排泄物與分泌物，包括二便、痰液、膿液、白帶等，有惡臭者多屬實熱證；略帶腥氣者多屬虛寒證。如大便臭穢為熱；有腥氣的屬寒。小便臊臭，多為實熱；矢氣奇臭，多為消化不良，宿食停滯。咳吐濁痰膿血，腥臭異常的，多為熱毒熾盛瘀結成膿的肺癰。

四、問診

問診，是醫生通過詢問病人或其陪診者，藉以瞭解病情的一種診察方法。有關疾病的很多情況，如病人的自覺症狀、起病時間、治療經過、平素體質以及既往病史、家族病史等，只

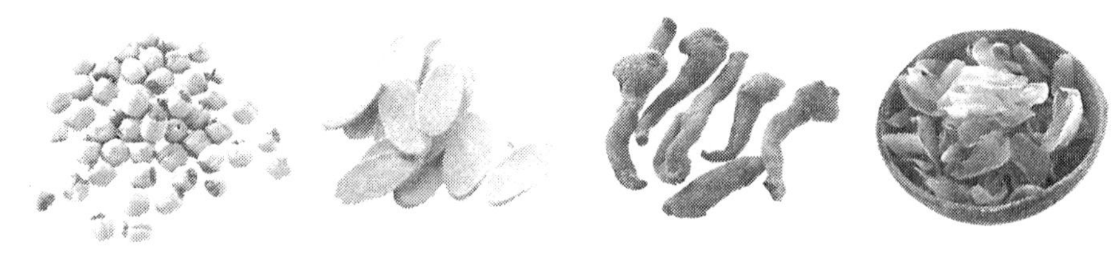

有通過問診才能瞭解。故問診是瞭解病情和病史的重要方法之一，在四診中占有相當重要的地位。

問診，首先要抓住患者自訴的主要病痛，然後圍繞其主要病痛，有目的地按步驟深入詢問，以蒐集病情資料。問診既要抓住重點，又要瞭解一般。沒有重點，則抓不住主要矛盾，會主次不分，針對性不強；若不做一般瞭解，又容易遺漏病情。問診所涉及的範圍是廣泛的，對此要做到較全面而又有重點，歷代醫家積累了豐富的經驗，概括總結爲「十問」。「十問」的基本內容是：一問寒熱二問汗，三問頭身四問便，五問飲食六胸腹，七聾八渴俱當辨，九問舊病十問因，再兼服藥參機變，婦女必須問經帶，小兒當問痲疹斑。本節敘述的內容在此基礎上有所增減，現分以下幾個方面加以闡明：

(一)問寒熱

寒熱，即惡寒、發熱，是疾病過程中極爲常見的症狀。凡病人主觀感覺怕冷，甚則加衣被，近火取暖，仍覺寒冷的，謂之惡寒。發熱，除指體溫高於正常者外，有些也僅是病人的主觀感覺，如：五心煩熱，骨蒸勞熱。問寒熱，首先要問病人有無惡寒發熱的症狀。如有，就必須問清寒熱的輕重、時間及其兼證等，從而爲深入分析判斷寒熱的證型提供必要的依據。

■惡寒發熱

疾病初起惡寒與發熱同時併見，多屬外感表證。爲外邪犯表，邪正交爭的反映。因外邪的性質有風寒與風熱的不同，故在其症狀表現上有輕重的區別。如：外感風寒表證，多具有惡寒重發熱輕的特徵。因寒爲陰邪，束表傷陽，必然表現以寒性反映爲主，故惡寒重；其所以發熱，則是寒性凝斂，使腠理閉

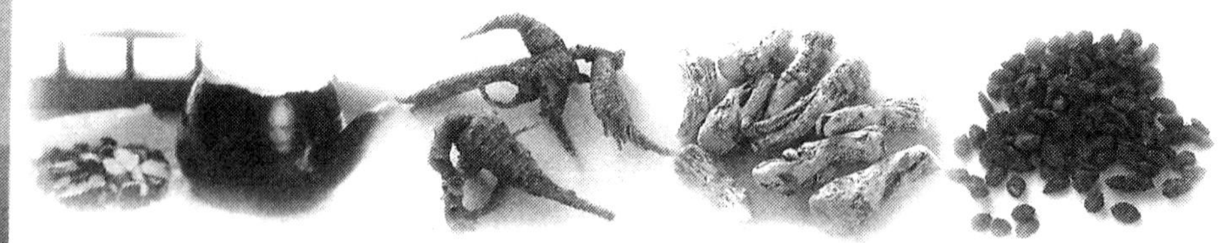

塞，衛陽鬱遏不宣所致。病人多兼有無汗、頭身痛、脈浮緊等症。又如：外感風熱表證，多具有發熱重惡寒輕的特徵。因熱爲陽邪，必然表現以熱性反映爲主，故發熱重；其所以有微惡寒的徵象，是因邪在皮毛，衛外之氣受到損傷所致。病人多兼有口渴、有汗、脈浮數等症。

■寒熱往來

病人時冷時熱，反覆發作，謂之寒熱往來。爲邪在半表半裏的特徵。因邪正分爭，互爲進退，故往來寒熱。病人多兼有口苦、咽乾、胸脅滿悶等症。若先寒顫後壯熱，發作有定時，多屬瘧疾的徵象。因瘧邪每伏藏於半表半裏，入而與陰爭則寒，出而與陽爭則熱所致。病人多兼有頭痛欲裂，汗出熱退如平人等徵象。

■但熱不寒

病人自覺發熱而不惡寒，謂之但熱不寒。根據發熱的徵象和特點有壯熱與潮熱之分。

1.壯熱：病人高熱不退，不惡寒反惡熱，謂之壯熱。多屬表寒入裏化熱，或表熱內傳的裏實熱證。因正盛邪實，陽盛於裏，裏熱蒸達於外，故熱勢囂張，表現爲壯熱。病人多兼有大汗、大渴、脈洪大等症。

2.潮熱：發熱如潮水之來，一日一發，定時而至或定時而熱更甚的，謂之潮熱。爲陰虛證或陽明實熱證的主要徵象之一。如：陰虛潮熱，多見於午後。因下午和夜晚屬陰，手足心爲陰經所過，病在陰分，故其熱象在屬陰的時間和部位上反映出來。病人多兼有盜汗、舌紅少津等症。又如：陽明實熱，也可表現爲午後熱甚，謂之「日

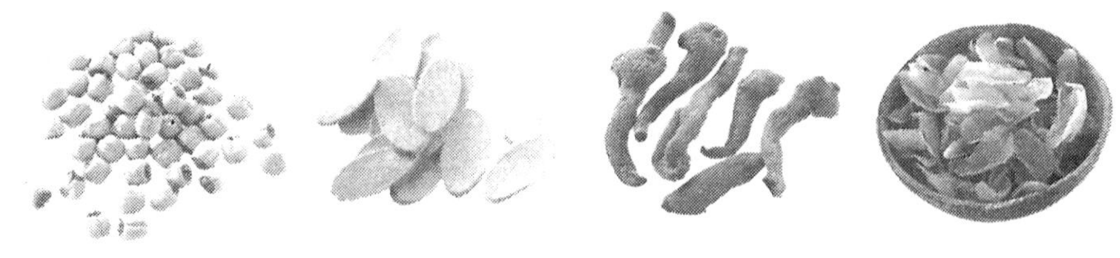

晡潮熱」，與陽明氣旺於此時有關。病人多兼便秘、腹滿鞕痛等症。

■但寒不熱

在疾病過程中，病人自覺惡寒而不發熱，謂之但寒不熱。多屬裏虛寒證。是因臟腑陽氣虛弱，不能溫煦肌腠所致。病人多兼有肢體寒冷、脈沉遲無力等症。

(二)問汗

在生理情況下，汗是由人體陽氣蒸化津液出於體表而成。病理性的汗出在外感及內傷病中均可見到。詢問蒐集疾病有關「汗」方面的病情資料，對分析機體陽氣和津液的狀況以及病邪的性質等有一定的臨床意義。問汗，首先要問有汗還是無汗，如有汗，就要進一步問清汗出的特徵及有關兼症等。

■表證辨汗

辨別表證有汗與無汗，往往可以瞭解所感外邪的性質和正氣的盛衰。

1.表證無汗：多屬外感寒邪。如傷寒表實證，因寒性凝斂使腠理緻密，汗孔閉塞而無汗。
2.表證有汗：有外感風邪所引起的中風表虛證，也有外感風熱所引起的表熱證。因風、熱均屬陽邪，其性開泄，皆能導致腠理疏鬆而汗出。臨床上當根據不同的兼症加以區別。

■盜汗

入睡汗出，醒則汗止，謂之盜汗。多屬陰虛徵象，因陰虛

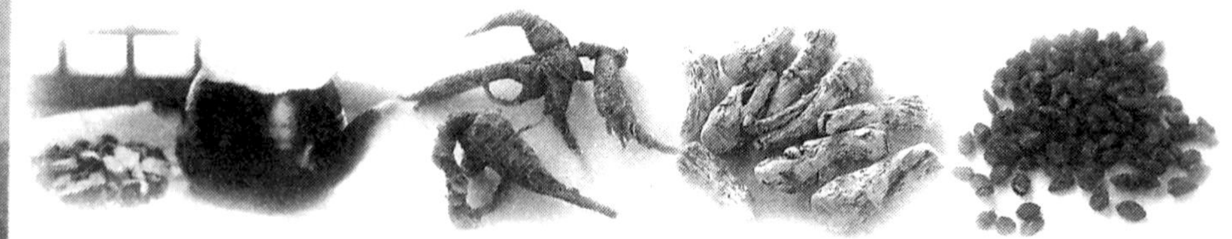

則陽亢，蒸發陰津而爲汗。病人多兼有潮熱、顴赤、舌紅少苔等症。

■自汗

經常汗出不止，活動後更甚的，謂之自汗。多屬氣虛、陽虛徵象。因陽氣虛衰、衛氣不固所致。病人多兼有畏冷、神疲乏力等症。

■大汗

全身汗出量多，謂之大汗。屬津液大泄的徵象，其病變有寒熱虛實的不同。

汗出蒸蒸，並見高熱、煩渴冷飲、脈洪大等症，是爲陽熱內盛，迫汗外泄的裏實熱證。

若大汗淋漓，伴有神疲氣弱、脈微肢冷，多屬陽虛氣脫的重症，又稱爲「絕汗」。是因眞陽外脫、衛陽衰竭所致。

■頭汗出

汗出僅局限於頭部，謂之頭汗出，又稱「但頭汗出」。多爲上焦熱蒸或中焦濕熱鬱蒸所致。前者，多兼有煩渴、苔黃、脈浮數等症；後者多兼有身重困倦、小便不利、苔黃膩等症。

(三)問飲食口味

問飲食口味包括食慾、食量、口渴和口味等方面。

■食慾與食量

應注意詢問欲食與不欲食、食量多少以及對飲食的喜惡等。這些變化不僅能反映脾胃功能的盛衰，而且對於判斷疾病的預後有重要的參考價值，臨床上常見的有以下幾種異常變化：

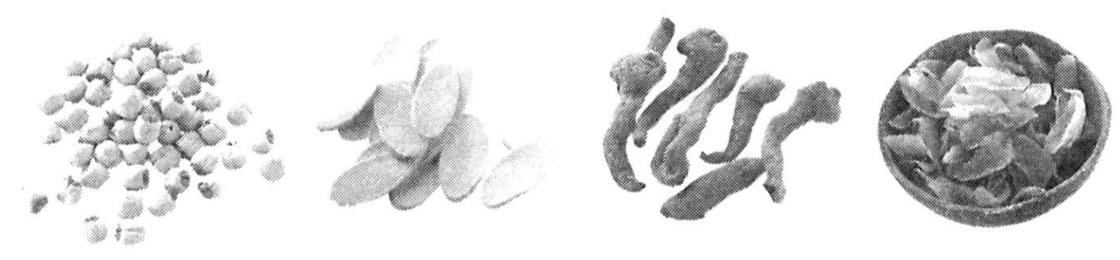

1.不欲飲食：是指病人不想進食，即是勉強進食而量少，謂之不欲食，或稱爲納呆。這是脾失健運的病理反映。食少見於久病形瘦、便溏、倦怠、舌淡苔薄白的患者，多屬脾虛失運；若食少兼有胸悶、腹脹、苔厚膩的患者，則爲濕邪困脾。

2.厭食：見食則惡或惡聞食臭，謂之厭食。多屬飲食所傷，胃腸積滯的病理反映。病人常兼有脘腹脹滿、噯腐吞酸、苔腐膩等症。

3.消穀善飢：病人食多餓快，反見形體消瘦，謂之消谷善飢。多是胃火熾盛、腐熟太過所致。

4.飢不欲食：病人感覺飢餓，但不欲食或進食量少，謂之飢不欲食。多因胃陰受傷、虛熱內擾所致。

5.嗜食異物：病人喜食生米、泥土等，謂之嗜食異物。多見於小孩，往往爲蟲積的徵象。常兼有形瘦、腹脹痛、嘔吐蛔蟲等症。

■口渴

口渴是臨床上重要的自覺症狀之一。病人反映口渴，就要進一步問清喝水的多少，以及喜熱喜冷等。

口渴與否，常反映著人體津液的盛衰及輸布狀況。在病變過程中，口不渴，標誌著津液未傷，多見於寒證，或是沒有明顯的熱邪；若口渴，則多提示津液損傷，或因津液內停，不能化氣上承所致。應根據口渴的特點、飲水多少，及有關兼症加以分析辨別。

一般來說，口渴多飲，常見於熱證。大渴喜冷飲，多爲熱盛津傷。渴欲熱飲量少，多爲痰飲內阻，津液不能上升所致。

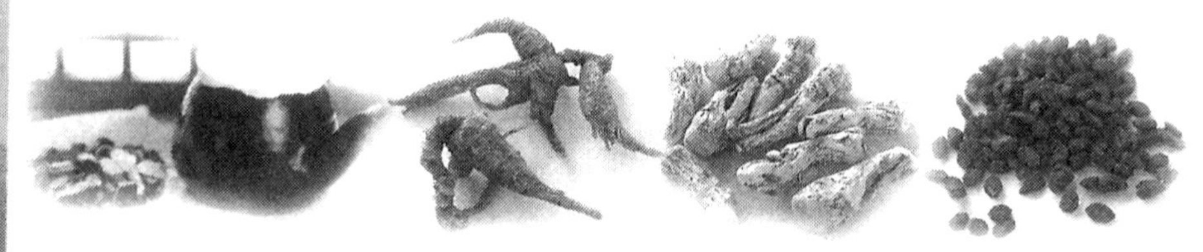

口渴欲飲，飲入即吐，多屬「水逆症」。渴而不欲飲，常見於急性熱病，多屬熱入營血。大量飲水、飲不解渴，小便反多，多為消渴病。

■口味

指口中有異常的味覺或氣味。臨床上，以口苦屬熱證，多見於膽熱氣溢；口甜而黏膩不爽，多屬脾胃濕熱；口中泛酸，多屬肝胃蘊熱；口中酸餿，多為傷食積滯；口淡乏味，多為脾虛失運。

(四)問二便

二便是指大小便而言。由於醫生在診病時往往難以直接觀察到病人大小便的變化，所以多通過問診進行瞭解。

■大便

正常的大便為黃色成形而軟，一天一至三次或三天一次。大便的形成和排泄，與大腸的燥化傳導及脾、胃、小腸、腎、肝、肺等臟腑的功能有關。

問大便應注意問清其形狀、次數、顏色、氣味、排便感等方面的變化及其兼症，以全面地蒐集病情資料，為辨證提供依據。現分別介紹如下：

1.形狀：大便燥如羊糞的，多屬熱結或津虧；大便呈稀糊狀，多屬脾虛或脾濕；大便先乾後溏，多屬脾胃失調，燥濕不濟；大便時乾時稀，多為肝鬱脾虛；水糞雜下，完谷不化，多為脾腎陽虛；大便瀉下稀黃水兼有肛門灼熱感，多屬胃腸濕熱；大便夾有不消化食物，腐濁臭穢，多為傷食積滯。

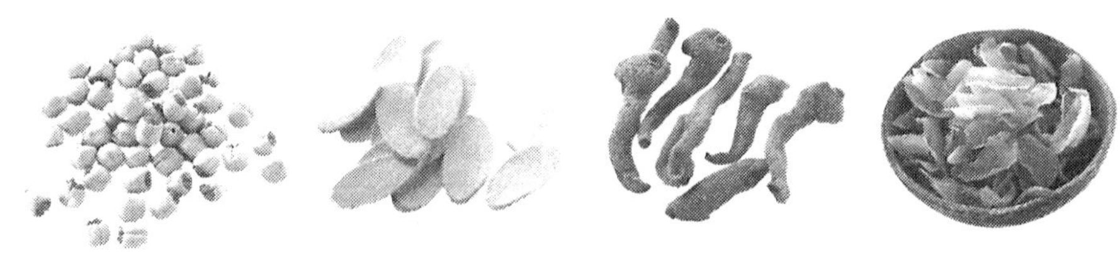

2.次數：大便次數的多少，不僅在一定程度上反映病情的輕重，而且對分析治療效果和病勢趨向有一定的意義。如便秘患者，便次愈少，病情愈重，經治療便次增多，則是好轉的徵象；若腹瀉、痢疾患者，便次愈多，病情相對愈重，經治療便次減少，應屬向癒的徵兆。

3.顏色：大便的顏色，除可受某些飲食或藥物的影響外，若色黑如膠漆狀，是胃腸出血，多屬瘀血；若便暗紅黏凍，是濕熱腐敗氣血，爲痢疾。

4.氣味：是指大便出現特殊的臭味。如酸臭的，多是積熱內蘊；腐臭難聞如壞雞蛋的，多屬食積腸道。

5.排便感：病人排便時肛門有灼熱感，多是熱迫直腸，屬熱症；便時滑脫不禁的，多屬脾虛氣陷的久瀉；大便裏急後重的，是痢疾氣滯腸道的徵象；大便不爽，多爲肝失疏泄的表現；若腹痛則瀉，瀉後痛減的爲傷食，瀉後痛不減的多爲肝木乘脾。

■小便

正常的小便爲淡黃透明的液體。小便由津液所化，與腎陽和膀胱的氣化有關。

問小便，應問清小便的顏色、尿量、次數以及排尿感等。

1.顏色：小便顏色除與飲水的多少和氣候有一定關係外，小便色黃是津液被熱熏的反映，爲熱證；小便清長，是病無熱邪，多屬寒證；小便渾濁，多屬濕熱下注或濁精下瀉；小便紅赤，多是熱傷血絡。

2.尿量：一般指每次尿量而言，尿量增多，是腎氣虛弱固攝無權所致。若尿量減少，既可由於津液虧耗，化源不

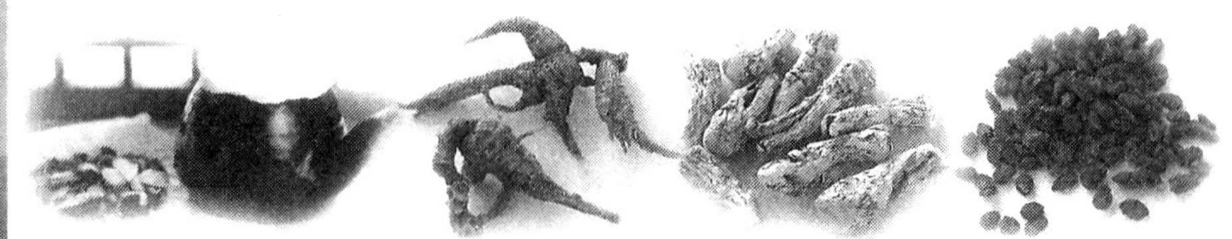

足，也可由於氣化不利，津液不能正常的變化爲尿液所致。若小便點滴而出，甚則點滴不通，謂之癃閉，既可見於腎氣衰竭，氣化失司，全無尿意的虛症；又可見於濕熱下注，膀胱氣化滯澀不通，欲尿而不能出的實證。

3.次數：小便次數增多，謂之小便頻數。其中以量少而急迫的，多屬濕熱下注膀胱；量多色清的，多是腎氣不固，膀胱失約的徵象。小便次數減少，除津液虧少，化源不足外，多屬水濕內停，氣化不利的表現，如水腫等。

4.排尿感：小便時感覺尿道疼痛，甚則如針刺刀割，伴有急迫、灼熱等感覺的，多是濕熱症；小便後自覺空痛，多屬腎氣虛衰；小便後餘瀝不盡，多屬腎氣不固；小便不能控制，謂之遺尿，在夜間又稱「尿床」，多是腎氣不足的虛症；若神昏而尿失禁，則是心神不主，膀胱失約之象。

(五)問痛

疼痛，是臨床最常見的自覺症狀之一。關於疼痛的產生，中醫學裏有「不通則痛」的論述。問痛，就是要蒐集與痛症有關的病情資料，爲我們進一步尋找致痛的原因，分析痛症的病機和進行治療，提供必要的依據。問痛，除應全面瞭解病史及兼證外，必須詳問疼痛的部位、性質及時間等方面。

■疼痛的部位及性質

疼痛的部位總與一定的臟腑經絡相聯繫。分辨疼痛所在的部位，對於瞭解病變所在的臟腑經絡有一定意義。引起疼痛的病因、病機不同，病人所感覺的疼痛反映也往往不一致，而表

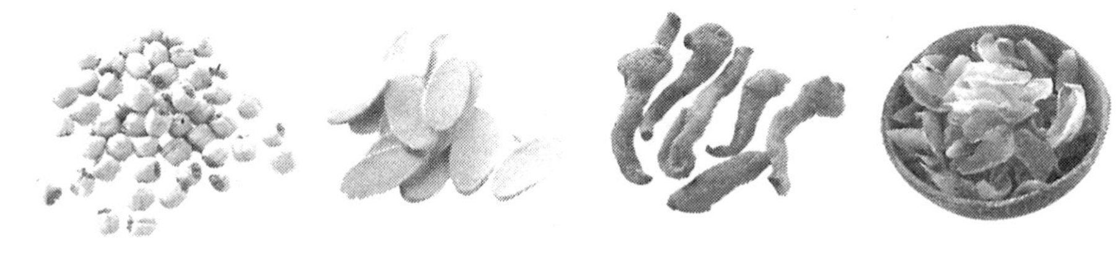

現出各種不同特點的疼痛。因此，分辨疼痛的特點，對於分析痛證的病因病理是有一定意義的。

1.部位：

(1)頭痛：頭爲諸陽之會，腦爲髓之海，臟腑的精氣血虧損不能上榮，導致髓海空虛，可以引起頭痛；邪擾清陽亦會引起頭痛。至於從經絡分布的部位敘述頭痛，常見的有少陽頭痛（痛的部位在兩側太陽穴），太陽頭痛（痛的部位在後頭頸項處），以及陽明頭痛（痛的部位在額頭、眉稜骨等處）。此外，頭痛往往伴有頭暈，多因肝陽上亢、痰濁上擾、氣血虧虛等原因所引起。

(2)胸痛：胸爲心肺所居，其疼痛多反映心肺的病變。胸部痰濁阻滯，氣機不暢，可發生胸痛。

(3)脅痛：脅爲肝膽經脈分布的部位，肝膽經脈受阻或經脈失養，均可導致脅痛。

(4)脘痛：脘分上脘、中脘、下脘，統稱胃脘。脘痛亦稱胃痛，其疼痛多在上腹。

(5)腹痛：腹部分大腹、小腹和少腹。臍以上爲大腹，屬脾；臍以下爲小腹，屬腎、膀胱、大小腸及胞宮；小腹兩側稱少腹，爲肝經所過。因此，各部位疼痛多反映上述有關臟腑經絡的病變。

(6)腰痛：腰爲腎之府。腰痛除局部經脈阻滯外，多由腎虛不能充府而引起。

(7)四肢痛：四肢疼痛，或在關節、或在肌肉、或在經絡，多由外邪侵襲所致。

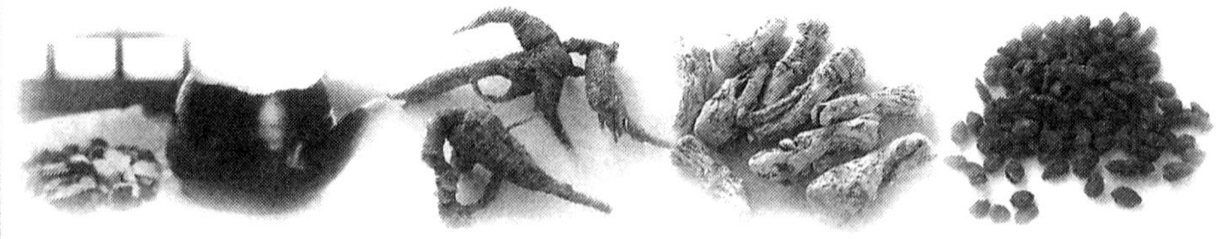

2.性質：

(1)脹痛：痛而且脹，脹重痛輕，是氣滯疼痛的特點。但頭部多屬火熱上擾所致。

(2)重痛：痛而兼沉重、重著，是濕邪困遏氣血爲病的特徵，爲濕性重濁的原因所致。

(3)刺痛：痛如針刺，是瘀血疼痛的特點之一。因血瘀脈絡不通，故見刺痛。

(4)絞痛：痛如絞割，多是有形實邪突然阻閉氣機的表現。

(5)掣痛：短時而有間隙的牽引跳痛，稱爲掣痛。或痛無定處，忽此忽彼，見爲肝風致痛的特徵，所謂「風勝則動」，多與肝病有關。

(6)灼痛：痛如火熱灼膚，有熱辣感者，謂之灼痛。多由火熱竄絡所致。

(7)冷痛：自覺痛而局部有涼感，謂之冷痛。是因寒凝傷陽所致。

(8)空痛：痛而有空虛感覺的，謂之空痛。多由精血虧虛，經脈不充，運行不暢所致。

(9)隱痛：隱隱而綿綿作痛，除了說明疼痛的程度較輕和持續時間較長以外，一般爲虛寒致痛的特徵。

■疼痛的病史和兼證

除上述內容外，病史和兼證對於判斷疼痛的病機，也是非常重要的。從某種意義上說，也只有從各方面蒐集疼痛的有關病情資料，才能使我們的認識更符合病情實際。例如病人新病頭痛不減，兼有惡寒發熱、身痛、無汗、脈浮緊等症，便知是

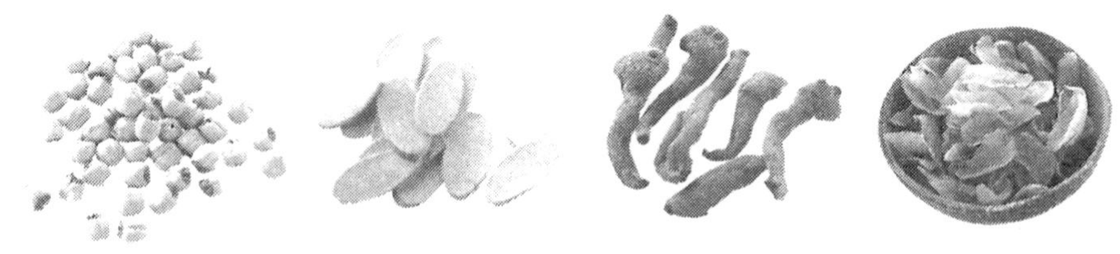

由外感風寒、邪擾清陽所致的頭痛。又如頭痛反覆發作數年，平素嗜酒性躁，發則脹痛而暈，兼目赤耳鳴，暴躁易怒、脈弦，則屬肝火上炎，火擾清陽所致。

(六)問婦兒

婦女、小兒具有和男子、成人不同的生理特點，詢問他們的疾病，除上述介紹的問診內容外，應有所側重。現將婦、兒科疾病的問診要點介紹如下：

■婦科

婦女有月經、白帶、妊娠、產育等生理特點。即使與婦科疾病無關的一般疾病，也應當注意詢問這些方面的情況，特別是月經和白帶。

1.月經：月經週期一般爲二十八天左右，行經約三至五天，量適中，色正紅無瘀塊。詢問時應注意月經的週期，行經的天數、經量、經色、經質及其兼證。必要時應詢問末次月經的日期，或停經年齡。

2.經期：若週期提前八、九天以上者，稱爲月經先期，多是血熱內迫，或氣虛不能攝血的徵象；若週期退後八、九天以上者，稱爲月經後期，多爲血寒凝滯，或血少沖任空虛之象；月經不按週期來潮，時而先期，時而後期，稱爲經行前後無定期，多屬肝氣鬱滯、沖任失調的徵象。

3.經量：經量超過正常（多伴行經時間延長），稱爲月經過多，多是熱邪迫血妄行，或氣虛不能攝血的反映；經量少於正常（多伴行經時間縮短），稱爲月經過少，多屬血

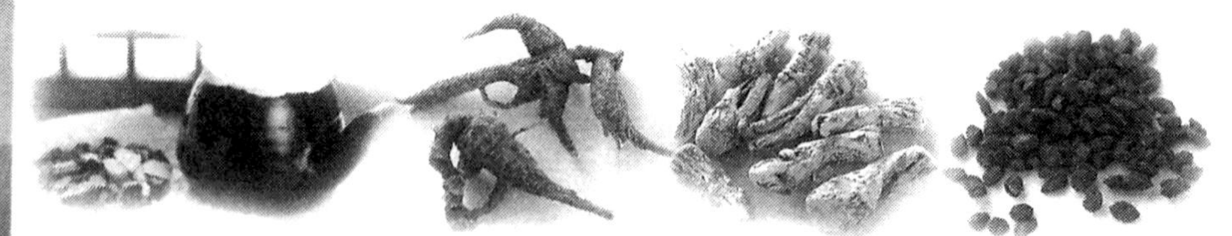

虛化源不足，或寒凝血瘀的反映；月經停止三個月以上者（妊娠除外），稱為閉經，多是化源不足、氣血虧耗，或血瘀不通，或血寒凝滯的反映。

4.色質：經色淡紅質稀，多是血少不榮，屬虛證；經色深紅質稠，多是血熱內熾，屬實證；經色紫暗有塊，多屬血瘀。

5.疼痛：正常月經初潮微痛。若每次行經時小腹疼痛，或伴有腰痛，稱為痛經。若經前或經期小腹脹痛者，多屬氣滯血瘀；小腹冷痛者，多是寒凝；經期或經後小腹隱痛者，多是氣血虧虛；痛而喜按者，多屬虛寒。

■白帶

正常婦女陰道內應有少量乳白色、無臭味的分泌物，起濡潤陰道壁的作用。如果分泌過多，綿綿不斷，謂之帶下，又稱白帶。白帶為濕濁之象，其產生機理為帶脈失約所致，與脾的運化功能有密切關係。詢問白帶應注意白帶的色、量、質和氣味等。

1.顏色：無色透明，多是脾腎陽虛的虛寒證；白色為脾濕下注；黃色為濕熱下注。

2.帶量：白帶的量相對的多和少，一般能反映病情的輕重。如果帶量過多，是濕邪太盛，或是正氣太虛，如脾虛下陷、津液下脫等。

3.質地：白帶質清稀的，多屬虛證；質稠濁的，多屬熱證。

4.氣味：白帶有異常氣味，腥臭的，多屬寒證；臭穢難聞，多屬濕熱鬱蒸所致。

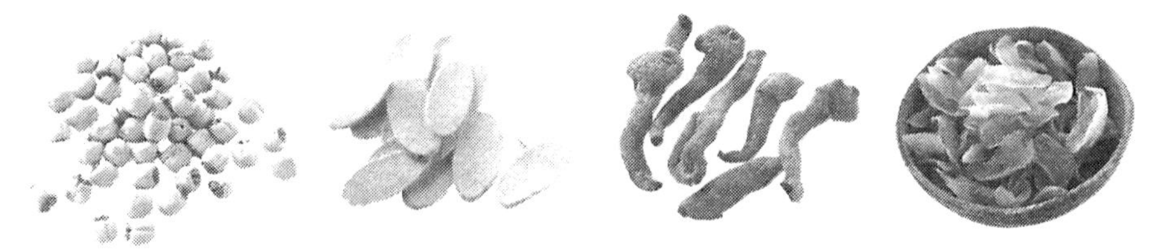

■兒科

詢問小兒病情比較困難，幼小者本人不能準確自述，稍大者敘述不清，所以主要依靠詢問親屬。根據小兒的生理特徵，詢問小兒病情，除一般問診內容外，還要特別注意詢問出生前後（包括孕育期和產乳期情況），是否患過痲疹、水痘、有無高燒、驚厥史，曾做過哪些預防接種，是否與傳染病患者接觸過，採用什麼餵養方法，走路、學語遲早，父母健康情況，有無遺傳性疾病，兄弟姐妹有無特殊疾患等。關於發病原因，如有無受驚、著涼、傷食等，都須根據病情逐一詳細詢問。

五、切診

脈診的部位，現在用的是診寸口（即腕部撓動脈搏動處）。寸口又分寸、關、尺三部，正對腕後高骨（撓骨莖突）為關部，關之前為寸部，關之後為尺部。兩手寸關尺共為六部，分候臟腑之氣，左手寸部候心，關部候肝，尺部候腎；右手寸部候肺，關部候脾胃，尺部候腎。這種分部以候臟腑的方法，臨床上有一定的參考意義，但須結合病情靈活掌握，不能機械硬套。

脈診時，應先讓病人稍事休息，使氣血比較平靜。診時，使病人手掌向上平放，手與心臟要在同一水平上，以使氣血通暢。然後醫生從外側先用中指定關部，再用食指按寸部，無名指按尺部，如果病人身高臂長，三指的距離可以稍疏；身矮臂短，則三指可以稍微靠攏。按脈時，須分別用三種不同的指力，即輕按（浮取）、不輕不重的按（中取）、重按（沉取），以體察脈象。一般先三指同時用同樣的指力按三個脈位，然後

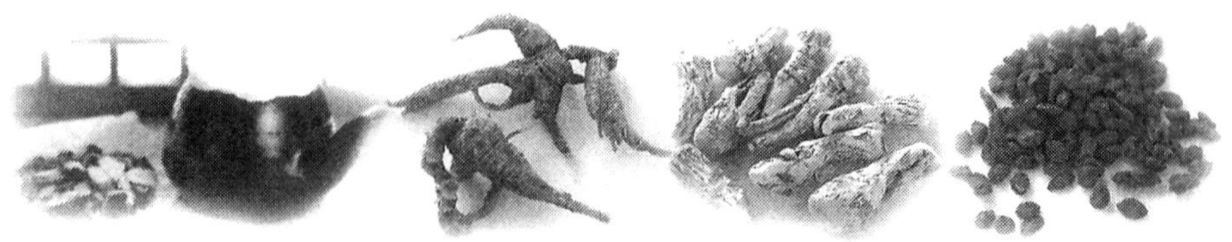

根據病情再分候寸、關、尺三部。如候寸部時微微提起中指和無名指，候關部時微微提起食指和無名指，候尺部時微微提起食指和中指。診脈主要辨別脈搏的淺深部位（浮沉）、次數快慢（遲速）、氣勢強弱（有力、無力）、形態特點（如粗細、軟硬）和節律的變化，以辨別疾病的表裏寒熱虛實。

正常脈象是：不浮不沉，中則可得，不快不慢（一息四至，即醫生呼吸一次，脈跳四次，約每分鐘六十至八十次），不大不小、不硬不軟，從容和緩，均勻有力。但因年齡差異、體質胖瘦、生理特點以及氣候冷暖變化不同，脈象也可有差異，如小兒脈多速，胖人脈稍沉，夏季脈稍洪，運動員脈多遲緩等，這都不屬於病脈。當人在運動、飲食，以及精神刺激時，也常能影響脈象的變化，但都是暫時性波動，稍事休息，脈象也就恢復正常。此外，有的人脈不見於寸口部位，而從尺部斜向虎口的，名「斜飛脈」。也有脈見於腕部背側的，名「反關脈」。這都是撓動脈的位置異常，也不屬病脈範疇。

以下介紹一般臨床上常見之病脈：

(一)浮脈

脈象：浮在皮膚，輕按即得，重按稍弱。

主病：表證。多見於外感病初期。浮而有力爲表實，無力爲表虛。內傷久病見之，多爲陽氣外浮之象，是病情嚴重的表現。

機理：浮脈主表，反映病在經絡肌表的部位。外邪襲表，衛氣與之相爭，脈氣鼓動於外，所以脈浮有力；弱浮而無力，表明衛氣不足，表衛不固。

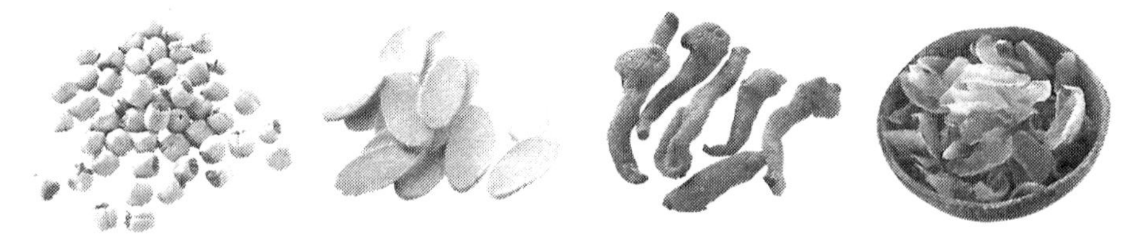

(二)沉脈

脈象：與浮脈相反，重按始得，輕取不明顯。

主病：裏證。有力爲裏實，如邪熱與燥屎裏結的陽明腑實證；無力爲裏虛，如脾氣虛、腎氣虛等，都可見此脈象。

機理：病邪在裏，氣血內困，則脈象沉而有力；若臟腑虛弱，氣血不足，脈象難以鼓動，則脈象沉而無力。

(三)遲脈

脈象：脈來遲慢，一息不足四至（每分鐘脈搏在六十次以下）。

主病：寒證。有力爲寒實證，如寒食積滯的冷積。無力爲虛寒證，常見於陽虛裏寒證。

機理：寒則血冷滯，氣血的運行緩慢，故脈見遲而有力；若陽氣虛弱，無力推動血液正常運行，故脈象遲而無力。

(四)速脈

脈象：與遲脈相反，一息脈來五至以上（每分鐘脈搏在九十次以上）。

主病：熱證。有力爲實證，如外感病，風熱之邪在表，脈多浮速；風寒之邪化熱入裏的裏熱證，可見洪速脈等。無力爲虛熱，如陰虛內熱的細數脈，陽虛外浮的速大無力等。

機理：邪熱鼓動，血行加速，故脈數有力。虛熱內生，熱

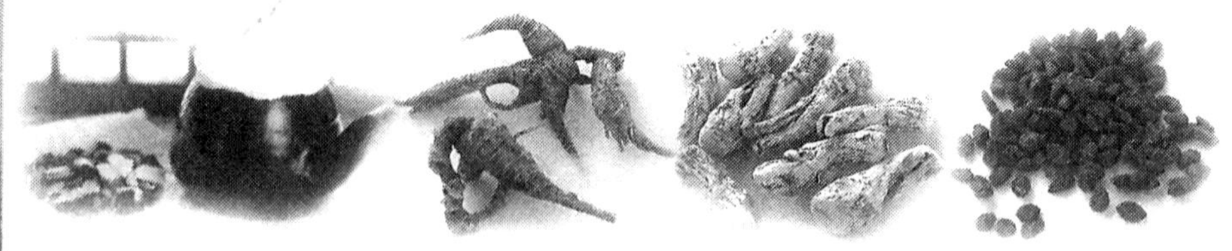

則血行速，但津血不足，故脈數無力。

(五)虛脈

脈象：三部脈輕按重按都無力。

主病：虛證。多爲氣血兩虛，臨床可見於各種慢性衰弱性疾病。

機理：正氣衰弱，氣血不足，鼓動無力，故脈虛。

(六)實脈

脈象：與虛脈相反，三部脈輕按重按都有力。

主病：實證。臨床多見於高熱伴有大便秘結、停食以及氣血瘀結的病人。

機理：正盛邪實，邪正搏鬥激烈，所以脈道堅滿，搏動有力。

(七)洪脈

脈象：應指浮大有力，如波濤洶湧，來盛去衰。

主病：熱盛。多見於高熱病人，且常與數脈並見。

機理：內熱充斥，脈來洶湧有餘，故見洪脈。

(八)細脈

脈象：與洪脈相反，脈細如線，但應指起落明顯。

主病：諸虛勞損，陰陽不足。常見於久病體弱、陰虛、血虛等證。

機理：陰虛血弱，脈道不能充盈，故脈體應指細如線。

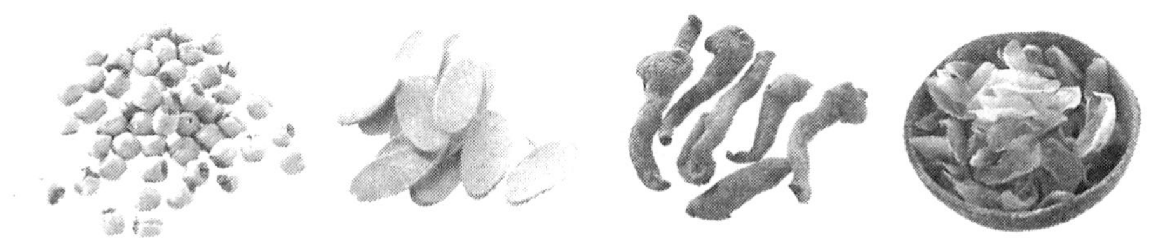

(九)弦脈

脈象：端直以長，直起直落，如按琴弦狀。

主病：肝膽病、痛證、痰飲等。臨床常見於肝膽疾患、各種疼痛、痰飲等疾病。

機理：肝病則脈道緊急，故呈弦象；痛證則經脈緊張，亦見弦脈；痰飲內停，氣機輪轉不利，故見弦象。

(十)緊脈

脈象：脈來繃急，應指緊張有力，狀如牽繩轉索。

主病：寒、痛、宿食。如寒邪在表的寒實證，脈來浮緊，以及各種疼痛等證。

機理：寒邪與陽相搏，或因疼痛，正邪相爭，可致脈道緊張，而見左右彈指的緊張。宿食停滯，也可見緊脈。

(十一)濡脈

脈象：浮細而軟。

主病：多主濕病，如濕邪在表的表濕證。

機理：濕邪黏滯，壅遏脈道，氣血被困，故脈浮細而軟。

(十二)滑脈

脈象：往來流利，應指圓滑如流珠。

主病：痰、食、實熱。常見於高燒、痰飲壅盛、飲食積停、咳喘等證。

機理：痰食內滯，邪氣壅盛。氣實血湧，往來流利，故脈

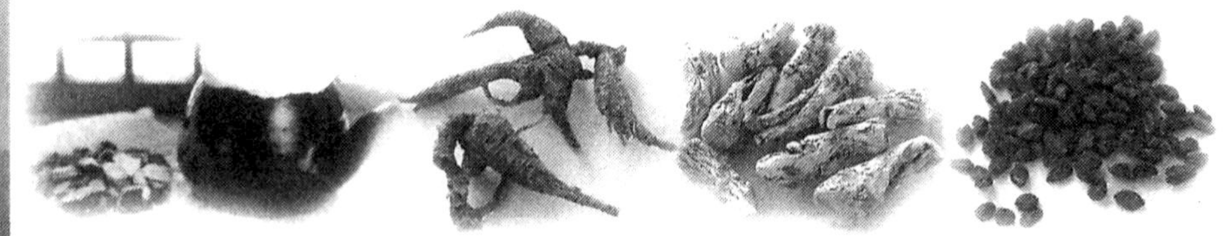

來應指滑利。婦人無病而見滑脈，應考慮是受胎以後，氣血充盛以養胎兒的生理現象。

(十三)澀脈

脈象：與滑脈相反，往來艱澀，如輕刀刮竹。

主病：精傷、血少、氣滯、血瘀。精傷少血的多澀而無力，可見於失血、久瀉以及遺精的病人，多爲虛證。氣滯、血瘀的多澀而有力，如中風偏癱、癥瘕等證。

機理：精虧血少，脈道不充，血流不暢，所以脈氣往來艱澀；氣滯或血瘀，使血脈受阻，亦見澀脈。

(十四)結脈

脈象：脈來遲緩而有不規則的間歇。

主病：主陰盛氣結，寒痰、瘀血，以及積聚等病證。

機理：陰盛而陽不達，故脈來緩慢而有時歇止。寒痰瘀血等，使脈氣阻滯，故也見結脈。

(十五)代脈

脈象：脈來緩慢而有規則的歇止。

主病：主臟氣衰微，亦主風證、痛證、七情驚恐、跌撲損傷。

機理：代脈是臟氣衰微或脾氣竭絕的徵象。風證、痛證、七情驚恐、跌撲損傷等病見到代脈，是因心氣失和，脈氣不相順接所致。

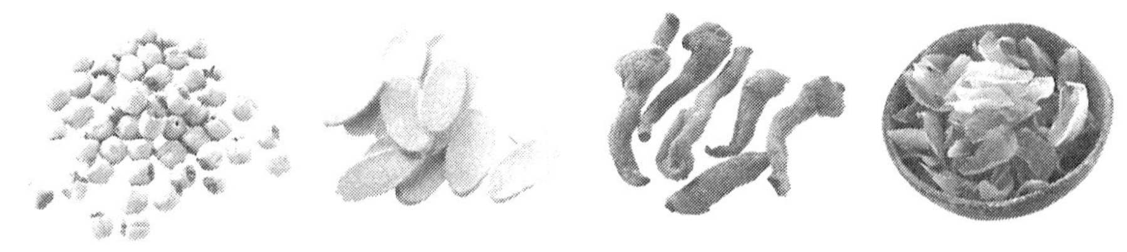

(十六)促脈

脈象：脈來急數而有不規則的間歇。

主病：主陽熱亢盛，氣滯血瘀或痰食停積等病證。

機理：陽盛熱實，陰不濟陽，故脈來急數而時有歇止。凡氣、血、痰、食、腫、痛等諸實熱證，均可見此脈，但促而有力。若促而無力，多見是虛脫之象，臨證應加注意。

(十七)相兼脈

主病：因爲疾病的情況是複雜的，所以上述諸病脈在臨床上往往不是單獨存在，而是數種脈象同時出現。這種數種脈象同時出現的，稱爲相兼脈。相兼脈的主病，一般都是各脈主病的綜合，如浮與數，浮爲表，數爲熱，浮數即是表熱證的脈象。又如沉滑數，沉爲裏，滑爲痰，數爲熱，所以沉滑數脈即是裏有痰熱的脈象。

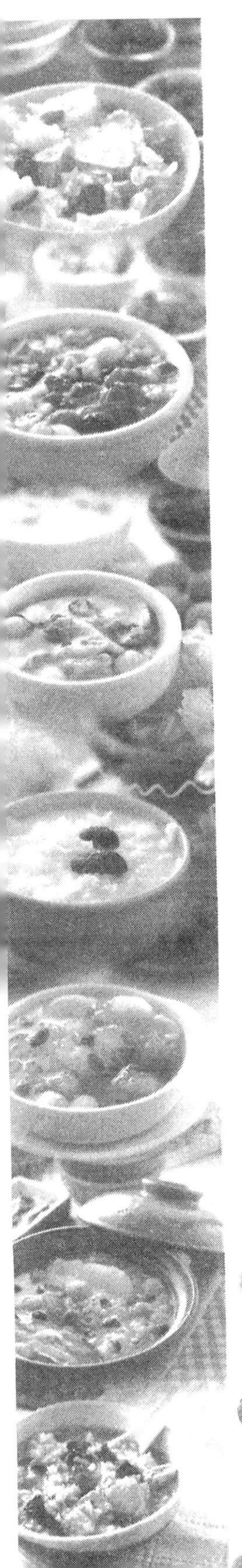

第二章　中醫養生與藥膳

- 漫談中醫養生
- 藥補與食補
- 怎麼吃最補？
- 四季食補食療

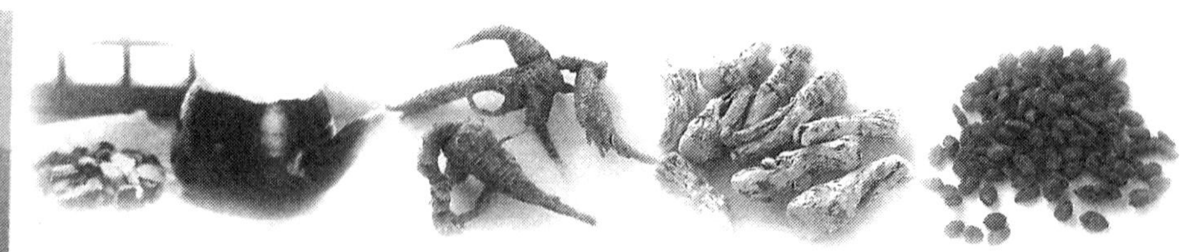

漫談中醫養生

一、前言

《黃帝內經》爲中國最早之醫學經典，記載中醫養生、生理、病理、針灸等數十篇，爲中國醫學之最高指導原則，其內容主要由黃帝與醫學天師岐伯間一問一答而產生。以下內容便是依據《黃帝內經》養生之理論基礎來闡明。基本上養生之要點有三：(1)飲食有節；(2)起居有常；(3)不妄作勞；在精神修養方面，則要求恬淡虛無，精神內守，說明如下：

二、飲食有節

(一)飲與養生

1.飲水：每天進水量約在兩千西西左右，凡是不乾淨的水不宜飲用，果汁、天然飲料、礦泉水有益健康，不妨多飲用。

2.飲茶：不提倡飲濃茶、咖啡，服藥期間不宜。凡有失眠、貧血、腸胃病、高血壓、腎臟病、甲狀腺亢進等要慎飲。

3.飲酒：少飲爲佳，多飲傷神折壽，易人本性，飲酒過度，喪命之源。

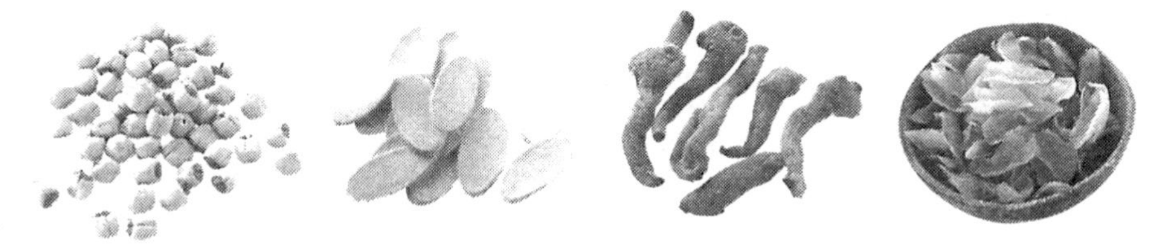

(二)食與健康（平常健康人）

基本營養：醣、蛋白質、無機鹽、水。

原則：「均衡節制」；米飯甜食不宜多，辛辣油膩病宜忌，魚肉卵蛋擇適量，蔬菜水果不可少。

(三)老人飲食基本要求

1.食宜早：早起空腹，不宜外出，必須吃些飲食，以實脾胃。

2.食宜緩：細嚼則食之精華，能滋養五臟，切忌粗吞。

3.食宜淡：淡食最宜人，五味各有所傷，鹹多傷心而凝血，酸多傷脾，苦多傷肺，辛多傷肝，甘多傷腎。

4.食宜少：食宜節制，大飢勿大食，大渴勿大飲，晚食宜少，黏硬難消之物宜少，葷腥油膩之物宜少。

5.食宜暖：脾胃喜暖而惡寒，老人所以多疾，皆由少時春夏取涼過多，飲食太冷。

6.食宜軟：堅硬之食，難以消化，老人之食大抵宜溫熱熟軟。

三、起居有常

指人的生活作息要順應大自然的規律，《內經．四時養生論》云：「春三月：夜臥早起，廣步於庭。夏三月：夜臥早起，無厭於日。秋三月：早臥早起，與雞俱興。冬三月：早臥晚起，必待日光。」古人有詩云：「華山處士如容見，不覓仙方覓睡方。」

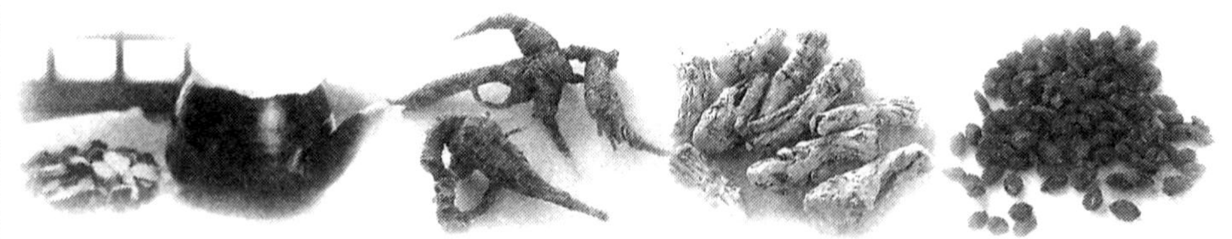

灸法保健防病

一、前言

灸法是中國古老醫學中一種常用的方法，它的作用非常廣泛，能溫散寒邪、疏風解表、溫通經絡、活血逐痺、回陽固脫、申陽舉陷、消瘀散結、拔毒泄熱、防病保健、延年益壽等。

二、艾炷灸和艾條最常用

灸法治療疾病，已有悠久的歷史，一般可分艾灸和非艾灸兩大類。臨床上艾炷灸和艾條最常用，是灸法的主要部分。艾炷灸是最常用的艾灸法，將艾絨製成大小不等的圓錐形艾炷，置於穴位上點燃施灸。艾灸直接放在皮膚上燒灼的稱爲「直接灸」，又根據灼燒的程度分爲化膿灸和非化膿灸。艾炷灸的另一種方式是不直接把艾炷放在皮膚上的「間接灸」，透過藥物隔開施灸，常用的是將艾炷放在薑片、蒜片、食鹽、藥餅等物上施灸，又叫「隔物灸」。常用的灸法包括隔薑灸、隔蒜灸、隔鹽灸、隔附子灸等。艾條灸是將特製的艾條在穴位上熏灸或灼燙的方法。如在艾絨上加入辛溫芳香藥物製成的藥艾條施灸，稱爲藥條灸。一般都使用溫和灸和雀啄灸兩種手法。

溫和灸是將艾條的一端點燃，對準應灸的穴位或患處，約距離皮膚二至三公分進行熏烤，使患者局部有溫熱感而無灼痛爲宜。一般每穴灸十至十五分鐘，至皮膚紅暈爲度。雀啄灸則是施灸時，艾卷點燃的一端與施灸部位的

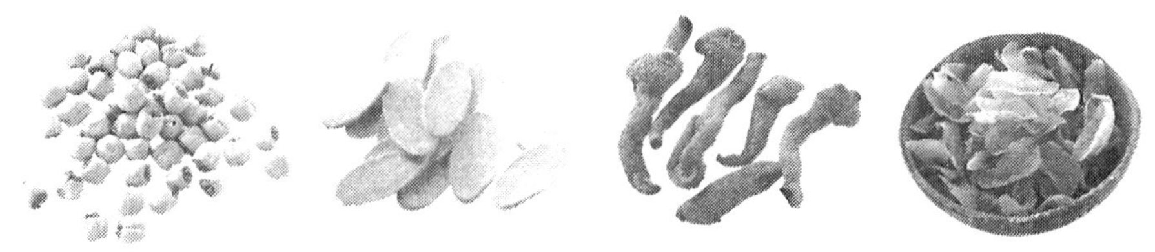

皮膚距離並不固定，而是像鳥雀啄食一樣，一上一下的移動。

三、施灸時應注意事項

在使用灸法時，凡初病、體質強壯的艾炷宜大，壯數宜多；久病、體質虛弱的艾炷宜小，壯數宜少。

就施灸部位來看，在頭面胸部施灸不宜大炷多灸；在腰背腹部施灸可大炷多壯；在四肢末端皮薄而多筋骨處不可多灸；肩及兩股皮厚而肌肉豐滿處，宜大炷多壯。此外應更結合病情施灸，如屬沉寒痼冷、陽氣欲脫者，非大炷多灸不可奏效；若屬風寒外感、癰疽痺痛，則應掌握適度，否則易使邪熱內鬱而生不良後果。在臨床上凡屬陰虛陽亢、邪實內閉及熱毒熾盛等病症，應慎用灸法。對於婦女的腹部及腰骶部也不宜施灸。施灸時更要注意通風、保持空氣清新，避免因煙塵過濃，污染空氣而傷害人體。

四、不妄作勞

1.勞力：唐代醫家孫思邈云：「養身之道，常欲小勞，但莫大疲及強所不能堪耳。」《內經》有云：「少火生氣，壯火食氣。」老人運動有八項法則：緩慢進行，適當暖身，禁戒強制運動，達到一定的量，緩慢停止，小憩片刻，溫水淋浴，規律化。

2.勞心：用腦而不煩惱，按摩勞宮穴（手心）可健腦，緩解疲勞緊張。

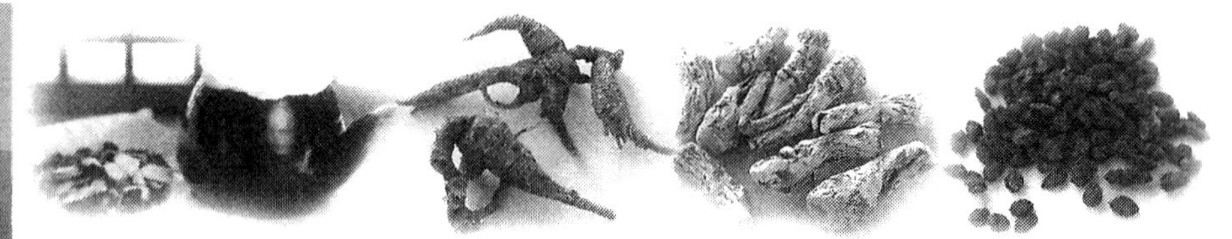

3.房勞：孔子言：「飲食男女，人之大慾存焉」，精、氣、神爲人身三寶，精爲生命之根，精壯則神強，神強必多壽，精虛則氣虛，氣虛必多夭，養精之道，貴在寡慾，寡慾之要，則在清心。

藥補與食補

一、概述

藥補與食補顧名思義，補者，補品也。藥補與食補即是指有滋補身體功能的藥物和食品。對身體衰弱、易患疾病者，服用補品有滋養氣血和治療疾病的作用，也有利於增加機體抗病能力和機體的康復。

有人以爲胖的人不須進補，認爲再服補品會變胖，這是對補品的誤解。服補品不在於胖瘦，而在於身體是否健康，因此難免要問一般人如何進補，合理進補又是什麼？

中醫認爲小兒爲「稚陰」、「稚陽」之體，這是說小兒正在發育生長時期，內臟功能尚未發育健全完善，體內的精血、津液等還不充實，所以小兒不但受體內因素影響，也受外在環境影響，易寒易熱、亦虛亦實。根據情況亦當進補。小兒的進補，主要目的是爲加強消化吸收功能，促進機體抗病能力和生長發育。青年人血氣方剛，身體機能旺盛，朝氣蓬勃，壯年人體質堅實，精力充沛，這是一般的情況。由於現今社會的高節奏和競爭性，一些年滿三十歲的人已出現了早衰現象，此時進

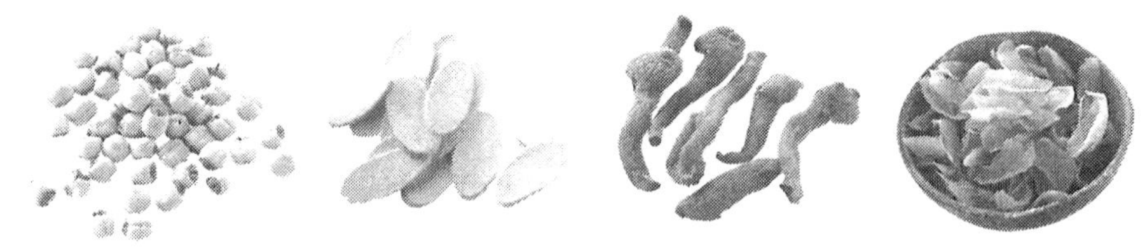

補也有十分必要。少女、青壯年和老年婦女，因在各期都有生理表現，一般比男性易於出現氣血兩虛和肝腎不足的情況，進補的方法也有所區別。常言說「人老體衰」，這是不可抗拒的自然規律。老年人的生理變化主要是腎氣漸衰，機體功能退化，抗菌能力低下，適時適當進補，對於增強體質，延緩衰老，治療疾病都是不可缺少的。藥補與食補，兩者所要達到的目的是一致的，但歷來名醫多認爲「藥物多用於攻病，食物多重於調補」，所以自古以來就有「藥補不如食補」之說。根據以上食療的理論，開發具有良好滋益功能的食品是大有前途的，如果說進補是一項健康投資，那麼保健食品應是健康投資的重要措施。結合現代營養學的發展與中醫食療理論，就可能開發新一代的新型保健營養品。作爲現代優良的保健養生品，除了能夠滿足社會生活的進步與現代人的需求、重視，還應符合下面四點：

1.使用高品質功能的天然食品。
2.產品的殺蟲劑、化學物質殘留應嚴格控制或絕無。
3.產品中應無人工防腐劑、色素與香料。
4.產品保存、儲藏的高標準。

二、觀念的釐清

有不少人一提到進補就首先想到人參。人參大補元氣，是補品中之上品，然而無節制地過量服用人參，可能引起「濫用人參綜合症」，甚至出現不良反應。據報導，正常人一次內服3％的人參酊兩百西西，就可引起中毒症狀，由於市售的營養滋

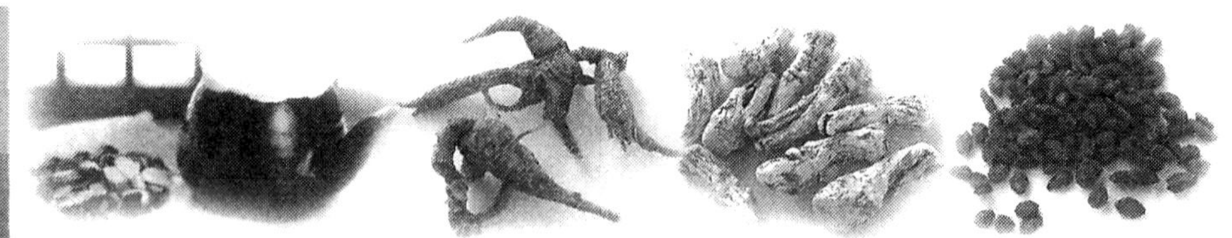

補品大都是萬人一方，缺乏個體適合性。其他如常用的十全大補湯類的補品，適合氣血兩虧、陽氣不足的族群，而熱性體質的人服用後會覺得太熱、胃不舒服等。正如俗話所說：「水能載舟，亦能覆舟」，營養保健品亦是這樣，合理、科學、適量使用營養保健品，受益無窮；盲目進補，濫用營養保健品，反而損害身體，遺害無窮。

(一)進補要對路

「一藥一性，百病百方」，各類進補藥只能適合一定的體質，治療一定的病症。每一個人身體狀況不同，病症有別、體質有異，所以進補必須對路，因人因證因病度身定制，「一人一方」有針對性地進補才能符合「個體化醫療」。通補百虛、通治百病的滋補藥是不存在的，所以也不能不管張三李四，千篇一律就用那麼幾味補藥。中醫學指出，大凡虛症有氣、血、陰、陽虛症四類。對於陰陽俱虛、氣血雙虧、數病同發、病情錯綜複雜者，如代謝紊亂綜合出現「四高」，即高血脂、高血糖、高血壓和高尿酸，又當按照辨證論治精神，仔細觀察、全面分析、謹慎搭配、合理用藥，進補「對路」，補瀉得當，方能奏效。

(二)無虛不補

對那些身體健康並無任何虛症表現者，尤其是青少年，根本就沒有必要進補。有些人對進補期望值過高，認爲進補總比不補好，原本身體健康，也指望通過進補來個所謂的「超常發揮」。其實進補以補爲主，兼顧治病祛邪，主要作用是使因虛致病或因病致虛者，以及處於亞健康狀態者恢復到健康狀態，

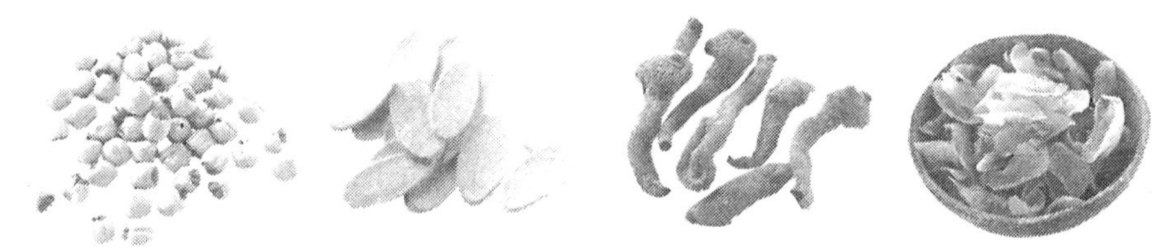

提高生活品質，延年益壽，所謂「超常發揮」是不實際的，對健康的人來講「藥補不如食補」，有許多的科學醫學證據指出，均衡營養與規律運動最有助於維護身體健康，而且完全能代替藥補。

(三)切忌濫補、過補

滋補藥大都氣厚味膩，濫補會「物極必反」，過多進補超出人體對營養物質正常吸收的承受能力，也會出現其他副作用。小兒消化系統處於未發育成熟期，進補不當或過多都容易造成消化吸收不良，所以小兒不宜進補。對脾胃虛弱、食慾不振的人，在滋補藥中應增加健脾開胃藥物，並減量緩緩調服，一旦出現厭食，脘腹作脹較重者，應暫停滋補藥，先調理好腸胃再服。防止「閉門留寇」，在外表的邪氣未盡情況下，不可過早進補，原則上先清除外邪後再進補。當外邪比較輕微，也可在補劑中加入固表祛邪藥物，如黃耆、防風等攻補兼施，達到「扶正不留邪，祛邪不傷正」的目的。

三、膏滋藥功效與禁忌

膏者「澤」也，在《正韻》、《博雅》上解釋爲「潤澤」，近代名醫秦伯未在《膏方大全》中指出：「膏方者，蓋煎熬藥汁成脂液，而所以營養五臟六腑之枯燥虛弱者也，故俗稱膏滋藥。」《素問》中有文武膏（桑椹膏）養血；李時珍《本草綱目》有參朮膏益元氣；《景岳全書》中有兩儀膏（黨參、熟地）補氣血；《沈氏尊生方錄》一書中龜鹿二先膏（由龜板、鹿角、枸杞、人參組成）益氣養血，塡經補髓。今將膏滋藥的進

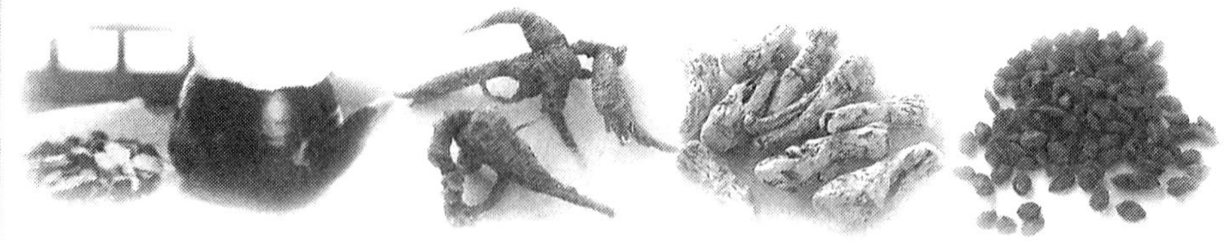

補作用與使用分述如下：

(一)補虛扶弱

凡氣血不足、五臟虧損、體質虛弱或因外科手術、產後，以及大病、重病、慢性病耗性疾病恢復期出現各種虛弱諸症，無論是因虛致病，或是因病致虛者，均宜進補膏滋藥，尤其若能掌握冬令進補，更能有效促使虛弱者恢復健康，增強體質，改善生活品質。

(二)抗衰延年

老年人氣血衰退，精力不足，臟腑功能低下者，可以進補膏滋藥，以抗衰延年。中年人，由於機體各臟器功能隨著年齡增加而逐漸下降，而工作壓力和家庭負擔、生活變故等社會、心理因素的壓力都在上升，容易未老先衰，如頭髮早白、頭暈目眩、耳鳴眼花、腰疼腿軟、神疲乏力、心悸失眠、記憶衰退等，亦須即時健康投資，首選膏滋藥進補，以增強體質，防止早衰。

(三)糾正亞健康狀態

膏滋藥以補爲主，糾亂祛病，對調節陰陽平衡，糾正亞健康狀態，使人體恢復到最佳狀態的作用最爲顯著；也能使在節奏快、壓力大的環境中工作，精力有所「透支」而出現頭暈腰痠、疲倦乏力、頭髮早白的亞健康狀態的年輕「白領」恢復常態，防患於未然。

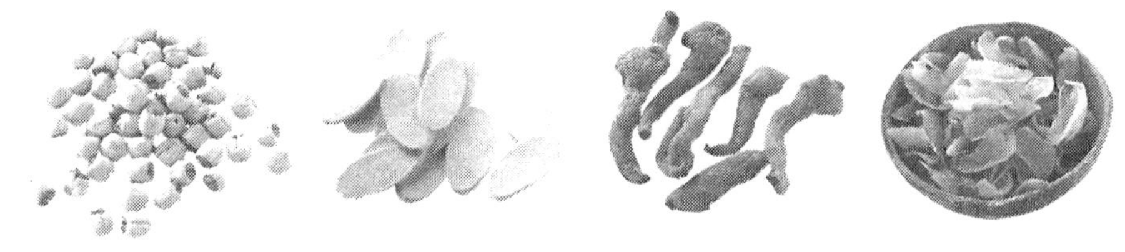

(四)防病治病

眾所周知，枇杷膏能治痰熱咳嗽，益母草膏能治婦女月經不調，夏枯草膏能治甲狀腺腫大，十全大補膏治療貧血有效。針對患者不同病症開列的膏方確能防病治病，尤其對處於康復期的癌症病人，配合服食扶正膏滋藥，不僅能提高免疫功能，而且能在體內貯存豐富的營養物質，有助於來年防止復發，抗轉移，對防止癌症捲土重來大有裨益。此外，膏滋藥還有美容養顏益智等作用。

(五)禁忌

一般人於口服膏滋藥期間應忌食生冷、油膩、辛辣等不易消化及有較強刺激性的食物、飲料，如濃茶、咖啡、可樂等。服含有人參膏滋藥要忌食白蘿蔔。膏滋藥不能與牛奶同服，因爲牛奶中富含鈣、磷、鐵，容易與滋補性中藥中有機物質發生化學反應，而生成難溶並穩定的化合物，致使牛奶和藥物有效成分均受到破壞，甚至產生刺激或過敏反應。服膏滋藥期間發生感冒、發熱、咳嗽多痰時，應暫停服用，待感冒治癒後再繼續服用。症狀輕微者，在用感冒藥治療同時，可酌情減量服用膏滋藥。服用膏滋藥期間，若發生胃腸炎或嘔吐、腹瀉、厭食，應暫停服用。對脾胃素虛患者，在服用膏滋藥時出現脘腹脹滿，納呆倦怠，便溏苔膩者，可用陳皮、佛手片、砂仁等泡茶飲用，簡便實用，必要時可選用參苓白朮散、香砂養胃丸等健脾開胃，理氣消脹的中藥方處理。

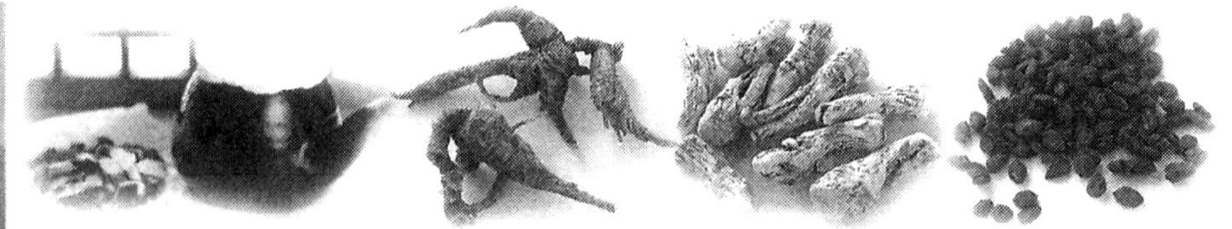

四、冬至

根據《台灣風俗探源》記載：冬至日亦稱「亞歲」或「壓歲」，是周朝時代的正月元旦，周代天子在當日要祭天。後來曆法採用夏曆，元旦就不再是「冬至」這一天。冬至，台灣民間稱「冬節」，要搓冬節圓，閩南老人家說：「冬至是冬天，家家戶戶人搓圓」，在這一天民間習俗要祭拜神明，作法是天未亮就要燒香、燃燭，先以湯圓祭拜神明，然後拜公媽，燒壽金，放鞭炮，之後叫醒家人吃湯圓。吃湯圓，慶團圓，增一歲，小孩要更加懂事。這是出自周俗。福州習俗是前一天晚上全家人圍在一起搓湯圓，口中要說吉利話，若不慎脫口說出不吉利的話則以粗紙擦嘴。放湯圓的竹簍中間放一張紅紙，上面放兩個橘子，代表吉利；放兩根蔥，代表聰明；放兩顆大蒜，代表添孫子；插兩枝四季花在橘子上，代表四季如春。

湯圓以糯米做成，《本草綱目》記載：「糯米，暖脾胃，止虛寒泄痢，縮小便，收自汗」。古時稱爲元米、江米。是糯稻的種仁。味甘性溫，入脾、胃、肺經。含有蛋白質、脂肪、醣類、鈣、磷、鐵、維生素B_1、B_2、菸酸、多量澱粉等營養素。主要功用在補脾胃，溫中，是很好的補脾胃的食物；若脾虛瀉泄，胃氣薄弱，吸收不好，可以每餐以糯米四十九粒加入白米中一起煮，即可升提脾胃之氣，有補脾胃的作用。但糯米黏性高，不易消化，所以量不可太多。吃湯圓要提醒民眾下列事項：

1.易泛胃酸、胃脹、消化能力不好的人少吃。

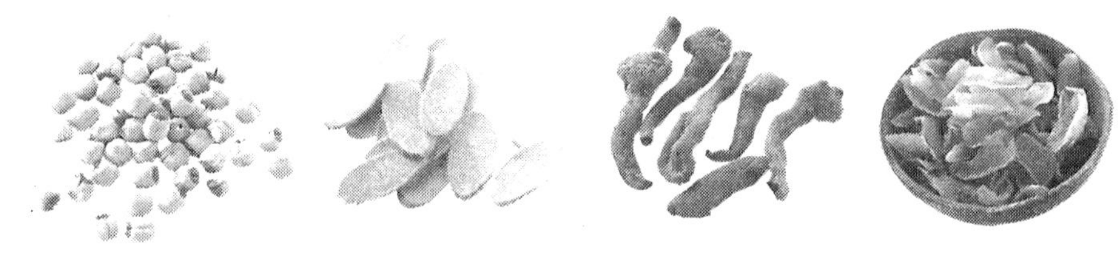

2.老年、小孩吃湯圓容易哽到，應小心食用。

3.咽喉開過刀、食道狹窄、吞嚥能力不好的人要小心。

4.甜湯圓，糖尿病患者要酌量食用。

5.吃甜食易生痰者，甜湯圓要酌量食用。

五、「冬至」中醫學的觀點

在太極圖中我們可見陰陽相互轉歸而邊際難分的狀態，這就是表示陰陽有互融互通的現象。《素問・陰陽應象大論》說：「重陰必陽，重陽必陰」。當陰走到極點，就會朝陽的方向來轉化。以十二月的卦象變化來說，十一月冬至爲極陰而一陽來復，十二月則二陽臨，元月則三陽開泰，四月則六陽盛極爲乾，五月則夏至陽極而一陰爲坤。冬至是一年中陰冷最極的時候，以陰陽調和理論來說，《素問・玄機原病式》提到：「陰陽以平爲和，以偏爲疾」，在寒冷的氣候裏，生活起居要注意避寒，少出門，衣著保暖，食物應多選屬熱的食物，如羊肉、雞肉、鵝肉、海參、黃魚、鰻魚、干貝、酒釀、菠菜、蕎麥、蕃薯、雪裏紅、韭菜等，煮食時多以薑母、辣椒、酒、胡椒、八角、桂皮、紫蘇爲佐料，來增加身體的熱量，以禦外寒，達到陰陽調和的狀態。但這些食物屬高蛋白質、高脂肪、酒類食物，有高血壓、心血管毛病、痛風、糖尿病、熱性體質、容易上火者，少吃。

六、日常食物屬性舉例

1.寒性食物：任何冰品、西瓜、水梨、葡萄柚、椰子、橘子、柿子。

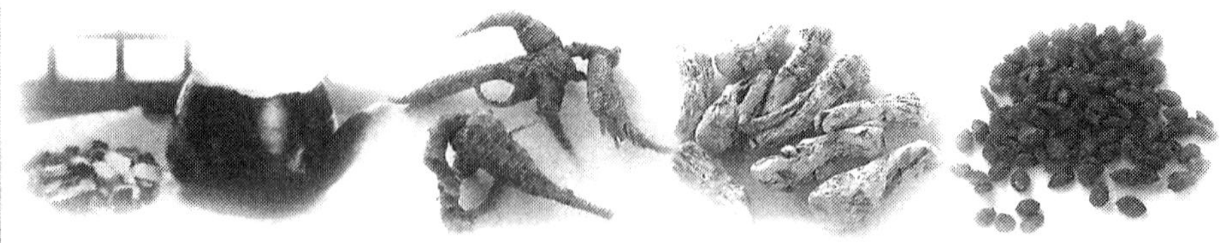

2.涼性食物：山竹、蓮藕、綠豆、白蘿蔔、大白菜、苦瓜、黃瓜、絲瓜、冬瓜、番茄、香瓜。

3.溫熱性食物：

(1)辛辣物：辣椒、大蒜、芫荽、薑、蔥、沙茶醬。

(2)燥熱物：任何燻、炸、燒烤物，茴香、韭菜、肉桂、羊肉、狗肉。

(3)熱性水果：龍眼、荔枝、芒果、榴槤。

(4)刺激性食物：醃漬品、咖啡、咖哩、酒。

(5)常見補藥：當歸、黃耆、人參、麻油雞、薑母鴨、羊肉爐、十全大補湯、四物湯。

4.清淡甘平易吸收食物：番石榴、蘋果、葡萄、柳橙、木瓜、草莓、櫻桃、空心菜、菠菜、紅蘿蔔、茼蒿、花椰菜、雞肉、魚肉、豬肉、排骨、豬小腸（燉爛）、雞蛋、牛奶、豆漿、白米飯。

怎麼吃最補？

一、前言

飲食是人類能量的來源，中醫認為人有先天之本與後天之本，後天之本即是指脾胃，也就是消化系統，由此可知飲食與消化對人體的健康有絕對的相關性，可是人們卻常忽略了它的重要性，加上工作繁忙、生活壓力大、交際應酬多，在飢飽無時、飲食無度、膏粱厚味的生活環境下，造成人人都有營養失

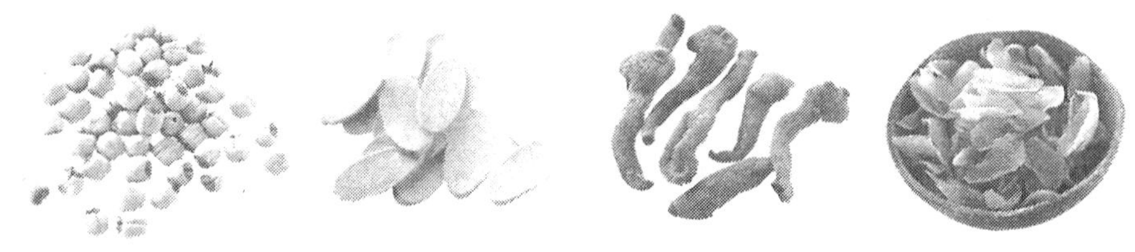

衡、腸胃失調的症狀，試想後天之本的腸胃都無暇照顧了，健康又如何不離您而遠去呢？

二、何謂食補食療？

依個人體質，配合食物的四氣五味，順應四時氣候，來調節飲食，以保持內臟功能平衡，達到長壽健康的目的，即爲食補食療的重要目的與意義。

古人對飲食的要求與禁忌其實內容很豐富，這對忙碌的現代人來說是有點困難，現僅選擇大家耳熟能詳的兩件事「食」與「不食」分述如下，希望能引起大家對於飲食健康的重視。

(一)食

古人關於食的方面有一個非常普遍的口訣，即是「已飢方食、未飽先止、散步逍遙」，茲根據醫學的觀點來闡釋其內涵。

■已飢方食

目前一般人有吃零食的習慣，因不斷的吃造成營養堆積，腸胃亦無法休息，如此大半血液都在腸胃中運作，其餘臟腑豈能發揮應有的功能（血液無法充分濡養其他重要的內臟器官）？當餓的時候再吃，意義便在於使腸胃有休息的時間，其餘臟腑也能得到較多血液的供養，順應身體的需求使之自動調節。習慣吃零食的人，只是嘴饞並非眞的餓，至於專心工作的人錯過吃飯時間也不覺得餓，這些行爲都不正確，簡單的說就是要有定時吃飯的習慣。

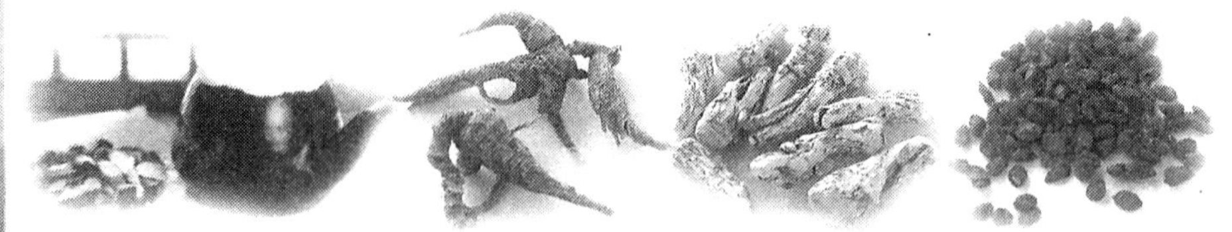

■未飽先止

一般人只要感到吃飽時實際上已吃得過多了，過多的食物使腸胃不能正常運作，如一個罐子裝滿了東西就難以攪拌，腸胃也是如此；所以吃飯時稍感覺有點飽時，幾乎都到了八分飽了，就勿再繼續吃，當然要估計幾分飽不是那麼容易，靠平時的留心體會自己的需求量，依此量評估幾分飽，六至八分飽爲最好，俗話「七分飽活到老」可做最佳的印證。

■散步逍遙

這是食的關鍵點也最爲大家所忽視，資訊的發達致使人生活忙碌與單調，飯後不是埋頭於桌前就是電視機前，讓食物堆積於胃腸中不易消化，久之造成腸胃功能的衰退，也易形成癥瘕積聚；雖然飯後散步是件極平常之事，但功效卻相當宏大，中醫最強調氣血通暢，氣通可消病於無形，血通可身強體壯，飯後散步幫助食物順利轉換爲「後天之氣」(即水穀之氣)，而後與大自然之氣（即大氣）形成「宗氣」，再與「先天之氣」(即元氣）結合昇華爲「眞氣」，所謂「眞氣流暢百邪不侵」。在愉快的心情下放慢您的腳步，到戶外約走半小時或當您已沒有飽脹感即可，回家再平躺十分鐘，散步逍遙遊便告完成。

(二)不食

不食即斷食，在各宗教均有所提倡，不但可提升靈性，更可促進身體健康。在動物世界裏每當生病時，便本能地斷食來清身體，將體力專注於疾患，因無須花費精力於消化系統，所以能將精力聚集到大腦及清掃系統上，藉此清除停留在體內的毒素、病菌，再獲得健康的身體。目前食品太精緻及過度的加工，使食物中含有大量的酸性物質、防腐劑、色素、香料等化

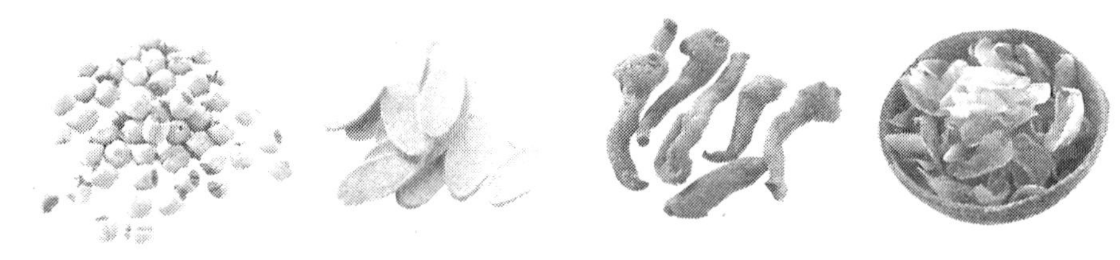

學物品；空氣的污染、不潔的飲水，造成生活環境的不佳，使每個人體內累積了相當多的毒素，細胞因而失去功能，引發出一系列的疾病，如皮膚病、脹氣、便秘、發燒、結石、腫瘤、高血壓、肥胖症等。若將人比擬成一間房子，那斷食就是環境大掃除，因污垢累積有多寡之別，清除的困難度也有差異，所以斷食的次數、天數也因人而不同，但是一般人要實施斷食有點困難，而且要切忌，斷食雖然有效但千萬不可隨意行之，尤其在減食（習慣少量）、復食（恢復平時的食量）的階段，應格外謹慎，避免產生類似暴飲暴食傷腸胃的後遺症。茲介紹兩種與不食有關、而且已經有許多人藉此調養身體的方法。

■「一日斷食法」又稱「飢餓三十六時」

一般一個月斷食一次，也有一星期斷食一次的，剛開始斷食會有頭暈、頭疼、耳鳴、舌苔厚膩……等不適的症狀，不用懼怕，那是身體本能的反應，清除毒素的前兆，斷食幾回便會消失，而後將有一個全新的自我。

■「過午不食」

世界上有許多修行人一天只進食兩餐，例如佛教比丘、比丘尼大都是「過午不食」，本方法溫和漸進，容易爲一般人所接受，據調查其實有許多國人，尤其是上了年紀的人，都有不進晚餐的習慣，不僅不會造成不適，還能減輕許多人的負擔，進而增進健康。在當今營養過剩，高熱量、高脂肪的食物形態下，「過午不食」反而不失爲一種解救時弊之良方；第一次「過午不食」可能會很不適應或飢餓難挨，沒關係，晚餐喝少許牛奶止餓，第二次喝果汁，再下次就只喝白開水（純淨的水），再下下次什麼都不吃，依自己身體的適應爲準。

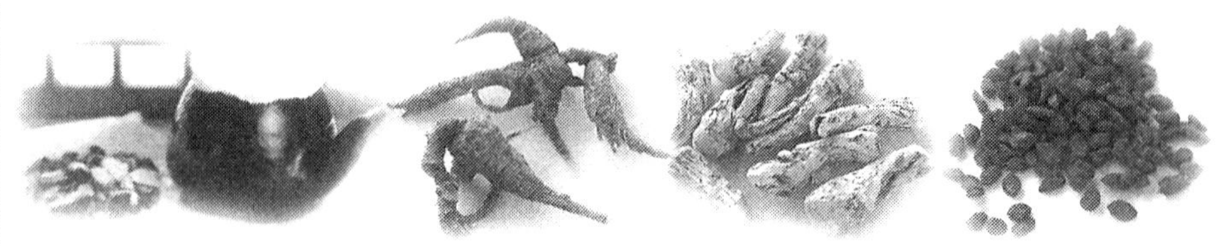

三、我的體質是哪一型的呢？

以中醫理論，人的體質有幾種分法：

1.寒性體質：口不渴、喜熱飲、怕冷、怕風、怕冷氣、手足厥冷、臉色蒼白、唇色淡、尿多色淡、大便下痢而稀、舌淡、苔白滑、遲脈。

2.熱性體質：口乾舌燥、喜冷飲、面紅耳赤、尿少而黃、大便秘結、舌苔黃糙、脈數。

3.實性體質：身體強壯、肌肉壯碩、活動量力、說話聲音大、氣粗力足、大便秘結、小便黃。

4.虛性體質：可分下列四種：

(1)血虛體質：血虛體質的人多表現爲面色蒼白或萎黃，唇色及指甲淡白，時而頭暈眼花、心慌、健忘、失眠、手足發麻、婦女行經量少、舌質淡、脈細無力等。常由脾胃虛弱，生化不足或失血過多，以及七情過度，暗耗陰血等原因引起。

(2)氣虛體質：氣虛體質的人主要表現爲少氣懶言、疲倦無力、食慾不振、不耐勞動，稍動則頭暈、氣短、汗出，平時易感冒，經由久病、年老體弱、飲食失調等因素所致。

(3)陰虛體質：陰虛體質的人多表現爲形體消瘦、手足心發熱、口燥咽乾、頭昏眼花、虛煩不眠、潮熱盜汗、兩頰赤紅、大便乾燥、小便黃、舌質紅、苔少、脈細等。食用辛辣溫燥或油炸之品，則生熱症之狀。

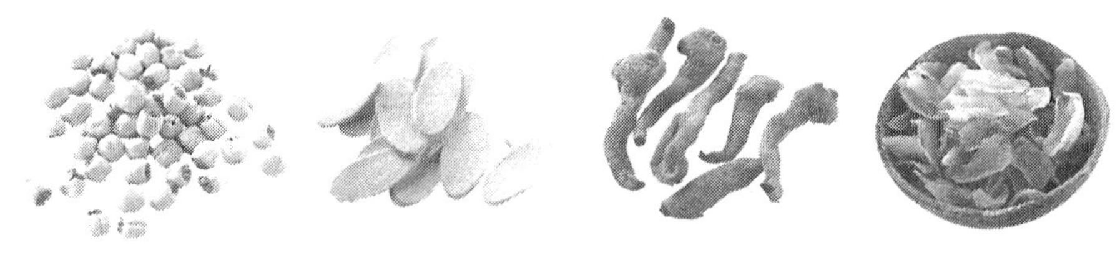

(4)陽虛體質：陽虛體質常表現爲神疲乏力、嗜睡畏寒、面色晃白、性慾減退、口淡不欲飲、喜熱食、入冬四肢冰冷、遇寒冷則腹痛便溏、溺後餘瀝、小便頻數，或陽痿早泄，脈細弱，尺脈沉小尤甚。

四、食物有什麼性味？

所謂四氣包括寒、熱、溫、涼；所謂五味即是辛、苦、甘、酸、鹹。分述如下：

(一)四氣

食物吃入人體，經消化、吸收、變化、搬運、儲藏、轉成營養物質之後，對人體所產生寒熱溫涼的作用。

1.熱性食物有：乾薑、附子、花椒、胡椒、肉桂等。

2.溫性食物有：生薑、龍眼、羊肉、大棗、核桃、八角、酒等。溫熱食物可以產生熱量，有袪寒、助陽、溫裏的作用，適合虛寒體質的人。

3.涼性食物有：蘿蔔、冬瓜、絲瓜、梨、蛤蠣、豆腐、田雞、菊花、西洋參等。

4.寒性食物有：綠豆、犀角、西瓜、熊膽、石膏、蟹、食鹽等。寒涼食物可以退火、消炎、清熱、降低熱量，適合實熱體質的人。

5.平時食物有：胡蘿蔔、山藥、芝麻、白木耳、葵瓜子、花生、茯苓等。

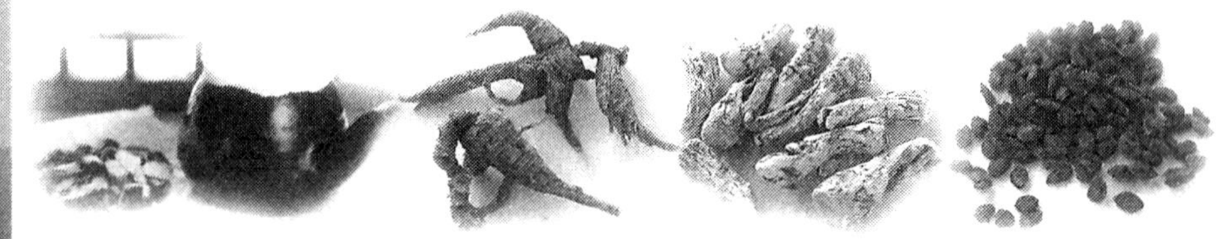

(二)五味

以味覺來判別食物的味道，分成辛、苦、甘、酸、鹹五種，但其實所有的食物不只五種味道，古人僅以五味代表所有食物的味道而已。

1.辛味：有發散作用。食後使人發汗，有促進循環排汗止痛作用。如：胡椒、大蒜、芫荽、八角、丁香、肉桂、川芎、桂枝、生薑、砂仁等。

2.苦味：有燥瀉作用。食後可退火、消炎、改善便秘的效果。如：苦瓜、蘆薈、黃連、蒲公英、黃芩、黃柏等。

3.甘味：有滋補、緩和作用。食後使人迅速消除疲勞，全身緊張得到鬆弛。如：糖、牛乳、蜂蜜、荔枝、玉米、大棗、甘草、人參、山藥、松子等。

4.酸味：有收斂作用。食後有止汗、止瀉作用。如：烏梅、山楂、桑椹、醋、石榴皮、山茱萸等。

4.鹹味：有柔軟、潤下作用。可使組織柔軟。如：海帶、海藻、食鹽、蟹、鴨蛋等。

5.淡味：有除濕利尿作用。食後小便排出量增多。如：薏苡仁、通草、燈心草、茯苓、豬苓等。

五味作用在體內臟腑各不相同。辛入肺、苦入心、甘入脾、酸入肝、鹹入腎，每一種食物都具有「氣」和「味」，同氣的食物各有五味的不同，同味的食物，也各有四氣的不同。由於性味組合不同，食物的功能因此大異其趣。

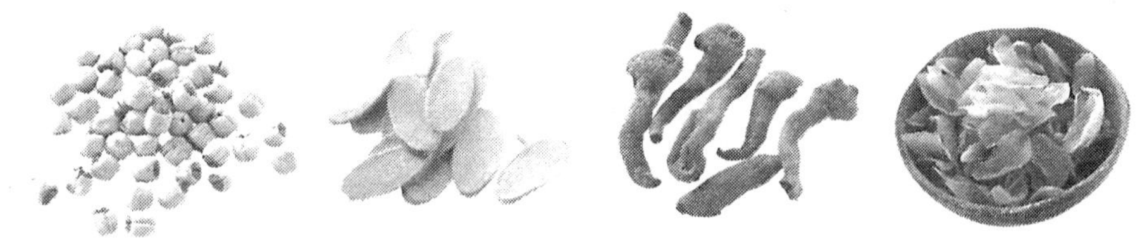

五、什麼食物適合我的體質？

(一)血虛體質的人

適合之食物包括：當歸、阿膠、熟地、首烏、桑椹、白芍、雞血藤、龍眼、胡蘿蔔、葡萄、豬心、豬蹄、雞肉、羊肉等。

補血之品性偏黏膩，平素體肥多痰、胸悶腹脹或食少便溏者應少吃。

(二)氣虛體質的人

適合之食物包括：黨參、白朮、山藥、薏苡仁、大棗、糯米、蓮子、芡實、豬肉、牛肚、鯽魚、雞肉、黃鱔、泥鰍、黃花菜、香菇等。

(三)陽虛體質的人

適合之食物包括：紫河車、淫羊霍、韭菜、杜仲、鹿茸、菟絲子、胡桃、羊肉、蝦等。

由於這類食物多具溫性，故陰虛火旺或發熱病人應忌用。

(四)陰虛體質的人

適合之食物包括：麥門冬、天門冬、山茱萸、玉竹、百合、冬蟲夏草、沙參、龜板、鱉甲、柏子仁、梨、椰子漿、甘蔗、芝麻、黑豆、豆腐、白木耳、松子、豬蹄、雞蛋、鴨肉、鵝肉、蜂蜜、燕窩等。

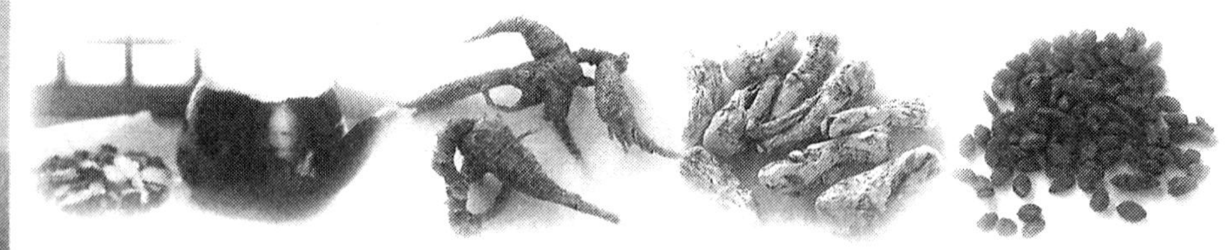

由於此類食物多屬滋膩之物，凡胸悶、食少、舌苔厚膩者應酌情慎用。

四季食補食療

一、人與天地相應

古代醫家強調人們的生活規律必須應四季的變化。春風、夏暑、秋燥、冬寒，既是正常的氣候，又是可能成爲致病的邪氣。人們如能適應它的變化，就能健康無病，如違反它的規律，則要疾病叢生。四時氣候變化對人體生理病理都能產生不同的影響，而一天二十四小時晨昏晝夜的變化對人體的生理病理也可能產生明顯的影響。如不同季節有不同的發病或流行病，而某些疾病在氣候遽變或季節變換之時容易發作或病情加重，或是白天病情較輕，夜晚病情較重，這都說明了人與自然界是一個關係密切的整體。其中一年二十四節氣中的春分、秋分、夏至、冬至，是一年中重要的時刻，是人體陰陽氣交的樞機，其中二至最爲重要，尤以冬至最爲關鍵。明代醫學家趙獻可指出：「冬至一陽生，夏至一陰生，此二至最爲緊要，至者極也。陰極生陽，絕處逢生自無而有；陽極生陰，從有而無，陽變陰化之不同也。若春分、秋分，不過從其中平分之耳。然其尤重者，獨在冬至」。這就是「人與天地相應」的觀點。

據現代醫學資料統計，有人曾對四萬九千四百零二例死亡登記進行統計學處理，發現冬三月（十二、一、二）死亡例數

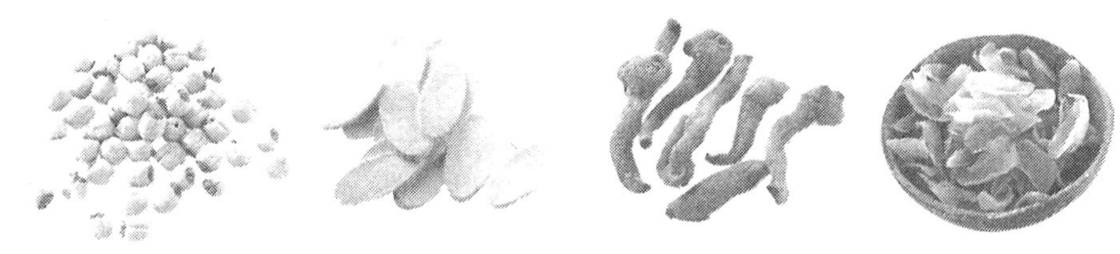

最多；二十四節氣中，冬至死亡例數最多，春分次之，秋分、夏至又次之。冬三月、冬至日是一年中陽氣衰弱的時期，這個統計結果，與中醫「陽氣盛衰決定人體抗病能力以及自然界陰陽盛衰與人體息息相關」的理論，是完全相符的。

人有一定的適應自然界變化的能力，但當氣候遽變，超出人體的適應能力，或由於先天不足，適應能力差；或由於人體調節機能失常（因各種原因），適應力減退，均容易發生疾病，造成氣血陰陽的虧損。這就需要及時食補或藥補予以調整補養。但是，這種進補必須適應四季季節氣候的變化，才能收到滿意的效果，減少副作用的產生。

二、四季進補的選擇

春季，天氣轉暖，天氣升發，陽氣初生，是一個生機蓬勃，充滿生命力的季節。正所謂「乾坤絪縕，沖氣穆清。幽蟄蠢動，萬物重生」（晉・傅玄《陽春賦》）。天地間陰陽交合，春氣調和，冬眠動物開始甦醒，萬物新生。進補宜順應陽氣升發的特性，藥性宜輕靈宣透，清經升發，溫養陽氣。但是又應該升而不散，溫而不熱。即使是陽虛或氣虛下陷的病人，也不宜過用辛熱或升散之品，如附子、肉桂、麻黃、桂枝、羌活、獨活、細辛等。

春氣內應肝木，肝氣疏泄條達舒暢，是肝臟的生理特點。但春天多風，易動善變，肝陽、肝火、肝風容易隨春氣上升，或影響腸胃功能，故肝炎、胃炎、胃或十二指腸潰瘍、高血壓、眩暈、失眠等消化系統和精神神經系統的疾病容易復發。進補時不能忽視，選藥組方要兼顧加入疏肝理氣（柴胡、佛

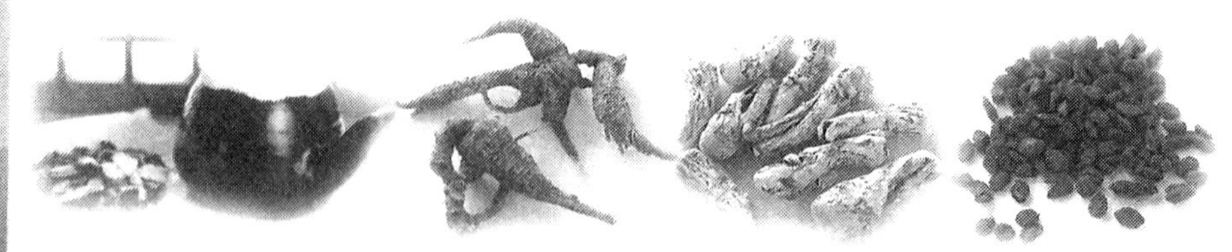

手、鬱金、陳皮)、平肝和陽(珍珠母、龍骨、牡蠣、雛菊)、清肝寧神(赤白芍、丹皮、淡芩、棗仁)、柔肝和脾(當歸、白芍、川石斛、沙參、谷芽)等藥。

春天天氣潮濕,氣候乍暖還寒,容易受涼感冒,或導致扁桃腺炎、肺炎、咳嗽、哮喘等病。春天容易使人疲倦嗜睡,人有懶洋洋思睡的感覺,正如唐詩所說:「春眠不覺曉」。春季還易使關節炎復發,又是傳染病多發季節,如白喉、猩紅熱、麻疹、百日咳、流行性腦炎、水痘等飛沫傳染的疾病都是在春天流行。這些特點也是春天進補應注意的問題。同時,有慢性病的病人,春天要切忌服食「發物」,如海魚、蝦、蟹、鹹菜、竹筍、辛辣等物,否則極易舊病復發。

夏季,陽氣旺盛,天氣炎熱,稍有不慎極易發生疾病,如宋代名醫陳直《壽親養老書》指出,盛夏之時最難治攝,「陰氣內伏,暑毒外蒸」,若「縱意當風,任性食冷」,人體就不可避免患病。如急性腸胃炎、中暑、日光性皮膚炎、日光性眼炎等,都是夏季的多發病。瘧疾、B型腦炎、傷寒等都是夏季易發的傳染病。天氣炎熱,食慾減退,食物選擇要以清淡芳香爲主,清淡易消化,芳香刺激食慾。同時,進食要定時定量,可提高胃液分泌量,提高食慾。要多飲開水,加少量食鹽。適當吃些瓜果冷飲,可起到降溫防暑的作用,特別是新鮮果汁,如橙汁、蘋果汁、檸檬汁、番茄汁、西瓜汁、菠蘿汁等,營養豐富,幫助消化,促進食慾。夏天也可適量喝些汽水、啤酒,防暑解渴,通便利尿。蓮藕也是夏日佳品,「冰蓮心合,碧藕絲長,要滿斛芳釀,親舉荷香」(元・張埜《滿庭芳・夏日飲王氏圖亭》),飲酒、食藕、吃蓮、賞荷,眞是一派夏日美景。但是不能吃得過多,否則冷飲刺激腸胃道內壁,減少消化酶的分

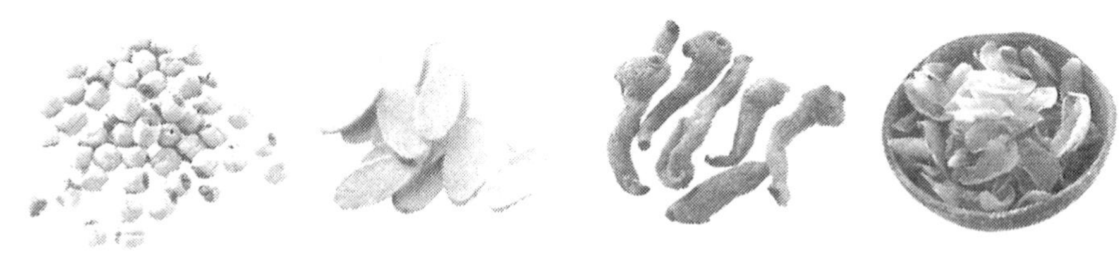

泌，從而發生腸胃疾病，食慾減退，消化不良。如西瓜，雖是一種清暑利尿的佳品，若吃得肚腹膨脹，則不利消化，小便增多，使人感覺疲倦，尤其是小兒、老人，有慢性支氣管炎、慢性腸胃炎、內臟下垂等氣虛患者，更不宜多食。夏天進補，冬病夏治，是夏季養生保健的一項重要措施。自夏至日至立秋後的三伏天，是最炎燠之時，也是進補的最佳時刻之一。夏至日，一陰萌生，是一年中陰陽氣交的重要關鍵。對於冬季易發的慢性病，利用夏季病情平穩時期進行調補，對治癒減輕慢性病的復發有較好的作用。此外，夏季萬物繁茂，生長力最旺盛。人體生理活動也處於最旺盛時期，消耗的營養物質也最多，極需適當補充，才能使身體補受損傷。盛夏炎熱，藥性要偏於清涼，如菊花、蘆根、沙參、元參、百合、綠豆、扁豆、山藥、冬瓜之類，單味或配伍煎水代茶、煮粥均可，切忌過於溫熱，損傷陰津；也不宜過於寒涼滋膩，反使暑熱內伏，不能透發。

金秋時節，是人們最喜愛的季節，正如宋朝陳游詩曰：「四時俱可嘉，最好是新秋」。秋風送爽，是人們感覺最舒適的一個季節。秋天，是自然界開花結果的收穫季節，轉變過渡到沉靜、內向、積蓄的階段。又由於夏季消耗多吸收少，秋季要重視補充，故秋天又是進補的重要季節。秋天陽氣由升浮趨於沉降，生理功能趨於平靜，陽氣逐漸衰退，氣候逐漸轉涼，所謂「夏盡炎氣微，火息涼風生，綠草朱傾色，白露已盈庭」（南朝宋・劉駿《初秋詩》）。要注意起居調節，注意預防受寒，即使有時氣候還偏於炎熱（如秋老虎天氣），也不能多食冷飲冰糕之類食品，尤其小兒、老年及多病體虛的人，更應忌服。秋高氣爽，氣候偏於乾燥，秋氣應肺，燥氣可耗傷肺陰，

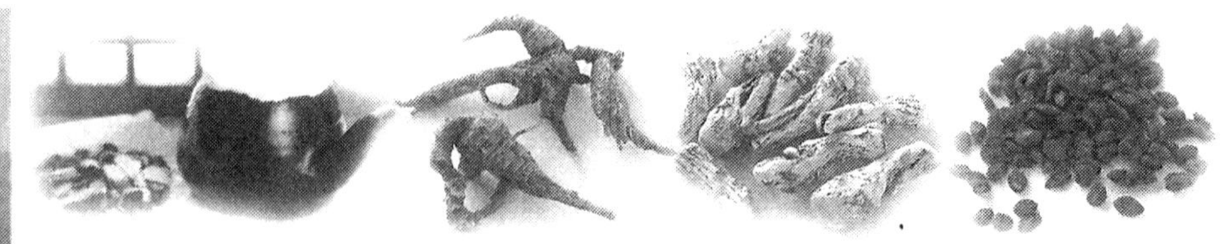

可產生口乾咽燥、乾咳少痰、皮膚乾燥、便秘等症狀，這些都是進補時應考慮的因素。「燥者濡之」、「上燥清氣，中燥增液，下燥養血」是秋天進補的重要原則。選擇藥物應偏於柔潤溫養，但又應溫而不熱，涼而不寒，總以不傷陽不耗陰爲要。清燥救肺湯（沙參、麥冬、桑葉、胡麻仁、甘草、杏仁、石膏、阿膠、枇杷葉）是重要的秋令進補方之一。秋天還是風濕病、高血壓病容易復發的季節，所以要注意保暖，夜晚可蓋薄被睡眠，不再赤膊貪涼，正如俗話所說：「白露身不露」。秋令食補應循序漸進，始以容易消化吸收的食品進服。如芡實即是一味極富營養又易消化的補品，含碳水化合物75.4%，蛋白質2.8%，既可單服，又可配合瘦牛肉、花生、紅棗、糖等煮服。又如燕窩，也是一味極好的食療補品，含有49.85%蛋白質，30.55%碳水化合物，還有鈣、磷、鐵、鉀等微量元素，具有滋養肺陰、和胃補虛的功效。慢性支氣管炎緩解期、肺結核陰虛病人都可服用。可加冰糖，或加雞蛋、鴿蛋，文火燉服。秋燥傷津，要多吃些蔬菜水果，以潤肺生津，如生梨、荸薺、甘蔗之類，尤以柚爲最佳果品。《呂氏春秋》即說：「果之美者，有雲夢之柚」。柚的果肉酸味刺激消食開胃，汁液潤滑通便。柚皮濃煎代茶，有通氣消積之功。

冬季的自然界天寒地凍，植物落葉枯萎，動物冬眠，呈現一派蕭條收藏的景象。正如曹操《步出夏門行．冬十月詩》所說：「孟冬十月，北風徘徊，天氣肅清，繁霜霏霏，昆雞晨鳴，鴻雁南飛。」冬藏爲了養精蓄銳，爲來年春天萬物復甦、生機蓬勃提供充沛的物質基礎。人體與之相應，也呈現出陽氣不足（相對不足），精血內藏，生理功能趨於潛藏沉靜的狀態。冬氣又內應於腎，「腎者，主蟄，封藏之本，精之處也」

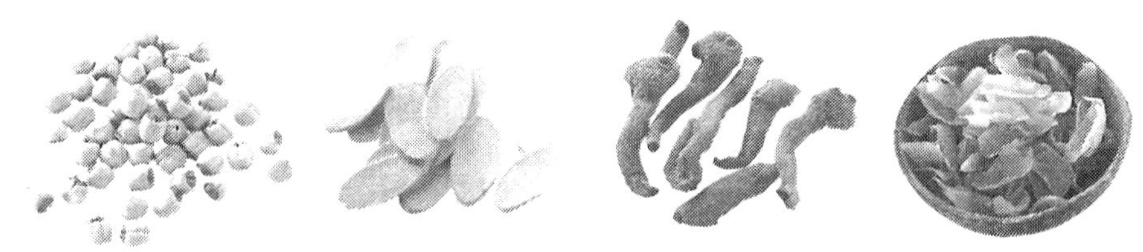

（《素問・六節藏象論》）。腎藏精，冬天尤應固攝於內，以備春天生命活動亢奮之需。精，是生命的基礎，是人體的根本，是維持生命活動和正常代謝不可少的物質，也是肺臟組織器官功能活動最基本的物質基礎。冬不攝養精血，既損傷腎的生理功能，又不能滿足春天生理活躍的物質需要。因此，古今醫家、養生家都把保精、藏精放在首位。精藏於腎，腎通於冬氣，養精多擇於冬時，故冬令進補更有著重要的意義。冬至日是一年中白晝最短黑夜最長的一天，是天地陰陽氣交的樞機。陰盛陽衰，陰極生陽，一陽萌動，是人體陰陽氣交的關鍵時刻。故冬令進補多選擇冬至日開始，與宇宙間天地陰陽氣交相合，可以促進人體陽氣的萌生，涵養精氣，內藏於腎，化生氣血津液，促進臟腑的生理功能。又因冬天閉藏，生理功能處於低潮，消耗相對減少，故進補後可發揮最大藥效，且可保存封藏最長時間。藥性應偏於溫熱養陽，但應溫而不散、熱而不燥為要。冬令食補最佳的是羊肉，含有蛋白質、脂肪、鉀、磷、鐵等礦物質及維生素B_1、B_2，能補陽養血，陽虛病人尤宜服食。海參、魚翅也是很好的冬令補品。海參有21％蛋白質，還有膠質、鈣質、碘質，入口極易消化，尤適合體弱兒童和老人，故稱之為「童叟補劑」。魚翅有83％蛋白質，還有磷、鈣、碘及少量脂肪，營養價值極高，但不易消化，老人腸胃薄弱和病後均不宜服食，同時也不可多服久服。古書云：「秋冬養陰」。秋冬陰分占主導地位，人體內陰分也相對增加，故一般體質的人，尤其是陰虛病人，秋冬進補也應重視養陰，也有利於陰分的吸收，可收事半功倍之效。進補除了要隨四季變遷而進退外，還要視當時之氣象變化。如陰雨綿綿，用藥要偏於燥濕宣化，不可損害脾胃運化功能，天旱氣燥，用藥要偏於柔潤生津，不可

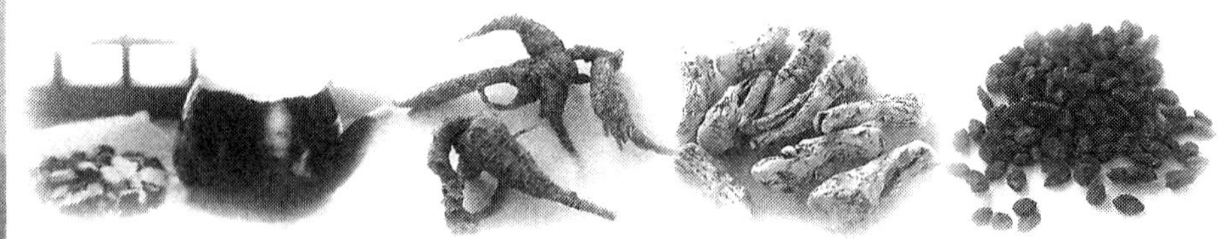

耗津傷肺。夏季過熱，少用溫熱傷津之品；反之，當熱反涼，苦寒之品不可多服。冬季嚴寒，少用涼潤苦寒傷陽之品；反之，當寒反溫，又應適當加入柔潤生津之品。

三、進補的注意事項

進補過程中，可能會產生不良反應，就需要預先防止，或及時予以糾正。

(一)進補與年齡、稟賦

人的年齡有老壯少幼的不同，稟賦有強健與虛弱的差異，而虛損又有氣血陰陽的區別。又如形體有消瘦、肥胖，性格有樂觀、憂鬱、豪爽、狹隘的差異等等，都是醫家施治調補不可忽視的因素。年輕健壯，尤其是四十歲以前無疾的可以不必進補，或僅以食物調補即可。兒童、青少年一般也不必藥補，如果因爲生長旺盛，消耗量大，可重視飲食調理補養。中老年身體開始虛衰，適當藥補和食療是必需的。《素問・陰陽應象大論》說：「年四十而陰氣自半也，起居衰矣」。進補時必須針對氣血陰陽的不同虛損情況而施治：氣虛陽虛體質，用藥宜甘溫益氣助陽，不宜用滋膩陰柔之品，以防傷陰滯氣；血虛陰虛體質，用藥宜甘涼柔潤、養血育陰，不宜用辛溫宣散燥熱之品，以防傷陰耗血。形體瘦削的人多陰虛，多虛火，用藥不宜過於溫燥；肥胖的人多氣虛，多濕痰，用藥不宜過於滋膩，可適當加入健脾化濕芳香之品；性格憂鬱內向的人多肝鬱，可適當加入疏肝利氣之品。

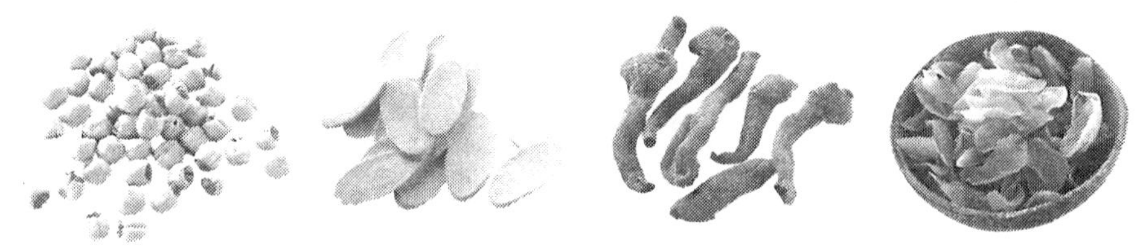

(二)進補與飲食、脾胃功能

大凡補藥，大都甘美，或偏於滋膩，或易於壅氣，而體虛之人，又大都有脾胃功能欠佳的情況，因此，進補要有一個使脾胃適應的過程。「虛不受補」的患者，需要先服藥調理脾胃。為了調理脾胃功能，更要注意飲食物的調節。暴飲暴食、飲酒過多、偏嗜偏食、過食生冷等問題，都是進補時應予避免的。注意節制飲食，一方面可以防止營養過剩，引起肥胖，加重心臟和全身負擔；另一方面可以防止因進補脾胃功能負荷加重，造成消化不良。同時不要多食油膩，以免影響藥物的吸收。還要儘量避免食用未吃過或不常吃的食物，如海鮮一類食品，以免食物性味和藥性相對抗，或引起過敏反應。進補時，一般不宜喝茶。因許多補藥大都含有生物鹼，而茶葉含有多量的鞣酸，能與生物鹼結合，產生不能被人體吸收的沉澱物。如果有喝茶嗜好者，在進補期間最好暫停飲用，即使飲用須在服藥二至三小時後才能喝，並須降低濃度、減少飲量。

酒的主要成分是酒精，過量飲用可能導致脂肪肝和肝硬化，對胃又有刺激作用，可能引起胃炎、潰瘍、消化道出血，又可升高血壓，使血管收縮痙攣，損傷大腦，故平時不宜多飲過飲，進補時更不宜多飲，須嚴格控制酒量。進補配方千變萬化，中藥成分又比較複雜，很可能與其他藥物產生化學作用，引起不良反應，故一般進補時，不要服用其他藥物，必須服用時，也要隔開二至三小時。如人參不能與蘿蔔、蘿蔔子、五靈脂、藜蘆等合用；仙茅、白芍、桑椹子等不能與硫酸亞鐵合用等等。

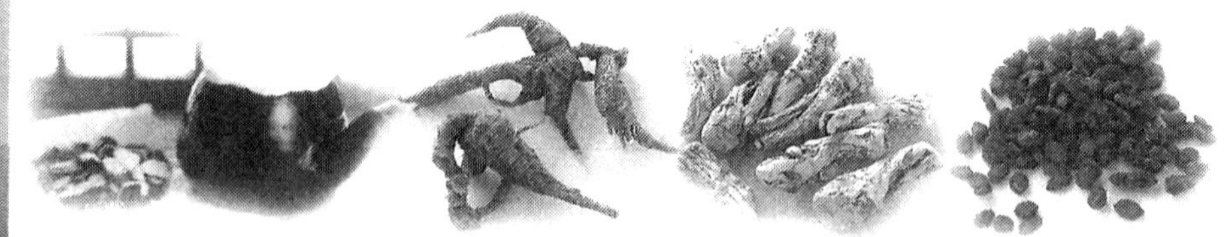

(三)進補方法的選擇

進補方法，一般分為藥補和食療兩種。可單獨選用，也可配合使用。對於嬰幼兒、兒童、青少年及健康無病的人來說，為了適當補充營養，滿足生長發育的能量需要，只要注意飲食的質和量，保證有充足的營養攝入，一般可採用食療方法。既富於營養，又容易服食，美味可口，還能促進食慾，有利於營養的吸收。對於有慢性疾病的患者，或者體質虛弱，有氣血陰陽虧損者，單靠食療往往不能達到調補目的。而且，這些患者大都脾胃功能欠佳，需要採用藥補方法予以調養。當然，若配合適當的食療做輔助，就更易收到滿意的療效。

(四)進補與情志、起居

人體要得到健身益壽，除了進補外，還要調節情志和生活起居，這完全取決於自身的修養。高濂《遵生八籤》中說：「經曰：我命在我，不再於天，昧用者夭，善用者延……形氣相須，全在攝養」。

古代醫家、養生家，每每將情志調節、起居攝理、飲食調理、藥物補養相提並論，相輔相成，不忽視任何一個方面。《壽世保元・攝養篇》指出：「薄滋味、省思慮、節嗜欲、戒喜怒、惜元氣、簡言語、輕得失、破憂沮、除妄想、遠好惡、收視聽。」可見情志、起居也是養生的一個極其重要的手段。因此，保持樂觀的情緒、開朗的性格、高尚的涵養，是除了藥補、食療外，又一個重要的防病健身、延年益壽的養生方法。

臨床上凡見情志抑鬱、煩躁易怒、多愁善感者，每多虛火內萌、氣滯血瘀、陰液暗耗、形體羸瘦、易患疾病。而情緒樂

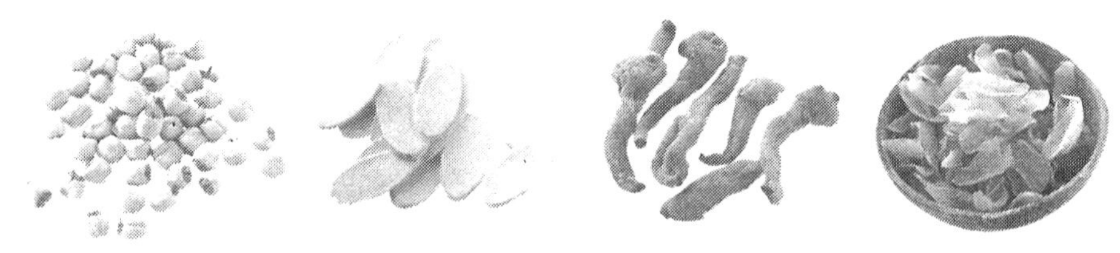

觀的人則每多享長壽。據調查，八十歲以上的老人，96%是樂觀的。蘇聯I. P. Pavlov也曾指出：愉快可以使你對生命的每一跳動，對於生活的每一印象易於感受，不管軀體和精神上的愉快都是如此，可以使身體發展，身體強健；一切頑固沉重的憂鬱和焦慮，足以給各種疾病大開方便之門。因此，愼起居，妥善處理好生活環境，避免意外傷害與疾病，也是保持體力、防老延年的重要因素。生活起居要注意勞逸結合，適當的文娛活動與業餘愛好能使人心情愉快，也是必要的。還要注意個人衛生，衣服要隨氣候冷暖及季節變遷而調整，防寒保暖對老人尤爲重要。中醫學還極其重視節制性生活。青壯年要求節欲，老年人要求少欲。房勞過度要傷腎損精，而腎在延年抗老機制中至關重要。

(五)進補後不良反應的處理

進補後不良反應，多數表現在脾胃功能障礙方面。因爲，虛損病人多數脾胃虛弱，消化功能欠佳；補藥及食物又必須通過脾胃消化吸收才能發揮作用。所以進補中要特別調理好脾胃的消化功能。宜少量持久地進補，切忌操之過急地重補蠻補，同時要配合健脾和胃的藥同用，使機體有一個逐步適應的過程。如服藥後胃口不佳，或虛火內生，可調整藥味或減輕劑量。反應嚴重者，應暫時停服補藥，另服健脾理氣藥，或蘿蔔湯、萊菔子湯、山楂片等予以消導。

爲了防止出現上述情況，進服補品藥可從小劑量開始，服後無不適，再逐漸加大劑量。如遇到服用少量補藥即有反應，可採取補藥與理氣、消導藥交替使用，到已無不適時，可再逐步加大補藥量，減少消導藥，直至完全停服消導藥，經過這樣

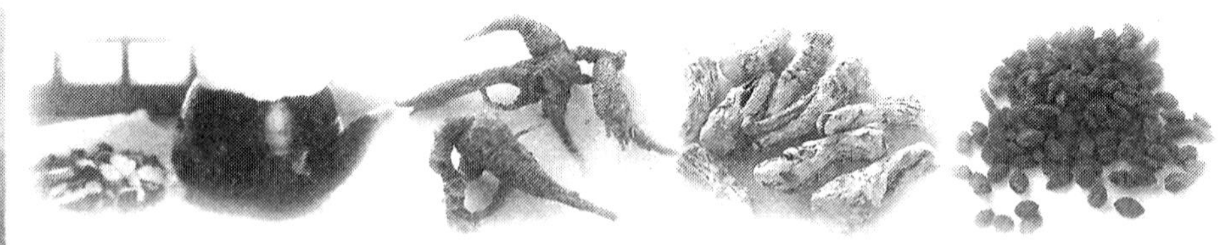

調節，一般即可適應進補了。凡遇感冒發熱應暫停進補，以免閉滯邪氣，延長病期。但是體虛容易感邪或感冒日久致虛者，補藥可與治療外感藥同用，以達到既祛除病邪，又恢復正氣的目的。

四、食療選讀

利用食物預防和治療疾病的方法在中醫學稱爲「飲食療法」，而食補食療便是依個人體質配合食物的四氣五味，順應四時氣候，且取材便利簡單易行，療效顯著，安全無毒，可自家療養等，以調節內臟功能平衡，達到養生爲目的。

(一)春季升補參考

春日陽氣升發，人體代謝機能開始旺盛，需要大量的營養物質，以供應身體之所需，故宜選用扶助正氣的補品，其中參類是不錯的補氣之品，而虛寒型體質宜用高麗參，實熱型體質宜用西洋參。

■人參雞湯

材料：紅棗三十個、黨參一兩（高麗參、紅參、石柱或吉林參均可）、烏骨雞一隻、枸杞一大匙。

作法：一起加入燉鍋中，燉至雞爛熟，喝湯吃雞。

適用：氣血虛虧，體弱多病，精神不振，產後失血等。

(二)夏季清補參考

夏季炎熱，汗出多，大量體液及營養物質消耗多，宜清補、健脾、祛暑化濕爲原則，不宜過分燥熱肥膩之品，以免影

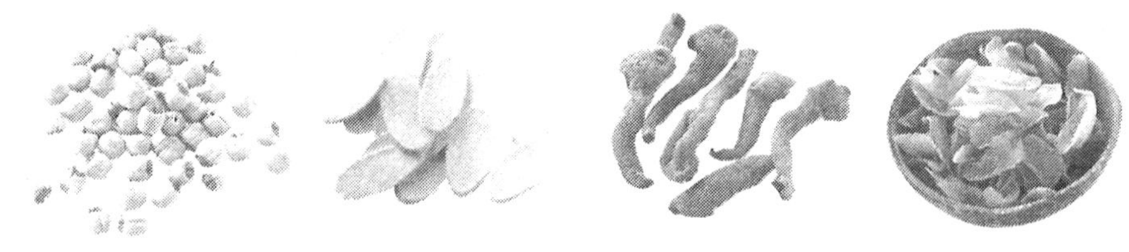

響脾胃功能。

■西瓜排骨湯

材料：大西瓜果皮1/8個、排骨四兩、鹽。

作法：排骨洗淨，加入水八杯；大火煮沸；加入切塊西瓜果皮，小火煮十分鐘加鹽調味即成。

適用：暑熱退火，解酒袪毒等。有清肝止渴、潤燥利尿的作用。

(三)秋季平補參考

秋季由夏的暑熱漸轉涼爽，汗漸收，體力消耗漸減，此時補養以營養易消化之品最佳。其中芡實是最適宜的食物，它可以補助腸胃功能，調和氣血。

■四神豬肚湯

材料：豬肚半個（或用豬腸亦可）、茯苓三錢、苡仁五錢、芡實三錢、蓮子三錢、淮山藥三錢。

作法：豬肚洗淨，用蔥、薑、酒煮三十至四十分鐘，撈出切成粗條狀，放入燉鍋，將藥材一起放入與豬肚同燉，並加酒少許，約煮三十分鐘；加鹽調味即成。

功效：開脾健胃，益氣滋養，止瀉消積。適合消化不良、瀉下不止者。

(四)冬季滋補參考

冬日嚴寒，人體需要更多的能量來抵禦寒邪的侵襲，尤其是虛寒體質的人更是需要。

■當歸生薑羊肉湯

材料：當歸二兩、生薑四兩、羊肉二兩、十杯高湯。

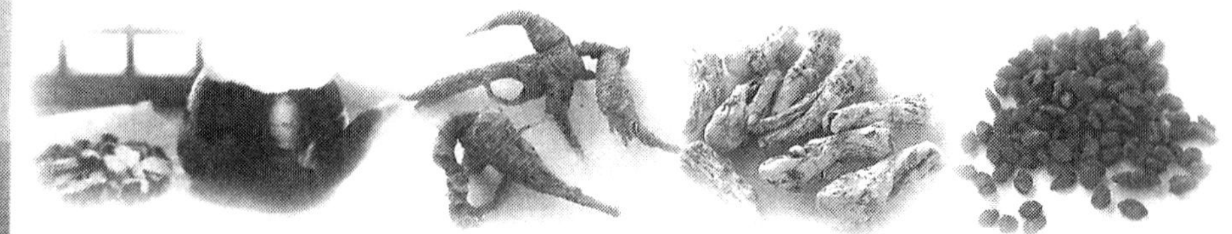

作法：放入鍋中，大火水滾後改小火慢燉，至羊肉燉熟起鍋。

適用：此爲治血虛有寒的名方，對血虛有寒而見腹中冷痛，婦女產後虛寒腹痛，或虛寒性的經痛，皆有較好的療效。

■十全大補湯

材料：黨參三錢、炒白朮五錢、茯苓三錢、炙甘草錢半、當歸三錢、大熟地五錢、川芎二錢、杭白芍五錢、黃耆三錢、枸杞子五錢、肉桂五分、大棗二十個、土雞或烏骨雞一隻。

作法：放入鍋中，加水覆蓋；以大火滾水，後以小火燉；煮至雞肉熟透至爛後起鍋。

適用：氣血不足，久病體虛，面色萎黃，食慾不振，四肢乏力等偏於虛寒之症。

■杜仲腰花

材料：豬腰一副、炒黑杜仲五錢。

作法：豬腰剖開，剔除騷筋後，放入清水中浸泡；杜仲加二碗半水煮二十分鐘後，將湯汁瀝出；用一大匙油（麻油或茶仔油）爆香蔥薑後，放下腰花炒勻；淋入杜仲水及少許鹽、酒，燒開即可。

功效：補肝腎，健筋骨，有降血壓的作用。

適用：腎虛，腰虛無力，眩暈，尿頻等，以及產婦坐月子食用，以防日後腰痠背痛。

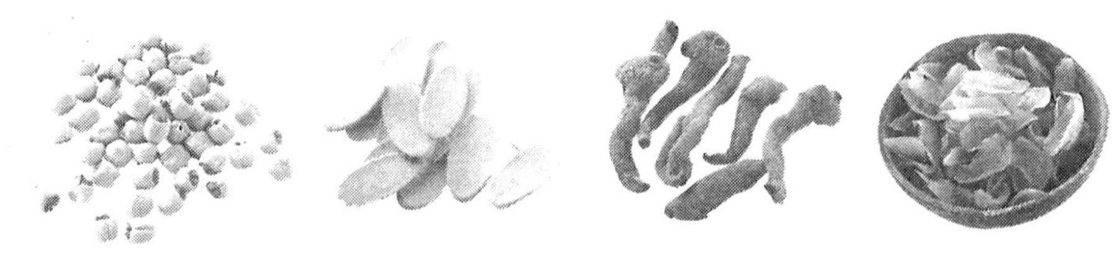

(五)小兒保健藥膳參考

■山藥蓮子粥

材料：山藥三至五錢、蓮子三至五錢、大米三至五兩。

作法：共一鍋煮熟後，加入白糖食用。

功效：健脾胃，促進生長。

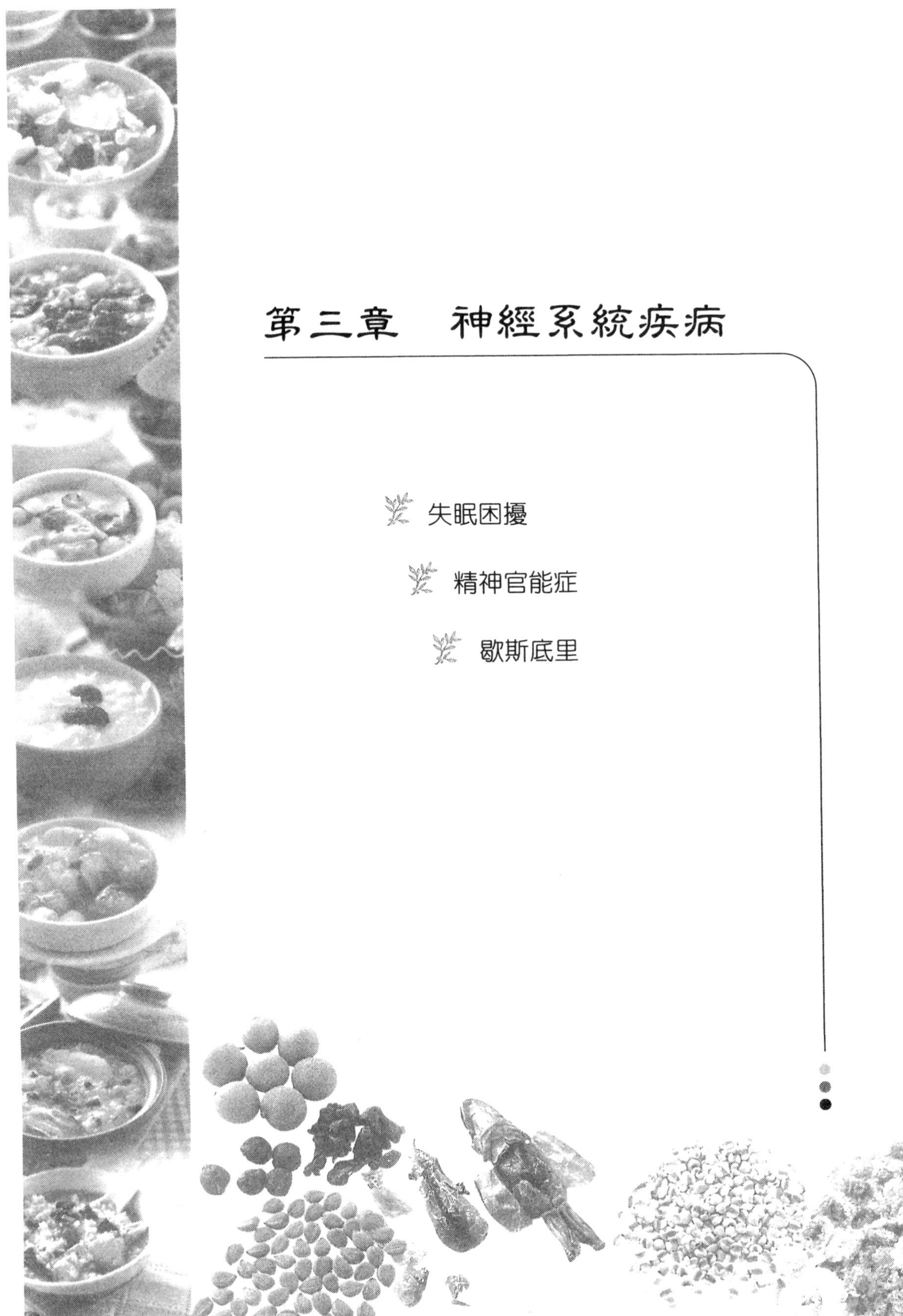

第三章　神經系統疾病

- 失眠困擾
- 精神官能症
- 歇斯底里

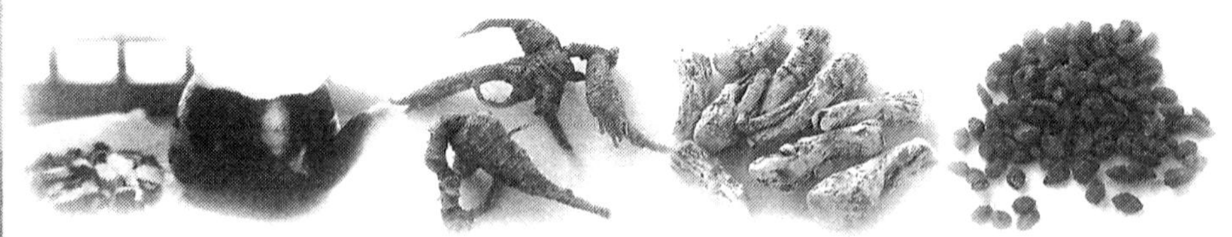

失眠困擾

一、何謂失眠？

據調查統計，台灣有將近30%的人曾爲失眠所苦，其中需要使用藥物者高達17%，而六十五歲以上老年人失眠的比例更高出年輕人群的五、六倍之多。失眠是一種現代人常見的睡眠障礙，是指睡眠時間不足或睡得不深、不熟，依情況可分爲起始失眠、間斷失眠及終點失眠三種。起始失眠是指入睡困難，要到後半夜才能睡著，多由精神緊張、焦慮、恐懼等誘發，這種失眠是一種條件性或獲得性的反應；間斷失眠是指睡眠潛伏期延長，睡不寧靜，容易驚醒，常有噩夢；終點失眠是入睡不困難，但持續時間不長，後半夜醒後即不能入睡，老年人高血壓、動脈硬化、精神抑鬱症患者常有這類失眠。

現代人的生活緊張壓力大，失眠的經驗，想必或多或少都有，患有失眠症的人，因爲不能得到充分的休息，通常較容易焦慮、緊張及情緒不穩定。失眠的臨床表現不一，輕者：只表現爲入睡困難，或睡眠不深，醒後不能再入睡；嚴重者：則可通宵不睡，往往與情緒變化有關，可以隨著情緒變化減輕和加重，伴有心煩、多夢、畏光、怕聲等，在白天往往有頭暈、乏力、精神不振、記憶力減退等全身症狀出現，發病時間可幾天至幾個月或更長。失眠者多見於中年女性，可繼發於軀體因素、環境因素、神經或精神疾病等。臨床上以失眠爲主要表

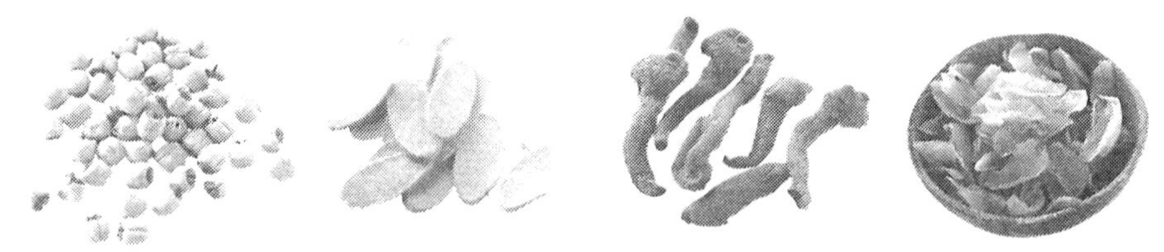

現，理化檢查見自律神經功能紊亂，或伴有高血壓、動脈硬化、內分泌功能失調等症狀。治療上，以消除誘因、保持快樂情緒、居室保持安靜、加強體育鍛鍊、養成良好睡眠習慣，必要時可加用鎮靜藥物。當然，中藥也是很好的選擇。

二、失眠的原因

1.由於外界刺激：不適當的室溫、濕度、空間等，或過度的感覺刺激、環境的變化、心理壓力、精神障礙。

2.由於身體內在疾病的刺激：例如疼痛（神經痛、頭痛）、發燒、胃腸疾病（噁心、嘔吐、腹瀉）、心臟循環系統障礙、呼吸器疾患（鼻塞、咳嗽）、泌尿生殖器疾患（尿意頻頻）、皮膚疾病（蕁麻疹、急性濕疹）、懷孕（胎動）。

3.由於腦之興奮亢進：例如精神興奮，喜怒哀樂過度，攝取有興奮作用的食品及藥品等，如咖啡因、尼古丁或金屬中毒，腦或腦膜炎、腦出血等。

三、需要治療的失眠有哪些？

1.睡不著：上床三十分鐘以上無法入睡，並且十分焦慮。

2.睡不久：夜間醒來超過半小時，或晚間睡眠少於六小時。

3.睡不深：醒後仍十分疲憊、心情不佳與一般功能變差。

4.習慣性：每週超過三個晚上，並持續數個月。

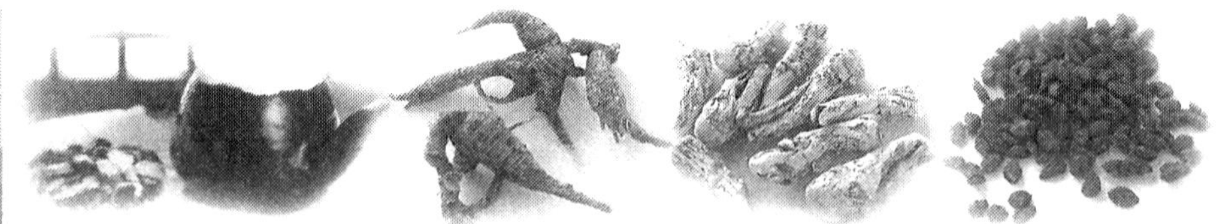

四、中醫觀點

失眠，古稱：目不瞑、不得眠、不得臥、不寐。中醫典籍記載，養生之道務必使人的作息配合大自然的韻律，晚上十一點以前就寢，讓自己完全進入休息狀態，最有助於健康，而且午睡有助於消除疲勞，但不宜超過一小時，以免影響夜間睡眠。近代科學家研究發現，中午睡一小時等於晚上睡三小時，如果平均一天需八小時睡眠。午睡一小時則夜間只須睡五個小時足矣。皮膚出現皺紋及鬢髮變白都是老化的表徵，據信和人體內疲勞物質的長期堆積有關，而疲勞物質會造成血液循環障礙，血液循環障礙會更加速老化的進行。睡眠的作用即是除去此疲勞物質，大凡從事重勞動者比同齡的白領階級無不顯得特別蒼老可作為佐證。以往的學者把失眠症分為四類：一為心腎不交，二為思慮傷脾，三為心虛膽怯，四為胃氣不和。但以現代人的生活、環境而論，以往之分型，尚嫌不足，按照中醫的觀點，失眠與人體五臟六腑的功能失去平衡以及氣血運行阻礙有密切關係，臨床上常將失眠症狀配合臟腑、氣血的功能失調來分類，茲分述如下：

1.肝火：睡臥不寧，多夢易醒，急躁多怒，口乾口苦，舌苔黃，脈弦數，可用瀉肝火之方藥加減治之。
2.心火：失眠多夢，心煩心悸，面赤口乾，口舌生瘡，小便短赤，苔紅，脈數，可用清心火之方藥加減治之。
3.脾胃不和：失眠，腹脹，嘈雜，噯氣，痞悶，苔厚膩，脈象滑，可用調理脾胃之方藥加減治之。

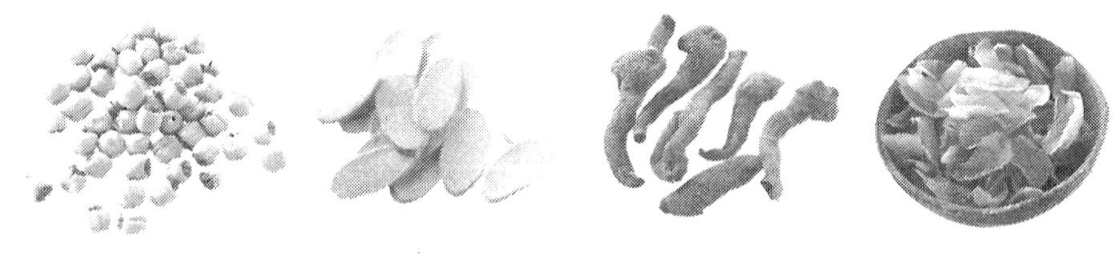

4.陰虛內熱：心悸而煩，多夢，健忘，盜汗，五心煩熱，遺精，可用滋陰清熱之方藥加減治之。

5.心膽氣虛：失眠驚悸，善驚易恐，噩夢，坐臥不安，舌淡紅，脈細數，可用養心安神定志之方藥加減治之。

6.瘀血阻滯：頑固性失眠，久不癒，頭痛頭暈，舌瘀暗，脈細，可用活血化瘀之方藥加減治之。

7.心脾虧虛：多夢易醒，頭暈健忘，體倦神疲，面色不華，舌淡苔白，脈細弱，可用補養心脾之方藥加減治之。

8.婦人臟躁、喜悲傷欲哭：情緒不定，時而悲從中來，時而易怒，或鬱鬱不樂時驚恐，可用疏肝緩急，理氣解鬱之方藥加減治之，並配合心理療法。

五、方劑選讀

1.名稱：龍眼蓮子方。

2.組成：龍眼肉六粒、蓮子五錢、芡實三錢。

3.煎法：以上三藥，加適量水，慢火熬湯。

4.服法：睡前，趁熱服。

5.應用：龍眼蓮子方有安定神經的功效，失眠、神經衰弱、貧血皆可使用。此外對腦神經衰弱所引起之失眠亦有療效。

六、考據及研究

1.《本草綱目》：

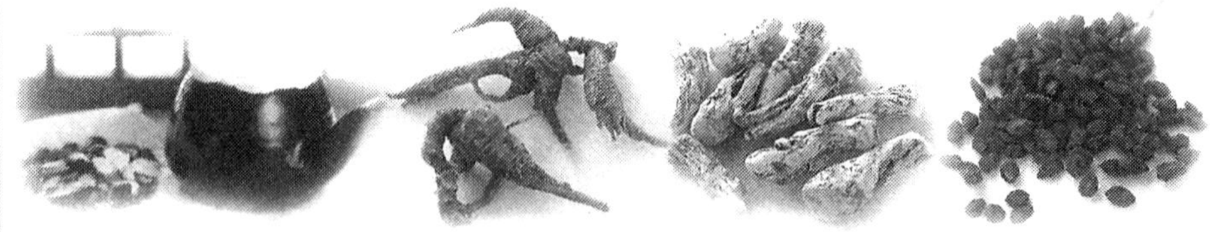

(1)龍眼肉（無患子科）：安志、久服強魂、通神明。

(2)蓮子（睡蓮科）：泄上下君相火邪、安心、補中養神。

(3)芡實（睡蓮科）：補中、益精、強志、益腎。

2.《本草備要》：

(1)龍眼肉：甘、溫。治思慮勞傷心、脾，及腸風下血。

(2)蓮子：甘、溫而濇。治脾泄久痢、白濁夢遺、女人崩帶及諸血病。

(3)芡實：甘、濇。治泄瀉帶濁、小便不禁、夢遺滑精、腰膝瘀痛。

3.現代藥理：

(1)龍眼肉：鎮靜作用、健胃作用。

(2)蓮子：鎮靜作用、收斂作用。

(3)芡實：滋潤、滋養作用，收斂作用。

七、安眠十訣

1.一直到很想睡了才上床。

2.不要在床上從事睡眠與性以外的活動。

3.睡前三小時內不吸菸、不飲酒。

4.每日規律運動（避免睡前四小時內做激烈的運動）。

5.患有失眠時儘量不要在白天午睡。

6.睡前六小時內，不服用含咖啡因之食品。

7.不論昨晚睡眠情形如何，每天早上定時起床。

8.若有宵夜習慣，宜只吃八分飽即可。

9.安排長久的睡眠環境。

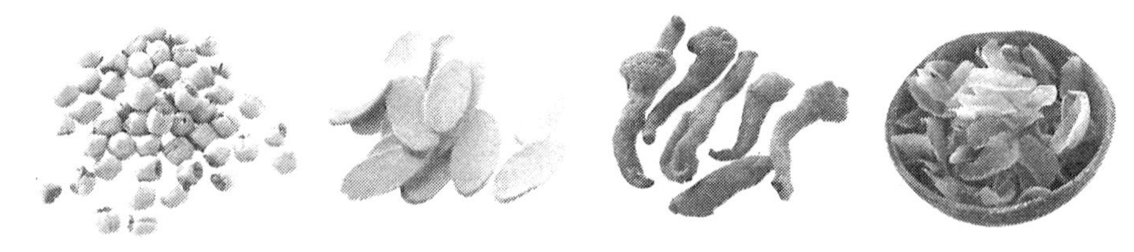

10.如果不能入睡，就起來到另一個房間，以建立床與立即入睡的連結。

八、失眠宜忌

1.忌仰睡：避免手放在胸部，壓迫心肺，而且仰臥時舌根部往後墜縮，影響呼吸，易發出鼾聲。此外，伏臥會壓迫胸腹，左側臥會壓迫心臟，均屬不當。唯有「右臥如弓」最能使全身肌肉鬆弛、肝血流增多、呼吸通暢。右臥如弓佛教稱爲師子王臥，近代醫學研究也指出，右側臥在所有睡姿中最能提升人體副交感神經的活性，使人體放鬆而達到促進健康的目的。

2.忌睡前思緒萬千：宋代蔡季通〈睡訣〉中說：「早晚以時，先睡心，後睡眼」。根據報告指出約80%的失眠是精神問題所造成。因此，懂得紓解壓力，以及避免杞人憂天等情緒，是很重要的，所以睡前最好不要閱讀。

3.忌說話：孔子云：「食不言，寢不語」，蓋因睡前嘮叨不絕會使思緒興奮，大腦興奮不得安寧，因而影響入睡。

4.忌飲酒飽食：古人認爲「胃不和則臥不安」，今人認爲睡前三小時不進食，可使胃部獲得充分休息，但有時一杯熱牛奶可免因飢餓而睡不好。至於喝少量的酒，則可以鬆弛減少緊張，但過量的酒則適得其反，況且酒精會加速腦細胞的老化，因此中年酒癮患者的睡眠形態與不喝酒的老年人相似。爲了配合新陳代謝，睡前最好不要吃東西，也不要長期藉酒入眠，如果餓了可以喝點熱牛奶。另外，吃宵夜容易導致肥胖。

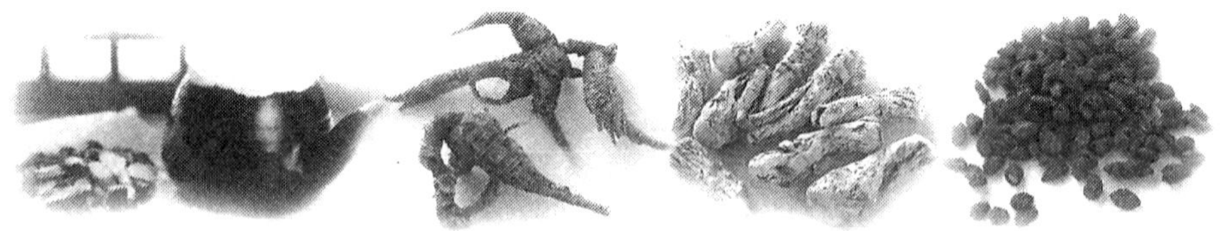

5.忌睡中開燈：中國傳統醫學認爲，從寤入寐，進入睡眠狀態，是一種引陽入陰的過程。醒時屬陽，睡時屬陰，光亮屬陽，黑暗屬陰。最近西方醫學也報導，晚上睡覺開燈會影響智力發展，所以最好養成晚上睡覺關燈習慣。

6.忌蒙面睡：古人有「夜臥不覆首」的說法，因爲睡覺時用被子蒙住頭面，會使人吸入大量的二氧化碳，發生呼吸困難。即使在冬季寒流來襲也不宜蒙面睡。

7.忌當風而睡：古書《瑣碎錄》說，臥處不可當風，當風「恐患頭風，背受風則嗽，肩受風則臂疼，善調攝者，雖盛暑不可當風及坐臥露下」。現代生活中的電風扇、冷氣機，在睡眠中亦當小心，因爲人在睡眠中，生理機能較低，抵抗力較弱，此刻儘量不要直吹身上，以免日後生病。

8.忌張口呼吸：中國古代藥王孫思邈說：「夜臥常習閉口」。因爲張口呼吸，空氣未經鼻腔「預熱」、「過濾」處理，容易引起咽乾咳嗽或其他感染。仰睡較側臥容易引起張口呼吸。

9.忌睡中忍便：現代研究認爲，憋尿忍便使得交感神經過度亢奮，對人體均有害處，也會影響睡眠。

10.忌貪睡懶覺：中醫典籍《黃帝內經》中早有「早睡早起」、「久臥傷氣」的告誡，故而睡眠應以醒爲度，睡懶覺對人體是有害的，（《黃帝內經》進一步指出睡覺應該依照四季調度，春夏宜晚睡早起、秋天早睡早起、冬天早睡晚起）。

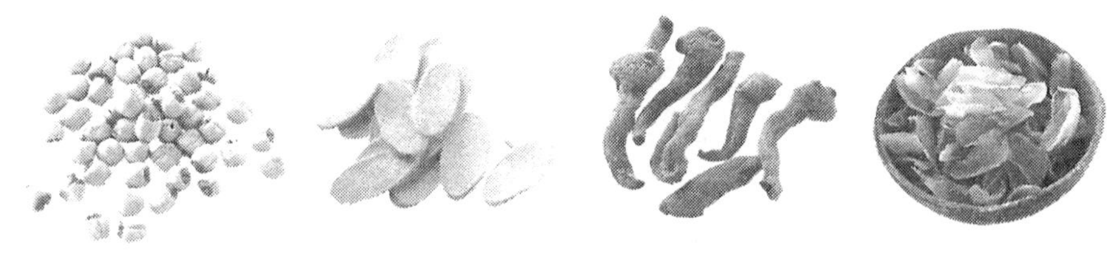

九、臨床常用方法

1.處方：酸棗仁湯、歸脾湯、天王補心丹、溫膽湯、硃砂安神丸。

2.針灸對失眠一般皆可產生顯著效果，可配合中藥一起治療，常用之穴位如：神門、內關、安眠，耳部針灸穴位如：耳神門、交感、皮質下等。

精神官能症

一、前言

精神官能症，是屬於輕型的精神疾患，並不是較嚴重程度的精神病。最常見的精神官能症，包括恐慌症、焦慮症、憂鬱症、強迫症。這個診斷名詞，可能令許多人感覺陌生，更有些人因爲難以接受自己罹患精神疾病，需要精神科治療的事實，轉而尋求各式各樣的偏方或民俗醫療。國外的研究報告顯示，精神官能症的終生盛行率約在20％至50％之間，但是實際接受臨床醫療的個案僅占其中少數。近幾年國內學者所做的大型統計，發現國人有精神官能症現象者，高達25％，換言之，目前台灣兩千多萬人口中有五百萬人曾有此困擾，而且此症有逐漸增加的明顯趨勢，有些人雖然沒有達到精神官能症的診斷標準，但是在充滿焦慮與高度競爭的台灣天空下，幾乎大多數人

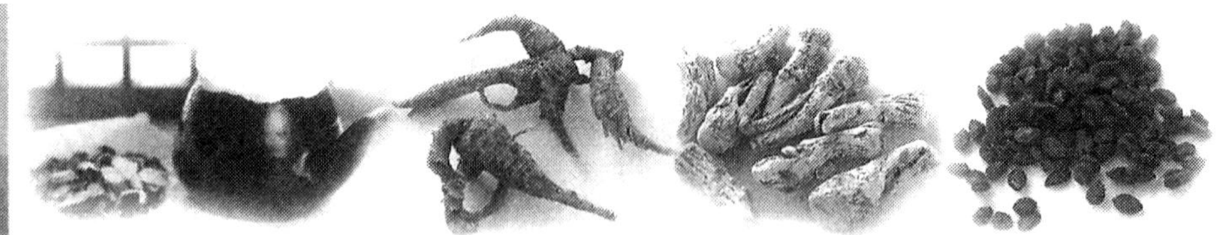

會在某一段時期出現類似精神官能症的症狀，它的普遍情形與嚴重程度，就好比我們的身體產生的腸胃炎、氣管炎一樣，精神官能症並不是單一的疾病診斷，而是涵蓋了以焦慮、緊張、情緒煩躁、鬱悶、頭痛、失眠、心悸等臨床症狀表現的許多不同種類的精神疾病之統稱。其實一般人常常聽到的腦神經衰弱、自律神經失調、失眠症、腎虧等診斷，往往是精神官能症的委婉說法罷了。諱疾忌醫的結果，不但使自己平白受苦，往往也耽擱了治療的黃金時機，造成疾病慢性化，使得治療工作更加困難。

二、臨床特徵

精神官能症的病因是多方面的，包括心理、生理、社會等不同層面的因素都可能誘發，臨床症狀一般是以焦慮緊張（anxiety）爲核心症狀，常伴隨有情緒鬱悶的憂鬱症狀（depression），以及各式各樣身體不適的心身症（somatization）症狀來表現，其病程常常是慢性化（chronic），且經常一再復發（recurrent），使得患者飽嘗病痛的折磨。患者經常會因爲頭痛、頭昏、失眠、胸悶、心悸、手腳發麻等身體不舒服的臨床症狀表現，先行求助於內外科或一般民俗治療，但是身體檢查的結果，卻是正常或是不足以解釋患者的臨床病情。精神官能症的病因是多樣的，其臨床症狀表現十分容易受到生活緊張、壓力、人際關係、社會環境變動等因素影響，而使病情產生變化。

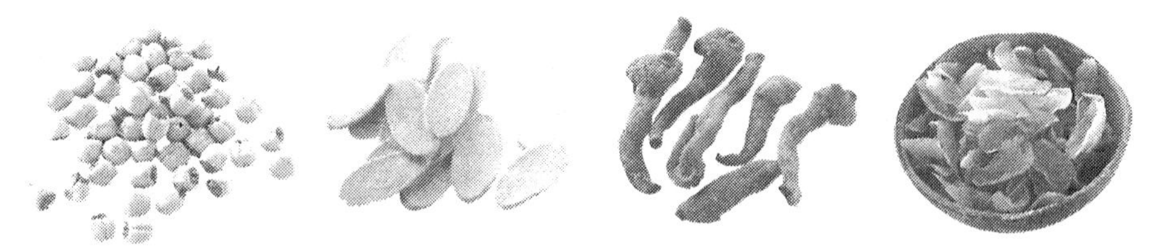

三、現代醫學的治療

1.精神藥物治療：針對「生理」因素進行治療，依據臨床症狀及診斷的不同，可適度的使用(1)抗焦慮劑、(2)抗憂鬱劑、(3)其他精神治療藥物。藥物的治療須經由醫師的仔細診療才能對症下藥，及避免藥物不當使用所造成的副作用，某些精神疾病更需要輔以心理及行爲治療才能見效。

2.心理治療、行爲治療、家族治療等：針對「心理」因素進行處理，須根據病患不同的需要來選擇，經由適當的心理治療或諮商的協助，可以改善性格上的缺陷或盲點，增進人際關係，緩解生活壓力。當患者的精神症狀是導因於家庭或婚姻的不良關係時，婚姻或家族治療可能是有必要的。行爲治療或其他治療模式，通常應用在緩解症狀、改善患者的偏差行爲等層面。

3.治療原則：精神醫學的進展一日千里，但是許多人對精神疾病的觀念仍停留在數十年前，甚至把精神疾病當作是一種「不名譽」的疾病，不但使得患者本身平白受苦，也造成患者家屬不必要的困擾和心理負擔。所以，要能有效的處理「精神官能症」，首先是要對「精神疾病」有正確的觀念和認知，其次是不可「諱疾忌醫」，才能使精神疾病得到有效的防治。

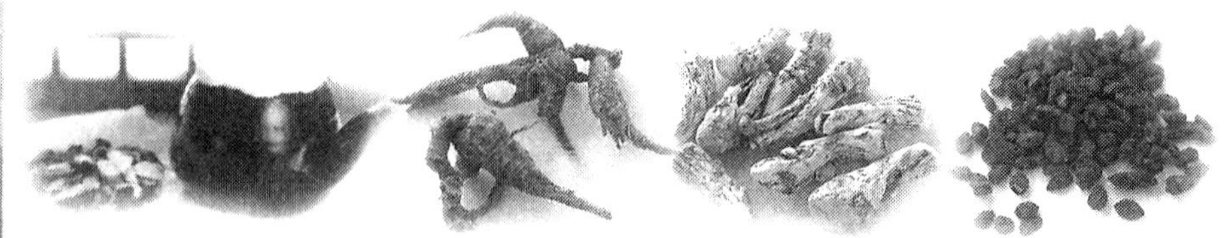

四、中醫觀點

中醫古代典籍並無精神官能症一詞，但是從現代醫學的內涵來看，本病相當於中醫學中所謂的躁鬱症，換言之是躁病和鬱病的總稱。感情以及精神障礙是主要症狀。躁病的症狀有：情緒過度興奮、愉悅、精力旺盛、易怒、誇張、喜爭論、易與人起衝突、自認能力很強或具超能力，甚至妄想等。鬱病的症狀有：情緒低落、心情沉悶、表情憂愁、失眠、身體衰弱、食慾減低、性慾減退、絕望、有罪惡感、負向認知與看法，甚至有自殺意念或企圖等。躁病和鬱病的症狀，雖然迥然不同，但基本上本質相同。此二症大都會週期性的情緒過度高昂或低落交互出現，近代醫學因此又稱之爲雙極性疾患（bipolar disorder），但有時也會重複出現單一症狀。國內近年來，女性無論在社會或家庭中所扮演的角色愈來愈重並且複雜，女性和男性同樣的工作、同樣承擔壓力之外，還必須承受生理差異所帶來的身心不適，因此相較於男性而言，容易罹患憂鬱症。中醫在治療方面多從整體觀念的認知下手，以辯證臟腑病位，氣血陰陽盛衰，權衡虛實輕重、標本緩急，施以補脾養血、交通心腎，配以化痰、清熱、理氣、調補陰陽等治法，不但能起到鎮靜安眠作用和改善各種不適症狀，更重要的是全面調節人體臟腑功能，使陰陽氣血歸於平衡狀態。

五、方劑選讀

1.名稱：甘麥大棗湯。

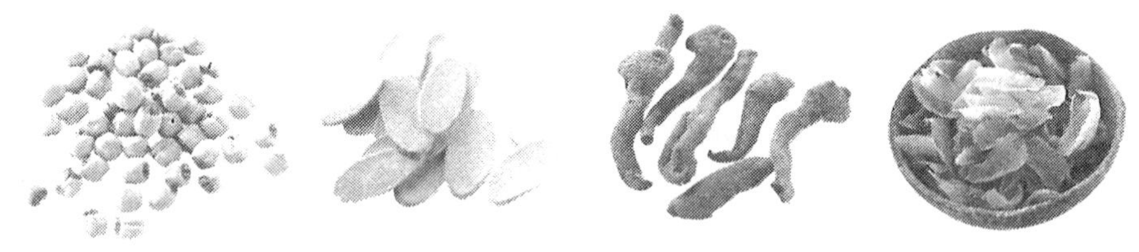

2.組成：甘草四錢、小麥一兩半、大棗十五枚。

3.煎法：以上三味，以水三碗，煎成一碗半，煎二次。

4.服法：分三次喝，溫服。

5.應用：甘麥大棗湯具有鎮靜、抗驚厥、解痙鎮痛、催眠、抗菌解熱的作用，對於失眠、憂鬱、神經衰弱有療效。

六、考據及研究

1.出典：《金匱要略》。

作者：東漢・張仲景。

原典選粹：「婦人臟躁，喜悲傷欲哭，像如神靈所作，數欠伸，甘麥大棗湯主之。」

2.《本草綱目》：

(1)甘草（豆科）：安魂定魄、驚悸、煩悶、健忘、補五勞七傷、一切虛損。

(2)小麥（禾本科）：養心氣、心病宜食之、養肝氣、消渴、心煩。

(3)大棗（鼠李科）：補中益氣、補少氣、少津液、和百藥、除煩悶。

3.《本草備要》：

(1)甘草：甘、溫。補三焦元氣、而散表寒。入和劑則補益、入汗劑則解肌、入涼劑則瀉邪熱、入峻劑則緩正氣、入潤劑則養陰血。生肌止痛、通行十二經、解百藥毒。

(2)小麥：甘、微寒。養心除煩、利溲止血。

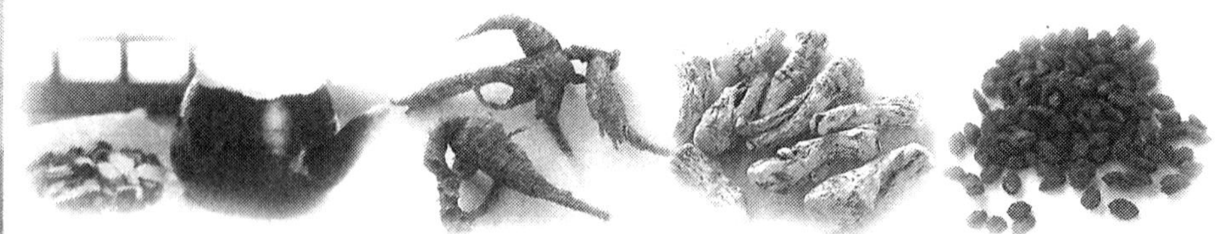

(3)大棗：甘、溫。補土益氣、滋脾土、潤心肺、調營衛、緩陰血、生津液、悅顏色、通九竅、助十二經、和百藥。傷寒及補劑加用之，以發脾胃升騰之氣。

4.現代藥理：

(1)甘草：解痙作用、鎮靜作用、抗炎及抗變態反應作用、抑制胃酸分泌作用。

(2)小麥：提高機體免疫功能、鎮靜作用。

(3)大棗：保護肝臟，增強肌力，鎮靜作用。

七、預防與護理

1.維持生活作息正常，保持每日運動好習慣，能動儘量動，絕對比坐著發呆或胡思亂想來得好。

2.放寬心胸，坦然面對人生，天下沒有過不去的事情，所以不要斤斤計較、心胸狹窄，這樣很容易煩惱及不快樂的。

3.凡事勿鑽牛角尖，勿要求完美，正因爲人生不是完美的，是無法止於至善的，你我皆凡人，又何能完美。同樣的對於家人、小孩、朋友及同事等，你也不須爲此而氣結與煩惱。

4.維持「三心」：平常心、自然心、眞誠關懷心。「二意」：善待自己、愛惜自己。與「四多」：多接近大自然、多結交可談心的朋友、凡事多往好處想、多培養心靈涵養。

以上諸點其實不難做到，從今天起改變過去不好的思維方式，建立正確的人生觀，相信您的人生會是彩色的。

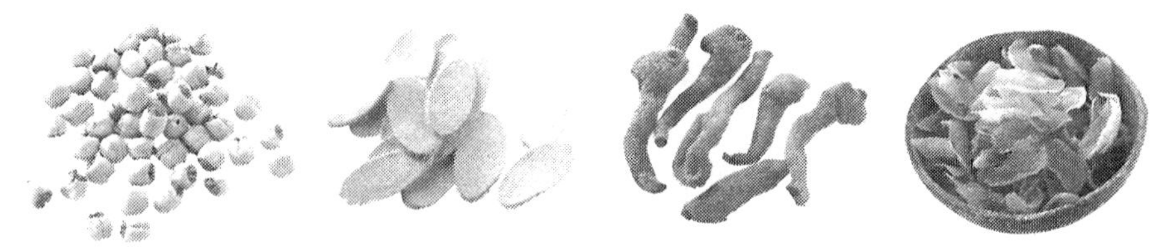

八、臨床常用方法

1.處方：柴胡加龍骨牡蠣湯、抑肝散、定志丸、酸棗仁湯、清心蓮子飲、天王補心丹、加味逍遙散。

2.穴位：神門、三陰交、百會穴、四神聰。

歇斯底里

一、前言

歇斯底里（hysteria）一詞，來自於古希臘的醫療典籍，當初的學者以爲只有女性才會出現歇斯底里（包括轉化症與解離症）的症狀，並認爲歇斯底里是由於子宮在體內亂跑，移開原本該有的位置所造成的。從字源上來看，hyster-這個字首，就是子宮的意思。到了二世紀，醫學家Galen大力駁斥此種說法，認爲子宮不可能在體內亂跑。Galen並鄭重宣稱，歇斯底里的眞正原因，是子宮內的分泌物異常囤積所造成的。此後一千多年，各種關於子宮是如何產生歇斯底里的理論一一被提出來討論。直到十七世紀，一位英國醫師Thomas Willis才開始懷疑跟歇斯底里有關的，說不定不是子宮，而是大腦。此後兩百年，人們的觀念漸漸變了，腦部疾病說開始占上風。到了十九世紀，人們已經相信重大情緒刺激會誘發歇斯底里。當時，有位法國學者Jean-Martin Charcot就宣稱，歇斯底里是大腦的功能性

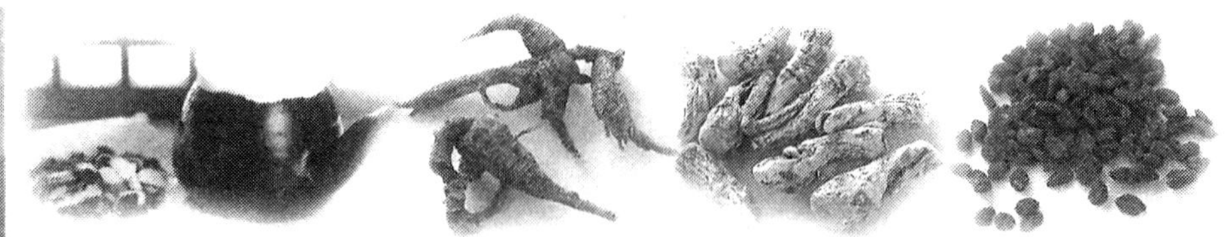

疾病，而非器質性病變，因爲他發現催眠亦可以引發類似的症狀。Charcot的理論傳給了他的弟子Pierre Janet。之後Janet宣稱歇斯底里是心靈功能的解體，導致原本統整的思想、情緒、行爲、人格產生分裂。後來，心理學家Sigmund Freud前來請教Charcot，見識到催眠與歇斯底里的關係。後來Freud建構了自己的理論，他宣稱患者幼年時期，一些跟情緒有關的重大衝突被意識壓抑（repression）到潛意識中，才造成歇斯底里。Freud認爲這些衝突都是跟性有關，而Janet則擴大了衝突的範圍。這樣的理論，在一次世界大戰中，許多歷劫歸來的軍人都發生歇斯底里，因此得到支持。至今，儘管歇斯底里一詞已經不再被使用，但它的致病理論則保留了下來。唯一較爲特殊的是一九六一年E. Kreschmer提出的理論。他認爲解離現象是正常心理的機轉之一，健康者在面對壓力時，也會出現類似的症狀，但症狀很快就能消解。而那些症狀會慢性化爲解離症的人，是因爲受到習慣化與自我增強（有secondary gain）的結果。不過，這理論仍缺乏證據支持，有待進一步研究。

從現代醫學的角度來看，解離性疾患(dissociative disorder)屬於精神官能症的一種，臨床表現以突然的意識、認知等障礙爲主要症狀，經常有記憶力損傷等症狀，俗稱「歇斯底里」。在臨床上，多數的「解離性疾患」個案的病史，常伴隨有急性或慢性的巨大心理創傷或壓力事件。一般認爲其臨床症狀呈現，是代表另一種「非語言溝通方式」或是「心理的逃避」。歇斯底里多發生在以自我爲中心、情緒化、容易受他人影響，或以特殊的行爲和態度來引起別人注意的人。此病常見的症狀有：頭暈、頭痛、呼吸困難、焦慮、疲憊、消化不良、便秘、關節痛、四肢麻痺、軟弱無力等。嚴重的病人甚至會失明、失

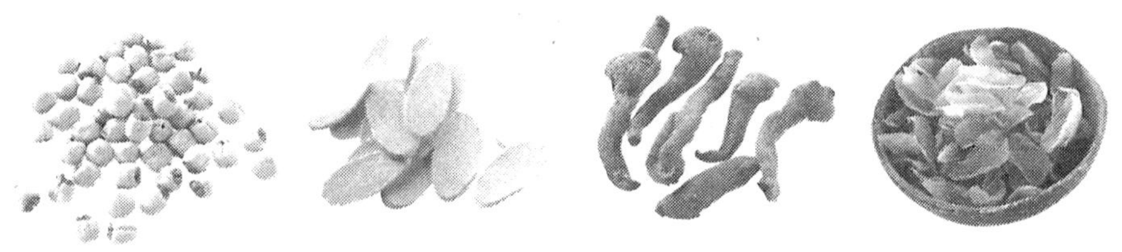

音、記憶喪失、抑鬱、企圖自殺等。中醫典籍並沒有歇斯底里一詞，但依其表現本病類似於中醫所謂「臟躁」，依照中醫典籍的描述，臟躁應該是屬於心理上的疾病，但會轉換爲運動系統（motor system）、感覺器官（sensory organs）和知覺系統（consciousness system）發生障礙的一種神經症（neuroses）。從以上得知歇斯底里現象的產生，多有其幼時發展及心理動力學上的意義，再加上後天文化與環境壓力的影響，在可能恰巧身體的確出現器質性疾病下混合發生。究竟是身體或心理因素，其實已經分不清楚，但多半是身心相互影響、混合表現，人類情緒表現之複雜可見一斑，這也是目前身心醫學（psychosomatic medicine）益受重視的原因。

二、中醫的心理治療

中醫學對於人的心理活動的認識，有一套完整的獨創的理論體系，這一理論體系，是中醫心理學重要的理論基礎和不可少的組成部分，例如「臟象五志說」、「心主神明說」、「七情致病說」等。中醫學的理論認爲，喜、怒、憂、思、悲、恐、驚七種心情，不僅是引起疾病的主要原因之一，而且還是治療和預防某些疾病的有效方法。例如《黃帝內經．素問．陰陽應象大論》早就指出：「怒傷肝，悲勝怒」、「喜傷心，恐勝喜」、「思傷脾，怒勝思」、「憂傷肺，喜勝憂」、「恐傷腎，思勝恐」。元代著名中醫學家朱震亨進一步將《黃帝內經》的學術思想發展，指出：「五志之火，因七情而起，鬱而成痰，故爲癲癇狂妄之症，宜以人事制之，非藥石所能療也，須診察其由以平之。怒傷於肝者，爲狂爲癇，以憂勝之，以恐解之。

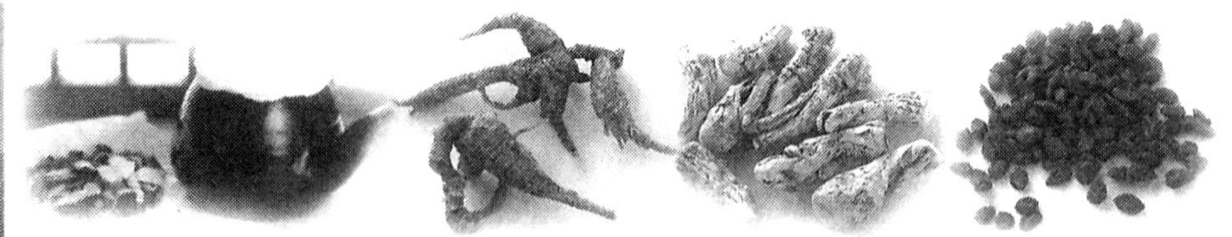

喜傷於心者，爲癲爲癇，以恐勝之，以怒解之。憂傷於肺者，爲癇爲癲，以喜勝之，以思解之。思傷於脾者，爲癇爲癲爲狂，以怒勝之，以喜解之。恐傷於腎者，爲癲爲癇，以思勝之，以憂解之。悲傷於心包者，爲癇，以恐勝之，以怒解之。」另外一位元代著名中醫學家張子和，對於《黃帝內經》所提出的以情勝情、以情制情的心理治療方法，提出獨到的見解，他指出：「悲可以制怒，以愴惻苦楚之言感之；喜可以制悲，以謔浪戲狎之言娛之；恐可以制喜，以恐懼死亡之言怖之；怒可以制思，以污辱欺罔之事觸之；思可以制恐，以慮彼志此之言奪之。凡此五者，必詭詐譎怪，無所不至，然後可以動人耳目，易人聽視。」以上所述皆屬於中醫獨特的以情勝情式的心理治療，在中醫學裏非常受到重視，並且受到歷代中醫學家所運用。

三、針灸

1.穴位名：百會穴、四神聰、神門。

2.指壓法：找到穴道後，按住穴道五至十秒，再平揉二十至三十次，使局部有痠脹感即可。

四、考據及研究

1.出典：《針灸大成》。

2.作者：明．楊繼州。

3.穴位及作用：

(1)百會：「前頂後一寸五分，頂中央旋毛中，可容豆，

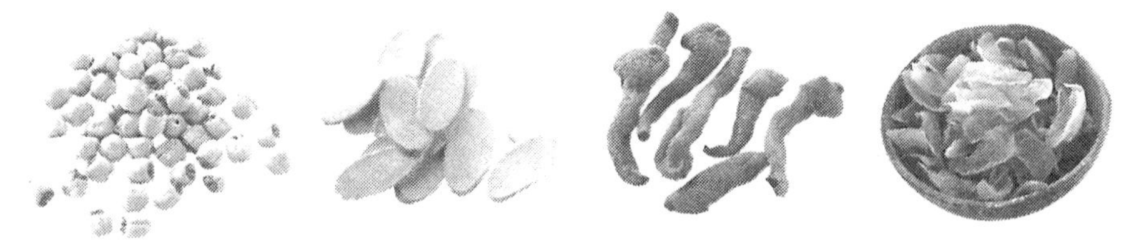

直兩耳尖」，頭部正中線上，當兩側耳廓尖連線之中點取穴。作用：主心神恍惚、心煩悶、驚悸健忘、忘前失後、無心力。

(2)四神聰：「神聰四穴，在百會四面，各相去一寸」，百會穴前後左右各一寸，共四穴。作用：主失眠、健忘、頭痛。

(3)神門：「掌後銳骨端陷中」，腕橫紋尺側端（小拇指端），尺側腕屈肌腱的橈側凹陷中。作用：主狂悲、狂笑、面赤、喜笑、心性癡忘、心煩、恐悸。

綜言之，百會、四神聰、神門合併使用，對歇斯底里神經症狀有一定的療效，尤其是在急性期配合針灸治療。

五、生活應用

1.百會穴、四神聰、神門：歇斯底里、躁鬱症、失眠。

2.甘麥大棗湯：請參見精神官能症一篇。

3.慢性期不妨使用中藥調理，穴道指壓與中藥甘麥大棗湯有不錯的療效，其他處方亦可考慮，如清心蓮子飲、酸棗仁湯、天王補心丹、加味逍遙散、柴胡加龍骨牡蠣湯。

4.若歇斯底里的表現是在身體的症狀，例如在壓力衝突時，突然雙腳無力、一側偏癱、眼盲耳聾、局部皮膚麻木或失去感覺，甚至以痙攣或癲癇來表現，做了各項醫學檢查，都找不到毛病，這樣的疾病稱為轉化症，是病患無意識地以身體的症狀來避開巨大的內心衝突。若高

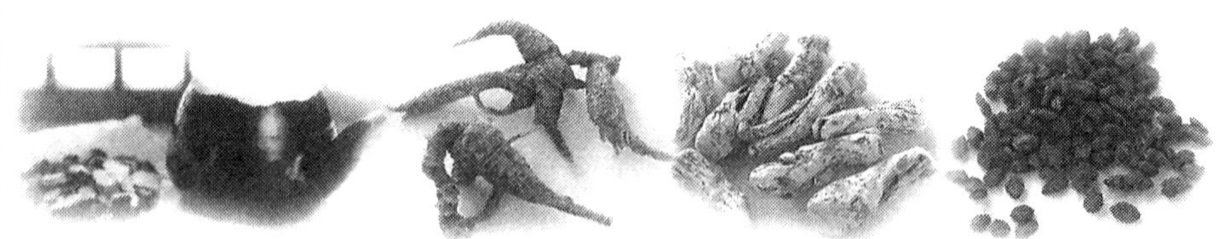

度懷疑是轉化症，不可直說病人是在裝病，若直接戳破這無意識內在焦慮的防衛機轉，這內心巨大衝突，在無法承受及預期之下，陡然浮現，旁人又無法專業處理下，病人極易崩潰。

5.家人尤須包容體諒，配合醫師密切追蹤身心變化，讓病人逐漸放鬆，面對原有壓力，此時可教導患者更多元化及更成熟的壓力因應策略，以求症狀慢慢緩解。

6.平時之情緒，宜採大禹治水的「疏導」方式，適度釋放，而非壓抑累積。

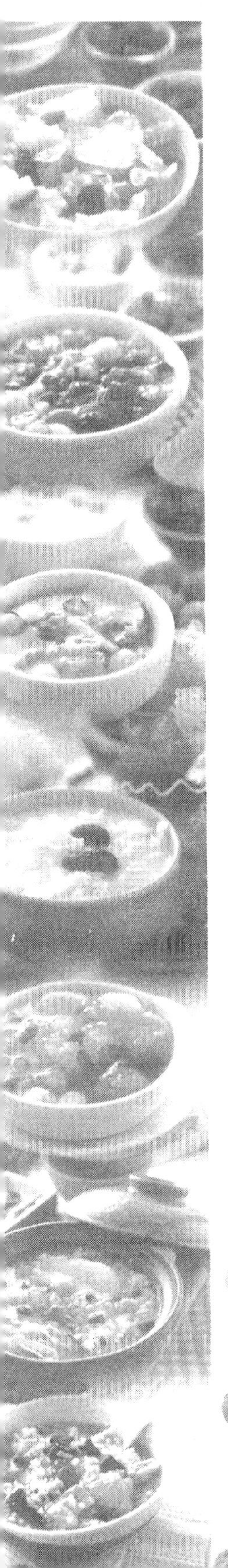

第四章　消化系統疾病

- 便秘
- 痔瘡
- 大腸激躁症
- 急性胃腸炎
- 消化性潰瘍
- 消化不良
- 常見胃痛
- 脂肪肝
- 漫談肝炎

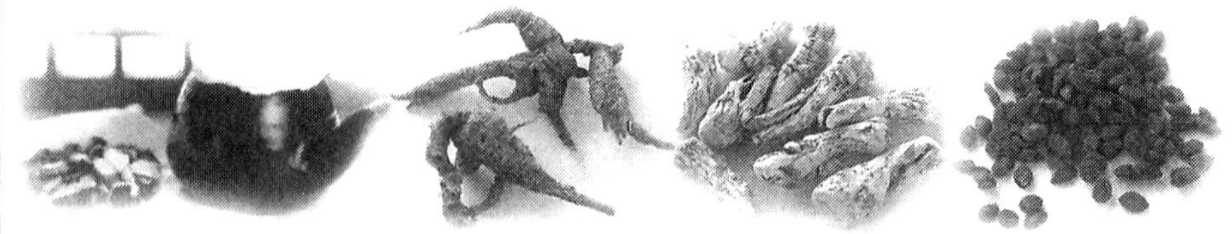

便秘

一、前言

根據調查，社會快速變遷，面臨工作與生活的壓力和緊張，台灣約有三成以上的成年人患有便秘的問題，你是不是其中的一員呢？便秘是指腸內容物在腸內通過緩慢，排出困難和超過三天無糞便排出而言。其特點是排便次數減少，糞便量少，糞質乾燥、堅硬和不易排出；便秘的人可能有局部膨脹或下墜感，敏感者甚至會有陣發性腹痛、噁心、頭痛、眩暈、耳鳴等症狀。根據醫學上有關便秘的定義是：解便時要很用力、會疼痛、感覺解不乾淨、感覺肛門口阻塞或每週解便少於三次。但如果硬度已達到疼痛程度，縱使一天排便一次，也可算是便秘了。但如果三天排便一次，不覺得疼痛，硬度也正常，那就不能算是便秘。對大多數的人來說，一天排便三次至三天排便一次都可說是正常。但也有一些人一週或更久排便一次，也不會有任何不舒適之感覺，正常之排便有時候會受到食物之影響而改變。大約80%的人在其一生中都曾經遇到便秘，因爲短暫之便秘是常見的現象，幸好大都會自然改善，因而對大部分的人並不會造成困擾。便秘是一種症狀，對不同的人有不同之意義，通常是指排便次數少，但也可以是糞便之容量及重量減少，或是排便需要很用力，或是有無法完全排乾淨之感覺，或是須藉由灌腸、瀉藥之幫忙來維持排便正常。

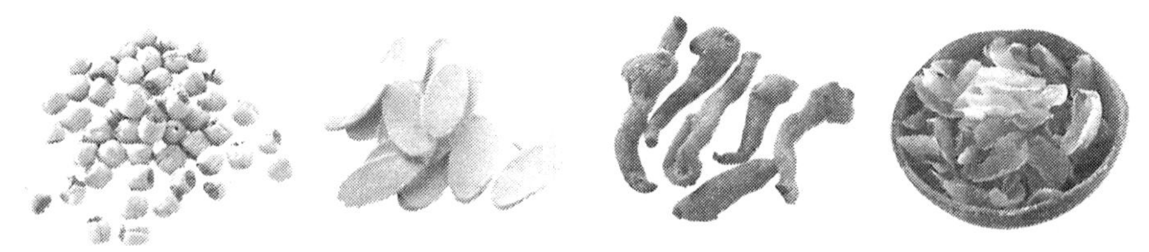

二、便秘有害健康

便秘會危害人體的健康，引起下列八大類疾病：(1)引起肛腸疾患。便秘時，排便困難、糞便乾燥，會直接引起或加強肛門直腸疾患，如直腸炎、肛裂、痔瘡等。(2)胃腸神經功能紊亂。便秘時，糞便滯留，有害物質被人體吸收，會引起胃腸神經功能紊亂，導致食慾不振、腹部脹滿、噯氣、口苦、肛門排氣多等情況。(3)形成糞便潰瘍。較硬的糞塊壓迫腸腔使腸腔及盆腔周圍結構狹窄，阻礙了結腸擴張，使直腸或結腸受壓而形成糞便潰瘍，嚴重者可引起腸穿孔。(4)患結腸癌。可能是因便秘而使腸內致癌物長時間不能排除所致，據資料表明，嚴重便秘者約10％患結腸癌。(5)誘發心、腦血管疾病發作。臨床上關於因便秘而用力增加腹壓，屏氣使勁排便造成的心、腦血管疾病發作有逐年增多趨勢，如誘發心絞痛、心肌梗塞發作、腦出血、中風猝死等。(6)引起性生活障礙。這是由於每次長時間用力排便，使直腸疲勞、肛門收縮過緊，及盆腔底部痙攣性收縮的緣故，以致不射精或性慾減退、性生活沒有高潮等。(7)易使婦女發生痛經、陰道痙攣，並產生尿液滯留、尿路感染等症狀。(8)影響大腦功能。便秘時代謝產物久滯於消化道，細菌的作用產生大量有害物質，如甲烷、酚、氨等，這些物質部分擴散進入中樞神經系統，干擾大腦功能，造成記憶力下降、注意力分散、思維遲鈍等。以上的危害，雖並非所有患者都會出現，但足以說明便秘影響健康甚巨，必須在日常生活中加強便秘的預防和治療，趕走便秘。

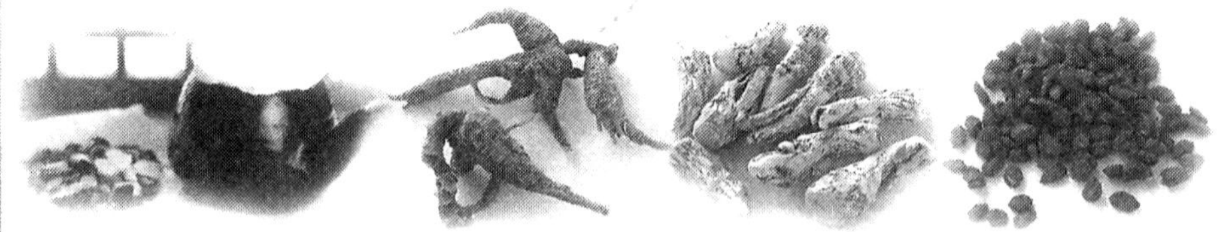

三、中醫的觀點

在中醫典籍中，便秘有許多名稱，如「大便難」、「後不利」、「脾約」、「閉」、「大便燥結」、「腸結」、「熱秘」等。依照中醫的說法指出，飲食入胃，經過脾胃運化，吸收其精華後，所剩的糟粕，最後由大腸傳送而出，即成大便。若是腸胃功能正常，則大便暢通，不致發生便秘；若腸胃受病，加上一些不同的原因，皆有可能導致不同性質的便秘。因此中醫依照體質之不同，將便秘分成四大基本類型，即熱秘、冷秘、氣虛便秘和血虛便秘，茲簡述如下：

(一)熱秘

大都由於熱性體質或腸胃燥熱，或熱病之後餘邪未清、耗傷津液，導致腸道乾澀所致，這類病人平日容易口乾舌燥、面紅赤、多汗、小便短少或黃。可給予涼性滋潤的食物，所以平日應該多飲水，多攝取蔬菜、水果，並且少吃油炸燒烤的食物，以免上火；涼性滋潤的蔬菜有海帶、紫菜、蓮藕、菠菜、竹筍、牛蒡、地瓜葉、大白菜以及瓜類等，皆可多食或取汁飲之，水果類食品如梨、香蕉及瓜類等均可食用；以上這些食物都具有寒涼之性，可潤腸通便。

(二)冷秘

冷秘因腎陰虛弱、陰寒內生、陽氣失運，使腸道傳送無力而排便困難，這類病人往往基礎代謝低下，常見於年老體衰或長期臥床以及慢性病後期的病人，平日容易出現倦怠無力、怕

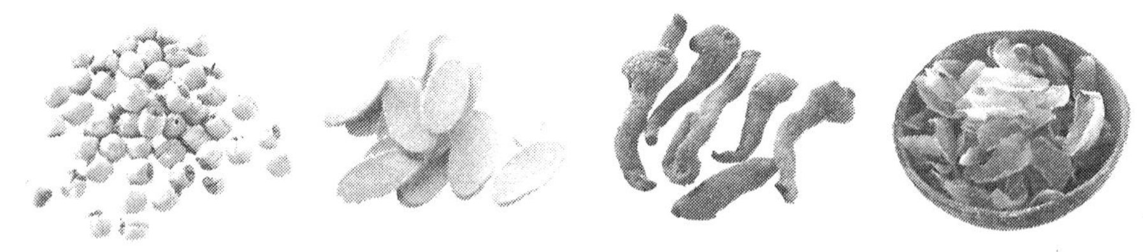

冷、頭暈、氣喘、小便清長等。可給予溫潤通便之品，例如用胡桃仁三十克，每日食三次，具有補腎壯陽、潤腸通便之功，甚者可用鎖陽、肉蓯蓉等量同煮食之。

(三)氣虛便秘

氣秘乃由氣機鬱滯或肺脾氣虛、運化失調，導致大腸傳導失職、糟粕內停，這類病人往往缺乏運動、不耐疲勞、工作時間過長、生活不規律或長期處於緊張、壓力下，容易出現在年輕人、上班族身上。可給予理氣導滯或益氣健脾之膳食，前者可於每晚食生白蘿蔔一百克，涼拌燉炒均可，一至二天即效。因爲蘿蔔含消化酶，開胃下氣，幫助腸蠕動，而加速排便，亦可用麻子仁、蘇子研爛水濾取汁，煮粥食之。後者可給予蜂蜜五十克，每日三次，連用二至三天，蜂蜜生用效尤佳，但應注意中病即止，若用量過大易造成腹瀉，蜂蜜甘平，具滋養補中、潤腸滑腸之功，於氣虛便秘之證尤適宜；或用白朮六十克煮粥食之亦可，因爲米粥有補中和胃、滋生津液之功用，白朮具補脾益氣、潤燥通便之作用，所以兩者可用於治療便秘。

(四)血虛便秘

因大出血之後，或素有貧血體質，導致代謝不足，不能下潤大腸、腸道乾澀。這類病人往往基礎代謝較正常人低，常見於老年人或體衰之人，年輕女性朋友亦常見之，可給予滋陰養血潤燥之膳食。例如可用蓮藕一百克煮食，蓮藕性平味甘，具有補血、涼血、止血之功效，對便秘出血亦有止血之功用；或取何首烏、當歸各三十克與粳米（再來米）煮粥食之，可補血潤腸通便。

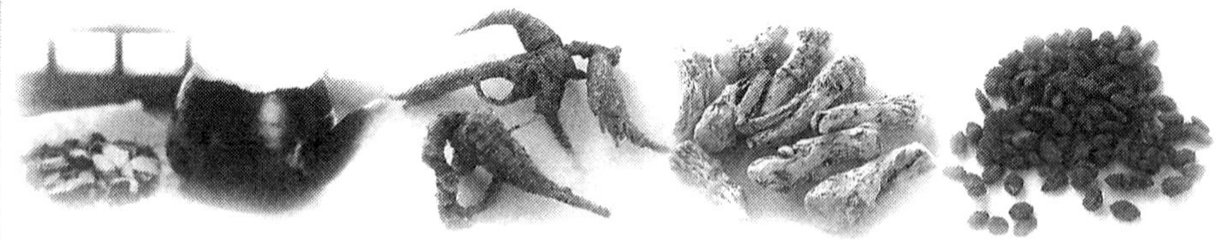

四、食物選讀

1.名稱：芝麻杏仁糊。

2.組成：芝麻一兩、米一兩、杏仁三錢。

3.煎法：以上三藥，浸水一宿，搗爛成糊，煮熟後，加冰糖適量，調勻。

4.服法：不拘時，一次服完。

五、考據及研究

1.《本草綱目》：

(1)芝麻（胡麻科）：滑腸胃、利大小腸、補中益氣、潤養五臟。

(2)米（禾木科）：補中益氣、下氣、調腸胃。

(3)杏仁（薔薇科）：治腹痹不通、潤大腸氣秘。

2.《本草備要》：

(1)芝麻：甘、平。補肺氣、益肝腎、潤五臟、塡精髓、堅筋骨、明耳目、耐飢渴、烏髭髮、利大小腸、逐風濕氣、涼血解毒，生嚼敷小兒頭瘡。

(2)米：甘、涼。和胃補中、除煩清熱、煮汁止渴。

(3)杏仁：辛、苦、甘、溫。治時行頭痛、上焦風燥、咳逆上氣、煩熱喘促。有小毒能殺蟲、治瘡、制狗毒、錫毒。

3.現代藥理：

(1)芝麻：瀉下作用。

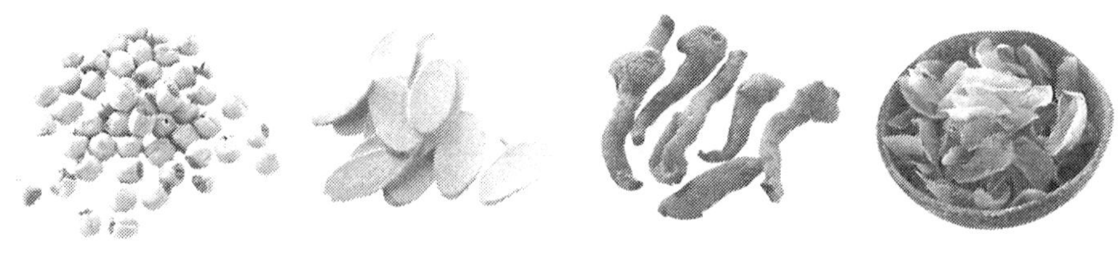

(2)米：滋補作用。

(3)杏仁：質潤多油，有潤腸通便的作用。

六、生活應用

1.要養成規律的生活和排便習慣，有便意時應立即如廁。

2.要多喝開水，多吃富含纖維的水果和蔬菜：日常的飲食，要多飲流質如清湯、果汁、開水（每天喝水約六至八杯），便秘患者，應多吃富含纖維的食物，如番薯葉，多做運動。早晨空腹喝水和牛奶，能刺激腸部，對排便也有幫助。

3.要有適度的運動及睡眠：每日步行二十分鐘以上，配合養成運動的習慣，以促進食物通過腸子，充足的睡眠也有利於新陳代謝。

4.睡前躺在床上時用手按摩肚皮：以順時針方向，由左向右，環形畫圓的方式按摩你的肚皮也可以刺激胃腸的蠕動。功效：每天堅持操練一至三次，可以增強腸胃的蠕動及消化功能，比較忙碌或平時晚睡的人可適用本方法。

七、臨床常用方法

1.處方：大承氣湯、調胃承氣湯、麻子仁丸、木香檳榔丸。

2.穴位：天樞、足三里、中脘。

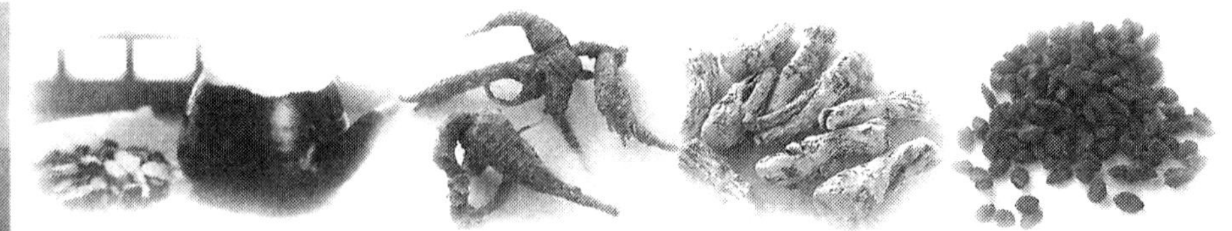

痔瘡

一、前言

痔瘡是一種常見的肛門病，民間有「十人九痔」之說，而其中又以男性略高於女生。痔瘡指的是發生在肛門部位的血管靜脈曲張，好發於二十至五十歲的人身上，是為現代人常見的隱疾之一。而什麼又是靜脈曲張？簡單來說，人體的靜脈系統分為表淺靜脈與深部靜脈兩個系統，表淺靜脈位於皮下，肉眼可見；深部靜脈則位於筋脈內層，外表看不到，當表淺靜脈看起來變粗、鼓脹、扭曲時，就稱為靜脈曲張。痔瘡又名痔核，導因於直腸末端和肛管皮下的靜脈發生擴大、曲張以及其懸吊結締組織系統之破壞所引起，呈腫塊狀，常常出血，是肛門出血最常見的原因。

二、痔瘡的種類

痔瘡可分為內痔與外痔兩種，區隔內痔與外痔的標準是以「痔」形成的位置來判定的。在肛門位置有個叫齒狀線的地方，痔若長在齒狀線以上，就叫作「內痔」，反之就叫作「外痔」。由於齒狀線以上的肛門黏膜與內臟一樣，對疼痛較不敏感，「內痔」患者不大會感到疼痛，最明顯的症狀大概就是大便無痛出血，有時候會覺得直腸肛門總是熱熱的有灼熱感不舒

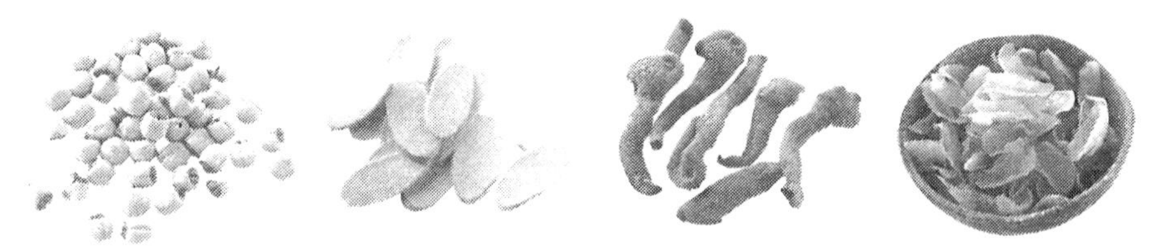

服，如此而已。

反觀「外痔」患者可就沒有這麼好過了，因爲齒狀線以下肛門黏膜感覺跟體表肌膚是一樣的，對疼痛相當敏感，一旦有痔瘡出血所造成的血卡在這裏便會劇痛，而造成典型的坐立難安，有時嚴重的患者，不但解便出血，還會有脫肛的現象。痔瘡除了有內痔、外痔，還有一種情形是內、外痔混合一起發生而形成一整體者，此種狀況稱爲「混合痔」。

三、造成的原因

此症多發生在有便秘、久坐的上班族、司機和老人身上。因爲便秘會壓迫靜脈，造成曲張，久坐的人，肛門容易瘀血，痔瘡於是形成。一般可分爲以下九大原因：

1.生活習慣：經常熬夜、精神緊張、焦慮。

2.飲食習慣：飲酒過量、嗜食辛辣食物、食物吃得太好太精緻、食物中缺乏纖維質長期刺激直腸黏膜。

3.職業因素：長期久坐、久站、負重遠行的工作。

4.排便習慣因素：經常性便秘、長期用力排便、排尿不暢。

5.感染因素：因肛門部位受到感染，使肛內皮膚、直腸黏膜受到刺激或損傷。

6.疾病因素：肝硬化、肝硬變腹水、心臟病、發炎性腸疾、外傷性動脈瘻管、盆腔腫瘤、靜脈栓塞、慢性咳嗽、攝護腺肥大及長期不當使用肛門軟便劑。

7.懷孕因素：因爲懷孕會導致骨盆腔循環壓力增加，特別

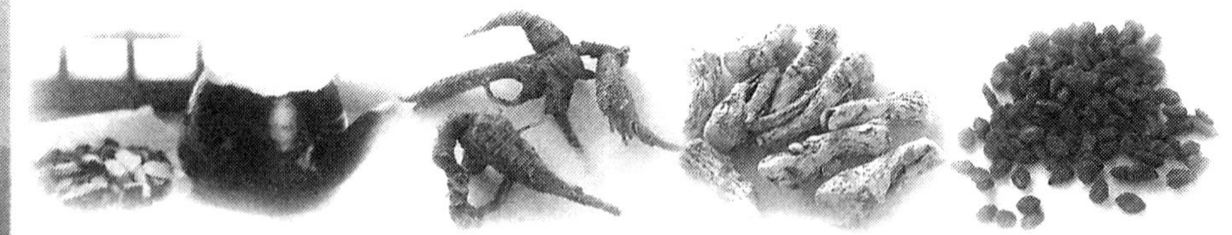

是妊娠後期格外明顯。

8.遺傳因素：先天性的靜脈瓣膜不全。

9.其他因素：年長、體質差、久病不癒、過度肥胖。

四、中醫觀點

中醫臨床上將痔瘡分成三種證型，如下所述：

(一)實熱證型

多由於過食燥熱食物，或反覆便秘致使氣血瘀滯下焦，導致痔瘡腫脹、疼痛劇烈、便秘，往往伴有面赤口臭、失眠心煩、小便深黃量少，一般使用具有清熱、解毒、消腫、通便、瀉火的方藥治療。

(二)氣虛下陷型

多因勞累過度，身體元氣不足，當過度勞累再加上久站久坐，使中氣下陷，濕熱之氣鬱積下焦，導致肛門腫脹，進而誘使痔瘡發作，這類人平日伴有倦怠乏力、面色較白或萎黃、心悸、睡眠品質差、大便無力排出，甚至用力排便時痔瘡會隨著用力而突出。

(三)肝氣鬱結型

多因工作壓力大，自我要求高，外加容易生氣，經常熬夜，導致肝氣鬱結、氣機不暢。常可見到脅肋脹痛、胸悶不舒、飲食減少、臍腹兩側悶痛，痔瘡伴隨而出。

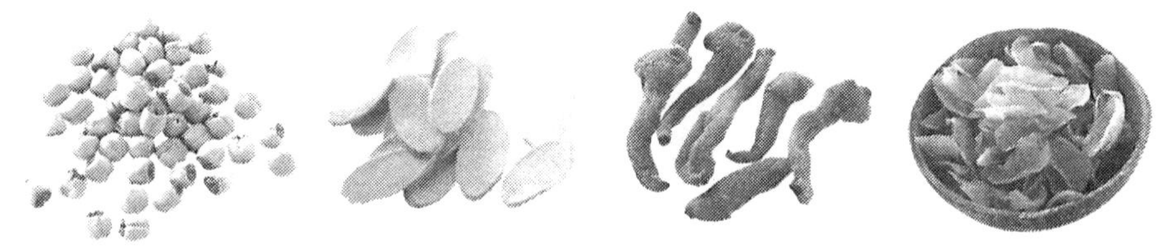

五、食物選讀

1.處方名：金針木耳方。

2.組成：金針八錢、黑木耳四錢、紅棗四錢。

3.煎法：以上三藥，加二碗水，煎成八分滿。

4.服法：一日份，分二次服用。

5.使用：適用於痔瘡。

六、考據及研究

1.《本草綱目》：

(1)金針（百合科）：清熱、止血。

(2)黑木耳（木耳科）：治痔瘡、益氣不飢、輕身強志。

(3)紅棗（鼠李科）：治腸胃澼氣、潤心肺、補五臟、補少氣少津液、虛損。

2.《本草備要》：

紅棗：甘、溫。補土益氣、滋脾土、潤心肺、調營衛、緩陰血、生津液、悅顏色、通九竅、助十二經、和百藥。傷寒及補劑加用之，以發脾胃升騰之氣。

3.現代藥理：

(1)金針：消炎作用、止血作用。

(2)黑木耳：止血作用、鎮靜作用、止痛作用。

(3)紅棗：增強肌力作用、抗過敏作用。

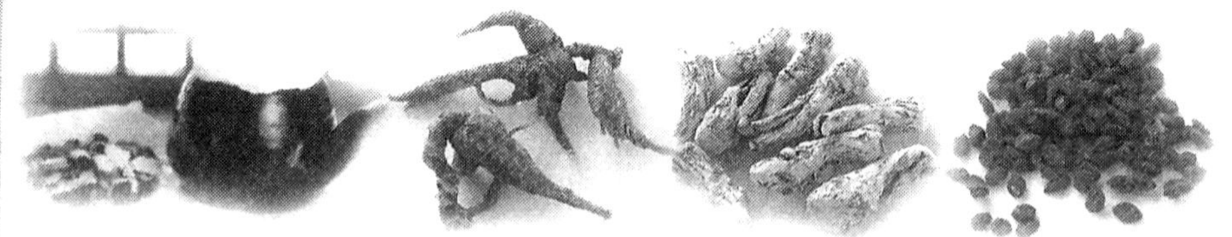

七、預防與護理

1.多攝食纖維或纖維素含量高的食物。
2.禁食烈酒、濃咖啡和辣椒。
3.忌長期食用精細糧食。
4.多攝食具有潤腸通便涼血的涼性蔬菜和水果類食品，如香蕉、梨子、柿餅、綠豆、藕節、荸薺、絲瓜、全麥穀類等。

八、臨床常用方法

1.處方：乙字湯、補中益氣湯、加味逍遙散、桃核承氣湯、潤腸丸。
2.穴位：孔最、足三里、曲池。

大腸激躁症

一、前言

腸胃不適是很常見的健康問題，多數人偶爾才發作一次，但有些人則症狀反反覆覆，不勝其擾，往往胃鏡、大腸鏡及X光也照了不知幾次，就是查不出原因，導致生活品質低落。大腸激躁症是腸功能性疾病，又稱腸道易激綜合症，是一種良

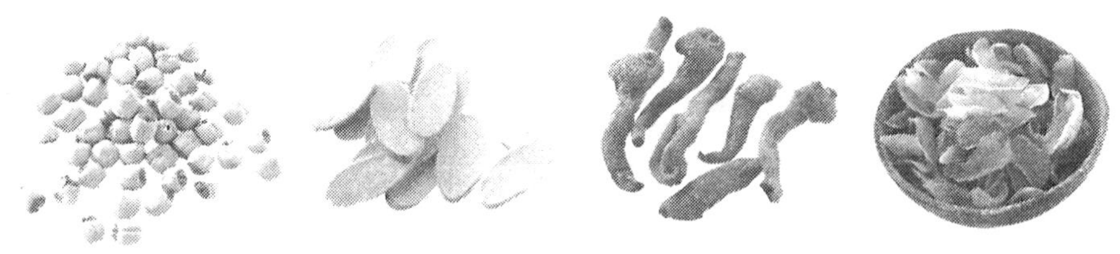

性、慢性的症候群。發生率約爲10％至20％，女性多於男性。也由於其慢性及間歇性發作，因此就醫者不到三成。它的表現是腹痛或腹部不適於過去一年中斷續發作超過三個月，且至少包含以下兩種症狀：解便後症狀緩解、解便頻率改變（增加或減少）、糞便形態改變（變軟或變硬）。有些人同時也有排便異常（用力、急迫、大便解不乾淨）、排黏液，及脹氣或腹脹感等現象。簡言之，本病常見的症狀是：飯後腹脹、腹痛，有些人會併發腹瀉，有些人則會便秘，或是腹瀉和便秘交替出現，而最典型的症狀，就是一緊張就腹瀉；曾經得到一次嚴重的腸胃炎，因爲小腸絨毛未恢復原來的功能，而出現慢性長期腹瀉的症狀。

二、原因

大腸激躁症，主要是由精神或心理因素所引起的。精神焦慮或緊張，都會造成腸子蠕動太劇烈，而導致痙攣。其他如腸道蠕動功能障礙、腸道神經異常、腸道過度敏感、飲食因素及個人認知行爲等問題，由於病因不詳，因此診斷以症狀爲主，於排除其他器質性疾病後才下此診斷。

三、中醫觀點

本病屬於中醫典籍上「胃泄」、「脾泄」、「大腸泄」、「腎泄」等範疇，《景岳全書・泄瀉》指出：「凡遇怒氣便做泄瀉者，必先以怒時挾食，致傷脾胃，而但有所犯，及隨觸而發，此肝脾兩臟之病也。蓋以肝木剋土，脾氣受而然」，此外

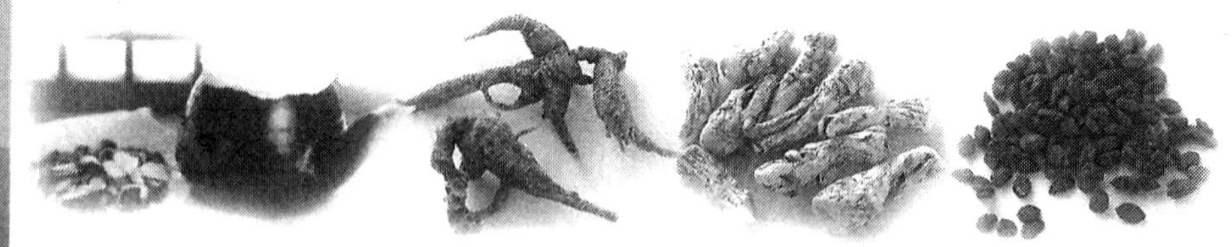

《羅氏會約醫鏡・泄瀉》亦指出：「木旺侮土，土虧不能制水，其病在肝，宜平肝乃可補土」。以上都指出大腸激躁症受到情志失調、精神焦慮或緊張等因素影響非常之深，因此肝鬱乘脾，發爲泄瀉之病。在臨床上中醫一般將本病分爲三種證型，分述如下：

1.濕熱證型：腹痛即瀉，瀉下急迫，肛門灼熱，大便色黃而臭，煩熱口渴，小便短黃，舌苔黃膩，脈濡數或滑數。
2.脾虛證型：大便時溏時稀，完穀不化，脘腹脹悶不舒，飲食減少，稍進油膩之物，則大便次數增多，面色萎黃，肢倦乏力，舌淡苔白，脈細弱。
3.肝鬱證型：素有胸脅脹悶，噯氣少食，因抑鬱惱怒或情緒緊張時，即發生腹痛泄瀉，或腹鳴攻痛，矢氣頻作，舌質淡紅，脈弦。

臨床上針灸治療具有安全、有效之特性，是另一種適當的選擇，針灸主要是透過神經、內分泌及循環等作用來達到調節身體的平衡，實證用瀉法，虛證用補法。可取足三里、天樞、三陰交穴；若脾胃氣虛加脾俞、章門穴；脾腎陽虛則加腎俞、命門、關元等穴；或是用灸法；若心下痞悶加公孫；肝氣鬱滯加肝俞、行間穴。

四、方劑選讀

1.名稱：痛瀉要方，又稱白朮芍藥散。
2.組成：炒白朮九克、炒白芍六克、炒陳皮四點五克、防

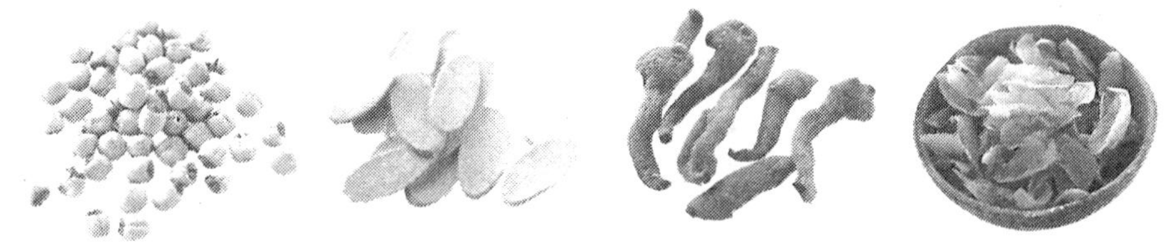

風六克。

3.煎法：以上四藥加水三碗，煎成一碗半，煎二次。

4.服法：日服三次。

5.使用：痛瀉要方適用於大腸激躁症、慢性腹瀉。

五、考據及研究

1.出典：《景岳全書》引〈劉草窗〉方。

作者：明·張介賓，字景岳。

原典選粹：治痛瀉知要方（《景岳全書·古方八陣》）。

2.《本草綱目》：

(1)白朮（菊科）：止瀉痢、胃虛下痢、多年氣痢、逆氣裏急、臍腹痛、腹中冷痛。

(2)白芍（毛茛科）：止瀉痢、止下痢腹痛後重、邪氣腹痛、止痛、瀉肝、安脾、緩中。

(3)陳皮（芸香科）：治氣痢、止瀉、利水穀、療脾不能消穀。

(4)防風（繖形科）：補中、通利五臟關脈、勻氣脈、搜肝氣。

3.《本草備要》：

(1)白朮：甘、苦、溫。在血補血、在氣補氣、無汗能發、有汗能止。

燥濕則能：利小便、生津液、止泄瀉、消痰水腫滿、黃疸濕痺。

補脾則能：進飲食、袪勞倦、止肌熱、化癥瘕。

和中則能：止嘔吐、定痛、安胎。

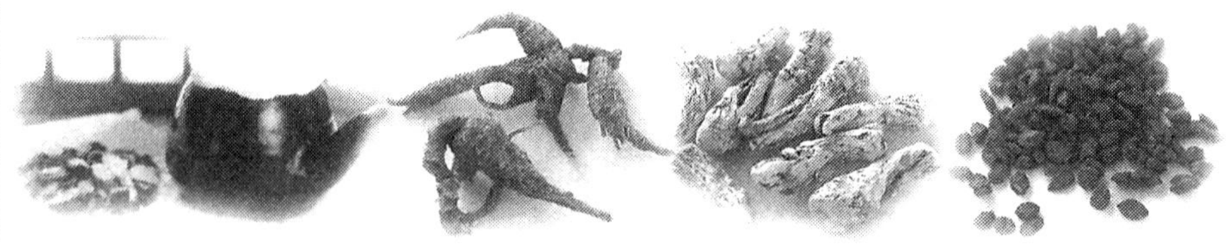

(2)白芍：苦、酸、微寒。治瀉痢後重、脾虛腹痛、心痞脅痛、肺脹喘噫、癰腫疝瘕、鼻衄目濇、肝血不足、婦人胎產及一切血病。

(3)陳皮：辛、苦、溫。調中快膈、導滯消痰、利水破癥、宣通五臟、統治百病。同補藥則補、瀉藥則瀉、升藥則升、降藥則降。

(4)防風：辛、甘、微溫。去風勝濕、散頭目滯氣、散目赤瘡瘍、經絡留濕、上焦風邪、頭痛目眩、脊痛項強、周身盡痛。

4.原典釋義：痛瀉要方有鬆弛胃腸平滑肌及解熱、抗菌的作用，可用於因情緒因素引起之大腸急躁症。

5.現代藥理：

(1)白朮：緩和腸胃蠕動作用、強壯作用、鎮靜作用、抗菌作用。

(2)白芍：解痙作用、對消化道潰瘍有保護作用、鬆弛肌肉作用、解熱降溫作用。

(3)陳皮：緩和刺激的消化道、鬆弛胃腸平滑肌作用、有利於胃腸積氣的排出、抗炎、抗潰瘍作用。

(4)防風：鎮痛作用、解熱作用、抗菌作用。

六、注意事項

大腸激躁症是一種良性、慢性的腸道功能疾病，加強患者的認知及心理建設，以期恢復患者工作及社交能力，並提升生活品質。各項治療包括：調整生活形態、解除精神心理因素、飲食調整（如腹瀉爲主者減少纖維攝取而便秘者須增加）及藥

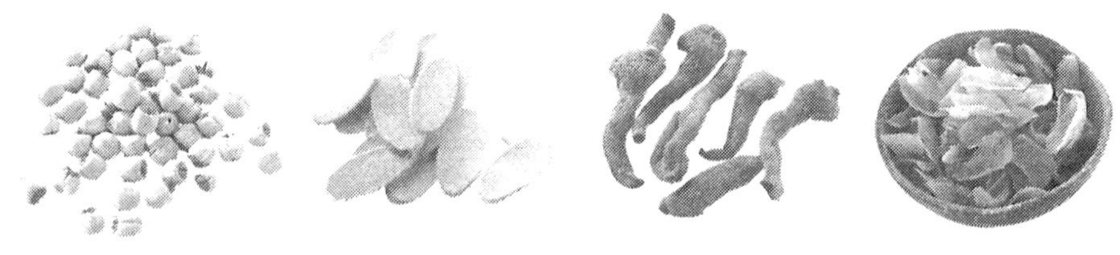

物等。藥物宜針對病患個別症狀來斟酌給予。

七、臨床常用方法

1.處方：小建中湯、柴胡疏肝散、參苓白朮散、葛根芩連湯、理中湯。
2.穴位：足三里、中脘、太衝。
3.藥膳：白茯苓蓮子粥。

組成：白茯苓、蓮子各六錢，白米一兩半，調味料適量。

作法：將茯苓、蓮子研爲細末，先取白米淘淨，加水適量煮成稀粥，待熟時調入茯苓蓮子粉，煮至粥熟後，加入調味服食，每日二劑，早晚溫熱服用。

急性胃腸炎

一、前言

我們每個人都有這樣的經驗：突然間或是慢慢地腹部覺得陣陣絞痛，有時合併多次的嘔吐，或是多次的腹瀉，經過一段時間的休息後，身體慢慢就恢復了！有些人則是嚴重到高燒、腹瀉、血便、脫水、休克，甚至需要住院隔離治療。所謂的腹瀉是指首先出現的症狀是大便過於濕軟，甚至成水樣狀。有些人大便中會含有黏液或血點，有些人會出現惡臭，有些人則沒

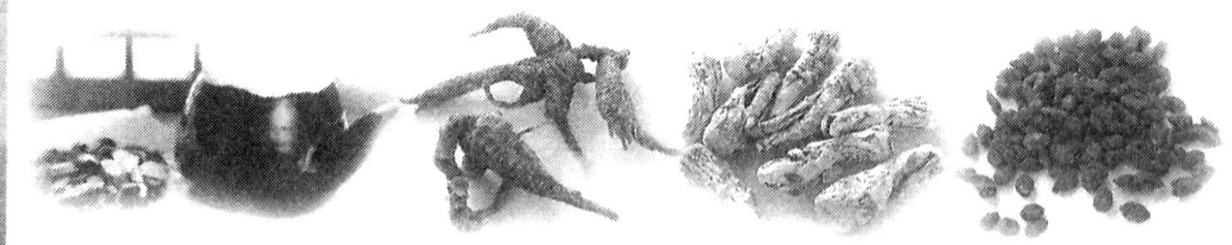

有味道，其性質會隨著不同的病因而有所差別。排便次數每日可達一至二十次不等。

台灣於每年五、六月開始進入高溫多雨的炎炎夏日氣候中，食物不易保存，容易滋生細菌，是急性胃腸炎最易流行的季節，因此食物中毒的消息時有所聞，也幾乎沒有一個人可以逃過這種威脅。此症主要都是食物不潔導致的。被吃下的細菌或病毒，在腸胃道大量的繁殖後，入侵胃腸黏膜，造成發炎，會有發燒、腹絞痛、噁心、嘔吐、食慾不振的現象，再逐漸轉爲下痢、大便中含黏膜或血絲。除了一些嚴重的法定傳染病外，如傷寒（salmonella）、副傷寒、赤痢桿菌（shigella）、阿米巴痢疾，以及急性病毒性A型肝炎、腸道出血性大腸桿菌、腸病毒感染重症之外，還有更多的病因。在這類似的上吐下瀉的症狀下，爲什麼會有如此大的差別呢？主要是臨床上急性腸胃炎的病因很多，包括傳染性和非傳染性因素，因爲近年來微生物學和診斷技術的進步，發現了更多的致病病原，包括病毒、細菌和原蟲類，而不同的病因所引起的症狀也有輕重之別。如果腹瀉的時間在兩週以內，這是急性腹瀉；如果腹瀉時間大於兩週，則要考慮更多原因，如胰臟功能不良、吸收不良症、愛滋病、小腸或大腸的慢性疾病等。

二、腸胃炎的種類

1.自然動植物的生物鹼：如毒菇、毒草或河豚、毒貝造成的。

2.化學性食物中毒：吃了有毒的化學物質所引起的疾病，如有害重金屬（如砷、水銀、鉛、有機磷製劑）、不良添

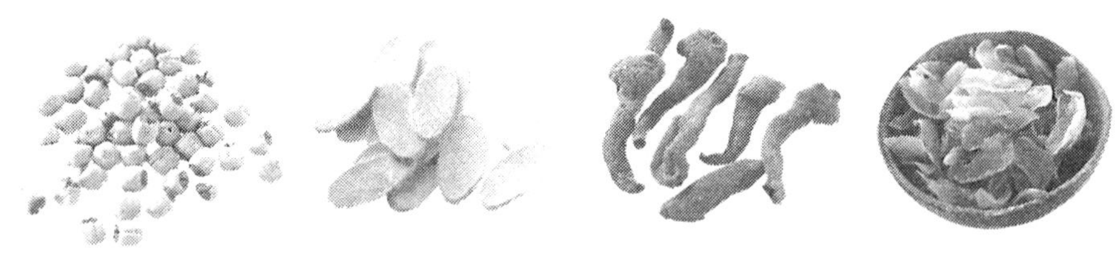

加物、色素、有害防腐劑、過量香料、殘留農藥等。

3.細菌性食物中毒：常見的病原菌像金黃色葡萄球菌（Staphylococcus aureus）、產氣莢膜梭狀芽胞桿菌（Clostridium perfringens）、沙門氏桿菌（Salmonella spp.）、海鮮弧菌（Vibrio spp.）、仙人掌桿菌屬（Bacillus cereus）、肉毒桿菌（Clostridium botulinum）等。

4.原蟲性腹瀉：如阿米巴痢疾（Amebiasis）、梨形鞭毛蟲（Giardiasis）、Cryptosporidiosis（常發生在愛滋病患者）。

5.病毒性腹瀉：如 Rotavirus、Adenovirus、Calicivirus、Astrovirus、Norwalk-like virus、Enterovirus。

三、正確處理

1.大部分的人是屬於輕度的症狀，一般會自我痊癒，嚴重時須矯正體液和電解質，必要時使用止瀉劑和抗生素。急性下痢通常不需要抗生素治療，使用反而會有副作用，如正常細菌叢的改變、吸收障礙，或延長排菌的時間。但對老年人或免疫不全的人，則須早期使用抗生素，對特殊的感染則須根據病菌感受性來使用。

2.減少飲食或禁食：使腸道休息。

3.藥物治療：目的在保護腸黏膜或抑制細菌生長。

4.注意體液的平衡，酸鹼和電解質的穩定，必要時給予口服補充液（如電解質飲料）或是點滴輸液，如果症狀緩解，可給予清淡或流質飲食，不可給予奶製品或是油膩食物。靜脈注射點滴可補充水分、電解質和葡萄糖。

5.高度傳染性的個案需要隔離，排泄物要謹慎處理。

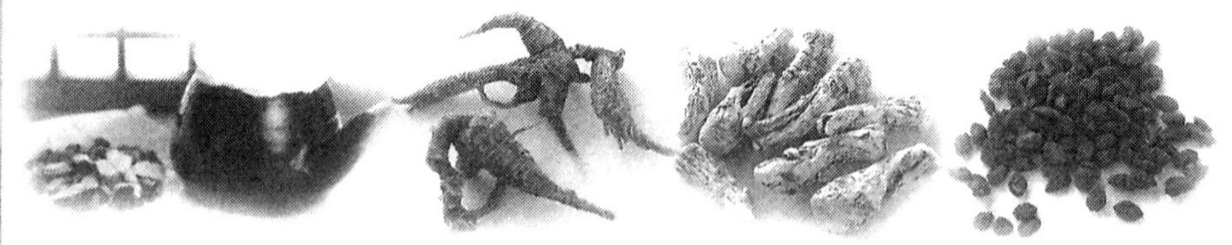

一旦罹患腸胃炎要注意什麼事？

1.注意有無發燒、嘔吐、腹痛、血便、腹瀉持續的時間，和特殊暴露或旅遊史？有無許多同類患者？所吃可疑食物的種類、名稱、時間點及地點？
2.有無剩下的食物、排泄物及嘔吐物？有無血絲或血便？
3.有無頭痛、呼吸道感染的症狀？患者的用藥史？有無牛奶不耐症？
4.有無體液脫水、休克？如有嚴重患者，應送醫治療。

四、中醫觀點

中醫典籍並無急性胃腸炎這個名詞，但從急性胃腸炎之症狀來看，相當於中醫學裏頭泄瀉、腸澼、下痢等範疇，歷代中醫對於本病多有闡發，故有多種不同的病症名稱和分類方法，歸納起來大體有三類：

1.以發病臟腑分類定名者，如胃泄、脾泄、大腸泄、腎泄等。
2.以泄瀉的症狀分類定名者，如瀉下完穀不化稱之爲飧泄、溏垢污濁稱之爲溏泄、澄澈清冷者稱之爲鶩泄、所下多水者稱之爲濡瀉、久泄不禁者稱之爲滑瀉等。
3.以發病的病因分類與定名者，如暑泄、食泄、酒泄、疫泄、氣泄等。

現今中醫根據臨床特點又將泄瀉區分爲暴泄與久瀉兩類，其中暴泄與急性胃腸炎更加相近；在臨床上中醫一般將本病分

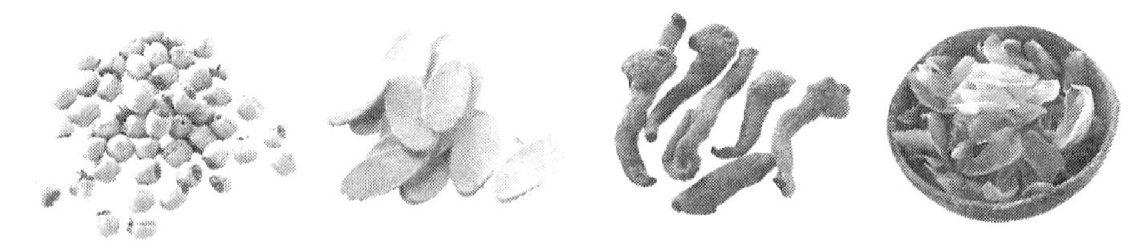

爲三種證型，分述如下：

1.濕熱證型：症見便色黃褐而臭，煩熱口渴，小便短黃，舌苔黃膩，脈滑數，嚴重下痢還會有腹痛裏急，痢下赤白膿血，肛門灼熱。

2.寒濕證型：症狀有大便清晰，甚至如水樣，腹痛腸鳴，脘悶食少，有的還會出現惡寒發熱，鼻塞頭痛，肢體疫痛，舌苔白膩，脈濡緩。

3.傷食證型：症見腹痛腸鳴，脘腹痞滿，瀉下糞便臭如敗卵，瀉下痛減，噯腐呑酸，瀉下伴有不消化之物，舌苔垢濁或厚膩，脈滑。

五、方劑選讀

1.名稱：葛根黃芩黃連湯。

2.組成：葛根五錢、黃芩三錢、黃連三錢、炙甘草二錢。

3.煎法：以上四藥，以三碗水，煎成二碗。

4.服法：溫服，一日二次。

5.使用：急性腸胃炎病程大約維持三天到十天。急性發作時，必須立刻送醫治療。治療時，若配合中藥，效果更好。葛根黃芩黃連湯是很好的選擇。

六、考據及研究

1.出典：《傷寒論》。

作者：漢・張仲景。

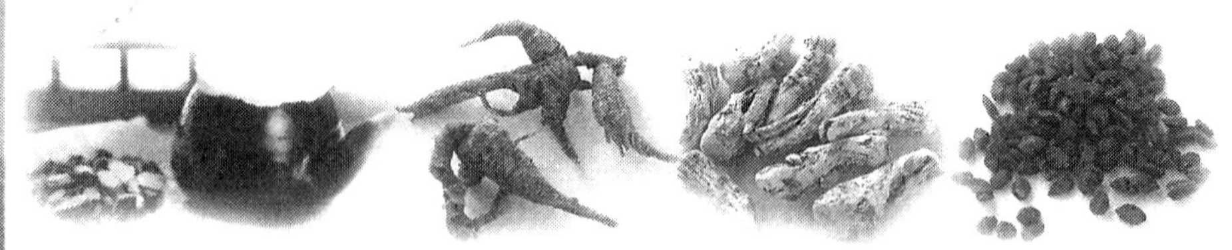

原典選粹：太陽病，桂枝證，醫反下之，痢遂不止。脈促者，表未解也，喘而汗出者，葛根黃芩黃連湯主之。

2.《本草綱目》：

(1)葛根（豆科）：止血痢、通小便、排膿破血、嘔吐。

(2)黃芩（唇形科）：治腸澼泄痢、利小腸、腸胃不利、小腹絞痛。

(3)黃連（毛莨科）：治熱毒血痢、赤白久痢、腸澼腹痛下痢、調胃厚腸。

(4)炙甘草（豆科）：治赤白痢下、腹中痛、解毒、補一切虛損、通九竅、利百脈。

3.《本草備要》：

(1)葛根：辛、甘、平。治脾胃虛弱泄瀉、療傷寒中風、陽明頭痛。血痢溫瘧、腸風痘診，又能起陰氣、散鬱火、解酒毒、利二便、殺百藥毒。

(2)黃芩：苦、寒。治澼痢腹痛、寒熱往來，黃疸五淋、血閉氣逐。癰疽瘡瘍及諸失血。消痰利水、解渴安胎。養陰退陽、補膀胱水。酒炒則上行、瀉肺火、利胸中氣、治上焦之風熱濕熱、火嗽喉腥、目赤腫痛。

(3)黃連：苦、寒。治腸澼瀉痢、痞滿、腹痛、心痛伏梁、目痛眥傷、癰疽瘡疥、酒毒胎毒、明目、定驚、止汗解毒、除疳、殺蚘。

(4)炙甘草：甘、溫。補三焦元氣，而散表寒。入和劑則補益、入汗劑則解肌、入涼劑則瀉邪熱、入峻劑則緩正氣、入潤劑則養陰血。生肌止痛、通行十二經、解百藥毒。

4.原典釋義：葛根黃芩黃連湯有抗菌、解熱、緩解肌肉痙

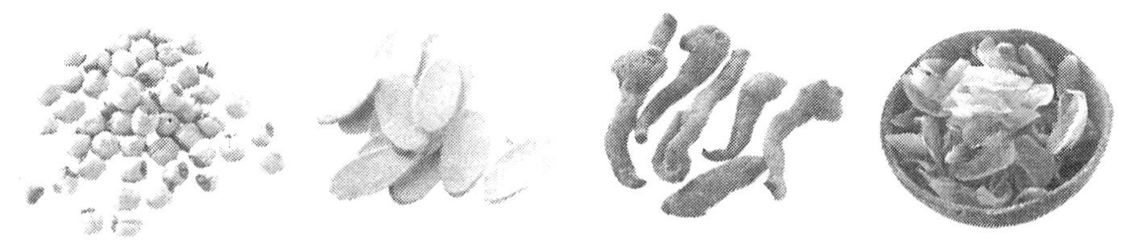

攣、保護腸黏膜的作用，對急性胃腸炎、急性菌痢有療效。

5.現代藥理：

(1)葛根：解熱作用、解痢作用。

(2)黃芩：抗菌作用、解熱作用、解痢作用。

(3)黃連：止瀉作用、抗菌作用、解熱作用。

(4)炙甘草：抗菌作用、抗炎作用、解毒作用、解熱作用。

七、保健預防

1.最重要的是要有「病從口入」的觀念，勤洗手。

2.民眾外燴的情形，由於大都沒有營業登記，且多在戶外設備簡陋，常引起食物中毒，民眾宜小心。

3.夜市小吃或是攤販賣的食物，常因冷凍不良或是經烹調後置放太久，而引起細菌滋生，也要小心選購。

4.平日烹調避免沾污細菌，注意手的衛生，蟑螂和蒼蠅的預防，注意廚房、器具和食材的清潔。

5.避免細菌繁殖，食物應趁新鮮趕快食用，食後儘量用冰箱保存起來。

6.儘量不要生吃食物，尤其是海鮮類。儘量不要飲用地下水。

7.購買食品要注意外表是否完整、可靠廠商出品、製造日期以及使用期限。

8.注重污水和排泄物的處理，提升衛生教育和環境衛生的品質。

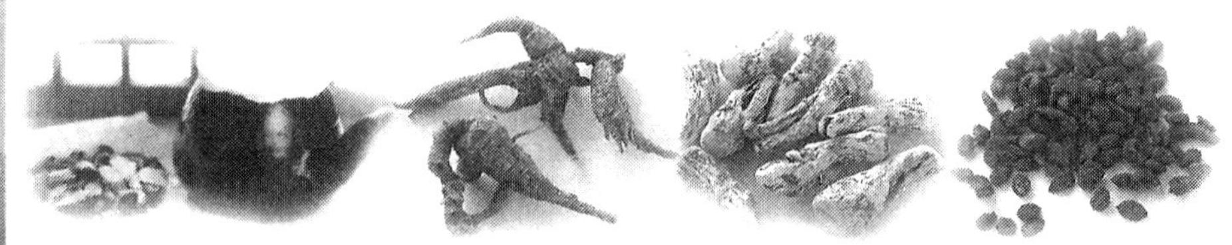

9.隨著國民旅遊去疫區的增加，大陸探親旅遊，國外遊客、外籍勞工、偷渡、走私等外來人口的頻繁，使得一些國外流行的傳染病也漸漸在台灣發現，所以檢疫的工作很重要。

10.急性胃腸炎最好能禁食，以免造成更嚴重的嘔吐或泄瀉，必要時可配合輸液療法以補充電解質。

八、臨床常用方法

1.處方：白頭翁湯、藿香正氣散、黃芩湯。

2.穴位：上巨虛、下巨虛、足三里、中脘、合谷。

消化性潰瘍

一、何謂消化性潰瘍？

簡單地說即是指胃腸黏膜的組織因胃酸的侵蝕而形成明顯的、局部的且容易反覆發作的慢性潰瘍，部位包括有食管下端、胃、十二指腸及胃腸吻合術後之空腸都有可能，在臨床上因爲其主要病理變化是在胃和十二指腸產生圓形或橢圓形潰瘍，因此又稱之爲胃十二指腸潰瘍，換言之，胃與十二指腸潰瘍，統稱消化性潰瘍。根據統計胃潰瘍的患者以四、五十歲的中年人居多，而十二指腸潰瘍則以二、三十歲的年輕人占多數，男性又較女性爲多。每年十二月到一月也是消化性潰瘍最

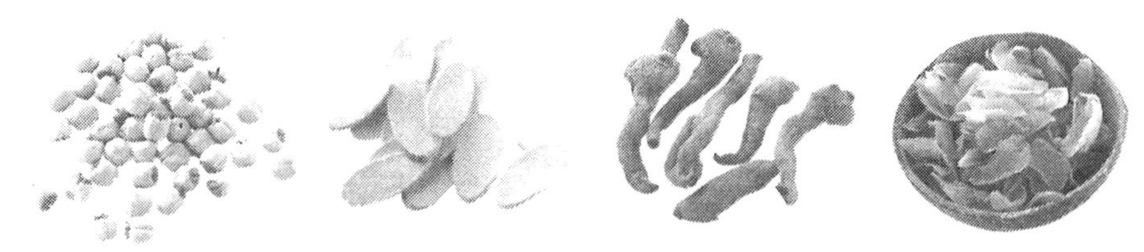

易發作的季節，多年來引起此病的主要原因，一直被認爲是胃液和胃蛋白酶的消化作用失調。因爲精神緊張、飲食不節、藥物濫用、遺傳、吸菸……等因素，使胃液中的鹽酸及胃蛋白酶分泌增加，消化作用增快或是胃黏膜的功能減退，而產生潰瘍。簡單地說，本病過去一直被認爲和胃酸過多、工作壓力、緊張的生活形態有關，直到一九八八年左右，醫學界證實了幽門螺旋桿菌和消化性潰瘍有密切關係，才改變了這個事實，並指導了新的治療方向。本病臨床症狀有：上腹疼痛及不適、胸悶、打嗝、噁心、嘔吐、反酸、便秘、腹瀉、煩躁、失眠、多汗、消瘦、貧血等胃腸道和全身性表現。

二、中醫如何看待？如何治療？

傳統中醫學認爲本病與胃、肝、脾三臟有關，而其直接原因則包括：(1)飲食不節或不潔（可損傷脾胃）；(2)五味過偏（可使臟氣偏勝及脾胃虛弱）；(3)情志失調（可導致氣機鬱滯、氣血鬱結、肝失疏泄）。臨床辯證上將本病分爲氣滯型、鬱熱型、陰虛型、虛寒型及瘀血型等五種不同的證型。近代研究人員從不同性味、不同作用的中藥之中，初步篩選發現，約有三十八種中藥對幽門螺旋桿菌有抑菌作用，其中以黃芩、黃連、黃柏、桂枝、土茯苓、元胡索、高良薑、川七、厚朴、烏藥等具有明顯的作用，而且其藥理作用也被逐一發現。中醫過去雖未專門針對幽門螺旋桿菌治療，但對與此菌相關的胃、十二指腸炎症及潰瘍的療效已獲肯定。隨著時代的進步，現代中醫除了傳統辯證施治的基礎外，並選用抗幽門螺旋桿菌的中藥，合理配伍組方，以提高治癒率和降低復發率。例如：黏膜

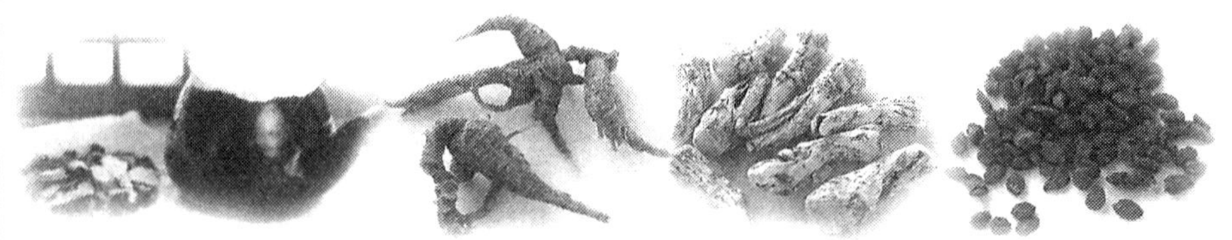

破損可加上黃耆、黨參、白芨、川七等藥，以修補保護黏膜；黏膜發炎可加上黃芩、黃連、蒲公英等藥以減輕發炎；黏膜血流不足可加上川七、丹參等藥；黏液分泌不足可加上生地、麥門冬、玄參等藥；抑制胃酸則可配合烏貝散、左金丸、牡蠣等藥。

三、方劑選讀

1.處方名：牡蠣殼方。
2.組成：蝦牡蠣殼三份、甘草一份。
3.煎法：研磨成細粉，和勻。
4.服法：每日服一錢，每日服三次。
5.使用：牡蠣殼方有制酸、鎮靜、收濇的效果，對消化性潰瘍有一定的療效。

四、典籍研究

1.《本草綱目》：
 (1)牡蠣殼（牡蠣科）：治心脾氣痛、心脅下痞熱。
 (2)甘草（豆科）：治腹中冷痛、補脾胃、長肌肉、和藥。
2.《本草備要》：
 (1)牡蠣殼：鹹、濇、微寒。消瘰結核，老血痂瘕。治遺精崩帶，止嗽斂汗，固大小腸。治虛勞煩熱，溫瘧赤痢，利濕止渴，爲肝腎血分之藥。
 (2)甘草：甘、溫。補脾胃不足，而瀉心火。入和劑則補

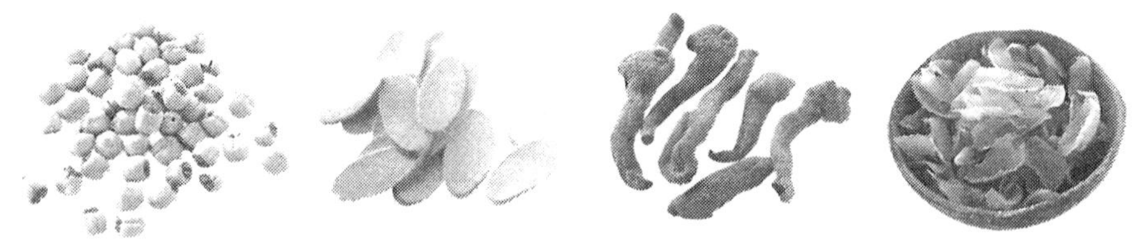

益，入汗劑則解肌，入涼劑則瀉邪熱，入峻劑則緩正氣，入潤劑則養陰血。生肌止痛，通行十二經，解百藥毒。

3.現代藥理：

(1)牡蠣殼：收斂作用、鎮痛作用、消炎作用、抑制胃酸分泌。

(2)甘草：抗潰瘍作用、抗炎及抗變態反應作用、抗菌作用、鎮痛作用。

五、保健預防

1.注意保暖，減輕寒冷壓力。

2.保持情緒平穩，暴喜暴怒皆不宜。

3.戒菸，因爲抽菸使潰瘍好得慢，而且容易復發。

4.正常飲食，避免茶、酒、咖啡、刺激性食物。

5.禁止吃消夜。

6.平時應注意精神與飲食調攝，避免過度緊張和情緒不穩。飲食要定食定量，過冷過熱和刺激性食物都應少吃，這樣才能預防潰瘍再發。

六、臨床常用方法

1.處方：安中散、香砂養胃湯、小建中湯、理中湯、六君子湯。

2.穴位：足三里、上脘、下脘、豐隆、內關。

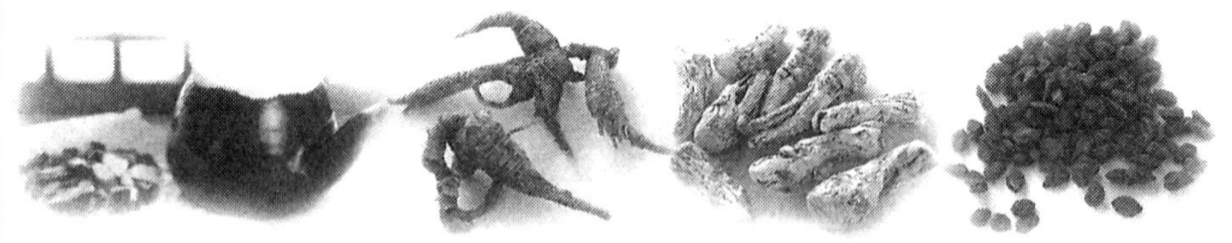

消化不良

一、何謂消化不良？

凡是反覆發作或是持續性的上腹疼痛、不適感，合併有腹脹、噁心、食慾不振、嘔吐及胸口灼熱等症狀，時間超過兩週至數月以上者，稱之爲消化不良。消化不良是病人常用來描述與進食不適有關之種種症狀的名稱。從原因上來區分，可分爲器質性及功能性兩種消化不良症，前者如慢性胃炎、胃食道逆流症、潰瘍、腸胃道腫瘤、膽石症、胰臟炎或胰臟癌等，至於有許多患者因長久困擾於上腹不適且未能痊癒而求診過多家醫院，也耐心重複地接受過各種檢查，如胃鏡、超音波、上消化道攝影等等，但是始終找不出根本的原因，這一類患者極有可能是屬於後者功能性消化不良症，且其治療是以改善症狀爲主。此外消化不良可能是腸胃道疾病所造成的，如消化性潰瘍、食道狹窄、食道回流、胃炎、腸炎、腸阻塞等；亦有可能與其他器官的病狀有關，如膽囊炎、肝炎、脾臟炎等。其他如紅斑性狼瘡等全身性疾病和焦慮、沮喪等情緒因素，也會引起消化不良。

消化不良的常見症狀有：呑氣症、噯氣、心口灼痛、反胃等。這些消化不良的症狀，若無顯著的病理因素，多歸因於精神性原因。

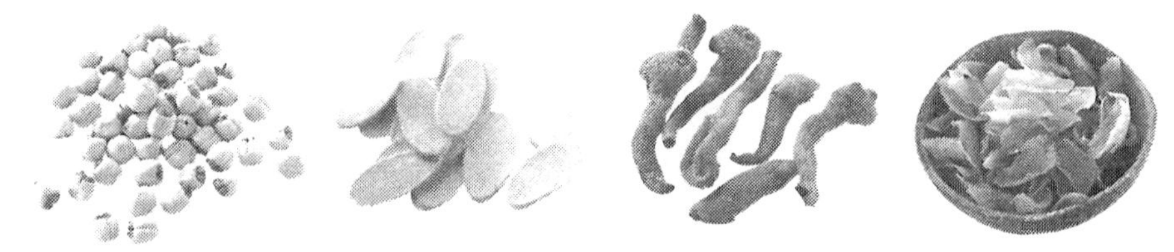

二、中醫的看法與處置

基本上消化不良症屬於中醫學上「胃痛」、「嘔吐」、「食滯」、「泄瀉」等範疇，依照辯證論治又可將其分爲許多種證型，雖然功能性消化不良症，其潛在的病理因素較爲複雜，外在表現也多樣化，但在臨床上現代醫學將其分爲四種不同形態，而依照每一種形態的特徵表現，再配合中醫辯證論治的理論與方法，可將傳統中醫學運用於現代醫學的診斷與治療中，而發揮其調節全身機能的優點，不僅對於功能性消化不良症有效，且對於其他功能性疾病亦有助益，更能達到治療的目的，即症狀改善與增進生活品質。此四種形態分述如下：

(一)似潰瘍型

這類患者具有消化性潰瘍疾病的特徵，除上腹痛外且有一些症狀出現，如夜間疼痛或半夜疼痛而甦醒，用制酸劑後疼痛可以緩解等，依辯證可分寒（潰瘍已久）、熱（潰瘍初發）二型，常用之藥物如乾薑、人參、黃耆、丹參、川七、黃芩、牡蠣、黃連。

(二)似胃酸逆流型

這類患者具有上腹不適同時伴有胸口灼熱感，依辯證可分肝胃鬱熱及脾胃虛寒兩種，前者吐酸時作，噯氣臭腐，胃脘飽悶，大便臭穢，兩脅疼痛，心煩易怒，舌質紅，苔黃厚，脈弦滑；後者吐酸時作時止，胸脘脹悶，噯氣臭腐，喜唾涎沫，喜熱飲，四肢不溫，乏力，便溏，舌淡紅，苔薄白，脈沉遲。

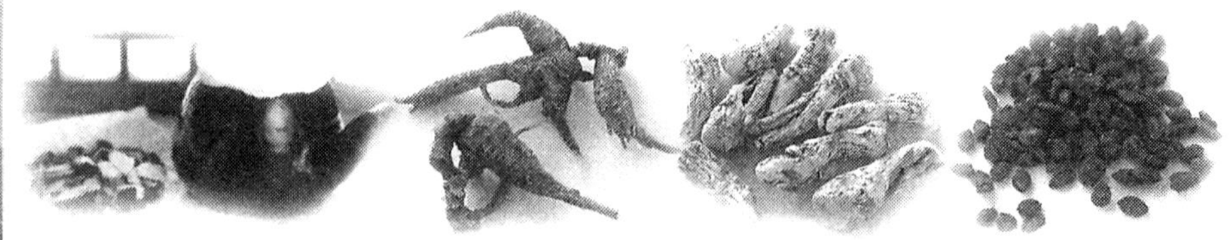

(三)似蠕動異常型

這類患者容易出現餐後腹脹，過度飽氣，噁心或嘔吐，偶爾也會出現上腹部疼痛，依辯證大約可分成飲食積滯及脾胃虛弱二型，常用之方劑如保和丸、平胃散加減、補中益氣湯加減、芍藥甘草湯加減等。

(四)其他型

凡是不符合上述三型之特徵者皆可稱之，臨床上中醫師常會詳細訊問病史、生活、飲食、環境、工作及心理情緒等加以綜合判斷，因此常使用之方劑也較多，如藿香正氣散、安中散加減、半夏瀉心湯加減、逍遙散加減及香砂六君子湯加減等，隨症情之變化而調整用藥。

三、方劑選讀

1.藥茶名：消滯茶。
2.組成：山楂十克、麥芽十克、陳皮六克。
3.煎法：以上三藥，加適量水，煮成藥飲。
4.服法：代茶頻飲。
5.使用：消滯茶具有消食化滯的功效，對於此類消化不良有療效。

四、典籍研究

1.《本草綱目》：

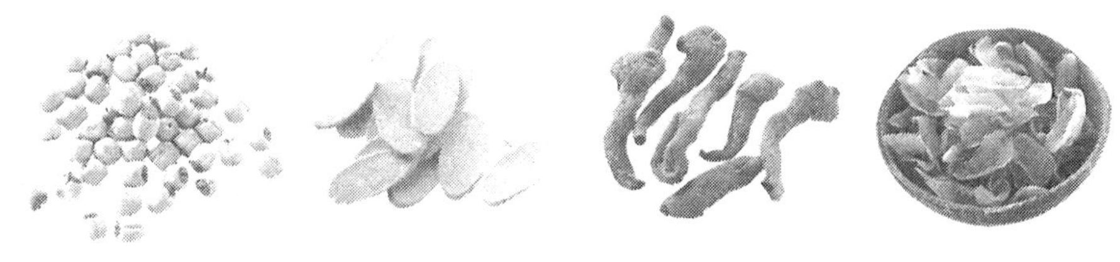

(1)山楂（薔薇科）：消食積、消肉積、癥瘕、化飲食、補脾、健胃、行結氣、痰飲痞滿吞酸。

(2)麥芽（禾本科）：消化一切米麵諸果食積，消食和中，開胃、補脾胃虛、消痰食、破癥結。

(3)陳皮（芸香科）：療脾不能消穀，療嘔噦反胃嘈雜，利水穀、開胃。

2.《本草備要》：

(1)山楂：酸、甘、鹹、溫。消食磨積、止兒枕痛、發小兒痘疹。

(2)麥芽：鹹、溫。能助胃氣上行而資健運、補脾寬腸、和中下氣、消食除脹。散結祛痰，化一切米麵果食積，通乳下胎。

(3)陳皮：辛、苦、溫。同補藥則補、瀉藥則瀉、升藥則升、降藥則降，為脾肺氣分之藥。調中快膈，導滯消痰，利水破癥，宣通五臟，統治百病，皆取其理氣燥濕之功。

3.現代藥理：

(1)山楂：降血脂作用、消食作用、助消化作用、刺激消化道作用。

(2)麥芽：助消化作用。

(3)陳皮：刺激消化道作用、有利於胃腸積氣排出、鬆弛胃腸平滑肌作用、抗炎、抗潰瘍作用。

五、注意事項

器質性消化不良症的治療，現代醫學有不錯的療效，至於

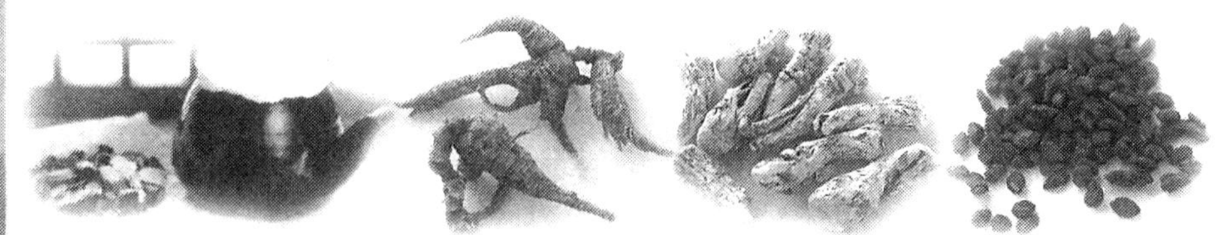

功能性消化不良症的治療，除了可採用配合或單一的中醫藥治療之外，患者生活方式的調整亦不可或缺，比如遠離菸酒及刺激性的食物、規律的生活、定時定量進食、適當適量的運動，加上自我情緒的調整，及透過氣功靜坐調息的鍛鍊，平衡人體自律神經的調控，如此方能收事半功倍之效。

六、臨床常用方法

1.處方：黃耆建中湯、香砂六君子湯、理中湯、平胃散。

2.穴位：足三里、中脘、豐隆。

常見胃痛

一、前言

胃痛常被廣泛使用，它對於不同的人可能有不同的意思，如果不仔細對它分析清楚，有時會引起混亂，甚至誤會。現代人生活緊張、壓力大、三餐不定、暴飲暴食，胃痛已成很多人共有的毛病。胃痛是一種病患的自覺狀況，通常是指「胃」這個消化器官產生病變。但是胃痛可能表示三種不同的痛，第一種所謂的胃痛，即是醫學上的腹痛，有人把發生在腹部的疼痛，不管是上腹部還是腹中央，甚至是下腹部和兩側，一概稱之為胃痛。這些多是對生理醫學較陌生外行的人，由於胃痛指的範圍很大，所牽涉的疾病也就很多。第二種人稱的胃痛，指

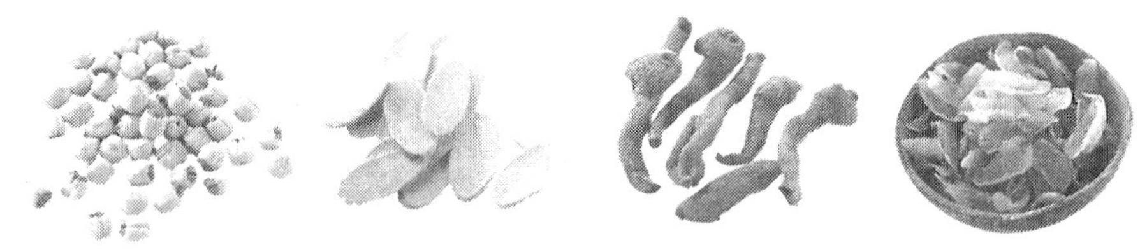

的是上腹部的疼痛。這種人多是對人體生理有一定的認識，知道胃所處的位置，故稱之爲胃痛。可惜上腹部位發生的疼痛並不一定是由於胃發生了毛病引起的，有時胰臟發炎或腸道梗阻等也會引起上腹部的疼痛。但和上一種人來說，這種胃痛的含義狹小多了。第三種是本文所指的典型的胃痛，純粹是指因爲胃部病變而發生的疼痛，是解剖上特指的胃部，而不是他人泛指的腹部或肚部。胃部因爲發炎和潰瘍會引起疼痛，這種疼痛多半發生在上腹部，而且多會在服食胃藥之後症狀有所減輕。對於病因尚未明瞭的疼痛，即使是發生在上腹部，他們都會願意用腹痛或肚痛來稱謂，因爲潛在的病因可能是跟胃部病變完全無關的疾病。

二、常見原因

最常見的病因是急慢性胃發炎及胃潰瘍，甚至胃穿孔、胃癌。臨床上，可由胃的痛法、痛的時間及其他伴隨症狀，做鑑別診斷。

除此之外，胃酸過多、幽門狹窄、吃過多、吃不易消化的食物或壓力過大，也會引起胃痛。

三、中醫觀點

《黃帝內經》早載有「胃脘痛」之名，例如在《素問・六元正記大論》說：「木鬱之發……民病胃脘當心而痛。」進一步指明了胃痛的發生與木鬱（即肝鬱，也就是指精神情緒等）爲病，横逆犯胃有關；《醫述・心胃痛》有：「胃痛有食、

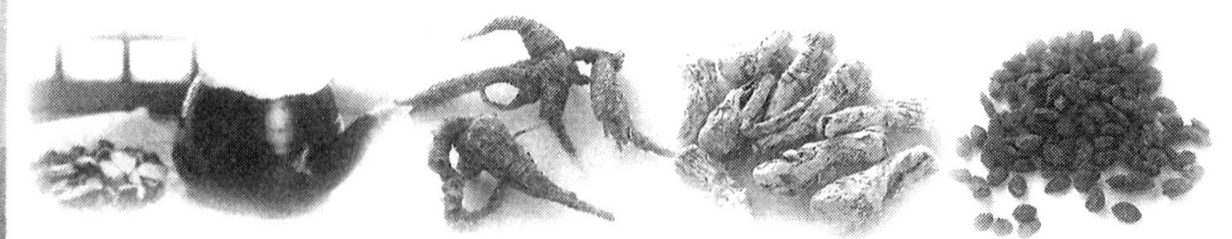

痰、死血、氣、寒、火、中氣虛之別。」一般在臨床上中醫將胃痛分為寒邪犯胃、飲食傷胃、情志不暢以及體虛久病等不同類型。胃痛一病，一般說來預後尚好，但若出現嘔血之症或見便血之症，皆為病情發展的嚴重階段；若吐血量多，或反覆不止者，則屬危證，如不能及時止血以斷其流，常會危及生命；其次，若痰瘀互結胃脘，形成癥積，觸之有塊，形體迅速消瘦，脘痛難忍，常規藥物難以止痛，甚則嘔吐赤豆汁者，其預後極差，亦屬危險症候之列，不可不小心。中醫對於胃痛的治療，以理氣和胃為基本原則，此外，中醫歷代以來對於痛症的治療有所謂「通則不痛」之說，亦即解除致痛原因，以達止痛之效，千萬不能狹義的理解，更不能把「通」看作是「通下」法（即瀉下大便之意）。

四、方劑選讀

1.名稱：乾薑飲。
2.組成：乾薑三克。
3.煎法：乾薑磨成粉，加入米湯內調勻。
4.服法：一日三次，飯前溫服。
5.使用：乾薑飲可以暖胃止嘔，適用於虛寒性胃痛，尤其適合冬天遇冷則胃痛者，但有胃出血則禁用。

五、考據及研究

1.《本草綱目》：

乾薑（薑科）：治寒冷腹痛、脾胃虛冷、溫中開胃、消

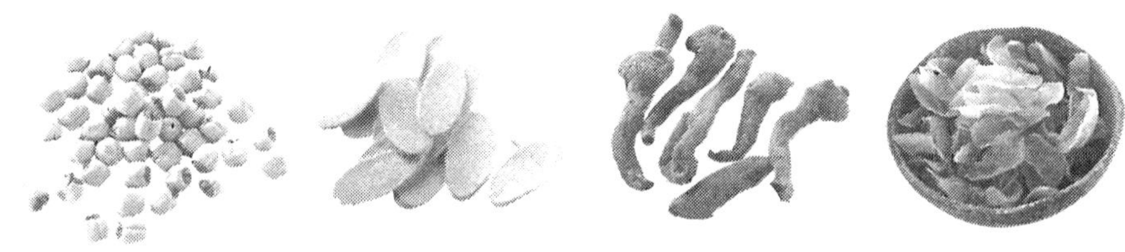

宿食、腹臟反胃乾嘔。

2.《本草備要》：

乾薑：辛、溫。除胃冷而守中、定嘔消痰、去臟腑沉寒痼冷、治反胃下痢、寒痞冷痺。

3.現代藥理：

乾薑：健胃作用、刺激消化作用（使腸張力及蠕動增加）、止嘔作用。

六、護理保健

1.禁止酒、咖啡、濃茶、辛辣調味之品。

2.萎縮性胃炎是因胃腺被破壞，胃蛋白酶與鹽酸的分泌減少，形成低胃酸症。臨床症狀有：胃部脹悶鈍痛、食慾不振、消化不良、打嗝、噁心等。若胃痛是因萎縮性胃炎引起的，可取黃連五百克、食醋五百毫升、白糖五百克、山楂片一千克，加開水四千毫升，混合浸泡七日，即可服用。最好使用玻璃罐裝存，每日服三次，每次五十毫升，飯後服，連服三個月，可見效果；此外萎縮性胃炎的患者，宜餐後吃些酸性食品，幫助胃酸分泌，有助於消化。

3.若胃痛是因潰瘍引起的，維生素A及C對於潰瘍患者是重要的，因爲它們對於保護黏膜及傷口癒合而言是重要的營養素，應該多多補充；此外禁止吸菸，因爲抽菸會加重潰瘍，使得黏膜不容易癒合。

4.潰瘍患者應該定時、定量，能少量多餐會更好。

5.壓力絕對是潰瘍的促成因素。因此，心情保持愉快，減

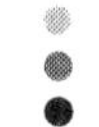

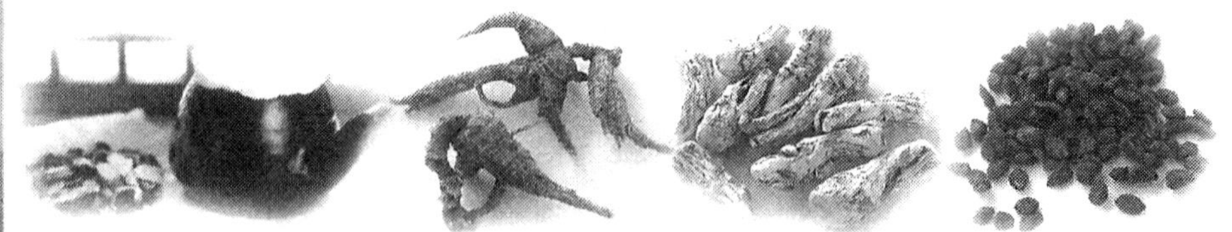

少無謂的煩惱是必需的。盡可能的保持生活規律，作息正常，並應有足夠的休息。

七、臨床常用方法

1.處方：安中散、芍藥甘草湯、左金丸、小建中湯。
2.穴位：足三里、中脘、內關。

脂肪肝

一、概述

脂肪肝是指肝內的脂肪含量，主要是三酸甘油酯（triglyceride）的含量超過肝總重的5%以上，或者肝組織切片超過10%以上的肝細胞有脂肪空泡堆積的情形。台語俗稱爲「粉肝」或「肝包油」，菜市場豬肝中的「粉肝」及法國料理中的「鵝肝醬」即是脂肪肝。近年來由於影像學的發達，不必經切片，也可以借助腹部超音波或電腦斷層等儀器診斷之。雖然脂肪肝不是什麼大病，但卻意味著健康已亮起紅燈，是身體潛藏有不良狀況的警訊。

二、病因與治療

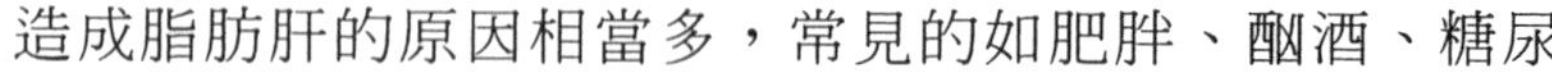

造成脂肪肝的原因相當多，常見的如肥胖、酗酒、糖尿

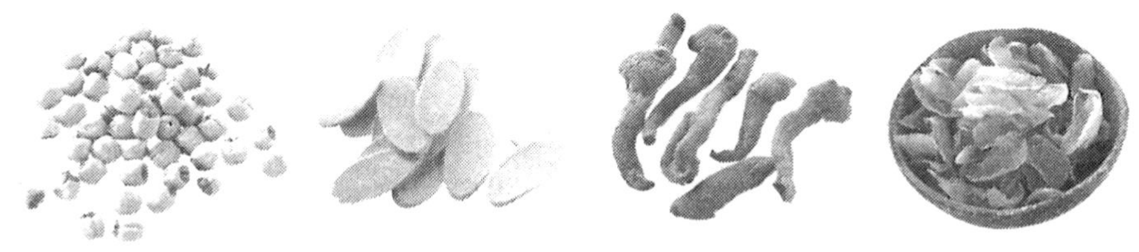

病、血脂肪過高或急慢性肝炎等。此外一些罕見的原因，如一些先天性代謝疾病（Wilson disease, Tyrosemia等）、藥物（如類固醇、Tamoxifen、Amiodarone等）、全腸道營養（Total parenteral nutritian, TPN）、體重減輕過快、化學物質或其他環境因素等等。另外，有些找不到可以適當解釋的原因者，則歸類爲「特發性」脂肪肝。近年來隨著經濟的發展，國內肥胖、糖尿病及血脂肪過高的人口也愈來愈多，因此有脂肪肝的人也與日俱增，根據台灣肝臟學術文教基金會過去的調查顯示，國內成年人口脂肪肝的盛行率高達26%至34%，值得大家警惕，以免到處都有「粉肝」、「人肝醬」。

脂肪肝要不要緊呢？其實主要是視其造成的原因而定。如果是酗酒所造成的，則隨著持續飲酒不斷對肝臟造成破壞，就會演變成酒精性肝炎、肝硬化甚至導致肝癌的產生。如果是B型或C型肝炎病毒所造成的，則其臨床症狀主要是隨著B型或C型肝炎病毒的活動而變化，當然就有可能形成慢性肝炎、肝硬化，甚至肝癌等等。因此若病人本身沒有B型肝炎、C型肝炎、酒精性肝病及一些少見的先天性代謝性疾病，肝功能指數（AST，ALT值）正常，而只是超音波發現有脂肪肝的話，那麼其病程通常相當溫和，少有太大問題，只要定期追蹤即可。但如果有ALT值上升兩倍以上，而且排除了病毒性肝炎、酗酒、自體免疫性肝炎及一些先天性代謝異常的疾病（如Wilson disease、血鐵色素沉著症等），則可能是「非酒精性脂性肝炎」（Nonalcoholic Steatohepatitis, NASH），而不是單純的脂肪肝而已。「非酒精性脂性肝炎」主要是肝切片有類似酒精性肝炎的病理變化，但事實上病人卻沒有明顯的喝酒史，大都發生在女性、肥胖、高血脂及糖尿病患者。國外的報告發現此類的病人

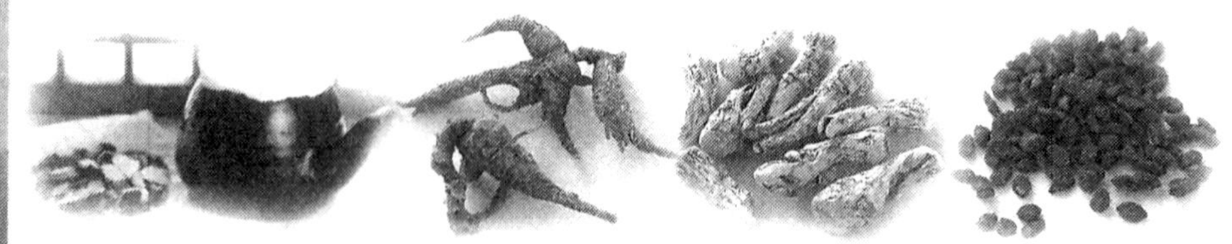

有些於切片病理檢查上已有纖維化的變化，但大部分的人其臨床的變化進展仍是相當溫和，不過有少部分的人可能會進展到肝硬化的階段。這是值得我們注意的。

脂肪肝的治療主要是針對其造成的原因來治療。如果是酗酒引起，那首要的工作就是戒酒，絕對不要妄想有任何藥物可以讓你開懷暢飲又可以保護肝臟不受到損傷；如果是因爲糖尿病或血脂肪過高，那就要控制血糖及血脂肪並適當運動，如此才有可能改善。如果是因爲體重過重引起，那麼該適當的減輕體重，而且減重往往也可以改善血糖及血脂肪過高的情形，而使脂肪肝獲得改善；但如果臨床上懷疑爲「非酒精性脂性肝炎」時，建議應定期追蹤，必要時可以進行肝穿刺切片來證實。雖然目前仍無已被完全證實有效之藥物，但初步的試驗認爲某些藥物可能可以改善肝功能。

三、中醫觀點

就中醫的觀點而言，脂肪肝是「痰」與「瘀」積聚於肝臟的結果，其中所謂的痰、瘀並不是狹義的咳痰或瘀血，而是指「濕濁」等病理性代謝產物，長期停滯於組織器官，導致其穢濁蘊結，氣血停滯，影響了正常的生理功能之運行。中醫書籍中曾指出：「肥人多痰濕」，綜合以上所述，正可說明肥胖者容易患有脂肪肝，也足以印證其體質的基本特質。此外脂肪會堆積在肝臟，自然也會堆積在心臟、血管之中，因此如何改變飲食習慣，調整生活形態，是現代人應該重視的一大課題。

中醫治療脂肪肝可朝幾個方向處理，第一要疏暢肝氣，當患者情緒欠佳、胸口鬱悶、右腹下肝區常覺悶痛、容易腹脹，

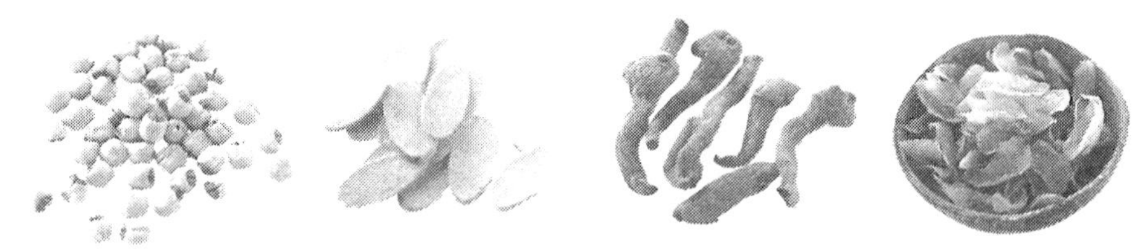

這便是所謂「肝氣鬱滯」的表現，可用柴胡疏肝的方法來調暢肝氣，使肝氣順暢、氣血流通，痰瘀穢濁自然不易聚留。第二要袪濕清熱，台灣屬於亞熱帶海島型氣候，加上民眾嗜食生冷瓜果、煎炸食物，所以病患多少都患有「濕熱」的體質成分，尤其是有肝病之患者，由於體內挾有「濕」，所以會出現疲倦、頭暈、胸悶、胃脹、食慾不振，由於體內挾有「熱」，所以會口乾口苦、失眠多夢、煩躁易怒、小便很黃甚至便秘等俗稱「肝火大」的症狀，這些可用化濕清熱的方法來調整體質的偏頗。第三要除痰化瘀，濕聚日久，乃化爲痰，終至血脈不通，所以清除痰瘀是針對脂肪肝的根本治療。此外，像茵陳蒿、澤瀉、山楂、決明子、大黃……等中藥也已證明有清除脂肪的作用，均可根據以上三種方法隨症加減，由於每位患者的體質各異，並非每個人都能服用，因此最好能請醫師來爲您診察、開立處方。

近年來有一些臨床研究指出：脂肪肝屬於肝臟代謝障礙性疾病，基本上生理作用是可逆的，只要合理用藥，配合調整飲食，增加規律運動量，應該是可以改善的。例如治療方面以疏肝解鬱、清肝瀉熱、活血化瘀爲本。應用中醫所謂的「清肝活血法」治療脂肪肝，臨床觀察結果顯示，「清肝活血法」除了改善脂肪肝患者的臨床症狀，並且回縮肝臟，促進脂質代謝恢復正常，對降低膽固醇、三酸甘油酯有一定的作用。常用的中藥包括柴胡、赤芍、鬱金等疏肝解鬱、行氣導滯；山楂、丹參等活血化瘀，行肝經之瘀；何首烏、生地等中藥滋陰養血，活血而不傷陰；川楝子、決明子、柴胡等糾正脂質代謝紊亂，以及抗肝損害的作用；山楂、赤芍等降低血漿總膽固醇，赤芍、丹皮等中藥保護肝細胞，有較強的抗凝血、防止血栓形成、改

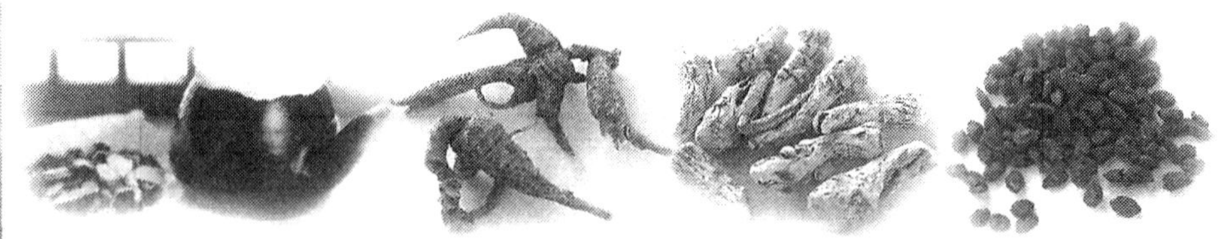

善肝臟微循環作用；澤瀉、何首烏等降血脂、促進脂肪代謝功能。採用辨證論治，諸藥配伍隨症加減變化，共奏疏肝解鬱、清肝瀉熱、活血化瘀之功，使氣行濕化、瘀血清、腑氣通，使積聚肝內的脂肪得以消除。

四、護理與預防

要預防脂肪肝，就要預防以下六種原因：

1.大家都知道減肥不容易，因此預防肥胖最重要。每個人都應該知道自己的理想體重是多少，一旦開始超越，就要小心控制，否則胖起來後要減肥就事倍功半了。有一個簡易的計算公式可供參考：
理想體重（公斤）＝22×身高^2（公尺）。

2.高血脂者需要控制飲食，尤其脂肪類，必要時得依照醫師指示服藥。

3.糖尿病則須加緊控制，尋求營養師及醫師之指導。

4.每日飲酒不超過一至二份，亦即大約一大杯啤酒之量。

5.預防B、C型肝炎感染，避免不必要之手術、輸血、打針、針灸、穿耳洞、刺青、拔罐，以及任何侵入身體、皮膚之動作。

6.除非必要，否則避免吃藥打針，而且最好知道自己用的是什麼藥，以備副作用發生時參考。

7.規律的運動，配合清淡的飲食，減少吃大餐，尤其是標榜吃到飽的飲食方式儘量不要參與。

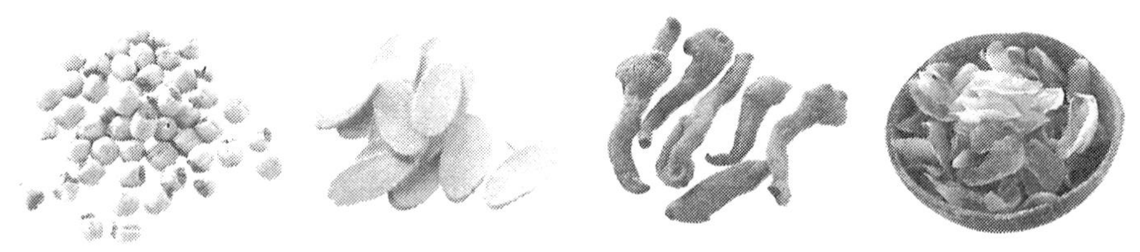

漫談肝炎

一、肝臟的生理

肝臟是人體內最大的實質腺體，同時也是體內最大的器官，重量約在一千二百至一千五百公克；其表面呈紅褐色，光滑而質地脆弱。它位於右上腹部與橫膈膜下方之間的區域；在解剖學上，肝臟主要分爲四葉，其中右葉最大，約占整個肝臟的五分之四，以鐮狀韌帶與左葉分隔；左葉約占肝臟的五分之一；其餘肝葉較小，包括有尾葉（在肝的背腹面）以及方葉（在肝的前下緣）。

二、何謂肝炎？病毒肝炎？肝炎病毒？如何傳染？

肝臟受到某些濾過性病毒（簡稱病毒）、細菌或寄生蟲之感染、嗜酒、某些藥物或化學物質等傷害，而在肝組織內發生肝細胞變質、壞死、白血球浸潤等炎症反應，就稱爲肝炎。病毒中有一群侵入體內，主要進入肝細胞內，而在肝細胞內繁殖，造成感染，經過一段潛伏期，所引起的肝臟發炎，就是急性「病毒肝炎」，這群病毒被稱爲「肝炎病毒」。肝炎病毒目前已被發現的有A型、B型、C型、D型及E型等五種，可能還有其他肝炎病毒如F型、G型……等尚未被證實。臨床一般來說，肝

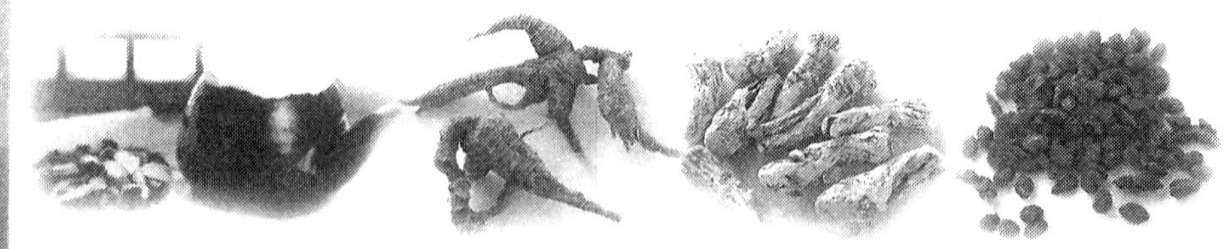

炎可分急性肝炎（acute hepatitis）及慢性肝炎（chronic hepatitis），須知血清中ALT（GPT）及AST（GOT）的濃度代表肝臟細胞被破壞的程度，而非代表肝臟正常的功能。因此所謂慢性肝炎是指B型、C型、D型肝炎，於急性期過後並沒有徹底痊癒，而ALT（GPT）及AST（GOT）持續不正常超過六個月以上便是。

A型和E型肝炎病毒主要都是經口傳染，如果沾上A型或E型肝炎病毒之食物未經煮熟、飲水未經煮沸或取的手、容器未清洗乾淨，而將病毒吃進去，就會經小腸引起感染。A型肝炎病人發病前一至二星期，病人的糞便中就會排出大量A型肝炎病毒，因此病人在還沒出現症狀之前，其受糞便污染的手或所排出之糞便，就可能經由上述傳染途徑再傳染給別人。

B型、C型和D型肝炎的傳染方式相似，主要是由帶有病毒的血液或體液進入人體內而傳染。B型肝炎的傳染途徑：(1)垂直感染：分娩的過程中由母親的血液經產道傳染給胎兒，約占40%至50%。(2)水平感染：經由皮膚、黏膜的傷口、血液和其他身體的分泌物而進入體內，如同性戀、紋身、穿耳洞、輸血、打針、針灸、共用刮鬍刀、共用牙刷……等傳染。C型肝炎的傳染途徑：C型肝炎主要是經由帶有病毒的血液或體液進入體內而傳染，為輸血後急性肝炎的主因。其傳染途徑類似B型肝炎的水平感染。

A型肝炎病毒進入體內後，約經過二至六年的潛伏期，然後可能引發急性肝炎，病人可能會噁心、厭食、倦怠、黃疸、發燒、上腹部疼痛。有很多人感染後沒有症狀，尤其年紀愈小的人，感染A型肝炎症狀愈輕。患了A型肝炎，多數會痊癒，產生抗體，對本項病毒具有抵抗力，只有極少數的人會發生猛

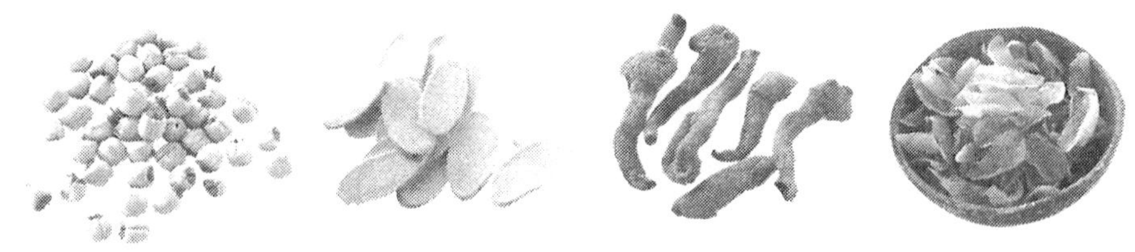

爆性肝炎而死亡。E型肝炎的臨床症狀跟A型肝炎類似，也和A型肝炎一樣是屬於自癒型的急性疾病，不會變成慢性肝炎。一般人感染E型肝炎，死亡率很低，但若是孕婦感染E型肝炎，依印度等地之流行情形，其死亡率可高達10％至20％。至於B型、C型或D型肝炎的症狀與A型肝炎相似：(1)一般人多無症狀，須經驗血才能確定。(2)部分人會有食慾不振、全身無力、疲倦、噁心、嘔吐等症狀，但無黃疸。(3)少數病情比較重的患者會有黃疸，使皮膚和眼白呈黃色，尿呈茶褐色。(4)這三種肝炎，部分會變成慢性。六歲以內感染B型肝炎病毒，易變成慢性；成人時感染，則不易變成慢性。但成人感染C型與D型肝炎病毒，也易變成慢性。

三、認識B、C型肝炎

全世界B型肝炎表面抗原陽性的人口約有三億至四億人，這些所謂的「帶原者」，大部分散布在以中國人為主要的亞洲地區，以及大洋洲、非洲等地區；其中，中國人約占所有「帶原者」的75％，這些高B型肝炎感染率的地區，亦同時是肝細胞癌的盛行地區。在台灣地區，一般人口之B型肝炎表面抗原（HBs Ag（+））陽性率高達15％至20％，這些人就是所謂的B型肝炎「帶原者」，而台灣地區四十歲以上的人口群中，90％以上的人都曾經感染過B型肝炎病毒，因而帶有B型肝炎表面抗體（Anti-HBs），「帶原者」中有25％至40％最終將死於肝疾病。至於C型肝炎，在台灣根據流行病學的調查指出，北部地區慢性C型肝炎病人數占全人口之1.5％至2％，而中南部沿海地區鄉鎮有些盛行率可高達20％至60％，感染途徑以輸血及非

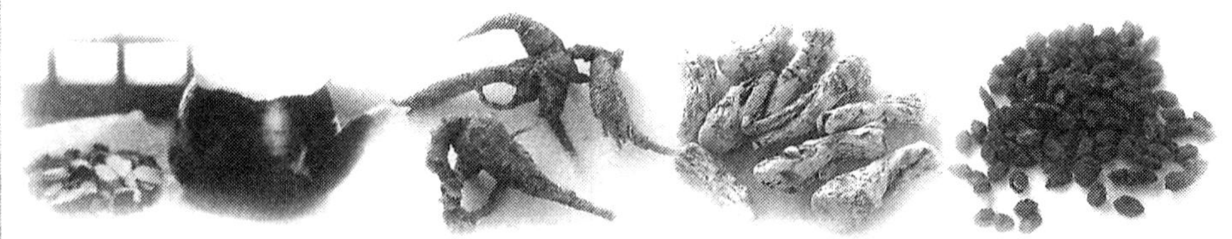

拋棄式針頭之使用有密切關係，在台灣HBs Ag陰性之慢性肝炎患者中，60%是因C型肝炎病毒感染，可說是慢性肝炎之第二大元兇。根據長期追蹤慢性C型肝炎病人，可發現有相當比率的病人會進展至肝硬化，而且長期C型肝炎病毒之感染也與肝細胞癌之發生有關，由於C型肝炎病毒之外套區基因變化迅速，所以C型肝炎病毒疫苗之發展困難遠大於B型肝炎，故慢性C型肝炎之治療也是刻不容緩。以上這些「帶原者」的存在代表著兩種意義：其一是他們體內帶有B型或C型肝炎病毒，成為散布病毒感染源；其二長期在肝臟內帶有病毒者，較容易發生慢性肝炎、肝硬化，甚至肝細胞癌。

四、現代醫學的現況與治療

(一)B型肝炎

一九六五年B. S. Blumberg等人在白血病患者血清中發現一種新的抗原〔其後命名為澳洲抗原Australia antigen，亦即目前所稱之B型肝炎表面抗原（HBs Ag）〕之後，隨即開啓了研究B型肝炎的大門。到了一九七〇年，D. S. Dane等人首先從顯微鏡下發現完整的B型肝炎病毒（後稱為Dane particle）。B型肝炎病毒是屬於去氧核糖核酸（DNA）的病毒，直徑大小約為四十二毫微米之球型顆粒，中間含有密緻的球型顆粒，大小約二十二毫微米；外層則有七毫微米的外套所包被著，外套上含表面抗原（HBs Ag）；在核心中則含有病毒基因體，核心抗原（HBc Ag）、e抗原（HBe Ag）以及病毒聚合酶（polymerase）。B型肝炎病毒在宿主的肝細胞內複製，釋出表面抗

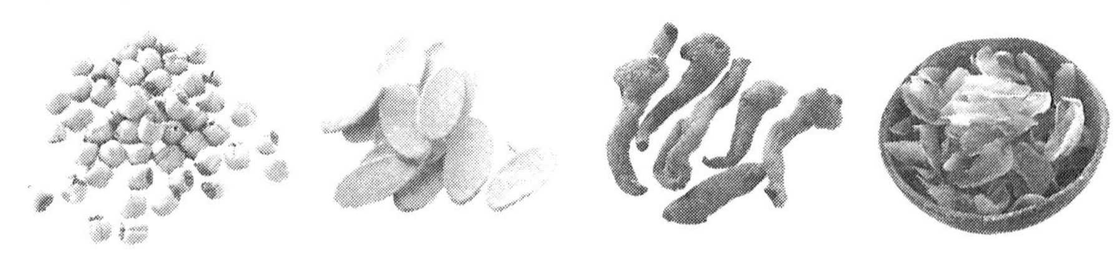

原、e抗原以及含有DNA的完整病毒顆粒到血流中。B型肝炎診斷是靠血清HBs Ag陽性來確定，如爲慢性持續性的感染，通常血清DNA或HBs Ag亦爲陽性；如果在緩解的階段，則血清DNA或HBs Ag即爲陰性，此時血清學的變化會同時伴隨著肝組織以及肝功能的改善。此外，慢性B型肝炎的自然病程，可依血清病毒標記以及組織病理的變化而分爲三期：分別是免疫耐受期（immune tolerance）、免疫廓清期（immune clarance）以及病毒核酸嵌入期（integration）。

成人感染到B型肝炎的個體，大部分是沒有症狀的，其中只有約25％會表現出急性肝炎的臨床表徵，只有10％可能會演變成慢性肝炎，亦即表面抗原持續在血清中存在的期間大於六個月以上，這一群人便是將來形成肝硬化或肝癌的高危險群；此外有1％個體會演變成猛爆性肝炎，其死亡率高達80％至90％，然而，嬰幼兒時期如果感染到B型肝炎，則有超過90％的機會，將來會演變成慢性肝炎；所以若愈早接觸到B型肝炎病毒，則其成爲帶原者的機會也就愈大。在治療方面，慢性B型肝炎的治療有二：其一是利用α干擾素或Thymosin等藥物來加強宿主的免疫反應；其二是利用藥物來抑制病毒的複製。例如：肝安能（Lamivudine）。干擾素之療效相較於歐美而言，在中國人較差，根據香港大學一些學者的研究發現，僅有15％的中國患者經干擾素治療後HBs Ag消失，單一使用干擾素的效果不理想，尤其是對有免疫壓抑（immunosuppressed）之病人或是肝功能正常的健康帶原者，其治療效果更是不佳，所以對慢性B型肝炎使用干擾素治療，須愼選適合的病例才能使用，一般以慢性肝炎超過六個月以上（亦即肝功能ALT升高且HBs Ag陽性）而且病毒複製活躍（亦即HBe Ag陽性，HBVDNA陽性）

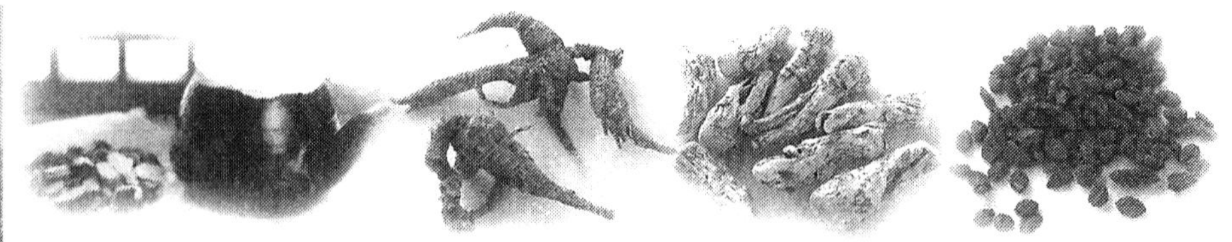

者，而且治療劑量爲五百萬至一千萬單位皮下注射每週三次，療程四至六個月。

α干擾素的副作用包括：發燒、寒顫、倦怠、肌肉痠痛、頭痛等急性副作用，以及倦怠、憂鬱症、骨髓抑制等慢性副作用，此外如果病患有肝硬化（腹水、食道靜脈瘤出血、血清白蛋白每公合小於零點零三克），同時合併其他重大疾患，如身體免疫性疾病或控制不良的精神疾病等，皆是禁忌症。至於肝安能主要的功能在於抑制病毒的繁殖，減少肝臟的發炎，但並不能完全消滅病毒，對於程度較厲害的急性發作，口服肝安能大都可以抑制B型肝炎病毒的活性，使肝炎迅速緩和，因此對於GPT值上升到標準值的五倍以上，ｅ抗原陽性的狀態，用肝安能來治療效果較好，若是GPT值在標準值的二至五倍時，效果較差，要不要治療仍有爭議，如果是健康帶原者，服用肝安能，不僅無法將病毒消滅，還可能產生抗藥性，將來萬一需要服用此藥時，反而失去效果。此外肝安能也適用於B型肝炎帶原者接受器官移植，或併發癌症接受化學治療，特別是對肝功能衰竭的患者，如果發現有黃疸現象時（血清總膽紅素值每公合小於三毫克），盡速使用，大多數患者皆能存活。今將肝安能與干擾素治療慢性B型肝炎做一比較，列成表4-1。並將B型肝炎現代醫學的治療方法列表如表4-2。

表4-1　肝安能與干擾素治療慢性B型肝炎的比較表

藥物	肝安能	干擾素
GPT值在正常值上限二至五倍間	～30%	～30%
GPT值超過正常值上限五倍以上	～60%	～40%
停藥後肝炎復發比率（服藥九個月）	～50%	～20%

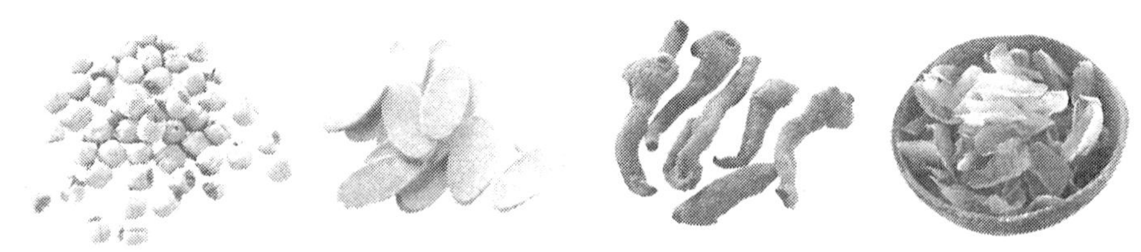

表4-2　B型肝炎現代醫學的治療方法

種類	病情	治療方法
B型肝炎	健康帶原者	定期檢查
	慢性B型肝炎，e抗原陽性，GOT、GPT達正常值五倍以上	注射干擾素或口服肝安能
	慢性B型肝炎，e抗原陽性，GOT、GPT達正常值二至五倍	要不要治療目前仍有爭議
	慢性B型肝炎，e抗原陽性，GOT、GPT達正常值二倍以上	保持定期追蹤

(二)C型肝炎

C型肝炎病毒是於一九八九年發現，早期被稱之爲非A非B型肝炎，C型肝炎病毒是一種去氧核糖核酸（RNA）病毒，感染宿主後，大約70％會進展成慢性肝炎，長期追蹤十年，有20％會演變成肝硬化；目前對慢性C型肝炎之診斷爲肝指數（ALT）異常超過半年，同時血清中C型肝炎抗體anti-HCV呈陽性，而目前欲瞭解病毒眞正的繁殖狀況，則必須藉著聚合酶連鎖反應（PCR）來偵測血中C型肝炎病毒核糖核酸（HCV RNA）之存在。在台灣HBs Ag陰性之慢性肝炎患者中，60％是因C型肝炎病毒感染，是慢性肝炎第二大元兇，由於C型肝炎病毒之外套區基因變化迅速，所以疫苗之發展有所困難。所幸，C型肝炎感染之後很少急性發作，大都是以慢性肝炎的情況表現，目前的治療是以注射α干擾素爲主，使用三百萬單位，每週皮下注射三次，爲期六個月，能使50％之病人血清ALT值降至正常，然而停藥之後，這些在治療結束時對干擾素有療效之病人約有一半會復發，而且在治療結束半年之持續療效（血中HCV RNA的清除）只有約10％至15％，到了一九九七年三月美國國

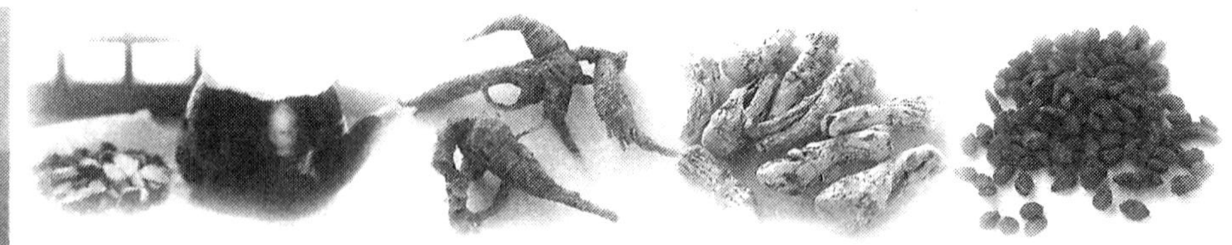

家衛生院綜合專家意見認爲，治療期延長至一年以上以降低停藥後之復發率及增加持續療效。但另外一個問題是病人的順從性將減低。臨床上，若使用干擾素三至四個月，血清ALT值未降至正常值或血清中 HCV RNA未明顯下降或消失，則可考慮合併抗病毒藥物（Ribavirin）之治療，最近發現，這種方法合併治療遠較單獨使用干擾素治療來得好；據報導，干擾素加上Ribavirin每天一千至一千二百毫克爲期六個月，其持續療效可達40％以上，是目前西醫治療慢性C型肝炎療效最好的一種方法。

五、傳統中醫學對病毒性肝炎觀點

在傳統中醫學裏頭沒有肝炎和肝硬化的名詞，因爲這兩個名詞是屬於現代醫學的病名。肝炎在中醫是屬於「溫病」範疇，而以濕熱病毒引起者爲主；肝硬化在中醫則稱之爲「肝積」或「脾積」。在肝炎患者出現的黃疸，傳統中醫學認爲是由於濕邪引起，臟腑辨證應責之於「脾」，而不是「肝」，這種理解並非中醫有誤，實際上乃是由於中、西醫學在語言及理論上發展不同所引起。

在中國醫學文獻中，有很多類似病毒性肝炎的論述，分述如下，例如：《黃帝內經》中指出：「濕熱相交，民病疸」，又云：「目黃者，黃疸」。漢代張仲景在《傷寒論》中對黃疸的病因、症狀和治療也都有詳盡的描述，在《金匱要略》中進一步把黃疸分成五類。《肘後備急方》中：「膚黃病初惟覺四肢沉沉不快，須臾見眼中黃，漸至面黃及舉身皆黃，急溺白紙，紙即如柏染者，此熱毒已入內」。明代張景岳拾繁從簡，

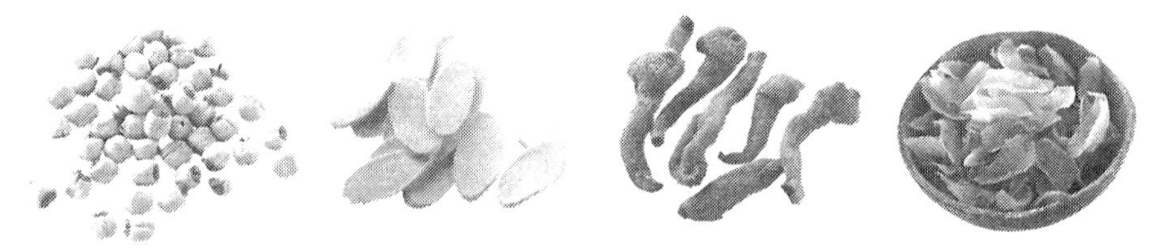

直接將黃疸症候群分為「陽黃」和「陰黃」兩大類。此外如《諸病源候論》指出：「四時之間，忽有非節之氣傷人，謂之天行。大體似傷寒，亦頭痛壯熱，其熱入脾胃，停泄則發黃」、「因熱毒所加，故卒然發黃，心滿氣喘，命在頃刻，故云急黃也」。唐代孫思邈《千金翼方》云：「凡過時行熱病，多必內瘀著黃」、《沈氏尊生方錄》中指出：「又有天行疫癘以致發黃者，俗稱瘟黃，殺人最急，蔓延亦烈」。以上所謂「天行」、「時行」皆是在六淫外邪因素發病機制下，強調天行時氣的毒害具有傳染性、流行性。綜合言之，傳統中國醫學對於病毒性肝炎的病因病機，主要是認為感受濕熱、疫癘或飲食不當。例如感受濕熱之邪、鬱而不達、蘊結在裏、脾胃受困、肝失疏泄、氣機阻滯，故見納呆、身困、脅肋痛等症。初起或見惡寒，發熱表證，若濕熱內感、薰蒸肝膽、膽液外泄，則發為黃疸。疫癘之邪，其性酷烈，人感受之極易蘊毒化火傷陰，且傳變迅速，致熱毒內攻、鬱蒸肝膽、傷及營血、內陷心包、發為急黃，可見壯熱、煩躁、面目深黃、肌膚瘀斑，或鼻衄便血，甚至神昏譫語。飲食失節、損傷脾胃、濕熱內生、鬱於肝膽，亦可發為黃疸，可見中醫典籍也注重飲食與肝炎發生的密切關係。

中醫將肝炎依其臨床表現分為五種主要證型，如下所述：

1.濕重於熱型者：主要表現出黃疸、疲倦、胃腸機能障礙、舌苔厚膩等症狀。
2.熱重於濕型者：口乾口苦、肝指數急速上升、煩躁、尿黃而少、便秘、舌紅、苔黃等症狀。
3.脾虛型者：主要以容易疲倦、胃口差、泄瀉等症狀為

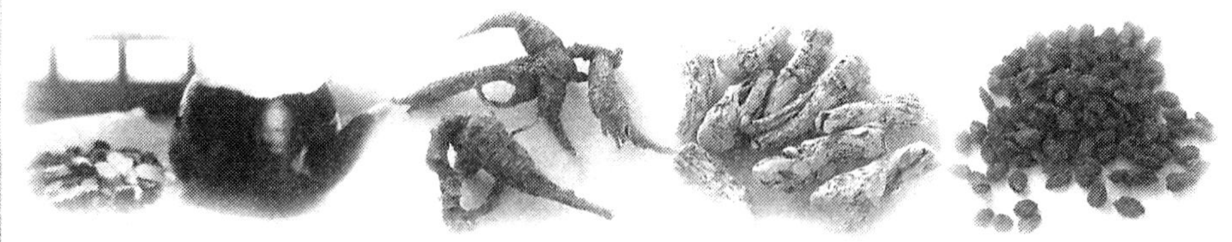

主。

4.肝陰虛型者：主要以頭面部潮熱、手掌紅熱、失眠頭暈、眼睛乾澀等症狀爲主。

5.氣滯血瘀型者：輕者表現出脅痛、腹部脹氣、容易生氣，重者則出現蜘蛛痣，或已進入肝硬化階段。

六、傳統中醫學治療病毒性肝炎的思路與角色

中國傳統醫學治療病毒性肝炎，主要是根據《黃帝內經》中「扶正」與「祛邪」兩大原則，換言之，根據病毒性肝炎所表現的不同症狀、病人身體的強弱，以及感受邪氣輕重，通過辨證而決定施治的方藥及其劑量。從前面現代醫學對B型、C型肝炎的治療明確地指出，加強病人的免疫力，對抗病毒的能力以及抑制病毒的複製，仍舊是當今最有效的兩種治療方法，未來的醫學在治療病毒性肝炎依舊是沿著這兩個方向，不斷地尋求療效的提高、副作用的降低、治療時機的擴大、治療禁忌證的減少，前者的方法便是「扶正」，後者的方法便是「祛邪」。大凡在歷代方劑以及藥物之中，「扶正」的方劑或藥物大都具有提升人體抗病能力，換言之，具有提高人體免疫作用的功能；「祛邪」的方劑或藥物則具有祛除外來邪氣的作用，換言之，具有抑制邪氣增長或消除病邪的功能。

從現代免疫學觀點而言，「扶正」是提升人體免疫機能，來達到間接抑制病毒的作用，而「祛邪」則是藉由藥物，來達到直接抑制或是殺滅病毒的作用，兩者的關係又恰似一補一瀉。根據中醫學的理論以及經驗，補法之中又大致可分爲補氣、養血、滋陰、補陽，瀉法之中也可分爲祛風、祛寒、祛

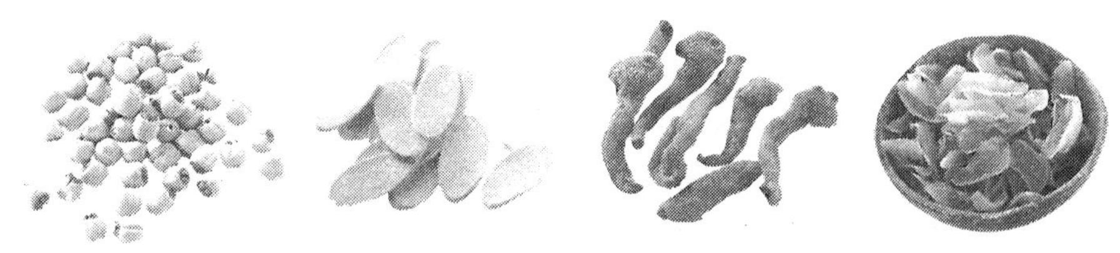

暑、利濕、潤燥、瀉火、通腑等諸法靈活運用。此外，中國傳統醫學的治療也可以彌補干擾素或抗病毒藥物不足之處，以及降低兩者所產生的副作用，例如：當病人處於e抗原陽性，GOT、GPT值介於正常值的二至五倍之間，或是GOT、GPT值異常但未達正常值兩倍以上，可採用一補一瀉的方法來治療，一方面扶助人體的「正氣」，另一方面祛除人體內的「邪氣」，而當病人是健康帶原狀態，沒有臨床症狀出現時，則可藉由現代醫學的幫忙，定期檢查再配合中醫中藥補氣補血等方法，來提升人體免疫機能，以預防病毒的再度攻擊人體，除了以上優點外，如何運用中醫藥來降低干擾素或抗病毒藥物的抗藥性，以及停藥後的復發率，這是值得我們去深思、探討的課題。

相信運用傳統中醫藥的經驗與特色在現代醫學諸多的盲點之中，必能有助於提高整體病毒性肝炎的療效，降低副作用的產生，擴大及提早治療的時機與對象，以達到預防與治療並重的雙重意義，造福更多的人類。

七、病毒肝炎的防護

(一)預防感染A型、E型肝炎

1.小心病從口入，養成良好的個人衛生和飲食習慣，飯前便後及處理食物前，用肥皂洗淨雙手。

2.食物及食具要充分洗淨。

3.不喝生水，不吃生食，不吃路邊飲食及攤販食物，不到食具處理不完善的餐廳用餐。

4.供水管線、貯水槽不可緊鄰糞便排放管線，以免水源受

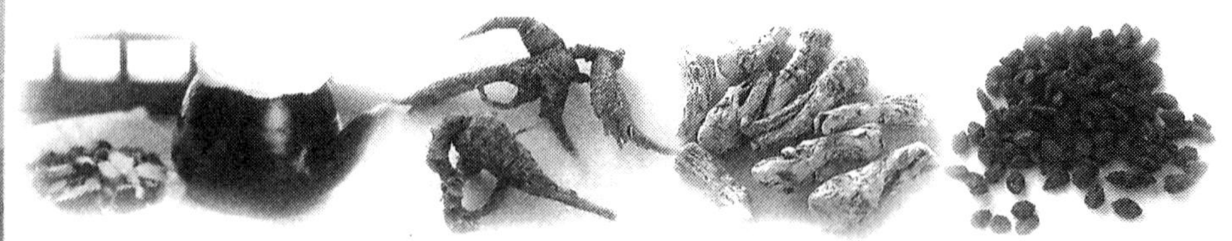

到污染。

5.沒有A型肝炎抗體的人，要到環境衛生不良的地區國家旅行時，應特別注意飲食衛生，最好先打免疫球蛋白或疫苗作爲預防，較爲妥當。

(二)預防感染B、C、D型肝炎的方法

1.避免不必要的打針和輸血。

2.不用別人的牙刷、刮鬍刀，避免以未經消毒的儀器紋身、紋眉、穿耳洞和不正常的性行爲。

3.驗血確定自己未感染B型肝炎病毒者，應注射肝炎疫苗：確定自己帶有B型肝炎病毒者，就不應該捐血，以免傳染別人。

4.懷孕時要驗血，若孕婦爲e抗原陽性之B型肝炎帶原者，新生兒務必於出生二十四小時內，先接受一劑B型肝炎免疫球蛋白，後再按時接受三劑B型肝炎疫苗注射。其他新生兒於出生後三至五天、滿一個月及滿六個月，各接受一劑B型肝炎疫苗注射。

(三)B、C、D型肝炎慢性感染者要注意哪些事項？

1.經由血液檢查爲B型、C型或D型慢性肝炎的人，必須請醫師進一步診斷、治療指導，每年至少做一次腹部超音波檢查，每半年至少做一次肝功能血液檢查。

2.切勿擅自亂服藥物，以免反而增加肝臟的負擔。

3.注意飲食營養，禁止喝酒。

4.避免過分勞累。

5.遵照醫師的吩咐，按時再請醫師診斷並接受指導。

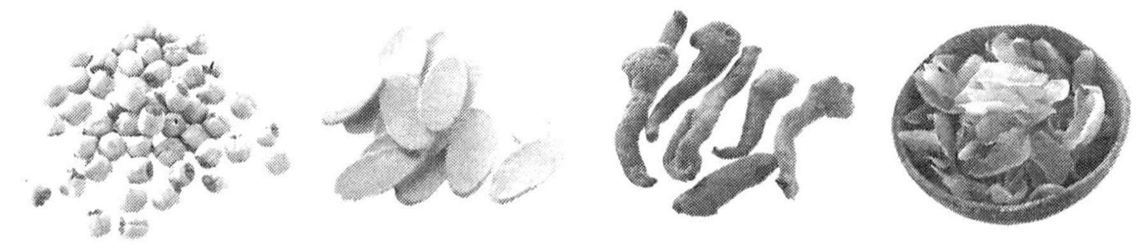

6.不輸血給他人，不和他人共用牙刷、刮鬍刀等用具。

八、肝病的保健與注意事項

1.嚴禁喝酒，避免抽菸。

2.均衡營養，充足睡眠。

3.少吃油膩、醃漬、煙燻及不新鮮的食物。

4.少量多餐，防止消化不良。

5.適當休息，不可過度勞累。

6.常笑保肝，注意生活調適。

7.濫服傷肝，不隨便服用藥品。

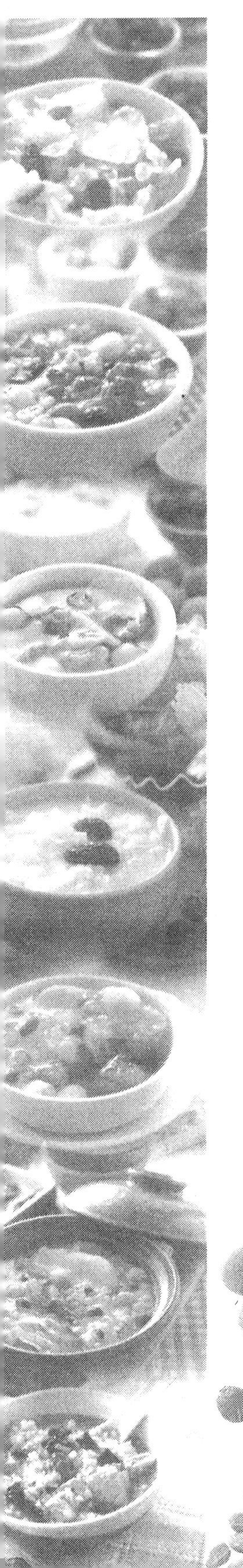

第五章　呼吸系統疾病

- 急性鼻咽炎（感冒）
- 流行性感冒
- 急慢性支氣管炎（咳嗽）
- 氣喘

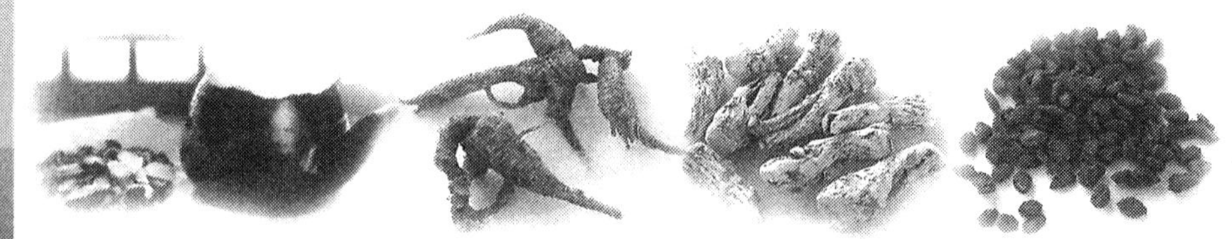

急性鼻咽炎（感冒）

一、前言

台灣屬海洋性氣候，天氣變化多端，冷熱不定，因此十分容易罹患「感冒」（common cold），俗稱「傷風」，學名稱「急性鼻咽炎」（Acute Nasopharyngitis）。是因鼻腔（nasal cavity）及咽喉（pharynx）受病毒（virus）感染（infection）所引發的疾病，部分患者會發生病毒和細菌（bacteria）混合感染的現象。嚴格來說，一般感冒和流行性感冒並不能混爲一談，雖然都是屬於急性上呼吸道感染病毒的疾病，但是兩者對人體的傷害程度不一樣。前者易出現鼻塞、打噴嚏、流鼻水、喉嚨癢、咳嗽帶痰、頭痛，或有輕微發燒，少有全身性症狀（例如全身痠痛、畏寒、發熱等），也少有併發症，台灣一年四季都會發生；而後者除了會鼻塞、流鼻水、咳嗽外，更有持續高燒二至三天、頭痛劇烈、全身肌肉很痠痛、極爲疲倦，而且容易引起其他併發症，如腦炎、肺炎、心肌炎等，尤其好發於深秋轉冬天的時節，經常是「一人感冒、全家流行」。簡言之，感冒的主要症狀爲：發熱（fever）、惡寒（chills）、頭痛（headache）、鼻塞（stuffy nose）、流鼻涕（nasal discharge）和打噴嚏（sneezing）等，是一種最常見的傳染病（infectious disease）。而流行性感冒的症狀基本上和感冒很相似，但多了持續高燒二至三天、頭痛劇烈、全身肌肉很痠痛或極爲疲倦等症狀。

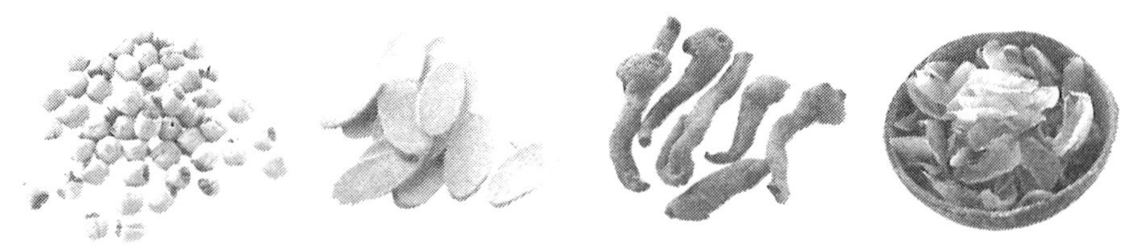

二、中醫觀點

中醫學對於感冒之病因可歸納為外感六淫之說，古代因無科學儀器，且欠缺生化分析之能力，因此只能透過觀察外邪感染人體所產生疾病的症狀之不同，而將外邪歸納為「風、寒、暑、濕、燥、火」六種，且告知六淫之邪致病有規律性，如春多傷風、夏多傷暑、秋多傷燥、冬多傷寒等，六淫之邪還能互相轉化，如寒可化熱為火，且有可能同時有兩種以上的外感疾病，如暑、濕常同時出現，風、寒也常同病。可見中醫是經由長期的觀察、歸納與經驗之累積，自行發展出一套有系統、有規則之經驗醫學。

三、中醫分類

由於感冒的症狀非常多，中醫將這些統合分成三種類型，如下所述：

1. 風寒型感冒：表現出惡寒重、發熱、頭痛、四肢痠痛、鼻塞、咽癢，或噴嚏、流清涕如水、咳嗽、脈浮緊等。
2. 風熱型感冒：以發熱為主，惡寒輕、鼻咽常覺乾熱、口渴、頭脹且痛，或見咽喉紅腫痛、涕濁、咳嗽痰黃、脈浮數等。
3. 時行感冒：即流行性感冒，屬於疫癘之範圍。傳染力強、流行廣、劇烈頭痛、高熱、惡寒、疲倦、全身體節痠痛、咽乾口渴、咳嗽、脈數或洪大等。

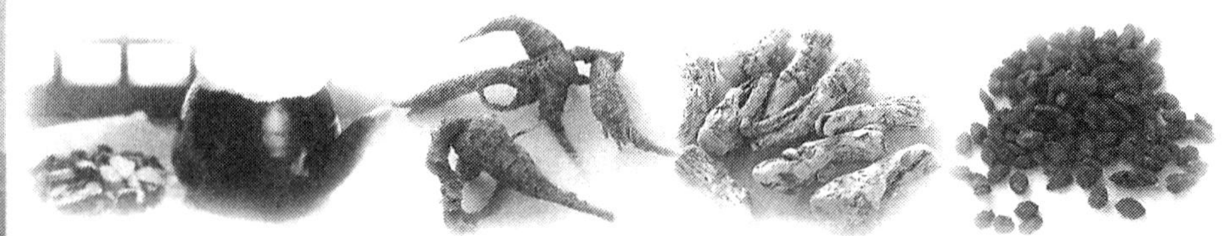

四、感冒宜忌食的食物

我們都知道，許多疾病都有飲食上的禁忌，若膳食不當，往往使藥物的治療大打折扣，甚至會使病情加重，例如糖尿病患者應少吃甜食，腎臟病患者應少食鈉鹽，皮膚癢者吃蝦子會愈吃愈癢……等，這些都是很明顯而大家都知道的事實。至於感冒雖是小病，卻會使人倦怠無力、頭痛如裂、頻頻咳嗽……等，甚至發展成肺炎、腎炎等重病，所以除了及早治療，還應注意飲食宜忌以防惡化。

1.外邪熾盛時不宜用補益與燥熱之品，以免病邪留戀而致感冒加重延綿難癒，即使素稟正氣不足的人，補益之品也應少用或慎用．而且一般感冒期不長，所以可以等病癒再來補養即可。

2.應避免油膩厚味黏滯之物，如油脂、肉魚葷腥、糯米，以免滯邪。

3.酸味食品，其性收斂，不利於感冒邪氣之發散，故忌用。

4.不宜飲酒（宜清茶）。

五、感冒宜多食的食物

1.風寒型感冒：生薑、蔥白、香菜等。

2.風熱型感冒：宜莧菜、空心菜、豆芽菜、綠豆等。

3.津液已傷者：宜菠菜、藕、柑橘、蘋果、梨、杏等。

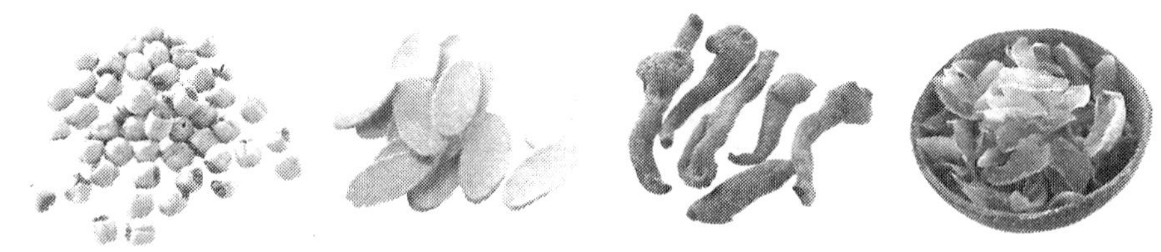

4.體弱者：稍予蛋、乳之類以扶正氣。

六、方劑選讀

1.處方名：蔥豉湯。

2.組成：鮮蔥白三根、淡豆豉六克。

3.煎法：先將蔥白洗淨後，加水三碗煮沸，再放入淡豆豉，煎成一碗。

4.服法：日服二次，早晚空腹服用。

5.使用：感冒初期，可用本方食物療法來治療（蔥豉湯），倘若病情嚴重或拖了很久，務必找醫師診治。

七、考據及研究

1.出典：《肘後方》。

作者：晉・葛洪。

原典選粹：「外感初起，惡寒發熱，無汗，頭痛鼻塞等症。」

2.《本草綱目》：

(1)蔥白（百合科，Lilaceae Allium fistulosum）：治天行時疾，傷寒寒熱頭痛，能出汗。

(2)淡豆豉（豆科，Laguminosae Glycine max）：治時疾熱病發汗，寒熱風。

3.《本草備要》：

(1)蔥白：辛、散。發汗解肌，以通上下陽氣。益目精，利耳鳴，通二便。治傷寒頭痛，時疾熱狂，陰毒腹

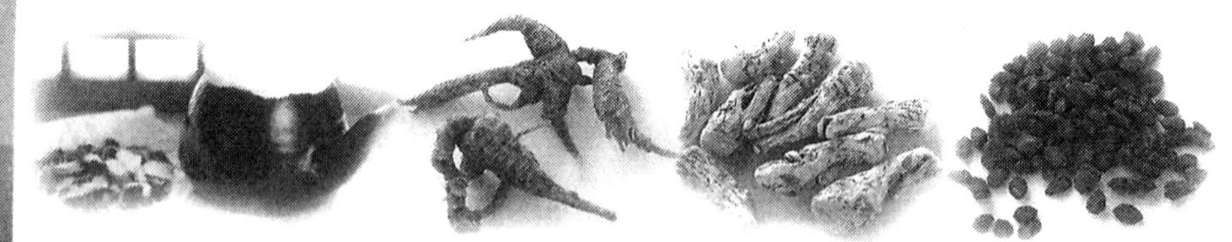

痛。吐血衄血，便血痢血，折傷出血。乳癰風痺，通乳安胎。殺藥毒，魚肉毒，蚯蚓毒，制犬毒。

(2)淡豆豉：苦、寒。治傷寒頭痛，煩躁滿悶，懊惱不眠，發斑嘔逆，血痢瘟瘧。

4.原典釋義：蔥豉湯有發汗作用，適用於感冒初起之症狀。

5.現代藥理：

(1)蔥白：具有發汗、解熱、抑菌、利尿、健胃、祛痰等作用。

(2)淡豆豉：發汗作用。

八、護理及預防

中醫學有謂：「風雨寒熱，不得虛，邪不能獨傷人」，又說：「邪之所湊，其氣必虛」，意思就是說人的免疫力功能強，足以抵抗病邪的侵襲，如果免疫力不足，則容易招致外邪的侵入，要提高抵抗力，首重養生之道，其要義如下：

1.生活順應四時寒暑。
2.起居正常，勞逸適中。
3.勤洗手，避免出入公共場所。
4.適當運動，充足睡眠。
5.營養均衡，精神調和。

感冒雖是個小毛病，但輕忽了它的症狀，容易產生併發症，或忽略了可能是嚴重疾病的前兆，所以自覺感冒了，還是請醫師處置爲妙。

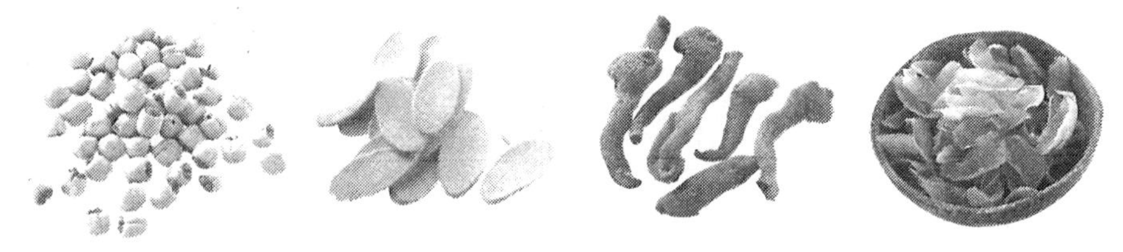

九、臨床常用方法

1.處方：麻黃湯、桂枝湯、九味羌活湯、人參敗毒湯。

2.穴道：合谷、迎香、曲池、風池。

十、感冒的藥膳

感冒雖然是最常見的疾病，但站在預防勝於治療的觀點，仍須詳細診斷治療。對於某些不喜歡吃藥的民眾及病人，簡單的食療剛好可達到預防及治療的效果，大家不妨試試看：

1.豆豉燉豆腐：豆腐四百克，淡豆豉二十克，生薑三克，再加適量的鹽一起隔水燉煮，趁熱食用。適用於風寒感冒、頭痛、畏風等症。

2.藿佩冬瓜湯：鮮藿香、鮮佩蘭各五克，冬瓜五百克（去皮、子），先將藿香、佩蘭煎煮，取藥汁一千克，再加冬瓜及鹽適量一起煮湯食用。適用夏季感冒、頭痛、胸悶、食慾不佳、小便短赤等。

3.薑汁乾絲：生薑一百克，豆腐乾絲一百克，先將生薑壓取薑汁，再以薑汁及適量的鹽、酒等調味料拌豆腐乾絲後即可食用。適用於風寒感冒、胃納不佳、噁心嘔吐等症。

4.薑糖湯：將生薑六片與紅糖適量，加水二碗煮成一碗半，趁熱喝下，適合冬天風寒型感冒、口不乾、流鼻水、怕冷。

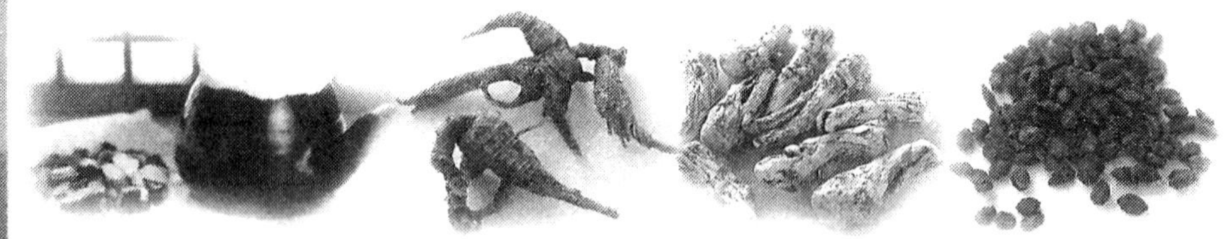

流行性感冒

一、前言

流行性感冒，簡稱流感，是由正黏液病毒屬或A型、B型、C型流感病毒所感染的。流感病毒每十年左右便會出現新的病毒品種，病毒的變異快、傳染性強，容易成爲大流行。發病時，即有發燒、突發性的疼痛、肌肉痛、畏寒、全身倦怠等症狀，而且非常強烈。接著鼻塞、喉嚨痛、咳嗽等呼吸器官的症狀亦相繼出現。發病迅速，全身症狀劇烈，是流行性感冒的特徵。

二、流感病毒史

流感病毒分爲A、B、C三種，如下所述：

1.A型：最常見，可廣泛流行及人畜共患，例如一九九七年在香港肆虐的禽流感，以致政府須屠宰一百五十萬隻雞隻。A型病毒可再分爲A1、A2型，並按結構再劃分，例如A型H5N1毒株（香港禽流感病毒）、A型H3N2（一九九五年在武漢發生）、A型H1N1（一九九五年在德國發生）等。病毒因不定時的基因突變而衍生新品種。

2.B型：也會流行，症狀較A型輕，無再分亞型。

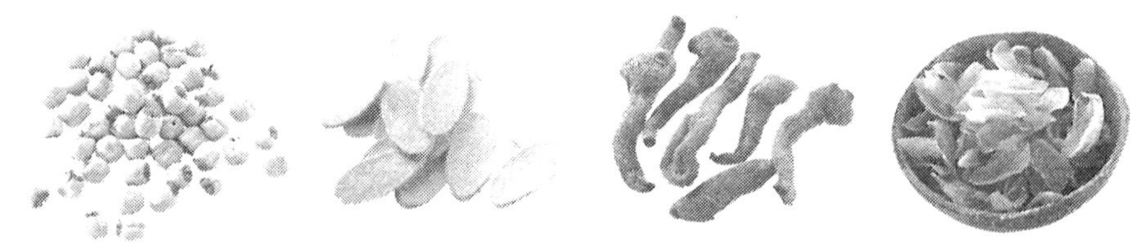

3.C型：主要以散發病例出現，無再分亞型。

以上的H、N是指什麼？流感病毒有一層脂質囊膜，膜上有蛋白質，是由血凝素（H）和神經氨酸（N）組成，均具有抗原性。A型流感病毒變異是常見的自然現象，主要是H和N的變異。一般感染人類的流感病毒的血凝素有H1、H2和H3三種。H4至H14則只會感染人類以外的其他動物，如雞、豬及鳥類。N只有N1及N2兩種。流感殺傷力驚人，一九一七至一九一九年，歐洲爆發流感疫症，導致兩千萬人死亡（第一次世界大戰的死亡人數是八百五十萬人），是人類歷史上最嚴重的流感疫症；一九五七至一九五八年，其中一九五七年二月在中國貴州爆發（病毒可能是在一九五六年從蘇聯傳來），其後散播至世界各地。全球受影響的人數占總人口的10%至30%，但死亡率較一九一九年的疫症爲低，約爲總人口的0.25%；一九六八至一九六九年，流感從香港開始，全球的死亡人數達七十萬人，其中美國就占三萬多人；一九七六年新澤西一名青年染上豬流感，引致恐慌會爆發新疫症，於是大規模推行疫苗注射；一九八六至一九九三年，世界不同地區發生數宗人類染上豬流感的病例；一九九七年香港發生禽流感，原本只影響雞隻的病毒亦令人類患病。香港政府下令屠宰一百五十萬雞隻，受影響的人數爲十八人，其中六人死亡。

三、中醫觀點

中醫學上並沒有病毒這個概念，對於流感或感冒，一律統稱爲「外邪入侵」，因爲病毒發源地不論是鼻黏膜或呼吸道，

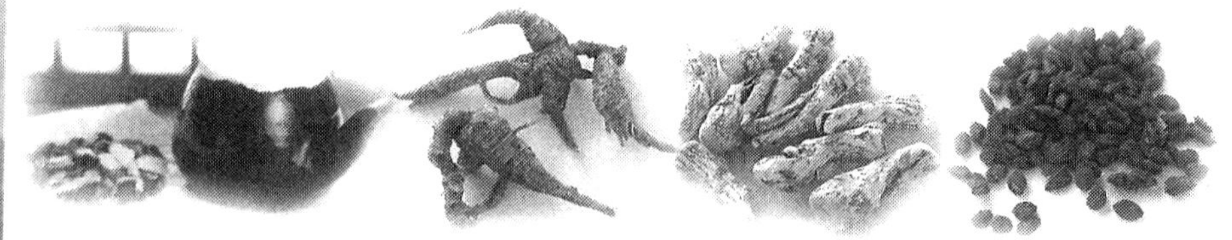

都屬臟腑以外，因此稱為「外邪」；由於流感對人類造成重大的生命威脅，古代中醫典籍稱之為「疫癘」、「瘟疫」或「傳尸之變」，都是用來形容本病之傳染力以及造成死亡之可怕；中醫學上有句話：「正氣存內，邪不可干」，也就是說若身體強健，便不受外邪（病毒）干擾。因此中醫著重治本，一方面會用草本消炎解毒，另一方面會提升身體機能，增強免疫力。若只是消除感冒的不適而不提高體質，很容易又會再度受病毒入侵。因此經常感冒的人須加注意，表示他們身體虛弱，抵抗力低下，必須適當做出調理，顯示中醫古來就非常重視預防醫學。

四、方劑選讀

1.藥茶名：板藍根青葉茶。
2.組成：板藍根十五克、大青葉十五克。
3.煎法：以上二藥，加水適量，煮成藥茶。
4.服法：代茶飲，溫服。
5.使用：板藍根青葉茶適用於流行性感冒盛行期間，作為預防之用。

五、典籍研究

1.《本草綱目》：
(1)板藍根（十字花科）：除熱解毒，小兒壯熱，天行熱狂，遊風熱毒。
(2)大青葉（蓼科）：熱毒風，瘟疫寒熱，時氣頭痛，小

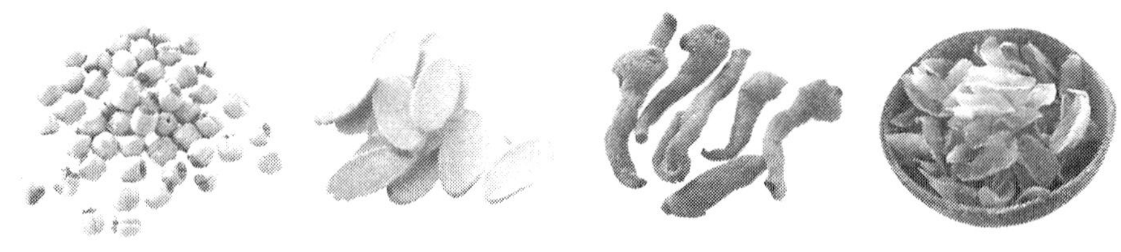

兒身熱疾風疹，除時行熱毒。

2.《本草備要》：

(1)板藍根：甘苦而涼。清熱破血，解毒涼血。

(2)大青葉：微苦、鹹、大寒。治傷寒時疾熱狂，陽毒發斑，黃疸熱痢，丹毒喉痺。

3.現代藥理學：

(1)板藍根：具有抗病毒、抗菌、抗鉤端螺旋體、解毒等作用。

(2)大青葉：具抗菌、抗炎、解熱等作用。

六、保健預防

1.經常飲用綠茶，如香片、龍井、烏龍、鐵觀音等；綠茶含有兒茶素，可對抗自由基，能增強抵抗力，同時具殺菌功效。

2.少吃煎炸食物，因爲這類食物會令喉頭充血，增加黏膜表面傷口及感染機會。

3.切勿關窗閉戶保溫，許多人習慣在冬天關窗閉戶，使得空氣流通受阻，室內空氣易趨混濁，微生物含量上升，對呼吸道更不利。

4.切勿吃藥消除症狀就當作疾病已經痊癒，很多人吃藥止住鼻水、不再頭痛或不再發燒時就當作已痊癒，繼續工作，其實感冒還未痊癒，不好好休息，等於削減自身的免疫能力。

5.少吃肥膩食物，因爲肥膩食物容易化生痰濕，有利於外邪入侵或留住外邪，豬肉湯、雞湯等油膩之物，平日食

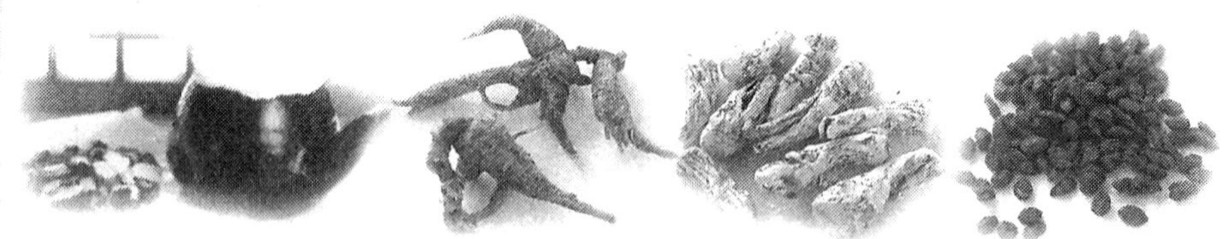

用可能沒問題，但感冒期間飲用，可能會令外感傳裏，病情加倍嚴重。

6.避免病中行房，以免耗用精力過度或使病情拖延。

7.洗澡洗頭慎防著涼，熱水澡後，血管擴張，體溫降低，容易再次著涼。洗頭後，應避免吹風或開空調，因為頭髮濕漉漉的，很容易令頭部受寒。

8.隨著流行性感冒疫苗的發展，對於老人、兒童或體弱之人以及某些疾病的患者，不妨配合施打疫苗以提高預防的能力，並少進出公共場所。

七、臨床常用方法

1.處方：銀翹散、連翹敗毒散、荊防敗毒散、十神湯、普濟消毒飲。

2.穴道：合谷、曲池、列缺、足三里。

急慢性支氣管炎（咳嗽）

一、前言

民間有一句俗話：「醫生怕治嗽，土水怕抓漏」，可以想見咳嗽不容易治療，咳嗽是呼吸系統疾病的常見症狀，也是一種人體自我保護的反射動作。當有害物刺激喉頭、氣管、支氣管的黏膜時，肺部以一種爆發性的呼氣，也就是所謂的咳嗽，

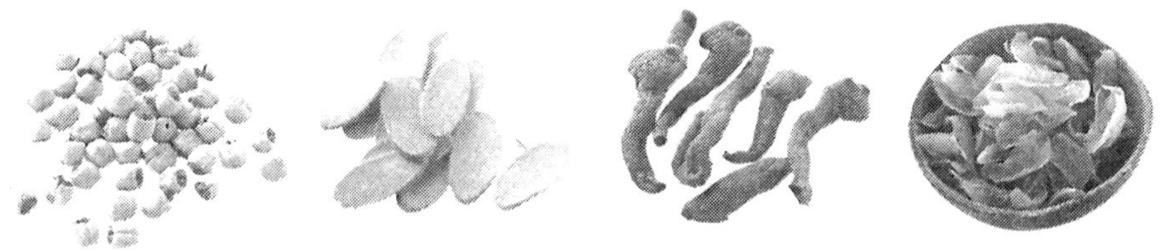

將呼吸道內的分泌物或異物排出體外。但是，頻繁而劇烈的咳嗽，會影響休息與睡眠，危害身體健康，失去其保護性意義。一般依照性質將咳嗽分爲兩種，第一爲乾性咳嗽：這是一種無痰的咳嗽，常見於急性咽炎或喉炎、支氣管炎的早期、胸膜炎、早期肺結核、吸菸及神經因素等。第二爲濕性咳嗽（痰咳）：這是一種帶痰的咳嗽，常見於慢性支氣管炎、支氣管擴張、肺炎、肺膿腫、肺水腫、空洞型肺結核等。

二、原因

會引發咳嗽的疾病相當多，除了大家熟知的感冒、急性支氣管炎、慢性支氣管炎、過敏性的呼吸道疾病、典型肺炎，其他如肺氣腫、肺纖維症、肺原性心臟病、支氣管哮喘、支氣管擴張、肺結核、肋膜炎、肺癌等多是咳嗽的一族；有些疾病，咳嗽與時間有一定關係。例如：經常性咳嗽，常見於慢性支氣管炎、支氣管哮喘、肺結核等。陣發性咳嗽常見於百日咳。周期性咳嗽常見於支氣管擴張、肺膿腫等。此外有些病人因夜間痰液積聚，導致在清晨起床時咳嗽排痰，或晚上臥下因體位改變而使咳嗽加劇，左心功能不全和肺結核等病人經常性地在夜間咳嗽或加重，其他有時是被褥揚起的毛塵而引致夜間咳嗽。咳嗽的音色也有助於瞭解原因，這是指咳嗽聲音的改變，有助診斷。譬如嘶啞咳嗽常見於聲帶炎或水腫、喉炎、喉結核、喉癌等。無聲咳嗽常見於聲帶麻痹、聲帶水腫、極度衰弱的病人。犬吠聲咳嗽見於喉狹窄、氣管受壓迫等。金屬聲咳嗽見於縱膈腫瘤、支氣管肺癌或主動脈瘤壓迫氣管等。

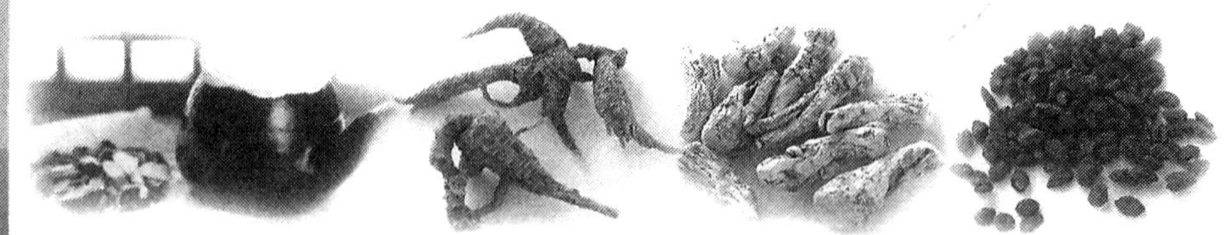

三、中醫觀點

基本上，中醫臨床將咳嗽分為四種證型來論治，分述如下：

1.風寒咳嗽型：症見吐稀痰，伴有頭痛、鼻塞、流清涕、怕冷及發熱，舌苔薄白，脈浮緊，治療採用疏風散寒、宣肺止咳的方法。

2.燥火咳嗽型：症見乾咳、少痰或無痰、唇及咽喉乾燥，舌質紅，舌苔黃脈浮數。治療採用清燥潤肺、養陰清熱止咳的方法。

3.痰濕咳嗽型：痰多黏稠，喉中呼嚕作響，可能出現胸悶、呼吸急促等症狀。治療採用健脾燥濕、化痰止咳的方法。

4.體虛咳嗽型：咳嗽時發時止，面目蒼白、兩顴（眼睛下面的顏面骨）發紅、提氣不上或手足發熱，有時痰中帶血或咯血。治療採用補益肺氣、潤肺止咳來著手。

四、方劑選讀

1.名稱：杏仁茶。

2.組成：杏仁三十克、米一杯。

3.煎法：將杏仁及米淨泡在水中八至十小時，用果汁機加水兩千西西打碎，過濾之後，加入適量的冰糖煮沸。

4.服法：不拘時，不拘次，趁熱服之。

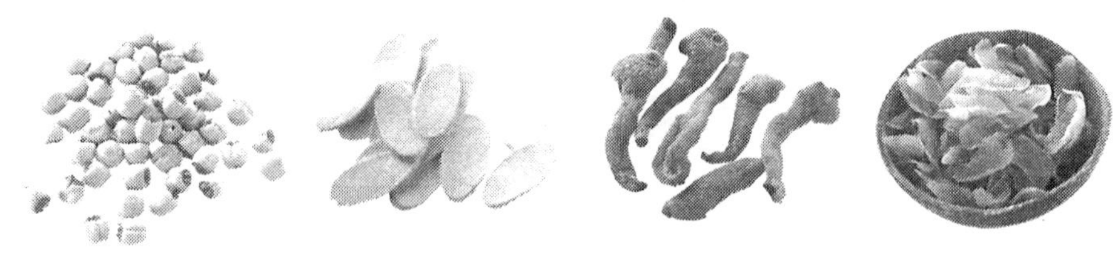

5.使用：杏仁茶適用於一般咳嗽兼有痰兼氣喘的病患。

五、考據研究

1.《本草綱目》：

(1)杏仁（薔薇科）：治咳嗽上氣，咳逆上氣，雷鳴，喉痹下氣。

(2)米（禾本科）：補中益氣，下氣。

2.《本草備要》：

(1)杏仁：辛、苦、甘、溫。治時行頭痛，上焦風燥，咳逆上氣，煩熱喘促，有小毒，能殺蟲，治瘡，制狗毒、錫毒。

(2)米：甘、涼。和胃補中，除煩清熱，煮汁止渴。

3.現代藥理：

(1)杏仁：鎮靜呼吸中樞，有鎮咳平喘的功效。

(2)米：滋補作用。

六、護理事項

1.糖橘皮：鮮橘皮二十克、白糖四十克。將鮮橘皮與白糖加水一千西西同煮至濃汁即成。每服一湯勺約三十西西，每日三至四次。咳嗽多、氣喘適用。

2.川貝方：川貝五錢、甘草一錢。磨成細粉，每晚睡前服七分，加紅糖，用溫開水調服，本方亦可用於老年人或抽菸者平日多痰體質。

3.平時多喝溫開水；可樂、濃茶、咖啡等含有咖啡因的飲

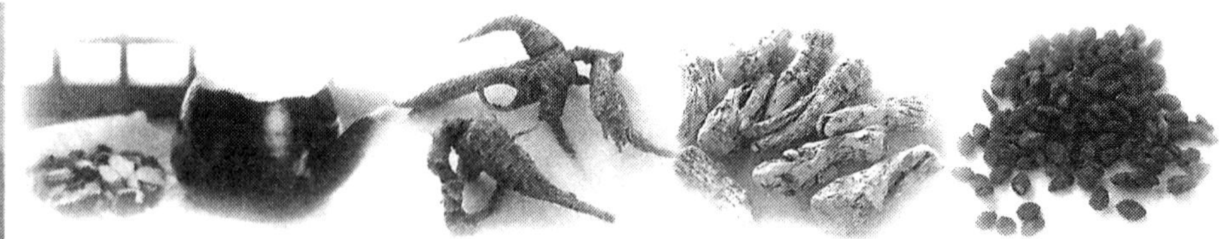

料要儘量避免飲用。飲水時含五秒鐘再吞下去，能幫助喉嚨保濕。水可以幫助化痰，如果水喝得不夠，痰便咳不出來。

4.少吃魚蝦、海鮮及油炸等食物，少吃冰品。有過敏體質或寒性體質的人，橘子和西瓜會加重夜間劇咳，最好少吃

5.頸部和腳部對冷非常敏感，所以有過敏性鼻炎和容易過敏咳的患者，天涼時要保護頸部，並且穿上襪子，以免導致氣管痙攣性咳嗽。

6.住家及辦公室方面，冷氣間要特別注意濕度夠不夠、空調過濾網是否按時清潔，又濕又髒的過濾網是病原菌生長的最佳溫床。同時，為了減少密閉空間的相互感染機會，以及二手菸的侵害，應該經常留意辦公大樓的循環系統，風扇速度最好要快。

7.禁止吸菸。

七、臨床常用方法

1.處方：射干麻黃湯、寧嗽丸、麻杏甘石湯、瀉白散、清氣化痰丸。

2.穴道：列缺、合谷、定喘、肺俞。

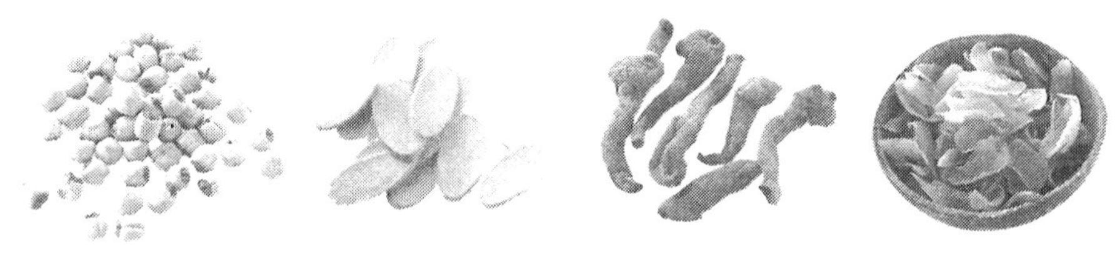

氣喘

一、前言

氣喘是一全球性的慢性疾病，其發病率在全世界各地皆有上升的趨勢。在台灣地區，氣喘病名列十大死亡原因之一。氣喘是一種呼吸道過敏的疾病。主要是因氣管平滑肌痙攣、呼吸道黏膜腫脹及痰液分泌物增加，導致氣管內徑變狹窄，影響到空氣在管內的流通。換言之，慢性氣道炎症是氣喘的重要病理生理特徵，因此氣喘病的治療非常複雜，需要十分有耐心與細心。氣喘的主要症狀包括呼吸困難、咳嗽、哮鳴等三大特徵。此病多爲突然發作，維持短時間，即可完全恢復。氣喘可粗分爲過敏性和特異質性兩種。過敏性氣喘多有個人或家族過敏疾病的病史；特異質性氣喘則無個人或家族過敏史。其他會引起氣喘的原因還包括感染、運動、情緒壓力等。

二、氣喘的西藥治療

西藥治療主要可分爲長期預防藥物和快速緩解藥物兩大類，抗發炎藥物特別是吸入性類固醇是目前最有效的預防藥物，如咽達永樂（Intal）、Nedocromil，這些藥物的主要作用是減低支氣管發炎的機會，亦可以減低支氣管對外來刺激的敏感度。但長期、過量服用類固醇會引起一些副作用。眞正應付氣

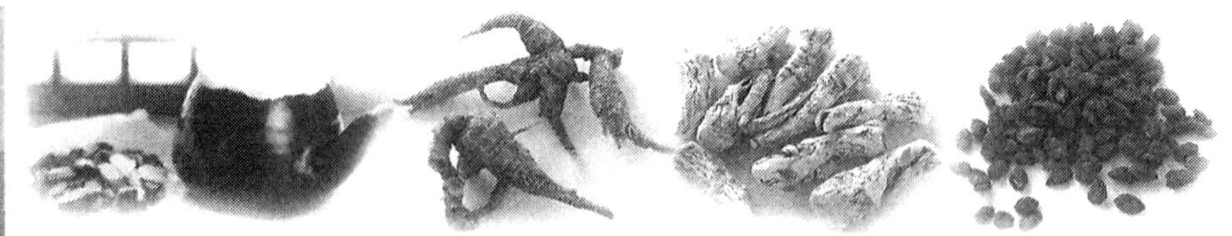

喘發作的藥物主要是支氣管擴張劑，支氣管擴張劑能於短時間內擴張支氣管，減低空氣進出呼吸管道的阻力，令呼吸管道回復暢順。 如含有Terbutaline之類的藥物，但這類藥物不僅會產生擬交感神經興奮性胺類藥物典型的副作用，如震顫、痙攣、心悸等，還有快速減敏、肺功能低下、反常性支氣管痙攣、氣道反應性增高等不良反應。

三、中醫觀點

中醫對氣喘的認識可溯源至兩千多年前的《內經》時代，如《素問・大奇論》：「肺之壅，喘而兩脅滿」、《靈樞・五閱五使》：「肺病者，喘息鼻張」等等。然氣喘病名，首見於明代之《丹溪心法》，該書將呷嗽、上氣、喘息、哮喘等併歸於哮喘門下，以哮喘名篇。以後經過歷代醫家的不斷補充和完善，中醫對氣喘在理、法、方、藥方面已形成一套相當完整的體系。中醫認爲氣喘有「宿根」，「遇寒即發，或遇勞即發」(《景岳全書・喘促》)，「宿根」多認爲是「痰」。

中醫根據氣喘病情，治療分成兩大方向，一以袪邪爲主，方藥如小青龍湯、麻杏石甘湯、定喘湯等，二以扶正爲主，方藥如玉屛風散、加味六君子湯、桂附八味丸等。根據臨床觀察，治療氣喘根本在於治「痰」，然「五臟之病，雖俱能生痰，然無不由於脾腎。腎脾主濕，濕動則爲痰。腎主水，水冷亦爲痰」(《景岳全書・痰飲》)，所以氣喘不論是發作期或緩解期，均需要健脾補腎，溫陽化水。尤其在緩解期更需要長期調理，一方面可降低急性發作次數，另一方面可降低急性發作的嚴重度。

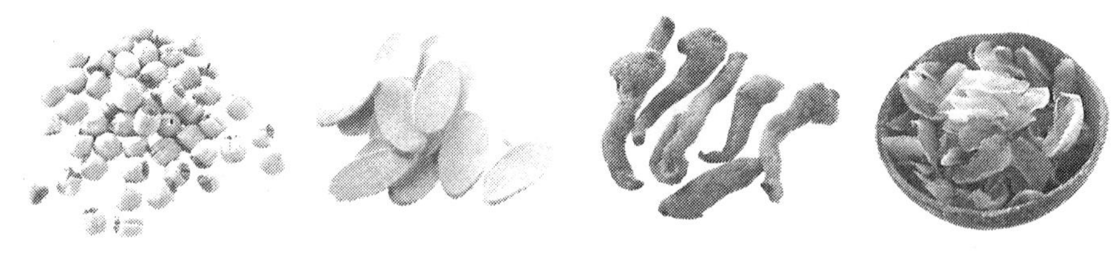

四、處方選讀

1.處方名：參貝粉。

2.組成：粉光參一份、川貝一份。

3.煎法：以上二藥，以1：1的比例打成粉。

4.服法：一次服三克，早晚各一次。

5.使用：參貝粉可用在氣喘緩解期、肺虛的病人，對氣喘有一定的作用。

五、典籍研究

1.《本草綱目》：

(1)粉光參（五加科）：治肺氣虛促，短氣少氣，肺痿，虛損痰弱，肺胃陽氣不足。

(2)川貝粉（百合科）：治胸脅逆氣，咳嗽上氣，消痰，潤心肺。

2.《本草備要》：

(1)粉光參：甘、苦、涼。補肺降火，生津液，除煩倦，虛而有火者相宜。

(2)川貝：辛、苦、微寒。治虛勞煩熱，咳嗽上氣，吐血咯血，肺痿肺癰，喉痺，目眩，淋瀝，癭瘤，乳閉，產難，攻專散結除熱，敷惡瘡，斂瘡口。

3.現代藥理：

(1)粉光參：增強機體對有害刺激的防禦能力及免疫功能。興奮腎上腺皮脂作用。

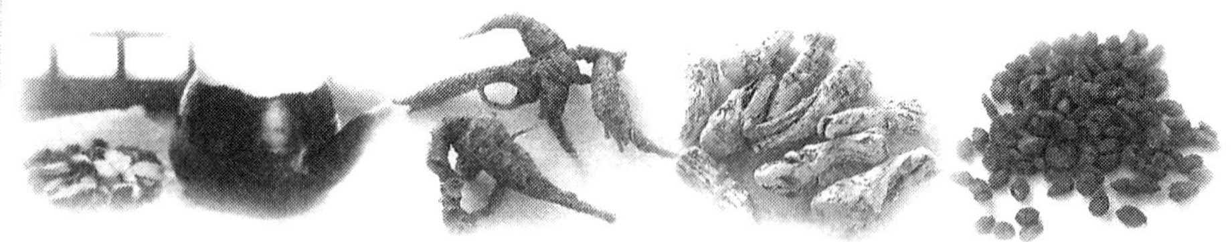

(2)川貝：鎮咳祛痰作用，解痙作用。

六、保健預防

1.規律運動：增加抵抗力，減少感冒的侵襲，長期而言有利於肺功能的改善。

2.注意事項：留心氣候變化，隨時增減衣服，飲食宜清淡，忌菸、酒、冰及涼性瓜果。而最近的研究發現，服用維他命C及E，可協助控制氣喘。

七、臨床常用方法

1.處方：定喘湯、小青龍湯、麻杏甘石湯、玉屏風散、六味地黃丸。

2.穴道：列缺、合谷、定喘、太谿。以上平時可配合指壓法。

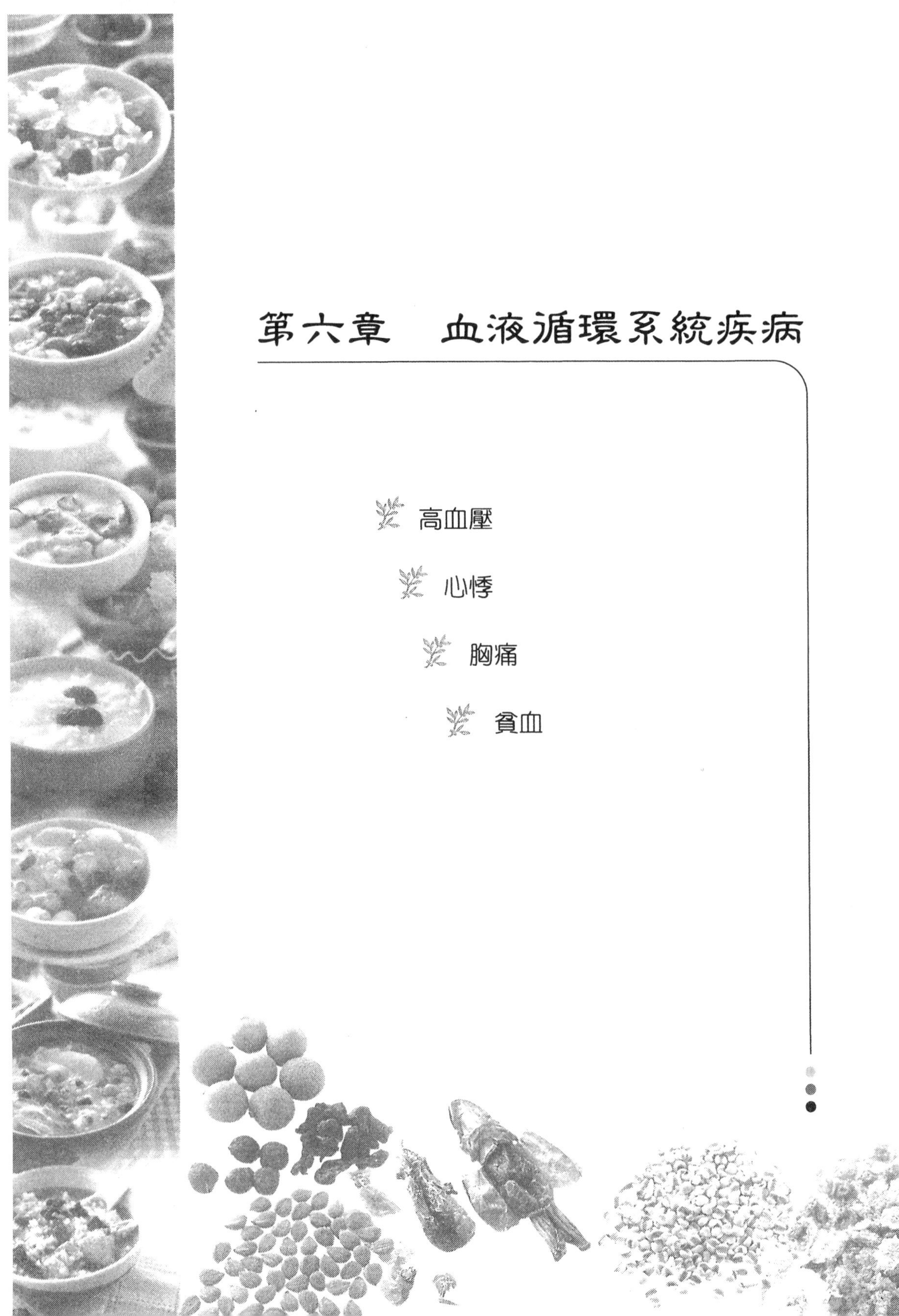

第六章　血液循環系統疾病

- 高血壓
- 心悸
- 胸痛
- 貧血

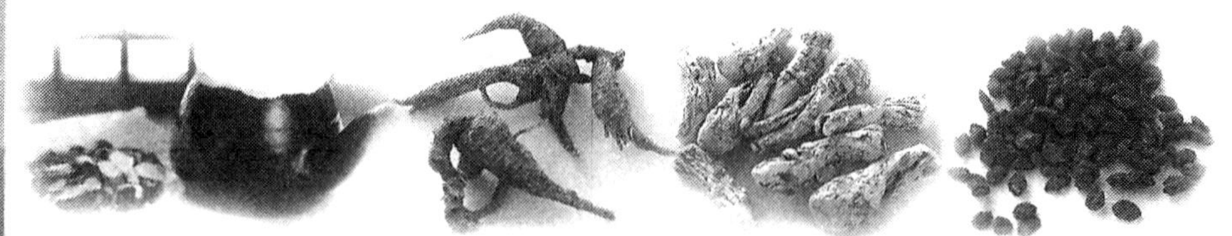

高血壓

一、前言

血液由心臟送出時在動脈血管內所產生的壓力，是謂血壓。心臟收縮時產生的壓力稱之爲收縮期血壓，而心臟舒張時所產生的壓力稱之爲舒張期血壓。量度血壓的單位爲毫米汞柱（mmHg）。健康成年人正常血壓的範圍甚廣，因人而異。世界衛生組織（WHO）定下139/89毫米汞柱以下爲正常血壓，140/90毫米汞柱至160/95毫米汞柱爲邊際性高血壓，而161/96毫米汞柱以上則爲高血壓。其實血壓過高只是一種狀態，並不是一種疾病，這種狀態在正常人亦會發生，例如在喜、怒、哀、樂或寒冷的時候，血壓會受交感神經影響而上升。因此，如果只量度一次血壓，尤其是在不安靜的情況下，就不能斷定是否有高血壓；但假如在三個不同時間量度，仍然血壓高，便應請教醫師。

二、臨床表現

通常高血壓是沒有症狀，亦沒有任何不適感覺。大多數高血壓之病患，只是經醫生量血壓後才知患了高血壓。千萬不可因爲自己無任何病徵而斷定自己無高血壓，因而忽略常規檢查。有些頭暈、目眩、耳鳴者自以爲有高血壓，其實這些症狀

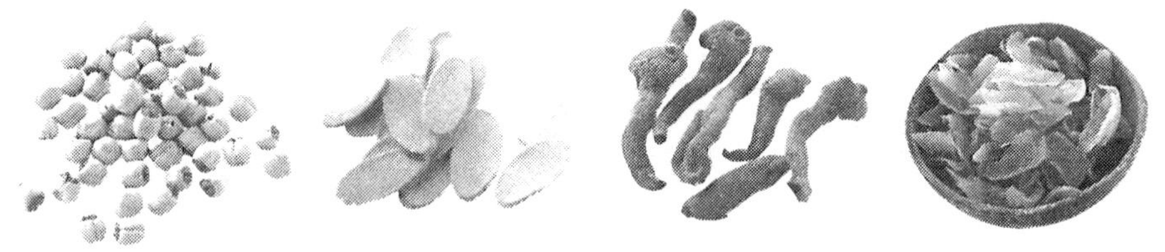

多與高血壓無直接關係，只是多因精神緊張引起。不過如果血壓突然從一百五十毫米汞柱跳至兩百毫米汞柱以上，則可能引起劇烈頭痛、噁心、視覺障礙等。

三、高血壓原因

高血壓可分爲原發性與續發性兩種。前者占90％至95％，原發性高血壓是由於神經中樞功能失調，引起的全身性疾病。患者體內無疾病，只是血壓高，詳細原因目前尚不清楚，但可能和遺傳有關；後者則已知道是由其他疾病引起，大都是由腎臟、內分泌、血管和腦的疾病引起的，如腎病、腎上腺腫瘤、甲狀腺機能亢進症等。當繼發性高血壓的基本疾病治癒後，血壓就會恢復正常。

四、高血壓的危害

如果高血壓經多年不控制好，可能引致嚴重的併發症。症狀視乎器官受影響的程度而定，心臟部分引致心臟肥大、心力衰竭（浮腫，氣喘）、心絞痛，及冠狀性心臟病等；腦的部分會造成高血壓性腦症、腦血管破裂、腦溢血或腦血管栓塞等而引致半身不遂（中風）；腎臟部分會造成腎臟病、腎功能衰退、尿毒症。

五、防治新觀念

高血壓是心血管疾病最重要的危險因子之一，估計全世界

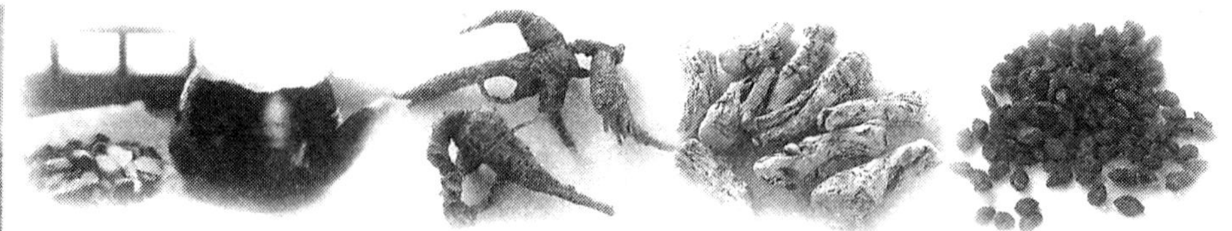

約有十億人口有高血壓，因此美國國家高血壓教育計畫協調委員會定期出版官方刊物，針對高血壓的預防、偵測、評估及治療做出建議，最新版二○○三年第七版的指引，有許多新的觀念及重要訊息，如特別注意高血壓前期的危機，簡述如下：

觀念1：年齡五十歲以上的人，收縮壓是比舒張壓更重要的心血管疾病危險因子。

觀念2：血壓從115/75毫米汞柱開始，每升高20/10毫米汞柱，心血管疾病的風險就增加一倍。

觀念3：即使五十五歲血壓仍正常的人，終其一生仍有90%的機會罹患高血壓。

觀念4：收縮壓介於120至139毫米汞柱，或舒張壓介於80至89毫米汞柱的人，應視為高血壓前期，這些人須加強促進健康的生活形態，以預防心血管疾病。

觀念5：多數無併發症的病人應使用thiazide類的利尿劑，不論是單獨使用或與其他類藥物併用。某些高危險病人則應強制選擇特殊類別的藥物，如血管張力素轉換酶抑制劑、血管張力素受體阻斷劑、乙型阻斷劑或鈣離子阻斷劑等。

觀念6：多數高血壓病人需要兩種或兩種以上的降壓藥物，以達到理想血壓值，一般病人治療後理想目標值須小於140/90毫米汞柱，而糖尿病病人或有慢性腎臟病的病人，目標值則須小於130/80毫米汞柱。

觀念7：如果血壓值高於目標值20/10毫米汞柱，則一開始就可給予兩種降壓藥，其中一種通常應該是thi-

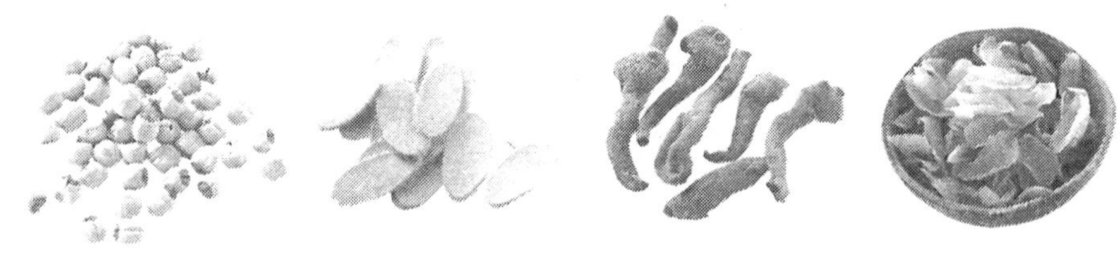

azide類的利尿劑。

觀念8：即使是細心的醫師開給最有效的處方，唯有病人配合才能控制好血壓。

觀念9：即使是有所謂的治療準則，醫師個人的判斷仍是非常重要的。

六、中醫療法

基本上中醫獨特的辯證論治，具體運用中藥以及針灸可作爲高血壓的輔助療法，在臨床上中醫根據不同的病人、不同的病情，以及高血壓病人的症候特點，臨床上可分爲四種類型，分述如下：

1.肝陽上亢型：症見頭暈頭痛，面紅目赤，煩躁易怒，口乾口苦，溲黃便秘，舌紅苔黃，脈弦。治法採用平肝潛陽，清熱熄風。

2.陰虛陽亢型：症見頭暈頭痛，耳鳴眼花，失眠多夢，腰膝痠軟，五心煩熱，舌紅苔少，脈弦細數。治法採用滋陰潛陽，平肝熄風。

3.血脈瘀阻型：症見頭痛經久不癒，固定不移，遍身麻木，心痛胸痺，面唇發紫，舌質黯，脈象弦澀。治法採用活血祛瘀，疏通血脈。

4.痰濁中阻型：症見頭暈頭重，心胸煩悶，困倦乏力，腹脹痞滿，嘔吐痰沫，少食多寐，手足麻木，舌淡苔膩，脈象弦滑。治法採用健脾化濕，除痰熄風。

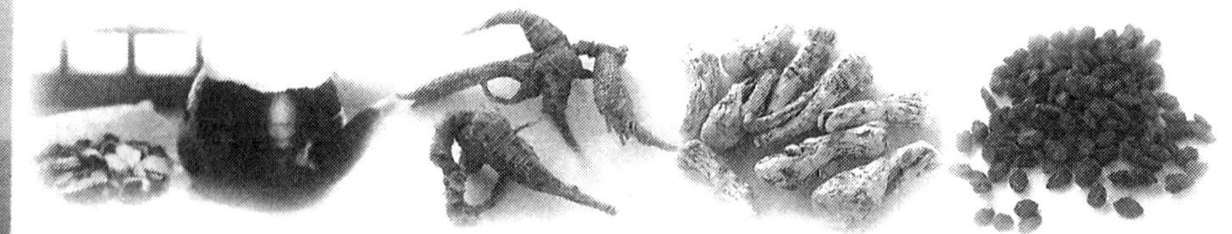

七、食療選讀

1.食療名：芹菜汁。
2.組成：帶根芹菜適量。
3.作法：芹菜洗淨後，搾汁服。
4.服法：每次喝三百西西，每天喝兩次。
5.使用：一般原發性高血壓皆可適用。

八、考據及研究

1.《本草綱目》：
芹菜：去伏熱、保血脈、益氣、利大小腸。
2.現代藥理：
芹菜：降血壓作用、降血脂作用、促進血液循環作用、鎮靜、安神作用。

九、護理與預防

1.定時量血壓，儘量減少精神壓力，要有充分睡眠，適當運動，限制菸酒，限制鹽分的攝取，養成良好的生活習慣，學習靜坐，打太極拳、練外丹功或散步，以及保持正常之體重，以上對治療高血壓有一定的裨益。
2.以下提供一些有利於防治高血壓之藥茶，自己可以動手來做，安全、經濟又方便：
(1)二花茶：菊花十克，槐花十克，二味共放茶杯內，沖

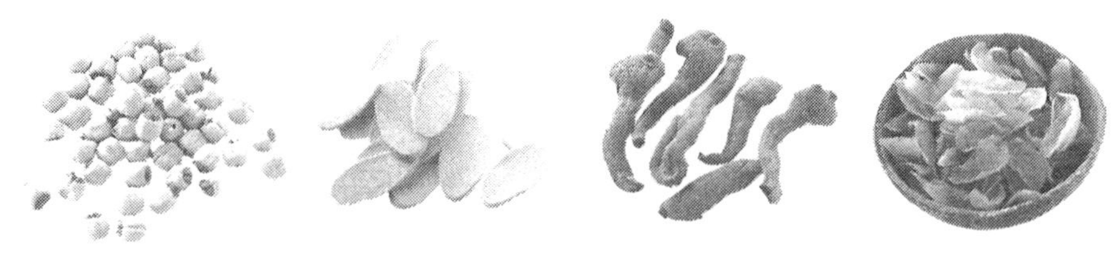

入沸水，加薑浸泡十分鐘即可。邊喝邊加沸水，每日一劑。有清心散火、降壓止血的作用，對早期高血壓引起的頭痛、頭暈、目赤腫痛、眼底出血、鼻出血等最適用。

(2)山楂荷葉茶：生山楂五十克，荷葉十五克，蜂蜜五十克。二味共放杯中，加水一千毫升，用小火煎煮至三百毫升左右，先去藥渣，加入蜂蜜，倒入保溫杯中代茶飲用，每天一劑，山楂、荷葉均有軟化血管、降低血壓、血脂的作用，又具有減肥的功效，對高血壓、高血脂、冠心病兼身體肥胖者最爲適宜。

(3)夏枯草茶：夏枯草三十克，鉤藤十五克，二味放入茶杯中，用沸水沖泡後代茶飲用，每天一劑。有平肝清火、祛濕止痛的作用，適用於高血壓引起的頭暈、目眩、頭痛、耳鳴、四肢麻木等。

(4)二子茶：決明子五十克，枸杞子十五克，冰糖五十克。將決明子略炒香後搗碎，與枸杞子、冰糖共放茶杯中，沖入沸水適量，共煮十五分鐘代茶隨意飲用，每天一劑。有益肝滋腎、明目通便的功效，適用於高血壓引起的頭暈目眩、雙目乾澀、視物模糊、大便乾燥等症狀。

(5)二根茶：芹菜根六十克，白茅根三十克，冰糖五十克。加適量水煎煮後濾去藥渣，加冰糖溶化倒入保溫杯中代茶飲用，每天一劑。有清熱生津、利尿止血的功效，對高血壓引起的頭暈頭痛、口苦咽乾、小便不利、目赤尿血、肢體浮腫者最適用。

(6)蓮心茶：蓮子心五克，茶葉五克，共放保溫杯中，以

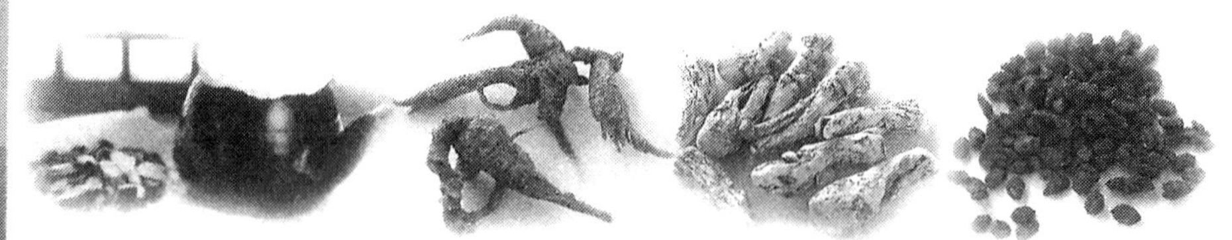

沸水沖泡，共煮十五分鐘代茶隨意飲用，邊喝邊加沸水，每天一劑。有清心降壓作用，適用於高血壓引起的頭痛、心悸失眠、口渴咽乾、口舌生瘡、小便短黃、目赤腫痛等症狀。

十、臨床常用方法

1.處方：七物降下湯、鉤藤散、天麻鉤藤散、防風通聖散、柴胡加龍骨牡蠣湯、三黃瀉心湯。
2.穴道：百會、太谿。

心悸

一、前言

平時我們很少意識到自己心臟在跳動，若忽然感覺到自己的心跳，而且有強烈的感覺，這種現象稱之爲「心悸」。對一個健康的人來說，偶爾因情緒激動或劇烈運動後產生的心悸，是正常的生理現象，無須擔憂。不可諱言的，心悸是心臟發生病變的預兆，幾乎所有的心臟病都有心悸的症狀。由心臟以外的疾病所引發的心悸，有呼吸機能衰退、甲狀腺機能亢進、貧血等。此外，有的心悸是暫時性的，如：發燒時或服用某些藥物，也會有這種現象。

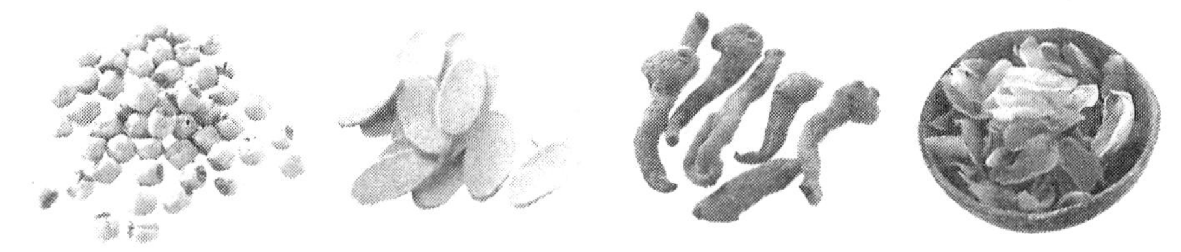

二、原因

1.正常的現象：運動、過勞、精神緊張。

2.神經循環無力症（心臟神經症）。

3.不伴隨心律不整的心悸：

(1)心臟以外的疾患：焦慮、貧血、發燒、甲狀腺機能亢進症、血糖過低症、嗜鉻細胞瘤、主動脈瘤、偏頭痛、縱膈腫瘤或腹腔疾病（使心臟受到機械性的刺激）、動靜脈瘻管、藥物的影響（腎上腺素、安非他命、毛地黃、血管擴張劑）。

(2)心臟本身的疾患：主動脈瓣閉鎖不全、主動脈瓣窄狹、開放性動脈導管、心室中隔缺損、心房中隔缺損、厲害的心臟肥大、急性左心室衰竭、心尖瓣閉鎖不全。

4.伴隨著心律不整的心悸（依心電圖的變化歸類）：

(1)心搏過緩：竇性心搏過緩、竇房傳導阻滯、房室傳導阻滯。

(2)期外收縮：源於心房、房室結或心室。

(3)心搏過速：源於竇房結、心房、房室結或心室的發作性心搏過速，心房撲動、心房纖維性顫動。

三、中醫辨證分型

1.痰火內鬱型：心悸煩躁，夜寐不安，口乾口苦，胸脘不適，時有刺痛，易怒易驚，驚怒之後，心悸更甚，神情

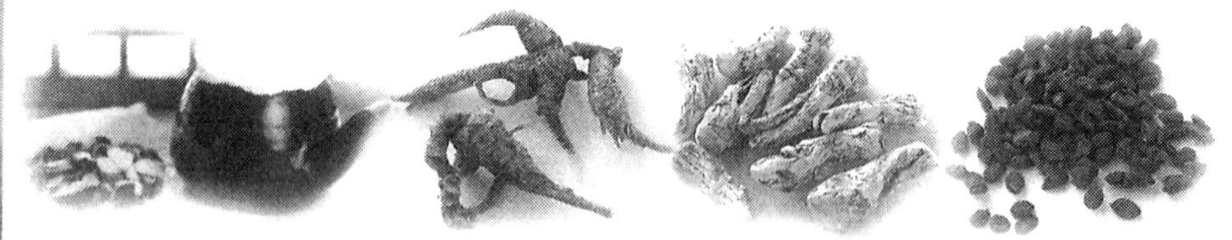

躁擾，烘熱不安。脈弦滑，或弦數，舌尖紅，苔淡黃或黃膩。

2.心氣鬱結型：心悸煩悶，精神抑鬱，頭昏耳鳴，胸肋時痛，脹悶不適，或見暴躁多怒，失眠多夢，口苦口澀，食慾不振，煩熱不安。脈弦，或細弦。舌尖紅邊絳，苔白或黃。

3.心氣不足型：心悸不寧，或胸肋疼痛，每因事而觸發，神疲無力，自汗懶言，手足冷濕，呼吸不利，常欲嘆息，面色無華，頭昏頭暈，虛煩不安。脈細弱，或遲緩，舌質淡，苔白。

4.心陽不振型：心悸不寧，失眠健忘，少氣無力，聲低息短，自汗濕冷，四肢厥冷，畏寒喜熱，尿清便溏。脈沉細，或緩弱。舌質淡，苔白潤。

5.心陰不足型：心悸煩躁，頭昏頭暈，耳鳴眼花，口乾咽痛，煩熱不安，胸悶氣短，失眠健忘，神情躁憂，驚疑不定。脈細數，舌紅，苔少。

6.心血不足型：心悸怔忡，面色蒼白，心煩不寐，手足無力，精神短少，爪甲蒼白，口唇色淡，肌膚白燥。脈細弱，舌質淡，苔白。

7.血脈瘀阻型：心悸怔忡，胸肋刺痛，肌膚甲錯，手足顫抖，心煩躁擾，烘熱不安，口乾咽燥，爪甲帶青。脈沉弱，或細數，或弦緩。舌質淡青，或見瘀點，苔白或黃。

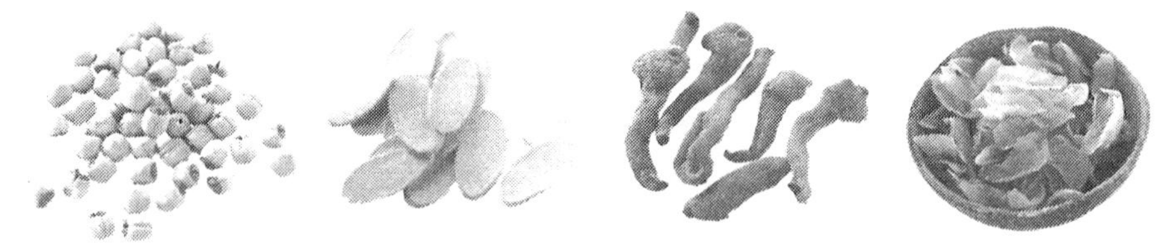

四、方劑選讀

1.處方名：生脈飲。

2.組成：人參十克、麥門冬十五克、五味子六克。

3.煎法：以上三藥，加三碗水，煮成二碗。

4.服法：分三次喝。

5.使用：生脈飲適合於心氣不足而引發的心悸。

五、考據及研究

1.出典：《內外傷辨惑論》。

作者：金・李杲，字東垣。

原典選粹：氣充脈腹故名生脈。

2.《本草綱目》：

(1)人參（五加科）：治一切虛證、勞倦內傷、開心益智、短氣少氣、保中守神、安精神、定魂魄、止驚悸。

(2)麥門冬（百合科）：補心氣不足、五勞七傷、安魂定魄、保神。

(3)五味子（木蘭科）：補元氣不足、養五臟、補虛勞、收耗散之氣。

3.《本草備要》：

(1)人參：甘、溫。治虛勞內傷、發熱自汗、多夢紛紜、嘔噦反胃、虛咳喘促、瘧疾、滑瀉、淋瀝脹滿、中暑中風，及一切血證。

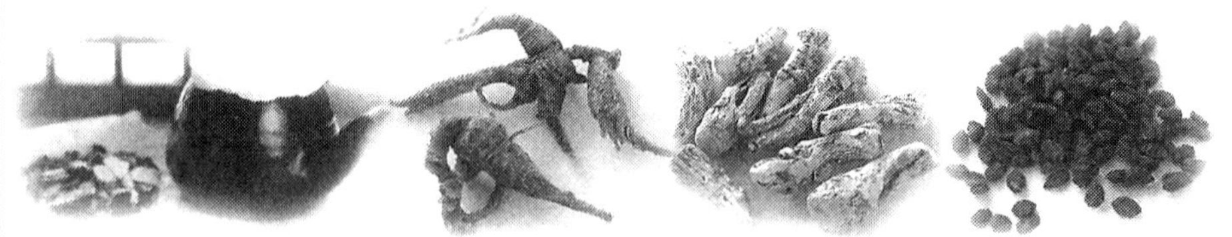

(2)麥門冬：甘、微苦、寒。治嘔吐、痿蹶、客熱虛勞、脈絕短氣、肺痿吐膿、血熱妄行、經枯乳閉、明目悅顏。

(3)五味子：專收斂肺氣、滋腎水、益氣生津、補虛明目、強陰濇精、退熱斂汗、止嘔住瀉、寧嗽定喘、除煩渴、消水腫、解酒毒、收耗散之氣、瞳子散大。

4.現代藥理：

(1)人參：提高心臟收縮力、擴張冠狀動脈、促進脂質代謝、預防動脈粥樣硬化的形成、興奮腎上腺皮脂作用、促進骨髓細胞的分裂，使紅、白細胞增加。

(2)麥門冬：增加冠狀動脈流量、抗心律失常、改善心肌收縮力、提高耐缺氧能力作用、鎮靜作用。

(3)五味子：強心作用、血管舒張作用、增強機體對非特異性刺激的防禦能力、調節血壓作用。

六、臨床常用方法

1.處方：炙甘草湯、天王補心丹、人參養榮湯、歸脾湯、溫膽湯。

2.穴道：膻中、內關。

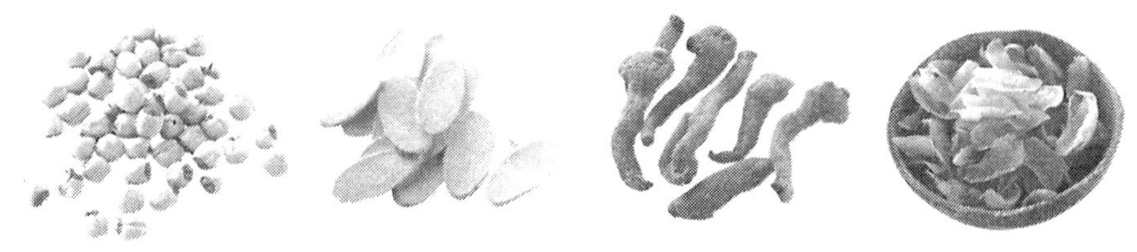

胸痛

一、前言

胸痛意指胸部疼痛，屬病人的一種自覺症狀。胸部因爲有心臟、肺、大血管等重要器官，一旦有疼痛的現象，應仔細觀察痛的位置、性質，以及伴隨的症狀，以確定是何種病因引起的。典型的心絞痛發作時間約在五分鐘左右，最短三十秒，最長三十分鐘。發作時間太短或太長都是不典型。典型的心絞痛是在前胸部有壓迫感、緊縮感以及有大石頭重壓的感覺；不典型的心絞痛是抽痛、針刺的、脹氣或是不消化的感覺。另外，非常重要的是有無撕裂感或是很深部的疼痛感。

二、原因

許多人常有胸痛的經驗，無論是年輕人或老年人，但是爲什麼會胸痛？是不是心臟病發作呢？其實絕大部分的胸痛是屬於神經痛，肌肉痙攣引起，或是之前受過傷引起的後遺症，另外肺的問題、氣喘、消化道疾病都會引起胸悶、胸痛。此外，慢性咳嗽，久咳不癒，亦是胸痛的原因，並非胸痛就是心臟病，典型因心臟引起的胸痛，可能會引起約十多分鐘的悶痛，合併有呼吸不順暢、盜汗，若在活動中發生，休息會緩解，若是產生持續超過半小時的劇痛，則可能是心肌梗塞，宜盡速送

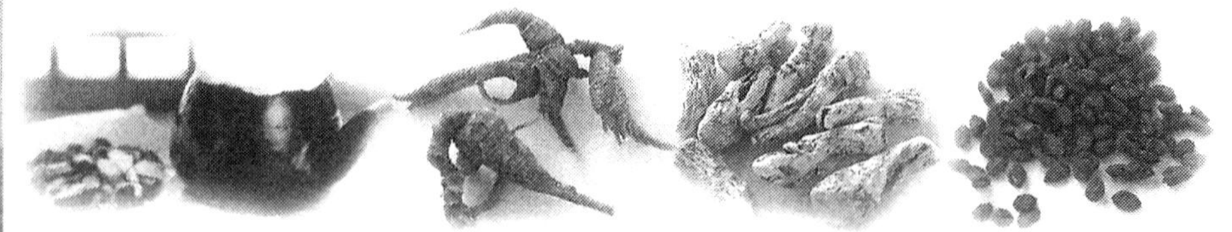

往醫院緊急治療。非疾病所引起的胸痛，則與心理因素有關。

三、心絞痛治療

穩定型心絞痛：給予乙型阻斷劑、阿司匹靈及長效型硝基甘油片；不穩定型心絞痛：必須住院治療；急性心肌梗塞的治療，首先給予氧氣，其餘治療與不穩定型心絞痛治療方式相同。

四、方劑選讀

1.處方名：丹七散。

2.組成：丹參十克、田七十克。

3.煎法：以上二藥，加二碗水，煮成一碗。也可以1：1比例磨成粉。

4.服法：飯後服，早中晚各一次。一日三克，日服三次。

5.使用：丹七散對於冠心病引起的胸痛有預防性的療效。

五、考據及研究

1.《本草綱目》：

(1)丹參（唇形科）：通心包絡、通利關脈、活血、破宿血、生新血、養血、破癥除瘕、血邪心煩。

(2)田七（五加科）：定痛、血運血痛、散血、止血。

2.《本草備要》：

(1)丹參：平、苦。治冷熱勞、骨節痛、風痹不隨、腸鳴

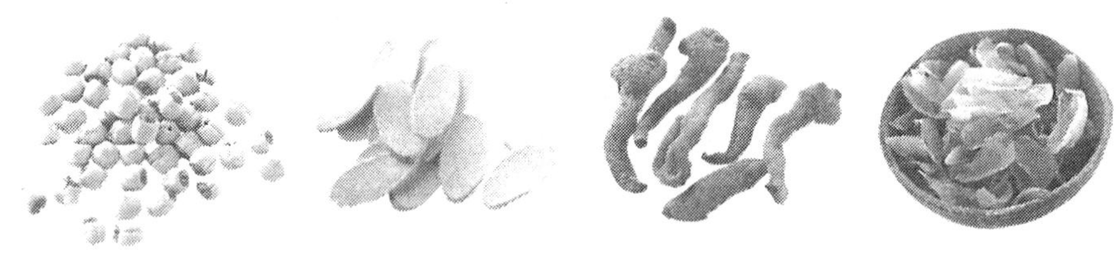

腹痛、崩帶癥瘕、血瘀血虛之候。又治目赤、疝痛、瘡疥、腫毒、排膿生肌。

(2)田七：甘、苦、微溫。治吐血衄血、血痢血崩、目赤癰腫，爲金瘡杖瘡要藥。

3.現代藥理：

(1)丹參：擴張冠狀動脈作用、改善微血管循環、鎮痛作用、抗炎作用。

(2)田七：增加冠狀動脈血管流量作用、強心作用、增加毛細血管抵抗力。

六、注意事項

1.胸痛在一般門診中是極爲常見的症狀，但其中僅有極少數的病人確實是狹心症。

2.通常一般人都是慣用右手操作事物，所以右邊胸部的肌肉比較發達，也較不容易受傷。運動時左邊的肌肉、左邊胸部及左手的肌肉，較易引起扭傷或疼痛，因此這就是爲什麼左手或是左邊的胸部較易引起疼痛，而被誤以爲是心臟疼痛的原因。有時兒童及青少年有的疼痛是因爲在學校或遊戲時，勉強的提重物而造成肌肉拉傷或是撞傷。

3.肋軟骨發炎在大人常可見到，但在兒童及青少年較少見。病人在肋骨及胸骨交界的軟骨地方會有壓痛的感覺，此種情況通常是單側的，且病人常在疼痛前有病毒感染或感冒的症狀。這種疼痛常是很頑固性的，且會有很不舒服的痛。

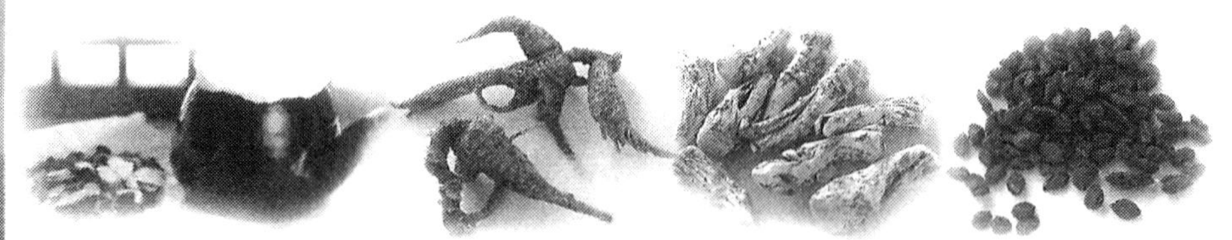

4.在胸部的其他器官譬如乳房，尤其是女性在生理期的時候也會發生疼痛的情況。在男性，有些男性乳房腫大的情況也會發生胸痛的症狀。

5.有時嚴重的支氣管炎或氣喘，也會因厲害的咳嗽牽動胸部的肌肉或骨骼而造成胸部疼痛。

6.引起胸痛的腸胃方面的問題，這種情況在青少年及兒童是比較少見，可是在成人卻常可見到，例如潰瘍、嘔酸、胃食道逆流或胃攣縮等有時也會引起胸痛。

7.在胸痛當中最難診斷的是心因性的胸痛，常因病人心理的或是情緒的問題而抱怨有胸痛的情況。這種病人常須接受一連串的檢查，甚至包括誤以爲是心肌栓塞等等，而到最後都檢查不出所以然來。

七、臨床常用方法

1.處方：血府逐瘀湯、栝蔞薤白白酒湯、七釐散。

2.穴道：膻中、內關（本穴對於心胸腹的疾病爲必用穴）。

貧血

一、前言

人體的血液量約爲人體重的十三分之一，是由血球和流動的血漿所構成。貧血意指人體血液中所含之紅血球數目或血紅

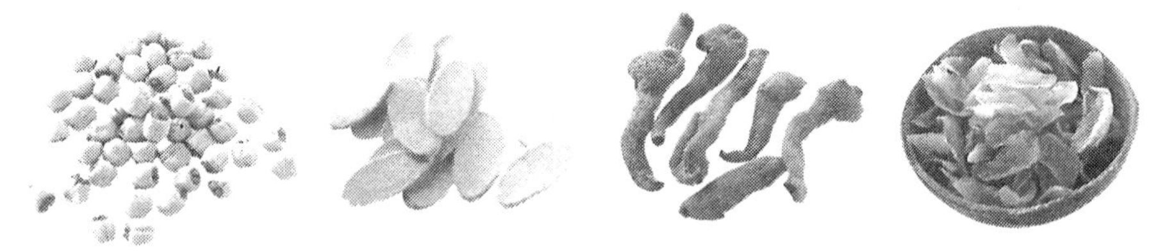

素濃度在正常值之下。最常見的症狀就是臉色蒼白，因為貧血時氧攜帶得不夠，身體重要的內臟器官需要先去支援，到達皮膚這類較不重要器官的血流就會減少，所以會顯得蒼白，此外貧血的人會出現氣喘、心悸等現象，這是因為貧血時，心臟及肺臟需要代償性的增加工作，所以會出現心跳加快及呼吸急促，造成喘的現象，若是年紀比較大或是有心臟病的人，甚至會因為心肌缺氧而引起心臟衰竭或是心絞痛的症狀。其他可能的症狀還包括指甲變得脆弱、容易疲累，甚至有頭暈、頭痛、體力變差等等。另外，不同原因的貧血，也各有一些特殊的徵兆和症狀。貧血是一種很常見的病，造成貧血的原因很複雜，例如腸胃道或任何部位長期的出血、先天性基因的異常，或後天的營養不良、胃切除的人、骨髓造血異常，或患有一些全身性疾病，例如腎臟病、肝病、甲狀腺疾病，或是自體免疫疾病的人。在台灣最常見的貧血，則是缺鐵性貧血和海洋性貧血。

二、原因

造成貧血的原因，可以分成三大類，第一，紅血球製造不足；第二，紅血球製造正常，但破壞增加或有出血的現象；第三，受到其他全身性疾病的影響。第一類有關紅血球製造不足的原因，可能是遺傳性的血紅蛋白基因異常，例如海洋性貧血，發生的真正原因，是製造血紅蛋白的基因出了問題，一般把它成分α型跟β型，如果是重型在孩童時即會發病，甚至會造成死胎；中度及輕微型可能在成年時才發現，尤其是輕微型不一定會有貧血的症狀，有些病人是在例行抽血檢查時才偶然發現。也可能是原料不足，如缺鐵、缺維生素B_{12}或葉酸不足而

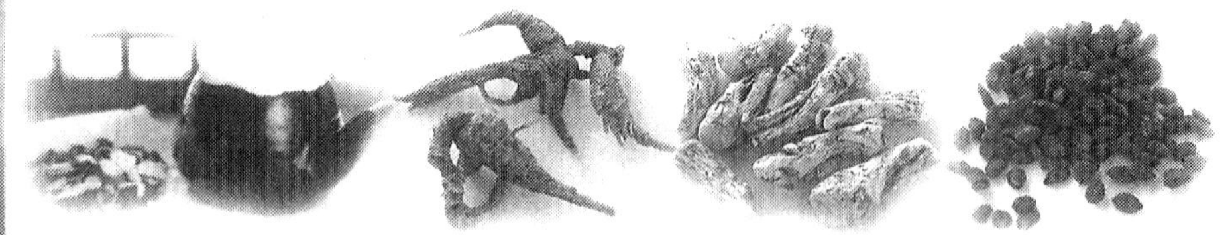

造成貧血；最後可能是骨髓本身的問題，例如再生不良性貧血，骨髓內造血幹細胞缺乏；或是病原菌或不正常細胞侵占了骨髓等等。

第二類，紅血球製造得出來，可是到了周邊循環時遭到破壞，我們叫作溶血性貧血。蠶豆症造成的溶血就是其中的一種。另外長期小量的出血，例如痔瘡，或是女性的月經大量出血，也會造成貧血。最後一大類造成貧血的原因是全身性的疾病，例如慢性關節炎、肝病、腎臟病、甲狀腺機能低下，以及自體免疫性的疾病等，也會造成貧血。

缺鐵性貧血，最常見於生育年齡的婦女，這是因爲有月經來潮時經血的流失，如果鐵的攝取不足，就會發生缺鐵。其他年齡層的女性或男性發生缺鐵性貧血，就要注意是否腸胃道內有腫瘤或是潰瘍；痔瘡長期出血也會貧血。青春期的小孩，身體正在發育，對鐵的需要量比較多；婦女懷孕的時候，因爲還要供應胎兒營養，所以對鐵的需要量也比較多，這些情況如果不補充足夠的鐵質，就容易貧血。胃切除的病人，因爲鐵的吸收較差，也是缺鐵性貧血的好發群。

除了缺鐵會造成貧血外，維生素B_{12}或葉酸缺乏也會影響紅血球的製造。因爲這兩種營養素都是製造DNA時所需要的，在缺乏時，細胞核的成熟會出問題，而在骨髓中出現巨母紅血球增生的現象，所以這種貧血被稱作巨母紅血球貧血。維生素B_{12}只存在動物性食物及乳製品中，植物中沒有，所以長期吃全素的人，有可能發生維生素B_{12}缺乏性貧血，它主要的症狀除了貧血外，還會有舌炎以及神經學上的症狀，例如手腳刺痛，有麻麻的感覺，走路不穩或腦功能與精神障礙等等。至於葉酸缺乏的貧血，則較常見於酗酒的人。

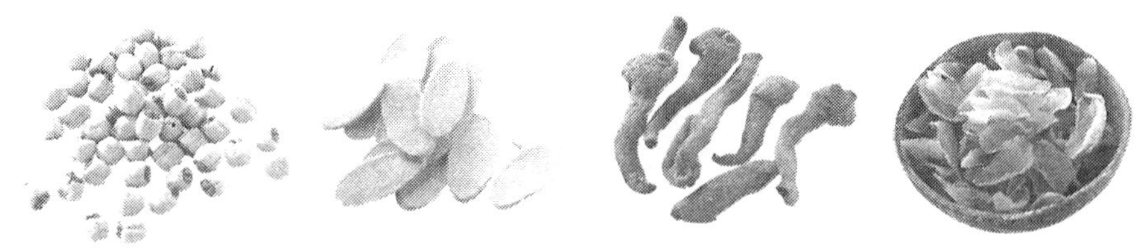

三、中醫觀點

大凡患者所出現的頭暈眼花、心悸失眠、手足發麻、面色蒼白或萎黃、婦女月經量少、閉經等一系列症候群，中醫統稱血虛症，因此在內、外、婦、兒各科病症中都可以見到血虛的症候。它並不等於西醫的某一種病。因為中醫所指的血，不僅代表西醫的血液，而且還包括了高級神經系統、內分泌系統的許多功能活動。故中醫所診斷的「血虛」症，基本上不完全等於西醫的貧血症。中醫對血虛症的治療，多採用四物湯（當歸、熟地、白芍、川芎）加減。同時，根據中醫「氣為血之帥，血為氣之母」的理論，血虛者往往兼有氣虛的表現，在治療血虛的方劑中，加入黨參、黃耆、山藥等補氣類之中藥，以取得良好的療效。臨床上中醫師最常以十全大補湯或八珍湯（由四物湯加味而來）來補氣生血，增強人體造血功能。

四、方劑選讀

1.處方名：十全大補湯。

2.組成：人參八克、白朮十克、茯苓八克、炙甘草五克、黃耆十五克、當歸十克、熟地黃八克、白芍八克、川芎五克、肉桂八克。

3.煎法：以上十藥，磨成粗末，加水一碗，生薑三片、大棗二個，同煎七分。

4.服法：不拘時，溫服。

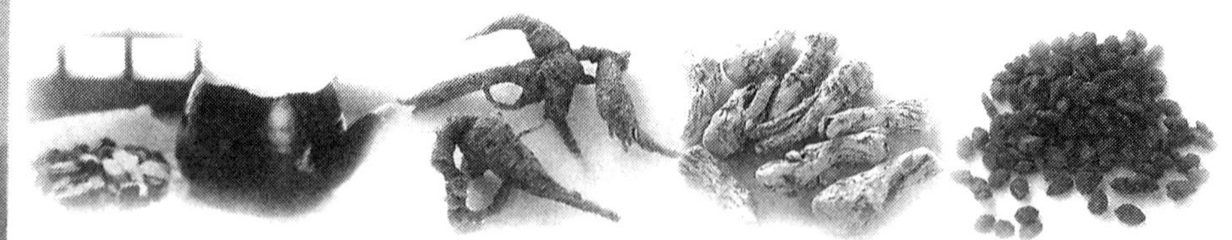

五、考據及研究

1.出典：宋・《太平惠民和劑局方》。

2.《本草綱目》：

(1)人參（五加科）：治五勞七傷，男婦一切虛證、通血脈、血淋、血崩、吐血、嗽血、下血。

(2)白朮（菊科）：治五勞七傷、和中補陽、補腰膝。

(3)茯苓（多孔菌科）：治五勞七傷、和中益氣、煖腰膝。

(4)炙甘草（豆科）：治五勞七傷、一切虛損、養陰血、利血氣。

(5)黃耆（豆科）：治血崩、長肉、補血補虛。

(6)當歸（繖形科）：治婦人漏下絕子、破惡血、養新血、和血、補血、崩中。

(7)熟地黃（玄參科）：治經候不調、生精血、補血氣、滋腎水、益眞陰、通血脈。

(8)白芍（毛茛科）：治女人一切病、肝血不足、和血脈、散惡血、逐賊血、通順血脈。

(9)川芎（繖形科）：治婦人血閉無子、養新血、消瘀血、補肝血、潤肝燥。

(10)肉桂（樟科）：治陰盛失血、通血脈、宣導百藥、補命門不足。

3.《本草備要》：

(1)人參：甘、溫。治虛勞內傷、發熱自汗、多夢紛紜、嘔噦反胃、虛欬喘促、瘧痢、滑瀉、淋瀝脹滿、中暑

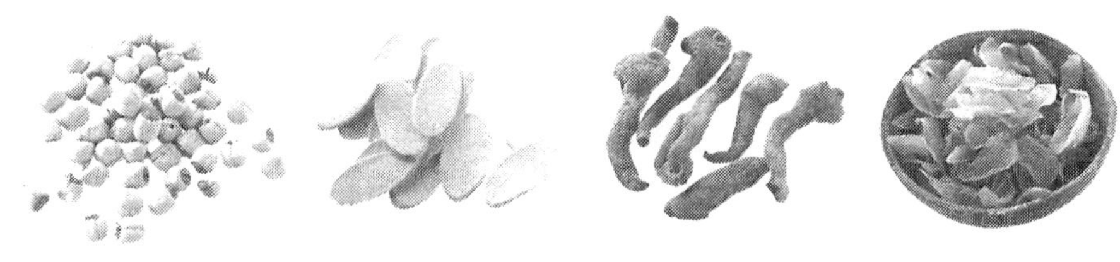

中風及一切血證。

(2)白朮：苦、甘、溫。在血補血、在氣補氣、無汗能發、有汗能止。

燥濕則能：利小便、生津液、止泄瀉、消痰水腫滿、黃疸濕痺。

補脾則能：進飲食、袪勞倦、止肌熱、化癥癖。

和中則能：已嘔吐、定痛、安胎。

(3)茯苓：甘、溫。治憂恚驚悸、心下結痛、寒熱煩滿、口焦舌乾。欬逆、嘔噦、膈中痰水、水腫、淋瀝、泄瀉、遺精。小便結者能通、多者能止。生津止渴、退熱安胎。

(4)炙甘草：甘、溫。補三焦元氣而散表寒。入和劑則補益、入和劑則解肌、入涼劑則瀉邪熱、入峻劑則緩正氣、入潤劑則養陰血。生肌止痛、通行十二經、解百藥毒。

(5)黃耆：甘、溫。益元氣、溫三焦、壯脾胃。生血生肌、排膿內托、瘡癰聖藥、痘證不起、陽虛無熱者宜之。

(6)當歸：甘、辛、苦、溫。治虛勞寒熱、欬逆上氣、溫瘧澼痢、頭痛腰痛、心腹諸疾、風痙無汗、痿痹癥瘕、癰疽瘡傷、衝脈氣病、氣逆裏急、帶脈爲病、腹痛腰溶溶如坐水中，及婦人諸不足、一切血虛、陰虛而陽無所附者。

(7)熟地黃：甘、微溫。治勞傷風痺、胎產百病、爲補血之上劑。

(8)白芍：苦、酸、微寒。治瀉痢後重、脾虛腹痛、心痞

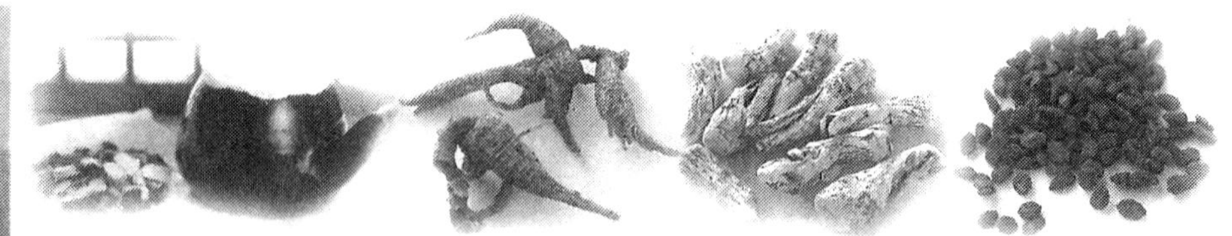

脅痛、肺脹喘噫、癰腫疝瘕、鼻衄、目濇、肝血不足、婦人胎產及一切血病。

(9)川芎：辛、溫。治風濕在頭、血虛頭痛、腹痛脅痛、氣鬱血鬱、濕瀉血痢、寒痺筋攣、目淚多涕、風木為病及癰疽瘡傷、男女一切血證。

(10)肉桂：辛、甘、大熱。補命門相火之衰、益陽消陰、治痼冷沉寒、能發汗、疏通血脈、宣導百藥、去營衛風寒、表虛自汗、腹中冷痛、欬逆結氣、抑肝風、扶脾土、治目赤腫痛、脾虛惡食、濕盛泄瀉、補勞明目、通經墮胎。

4.現代藥理：

(1)人參：促進骨髓細胞的分裂，使紅、白細胞增加、提高心臟的收縮力、增強機體免疫功能、增強機體對有害刺激的防禦能力。

(2)白朮：強壯作用、抗血凝作用、擴張血管作用。

(3)茯苓：強心作用、抗血凝作用。

(4)炙甘草：抗炎及抗變態反應的作用。

(5)黃耆：強壯作用、加強心臟收縮作用、增加免疫功能。

(6)當歸：對子宮具有雙向調節性（興奮與抑制作用）、降低心肌興奮性（治療心房纖顫）、抗血栓之形成。

(7)熟地黃：凝血作用、強心作用。

(8)白芍：擴張血管作用、抑制血小板聚集作用、肌肉鬆弛作用。

(9)川芎：鎮靜作用、對子宮有雙向調節作用（小劑量－興奮；大劑量－抑制）。

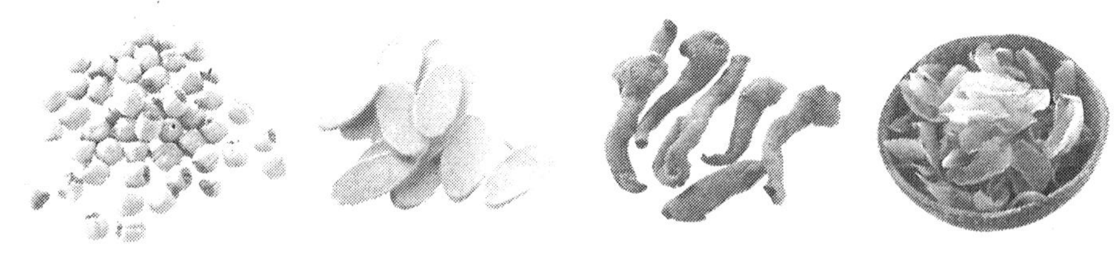

(10)肉桂：擴張血管，促進血液循環作用，抗血凝作用，引起子宮充血，有通經作用。

六、食物療法

1.八珍湯是民間最常用來補氣補血的藥方之一，介紹如下：

(1)組成：當歸十克、熟地十二克、川芎八克、白芍十二克、黨參十二克、白朮十二克、茯苓十二克、炙甘草八克。

(2)煎法：以上八味藥，加水三碗，煎至八分。

(3)服法：飯前空腹，溫服。

(4)應用：貧血、梅尼爾氏綜合症、白血球減少症、胃下垂、氣血虛虧所致之月經失調。

2.常見的補血補氣的食物包括：

(1)蔬菜類：紅蘿蔔、菠菜、牛蒡。

(2)水果類：葡萄、桂圓、紅棗、蘋果、櫻桃、甘蔗。

(3)豆類：花生、紅豆、蓮子。

(4)肉類：豬肝、牛肝、豬血、牛肉、蛋、羊肉、鰻魚等。

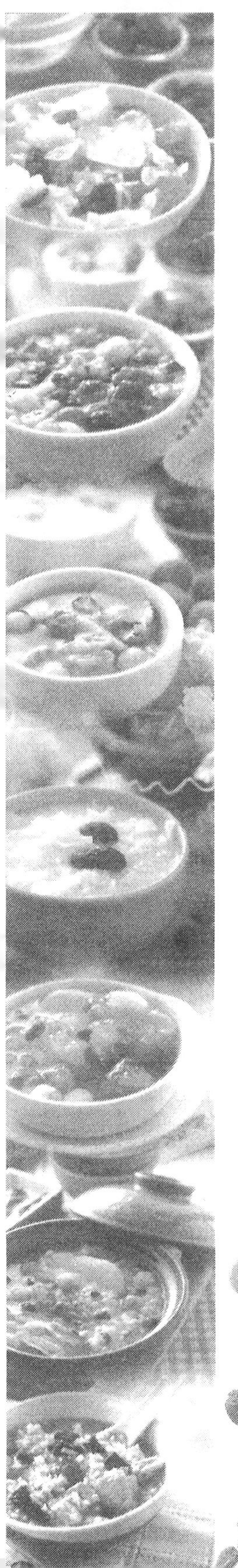

第七章　泌尿系統疾病

- 慢性腎炎
- 尿道炎
- 膀胱炎
- 夜尿症
- 攝護腺肥大

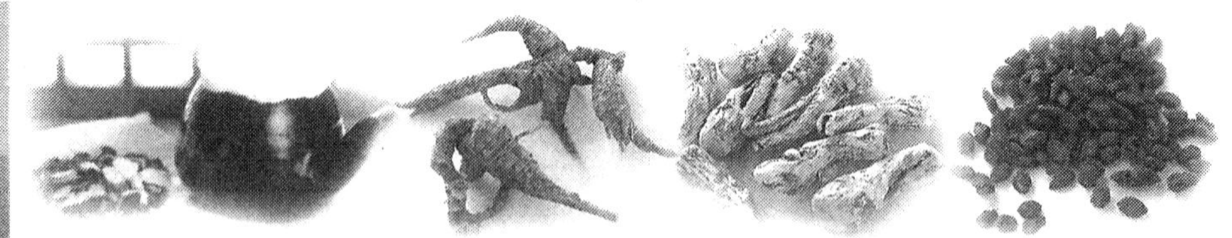

慢性腎炎

一、前言

腎臟是由一百萬個腎元形成，腎元是由腎小球及腎小管形成。當腎小球發炎時，便無法過濾血中廢物及體內多餘的水分；如果發炎無法得到有效控制，則腎臟功能會衰退，最後會導致腎臟衰竭。慢性腎炎（全名稱為慢性腎小球腎炎，CGN）是一種自身免疫反應疾病，由於免疫機能紊亂，引起腎小球組織損傷而發病。大多數的慢性腎炎起病就屬於慢性腎炎。本病或因扁桃腺炎慢性感染或B型肝炎病毒感染，使人體血管與腎臟之病理反應持續發展或增劇，因而發展成為慢性腎炎，只有少數病人是急性腎炎沒有治癒轉變成慢性腎炎。從臨床上分類，慢性腎小球腎炎的病因主要有遺傳因子、免疫系統問題，以及原因不明，而大部分的慢性腎小球腎炎的起因都是原因不明。在診斷方面當你有下述症狀時，需要進一步的檢查才能證明得了腎小球腎炎：(1)小便檢查出現血尿及蛋白尿；(2)抽血檢查，可幫助醫師瞭解腎臟功能受損的程度，及患上哪種腎小球腎炎；(3)切片檢查，有時醫師會要求做腎臟切片檢查，利用很細的針打到腎臟，抽取十至二十個腎元做病理診斷。

本病以男性患者較多，並多發病在青壯年期（二十至三十九歲），大部分呈不同程度之水腫，常反覆發作，至晚期常因腎機能衰退而引起尿毒症。調節免疫機制和降低血壓是目前控

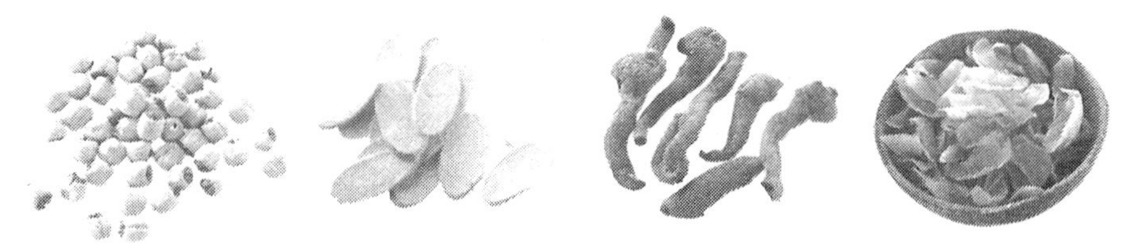

制慢性腎炎發展的主要方法。慢性腎炎起病緩慢，病情遷延，時輕時重，如果不加以控制容易導致腎功能減退，最終腎功能衰竭。例如病程中出現高血壓沒有控制好的話，會導致腎小球內高壓，進一步促使腎小球硬化，使病情更加惡化，最終造成腎功能衰竭。

二、症狀

慢性腎小球腎炎的早期症狀有高血壓、血尿或蛋白尿、下肢水腫（腳踝部位）、小便有泡泡等，臨床典型症狀爲水腫、蛋白尿、血尿及高血壓，但也可以無症狀。患者大多數有頭痛、頭暈、倦怠乏力、面色無華、腰膝無力、胃納差、晚間頻尿、一動則喘、心悸等症，晚期可出現貧血、視網膜病變及尿毒症。臨床多分爲腎變型和高血壓型，水腫尤以腎變型腎炎最爲顯著，呈持續性全身性水腫，並以雙下肢爲重，伴有畏寒肢冷、腰痠等症；高血壓型則血壓明顯升高，伴有頭痛、眩暈、視物模糊等症。慢性腎炎病患，在尿沉渣檢查中，常可見紅血球與尿蛋白。

三、中醫觀點

根據本病的臨床表現，類似中醫學的水腫、虛勞、腰痛、血尿等範圍。慢性腎炎的主要病理變化在於水液代謝發生障礙，其病變在於腎、膀胱及三焦。《黃帝內經》說：「三焦者，決瀆之官，水道出焉。膀胱者，州都之官，津液藏焉，氣化則能出矣。」可見本病與水分的代謝具有密切關係。在臨床

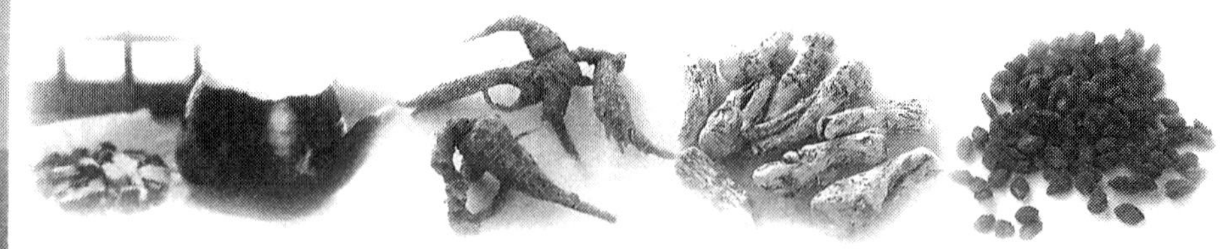

上依照體質上的差異，中醫將本病分成以下五種證型，如下所述：

1.肺脾氣虛型：晨起眼瞼浮腫，或四肢浮腫，或午後下肢或全身浮腫。唇淡或唇甲色淡，自汗，脘腹脹或脘痞，納差或厭食，口淡，頭昏，大便稀或便數多。舌質淡，胖嫩或齒痕，苔白膩。

2.肝腎陰虛型：眩暈，耳鳴，腰膝酸軟，微腫，五心煩熱，失眠多夢。舌質紅，少苔，脈象弦細數。

3.脾腎陽虛型：形寒怕冷，四肢不溫，神疲納差，面色淡白，腰以下水腫較爲明顯。舌質淡胖，苔白，脈象沉細無力。

4.下焦濕熱型：口黏口苦，心煩失眠，胸悶納差，口乾少飲，尿少色深。舌質紅，苔黃膩，脈象滑數。

5.精關不固型：面色淡白無華，神疲體倦，腰膝酸軟，遺精，早泄，浮腫，尿中蛋白多。舌質淡，苔薄白，脈象細而無力。

對於本病的治療原則有三個方向：(1)扶正補虛；(2)活血化瘀；(3)解毒利濕。

四、食療選讀

1.食療名：冬瓜鯉魚湯。

2.組成：冬瓜一斤、鯉魚一條。

3.煎法：冬瓜和鯉魚處理好後，清燉。

4.服法：食冬瓜、魚及飲湯，常吃有益。

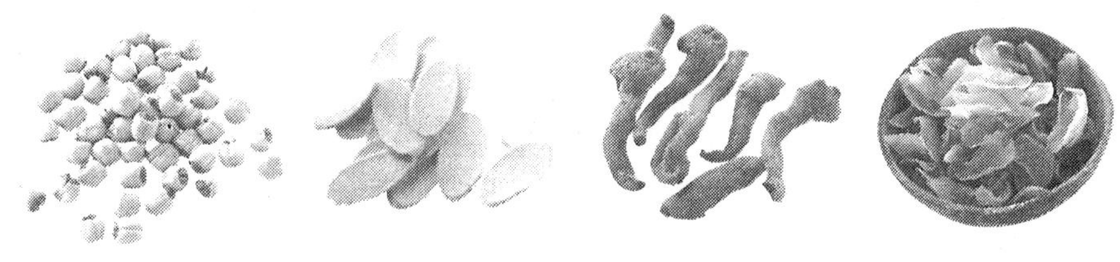

5.使用：冬瓜鯉魚湯能利小便、消水腫，適合慢性腎炎伴隨浮腫的病患。

五、考據及研究

1.《本草綱目》：

(1)冬瓜（葫蘆科）：治小腹水脹、利小便、止消渴煩悶、解毒。

(2)鯉魚：治水腫腳滿下氣、利小便、消腫、下水氣。

2.《本草備要》：

(1)冬瓜：甘、寒。寒瀉熱、甘益脾、利二便、消水腫、止消渴、散熱毒癰腫。

(2)鯉魚：甘、平。治欬逆上氣、腳氣黃疸、妊娠水腫、骨燒灰療魚骨哽。

3.現代藥理：

(1)冬瓜：利尿作用、消腫作用，含鈉量低是腎臟病人的理想蔬菜。

(2)鯉魚：利尿作用。

六、護理與預防

1.慢性腎炎患者，應避免過度疲勞及精神刺激，以及防止受寒受濕而致上呼吸道感染，以減少疾病的復發及病情惡化的誘因。

2.飲食以清淡爲宜，減少蛋白質（肉類）飲食，有浮腫及高血壓患者要控制鈉鹽的攝入，每日要控制在二克以

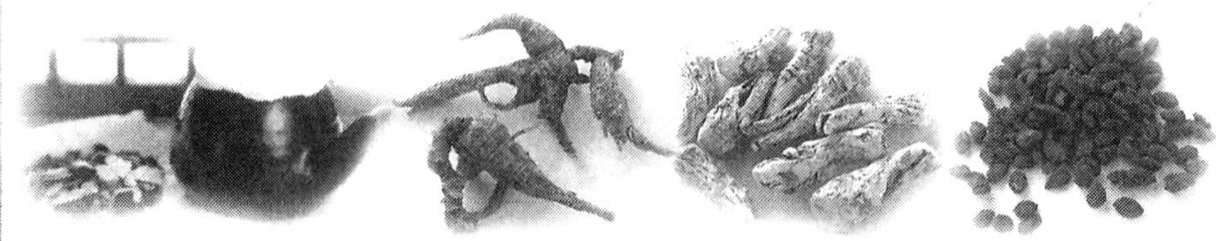

下，戒菸酒，避免燥熱刺激性食物。

3.生活正常，規律運動，保持充足睡眠，定期測量血壓，以觀察血壓變化情況，並且要貫徹控制血壓。

4.患者須多補充維生素C，如綠葉蔬菜、西瓜、奇異果、番茄和天然果汁等食品。

5.保持大便暢通。

6.不要亂服用藥物。

七、臨床常用方法

1.處方：濟生腎氣丸、越婢加朮湯、六味地黃丸。

2.穴位：三陰交、築賓、足三里。

尿道炎

一、前言

男性在一歲以前因爲較多比例有先天性泌尿道結構異常（如膀胱輸尿管逆流）以及包皮感染的關係，泌尿道感染的發生率是女性的四倍，但一歲以後終其一生，男性泌尿道感染的比例遠低於女性。從解剖結構來說，男性平均尿道長度爲十四到二十公分，而女性僅三到四公分。加上女性陰道口潮濕的黏膜環境，尿道口的微生物較易滋生並且長驅直入造成感染。因此一般來說，女性比男性較容易得到泌尿道感染。大部分的女

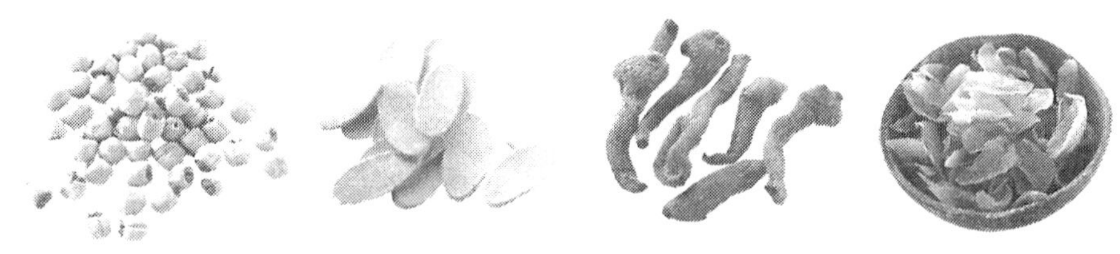

性一生至少得過一次泌尿道感染，而有學者的調查顯示十四到六十一歲的男性只有12％曾經得過泌尿道感染。

尿道口通常或多或少都有細菌存在，但較深入處應該是無菌狀態，若是被細菌感染了或被異物侵入，就會引起尿道炎。尿道炎依發病情形可分爲急性和慢性兩類，當尿道急性發炎時，大多數患者都會有外尿道脹痛、灼熱感或小便會脹痛如刀割般，並伴隨著有黃色或白色的分泌物（膿）。其潛伏期約爲一星期左右，若沒有治好，就會轉爲慢性尿道炎，若轉爲慢性時，患者會呈現小便脹、痛、癢等不舒服症狀，且分泌物會變少，這也是兩者間最明顯的區別點。依其起因之不同可分爲「淋菌性」和「非淋菌性」兩種。淋菌性尿道炎是因性行爲時，被帶菌者所傳染，以淋菌感染最爲常見，經過一星期的潛伏而發病，尿道會有黃色濃稠的分泌物，是屬於急性淋菌尿道炎，其次爲陰道鞭毛滴蟲，男女皆易感染，但分泌物則沒有淋菌那麼黃、那麼濃稠。非淋菌性尿道炎主要是由披衣菌感染、和砂眼的細菌一樣，只不過它是侵犯到尿道而不是眼睛，大多數是因爲不乾淨的性行爲所感染的，分泌物是比較清、比較白的；其他則包括葡萄球菌、鏈球菌或大腸菌等。尿道炎及膀胱炎的發生仍以性行爲較活躍的年輕人居多，常可合併血尿出現。

二、正確處置

如何有效治療呢？對菌下藥就對了，依不同的細菌施以不同的抗生素和治療模式，而且一定要治療完全，否則當轉爲慢性時就很容易再發作，尤其在抵抗力差或喝酒時，更是容易復

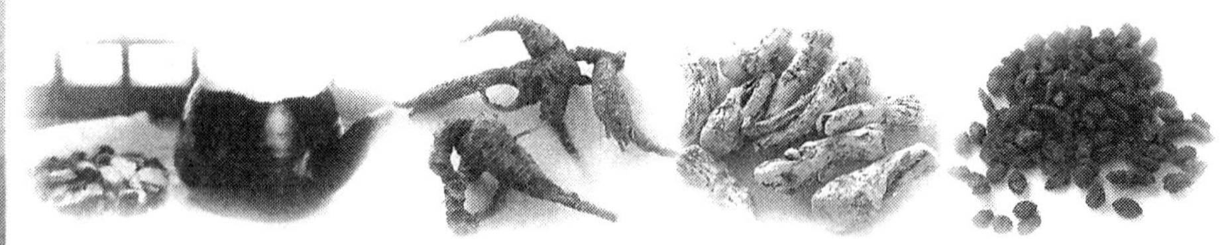

發。尿道炎若因為性接觸而感染時，建議性伴侶雙方要一併接受治療，以免治療好一方後又讓另一位感染，無法真正斷根治療尿道炎。尿道炎常見的併發症有哪些？長期有尿道炎困擾時，特別是淋菌性尿道炎，容易產生尿道狹窄，引起排尿方面的疾病，甚至造成膀胱、腎臟功能受損；也可能引起慢性攝護腺炎，造成頻尿、夜尿、小便變細不舒服等症狀。若細菌跑到生殖器，如副睪丸，會造成副睪丸炎，嚴重時會使輸精管阻塞造成不孕；女性若感染到生殖器，也會引起生殖器發炎。

三、中醫觀點

淋的名稱最早出現在《黃帝內經》，到了漢朝《金匱要略》這本書對本病的症狀做了說明指出：淋病是以小便不爽、尿道刺痛為主證；隋朝《諸病源候論》還把淋證分為石淋、勞淋、氣淋、血淋、膏淋、寒淋、熱淋等七種，而以「諸淋」統稱之，此外，《諸病源候論》中還有「宿病淋，今得熱而發者」的論述，指出淋證有復發的情況存在。從臨床觀察泌尿道感染（尿道炎、膀胱炎）可突然發生血尿、濃尿；或排尿時尿道燒灼感，有嚴重的尿頻、尿急、尿痛、濃尿，有時會有急迫性尿失禁，膀胱區不適或拘急疼痛，但無明顯的全身症狀，少數患者有輕度腰痛，發熱多在攝氏三十八點五度以下，但伴有尿瀦留時，膀胱區持續脹痛。因此尿道炎相當於中醫學「淋證」的範疇，病因主要有三種，第一是濕熱蘊結，這是最常見的病因，主要跟感染有關；第二是肝鬱氣滯，這是一種由於壓力或情志失和所引起的尿道炎；第三是脾腎虧虛，這是一種久治不癒以至於反覆發作，或是年老體衰，身體機能衰退，免疫力不

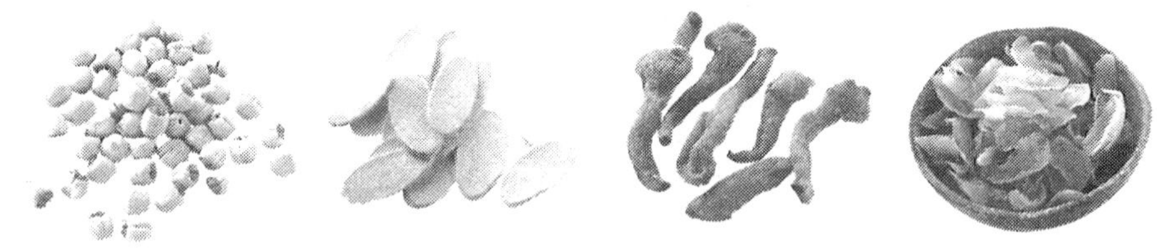

足，容易發病。

四、藥茶選讀

1.藥茶名：馬齒莧紅糖茶。

2.組成：馬齒莧二百至二百五十克（鮮品加倍）、紅糖一百五十克。

3.煎法：以上二藥，加水適量，煮成一碗。

4.服法：趁熱，一次服一碗，日服三次。

5.使用：本方適用於急性尿道炎及泌尿系統感染發炎期。

五、考據及研究

1.《本草綱目》：

馬齒莧（馬齒莧科）：治小便熱淋、解毒通淋、散血消腫、殺諸蟲、利下惡物、去白蟲。

2.《本草備要》：

馬齒莧：酸、寒。治諸淋疸痢、血澼惡瘡、小兒丹毒、利腸滑產。

3.現代藥理：

馬齒莧：抗菌作用、促進潰瘍癒合作用。

六、保健預防

1.「預防勝於治療」，尿道炎最佳預防法則，就是不要接觸到不乾淨的性行爲，若不得已要有性行爲時，也請使用

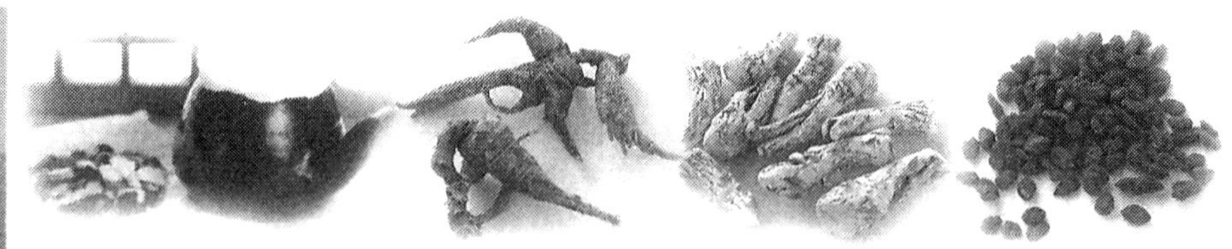

保險套以減少感染機會；在性行爲結束後，最好馬上解小便，將尿道裏的分泌物排出，以降低細菌停留體內的可能。不幸感染時，千萬不可自行服用藥物，應立即找醫師治療，以免延誤治療時機。

2.平時的保健工作除了多喝水、不憋尿外，還要保持個人良好的衛生習慣。如果重複感染的情形嚴重，依據美國醫界的建議，不妨試試天然的水果，例如蔓越莓（cranberry）等。一九九八年十月出版的美國《新英格蘭醫學期刊》指出，蔓越莓中含有一種濃縮單寧酸的化合物成分，具有細菌抗黏附活性，可讓大腸桿菌無法附著在尿道壁上，如以每日飲用三百毫升蔓越莓汁所含濃縮單寧酸的量爲準則，可有效降低泌尿道感染的機率。

七、臨床常用方法

1.處方：八正散、五味消毒飲、五淋散。

2.穴位：中極、水分、水道、陰陵泉、復溜。

膀胱炎

一、概述

膀胱是貯存從腎臟流出的尿液。當膀胱注滿後，尿液會由狹窄的管（尿道）排出體外，膀胱炎是一種常見的尿路感染性

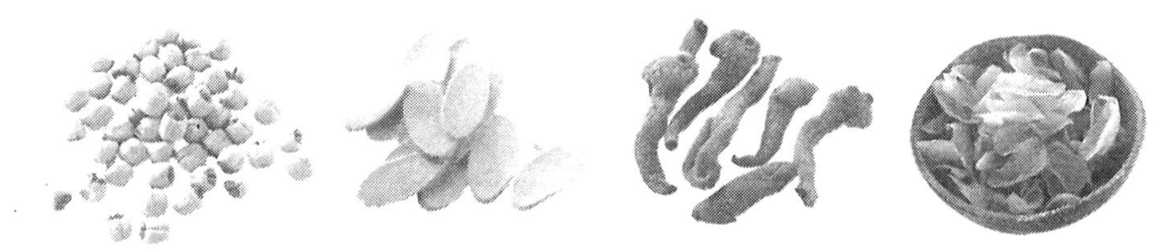

疾病，約占尿路感染總數的50％至70％。膀胱炎可分為「細菌性」和「非細菌性」兩種，細菌性膀胱炎是指細菌從黏膜侵入膀胱的內部而發病，而且較為常見，約有一半的膀胱炎都是由感染引起。感染通常由存在於肛門的細菌所引起，這些細菌會在某些情況下（如當插入內用棉條、性交或如廁後由後向前抹拭肛門時）進入尿道，然後循尿道向上走，在膀胱繁殖，導致感染和發炎。其致病菌最常見的是葛蘭氏陰性桿菌，其中以大腸桿菌為常見，其次是副大腸桿菌、變形桿菌、克雷白氏菌、類鏈球菌、綠膿桿菌和葡萄球菌。非細菌性膀胱炎則包括鄰近器官炎症的蔓延，如腎炎、輸尿管炎、攝護腺炎、尿道炎、陰道炎、子宮內膜炎時，炎症很容易蔓延至膀胱，引起膀胱炎；其次是機械性損傷，如導尿管損傷、膀胱結石、膀胱內有異物等原因，都會刺激黏膜發生炎症。根據統計顯示，女性較男性容易發生膀胱炎，因為她們的肛門和尿道的末端比較接近，而且女性的尿道比男性的短。膀胱炎發病時都有頻尿、排尿痛和混濁三種症狀，治療的重要原則是大量攝取水分，儘量排尿，保持膀胱排空的狀態，方法是疾病開始後的四小時內，每小時喝六百毫升（一品脫）水，然後在之後的八小時內，每兩小時喝三百毫半（半品脫）水。有些復發性膀胱炎的症狀，有排尿困難和急迫感，但檢驗卻無細菌感染跡象，如腎盂積水、先天性泌尿道憩室、輸尿管反流，及老年人內分泌減少等，其次，上班工作忙碌、憋尿也會形成。至於新婚期間的蜜月性膀胱炎，常有尿意感覺，則是由於尿道口受到外傷刺激所致。

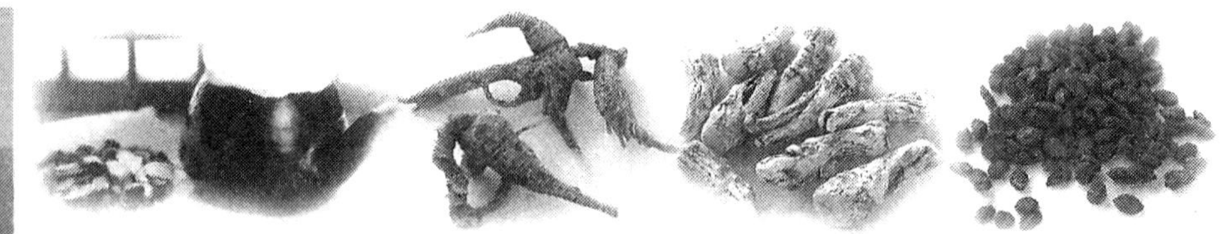

二、間質性膀胱炎

間質性膀胱炎是一種非單一病因的慢性疾病，也是一種非感染所引起的慢性膀胱發炎。90%的患者是中年女性，在患者當中，有50%有過敏體質，30%有大腸症候群，另有20%會有偏頭痛。在美國約有四十五萬人口罹患間質性膀胱炎，若依此比例，台灣可能有四萬左右的患者。典型的症狀是頻尿、尿急、夜尿、下腹疼痛，可能會導致膀胱纖維化、膀胱容量減少，甚至輸尿管尿液回流、腎水腫及腎臟發炎。當脹尿時疼痛加倍，疼痛的位置可能還會有尿道口和會陰部，排尿後疼痛可稍緩。血尿也是常見的症狀之一。另外，患者也會呈現焦慮、緊張的現象。

三、中醫觀點

膀胱炎屬於中醫「淋證」的範疇，依照個別體質上之不同，進行辨證論治：

1.膀胱濕熱證型：小便頻數、急迫、灼熱澀痛，或混濁，或短赤，小腹脹痛，發熱口渴，舌質紅，苔黃膩，脈滑數。治法採用清熱瀉火、利濕通淋。方藥可選用八正散加減。

2.肝膽鬱熱證型：小便頻數、短赤、熱澀疼痛，伴寒熱往來，心煩欲嘔，腰脅及小腹脹痛，口乾口苦，舌質紅，苔黃，脈弦數。治法採用清利肝膽，通利小便。方藥可

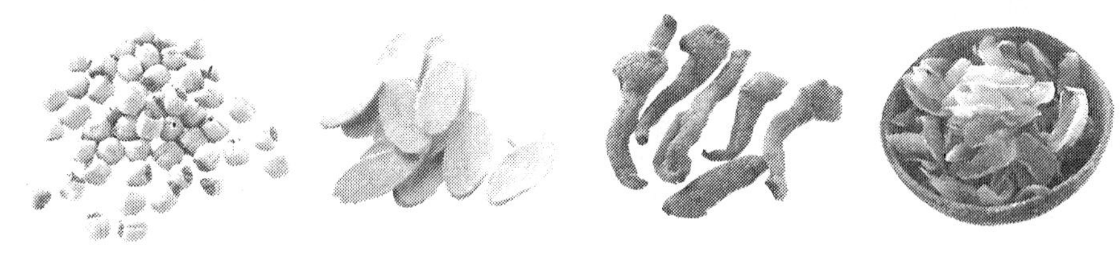

選用龍膽瀉肝湯加減。

3.陰虛濕熱證型：尿頻不暢，解時淋澀灼熱，口苦口膩，午後顴紅，五心煩熱，肢體困重，腰酸乏力，舌紅苔黃膩，脈細滑。治法採用滋陰清熱，化濕通淋。方藥可選用知柏地黃湯加味。

4.氣滯血瘀證型：小腹脹痛，尿頻急而熱，排尿不暢，有時尿血色暗，口苦澀黏，煩躁易怒，情緒激動，舌質暗或有瘀斑，脈弦澀或弦細。治法採用活血行滯、利尿通淋。方藥可選用逍遙散加減。

四、方劑選讀

1.處方名：木通方。

2.組成：木通十克。

3.煎法：加水二碗，煎成一碗。

4.服法：飯後服，早晚各一次。

5.使用：木通方適用於膀胱炎、尿道發炎、水腫。

五、考據及研究

1.《本草綱目》：

木通（毛茛科）：治五淋、小便數急疼、利小便、下水。

2.《本草備要》：

木通：甘、寒。治胸中煩熱、遍身拘痛、大渴引飲、淋瀝不通、水腫浮大、耳聾、目眩、口燥舌乾、喉痺咽

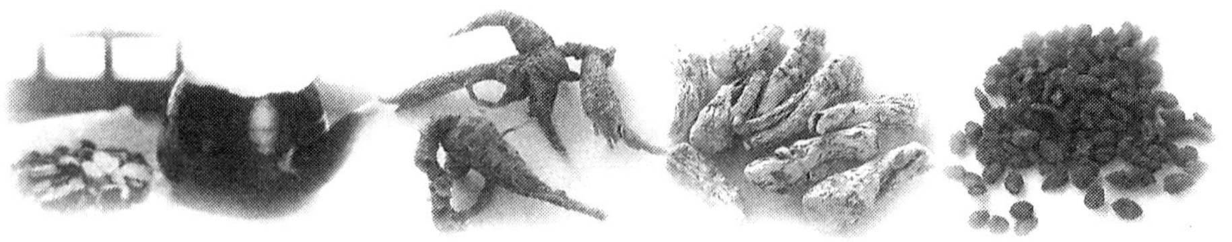

痛、鼻齆、失音、脾熱好眠、除煩退熱、止痛排膿、破血催生、行經下乳。

3.現代藥理：

木通：利尿作用、抗菌作用、鎮痛作用。

六、生活應用

1.多喝開水，每天最少喝一至二公升（三至四品脫）水或清淡的液體，這樣可增加小便次數，清洗膀胱，將細菌排出，禁止憋尿。

2.女性便後由前往後抹淨，使肛門附近細菌不致經由尿道進入膀胱。

3.女性保持局部衛生乾淨，因爲潮濕和不潔會助長細菌的繁殖。

4.避免碰觸公共衛生用具。

5.含有香水的肥皂、陰道除臭劑、泡泡浴、消毒藥水、化學藥品等具有過敏反應，儘量減少使用，同使避免或減少喝酒、咖啡，少吃辛辣食物。

6.性生活上的預防方法：性交前洗手和清洗下體，嘗試性交後立刻去排尿，使用潤滑劑以減少摩擦和瘀傷，避免觸摸肛門。

7.在腹部上放一個蓋好的熱水袋對於緩解疼痛也有幫助。

8.康復前避免性交或喝酒。

9.避免穿緊身褲。

10.改穿棉質而非合成纖維的內褲。

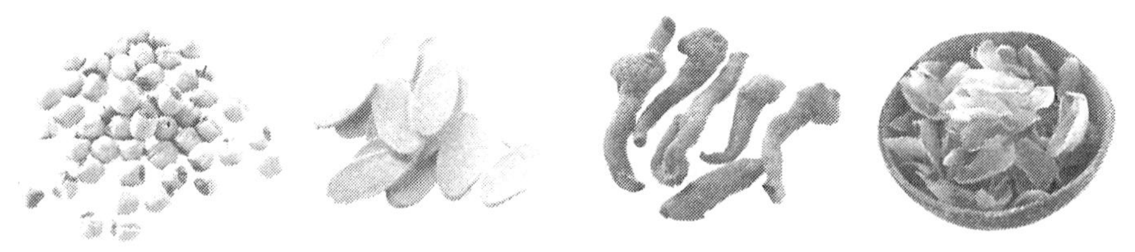

七、臨床常用方法

1.處方：八正散、導赤散、清心蓮子飲、豬苓湯、五淋散。

2.穴位：中極、水分、水道、陰陵泉、復溜。

夜尿症

一、前言

晚間睡覺時，起來如廁一次以上，即稱「夜尿」，醫學上正式名稱爲「夜尿綜合症」（Nocturia）。一般人是不會有超過一次以上的夜尿，因爲人體在晚間睡眠時，會分泌抗利尿荷爾蒙（即是ADH），使整個晚間尿液產量減少，如此才能充分的休息。但是根據統計數字顯示，八十歲以上的人患「夜尿綜合症」的機率可高達40％！姑且不論「夜尿綜合症」因何而起，它卻會對病患造成極度的困擾，病患常因夜間起床多次而徹夜難眠，日間精神不振，更糟的是，有不少老年人因夜間起床排尿在廁所中滑倒，或因夜間不自覺地遺尿，因地板濕滑而跌了一跤！任何有夜間尿頻者都不應對此現象掉以輕心，至少應接受泌尿科檢驗，排除病變的可能。

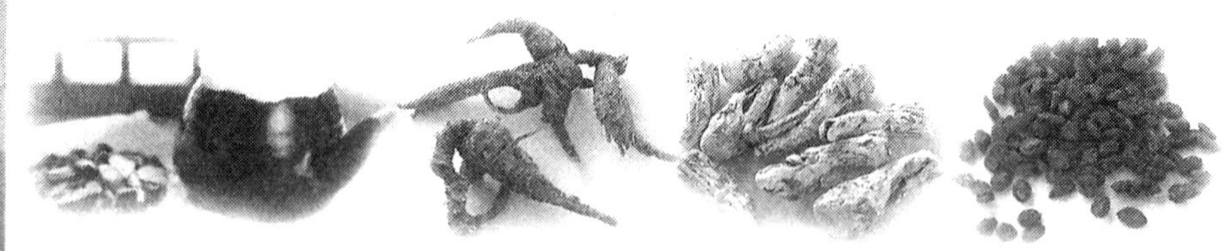

二、原因

引起夜尿的原因，大致可分爲泌尿系統疾病與非泌尿系統疾病兩類。

就泌尿系統疾病而言，最常見的就是因攝護腺肥大所引起的餘尿過多，加上感染及攝護腺神經過度敏感而引起的夜尿。中老年男性夜間尿頻的主因是良性攝護腺肥大（Benign Prostatic Hyperplasia, BPH），在正常的情況下，尿液由膀胱流經尿道及攝護腺排出體外，但良性攝護腺增大的病患卻會因攝護腺增大而擠迫尿道，令其直徑變得比平常小。換句話說，攝護腺肥大會令尿道口變得狹小，而使尿液無法完全排出，這在某種程度上使得病患無法一次將膀胱中的尿液排完，因而造成尿頻，特別是在夜間的現象。

非泌尿系統疾病中，最主要是跟體內所分泌的抗利尿激素（Vasopressin）有關。一般老年人的體內缺乏抗利尿激素，無法將腎臟過濾的水分再吸收，因此容易導致夜間尿量比白天時多，在夜間他們經常排出大量稀釋的尿液。此外糖尿病人往往體內較一般人缺乏抗利尿激素，所以糖尿病導致的夜尿症較常見；而某些靜脈曲張及肢體水腫患者，也會因肢體水分在夜間再被吸收而造成夜間頻尿，這些水分在日間因地心引力的作用而貯積在肢體上，卻會在臥式睡眠時平均分布人體各處，這些多餘的水分最終形成尿液，而導致病患夜間尿頻。其他生理性的因素如睡前過量飲用液體、酒精、咖啡因，也會造成夜間尿量大增，另外使用利尿劑也可能引致夜尿症，尿崩症患者也會因血清血糖水平升高而造成滲透性利尿（Osmotic diuresis）現

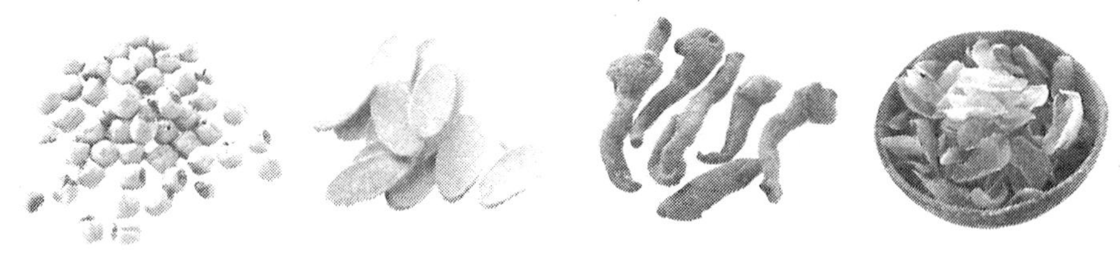

象，導致尿頻。

三、中醫觀點

夜尿症的病因病機依照中醫的理論，可分爲四大類，分述如下：

1.下元虛寒：腎藏精主水，開竅於二陰，職司二便，與膀胱互爲表裏，年老體衰之人及小兒，腎氣不足，下元虛寒，不能制約水液，出而不禁形成遺尿、夜尿多；常見的症狀有夜尿或遺尿，小便清長，面色晃白，腰腿痠軟，舌淡、苔白，脈沉無力。

2.肺脾氣虛：肺居上焦主一身之氣，通條水道，下輸膀胱，而腎又上連於肺，兩臟爲子母，若肺氣虛弱，肅降無權，則腎水不能固攝，脾屬土制水，倘脾肺氣虛，則上虛不能制下，下虛不能上承，終致無權約束水道而致遺尿；常見的症狀有夜尿，氣短，經常感冒，自汗盜汗，食慾不振，大便稀溏，舌淡、苔白，脈弱。

3.肝經濕熱：肝經濕熱，鬱而不解或濕熱下注蘊結膀胱，致膀胱氣化功能失常，亦可發生遺尿，但臨床少見；常見的症狀有夜尿，尿黃而量少，性情急躁，多夢，面赤唇紅，口渴引飲，舌紅、苔黃，脈弦或數。

4.不良習慣：主要發生在小兒，從小沒有養成按時排尿的習慣。

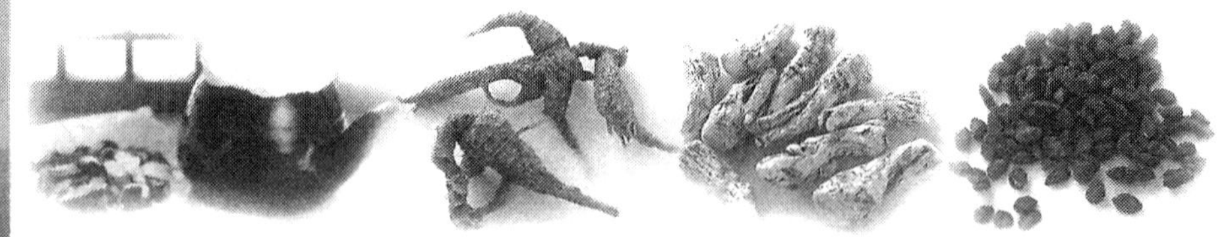

四、食療選讀

1.食療名：白果紅棗甜湯。

2.組成：白果三錢、銀杏三錢、紅棗十顆、冰糖適量。

3.煎法：將白果與紅棗加三碗水，擺在電鍋裏燉，熟後，加冰糖。

4.服法：早晚空腹吃。

5.使用：白果紅棗甜湯適用於夜尿、頻尿、小兒尿床、帶下、咳嗽、遺精等症。

五、考據及研究

1.《本草綱目》：

(1)白果（銀杏科）：縮小便、止白濁。

(2)紅棗（鼠李科）：補中益氣、堅志強力。

2.《本草備要》：

(1)白果：辛、甘、苦、溫。熟食可溫肺益氣、定痰哮、斂喘嗽、縮小便、止帶濁。

(2)紅棗：甘、溫。補土益氣、滋脾土、潤心肺、調營衛、緩陰血、生津液、悅顏色、通九竅、助十二經、和百藥，傷寒及補劑加用之，以發脾胃生騰之氣。

3.現代藥理：

(1)白果：收澀作用、抑菌作用。

(2)紅棗：增強肌力作用、抗菌作用。

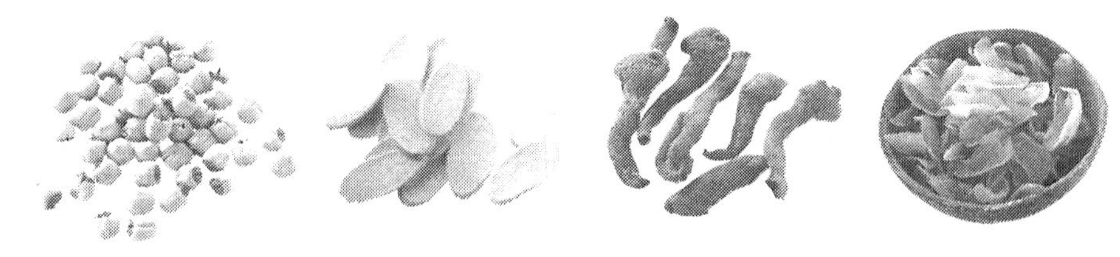

六、預防護理

1.成年人最好傍晚開始限制飲水，晚餐時少喝一點湯，睡前記得先去排尿，半夜時再去尿一次，體虛畏寒可適當進補溫熱食品，體壯熱盛、面紅口乾者宜進清淡食品。

2.其實要預防夜尿的發生，除了上述的白果紅棗甜湯外，下面介紹的三種食療方法，效果也頗佳。

(1)荔枝、桂圓各十個，加適量水，煮成藥茶喝。

(2)紅棗、烏梅各十個，加適量水，煮成藥茶喝。

(3)益智仁十克，加醋炒至乾透，研細粉，加麵粉、白糖、清水適量，調糊狀，用食油少許製成薄餅。

3.平時夜間不要喝太多水，避免咖啡、濃茶及酒等利尿的飲料。同時保持適量的運動及均衡的飲食習慣，才能防止擾人清夢的夜尿發生。

4.白果生食有毒性，因爲裏面含有氰氨酸，但只要一煮熟就化掉，所以一定要吃熟的白果。

5.讓小孩從小養成排尿習慣，白天不要過度遊玩，以免晚上過度疲勞貪睡以致尿床而不自覺，用鼓勵代替責罰、用關懷給予信心，小孩、家長、醫師互相配合。

七、臨床常用方法

1.處方：金匱腎氣丸、小建中湯、桑螵蛸散。

2.穴位：中極、三陰交、神門、腎俞。

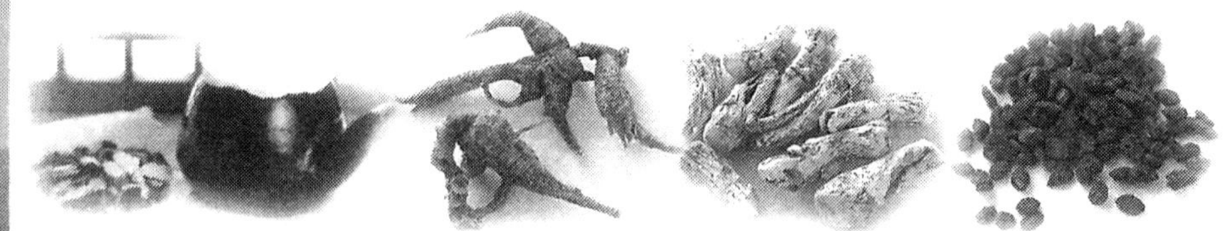

攝護腺肥大

一、概述

攝護腺是位於膀胱下部，一個如栗子般大小的腺體，它的質地不硬不軟，手指放在肛門內可以摸到，壓上去稍有彈性，它包括前葉、中葉、後葉、右側葉與左側葉，尿道從攝護腺中間穿越而過。因爲攝護腺與尿道的關係非常密切，故攝護腺疾病往往會導致排尿不順暢的症狀。攝護腺的功能主要是分泌一種鹼性液體，是精液主要成分之一。攝護腺增生是一種攝護腺體積明顯增大的疾病，良性攝護腺肥大症是腺狀組織出現非癌症增生，導致攝護腺肥大，攝護腺肥大常見於中老年的男性，其實所有年長男性的攝護腺組織都有肥大的現象，分別只在症狀之嚴重與否而已，在六十歲以上男性當中，逾半患有良性攝護腺肥大症，而八十歲以上男士，則有九成是患者。

並非所有患有良性攝護腺肥大症的男性都會出現症狀，當中不足一半會沒有任何病徵。本病的主要症狀包括：

1.排尿躊躇：老年人排尿時往往要等很久才能排出尿液，要集中精神，躊躇與努力很久，才能排出。

2.尿流變弱：由於攝護腺肥大壓迫尿道，尿流的直徑變細、變弱，勁道也大減。

3.尿頻與夜尿增多：由於排尿不暢，每次排尿不能排淨尿

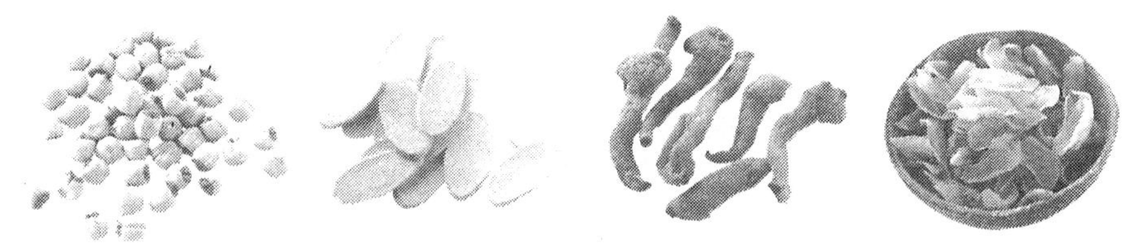

液，膀胱有殘餘尿，於是便會頻頻排尿，尤其是以夜間最爲嚴重。

4.急性尿瀦留：膀胱積存大量尿液時，會壓著膀胱出口，令肥大的攝護腺阻塞了尿道，導致急性尿瀦留。

5.血尿：部分病人會發生血尿，多數來源於攝護腺本身，突向尿道腔的攝護腺組織很容易出血，少數血尿可來源於膀胱，特別是爲了排尿，因膀胱收縮導致出血。

6.其他症狀包括：

(1)泌尿道感染：會出現尿頻、尿急、尿痛等現象，尿道檢查可見膿細胞與細菌。

(2)膀胱結石：會引致排尿疼痛或排尿突然中斷的現象。

(3)膀胱憩室：膀胱長出多餘的囊腔，一次排尿未能將小便排清，會出現兩次重複排尿的現象，先排出膀胱的尿液，隨即又排出較大憩室的尿液。

(4)尿失禁：膀胱內的積尿太多，壓力上升，超過尿道阻力時，尿液會不隨意志支配而自行流出。如果病情嚴重，膀胱會無法排尿，導致下腹腫脹和疼痛。

良性攝護腺肥大症的大部分徵狀與攝護腺癌相同，但兩者一般並無關聯。患有良性攝護腺肥大症並不會增加患上攝護腺癌的機會。

如果懷疑自己患上良性攝護腺肥大症，最好的方法就是立即就醫。爲了正確診斷你是否患上良性攝護腺肥大症，醫生可能會進行各種檢驗，包括肛門指檢、驗血、驗小便、超音波檢查和進行手術抽取組織樣本化驗，以確定有否致癌細胞。

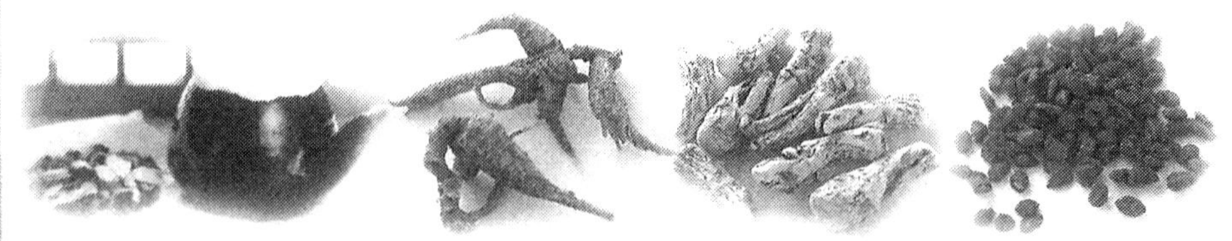

二、診斷與治療

現代醫學對攝護腺肥大的成因至今仍未完全明瞭，有關的學說很多，包括：

1.性激素代謝紊亂學說：很多人以爲攝護腺肥大與睪丸功能隨老年衰退有關，一方面睪丸逐步萎縮，睪丸分泌的睪丸酮便減少，攝護腺得不到睪丸酮的支持，組織便會隨之增生；另一方面，可能會因睪丸酮的代謝出現紊亂，從而導致攝護腺在性質上發生變化。

2.雙氫睪丸酮學說：有人認爲老年攝護腺細胞中一種5α-還原酵素數量增多，此酵素可以將睪丸酮轉變成雙氫睪丸酮，於是攝護腺中的雙氫睪丸酮數量驟增，引致攝護腺肥大。有人曾指出攝護腺上皮細胞的基質具有某種胚胎生長方面的特性，故在某些誘發因素刺激之下，容易導致肥大。

3.其他的因素包括遺傳傾向、酗酒、受寒、攝護腺炎等。

診斷方面首先要考慮的是，中老年男性如有排尿異常及其他有關症狀，則很有可能是患了此症。在檢查方面，最重要而又最簡單的是肛門指檢，醫生將食指插入病人直腸內，隔著直腸之前壁，可摸到壁外的攝護腺，左右兩側葉之間正常有一條中央溝，攝護腺肥大時，它會變淺或消失，食指亦可以憑觸覺感到攝護腺的大小和質感。其他的診斷方法有尿流率測定法、超音波檢查、膀胱鏡檢查等。治療則包括藥物治療與手術治療，攝護腺肥大是很普遍的現象，不引起梗阻者不須治療，有

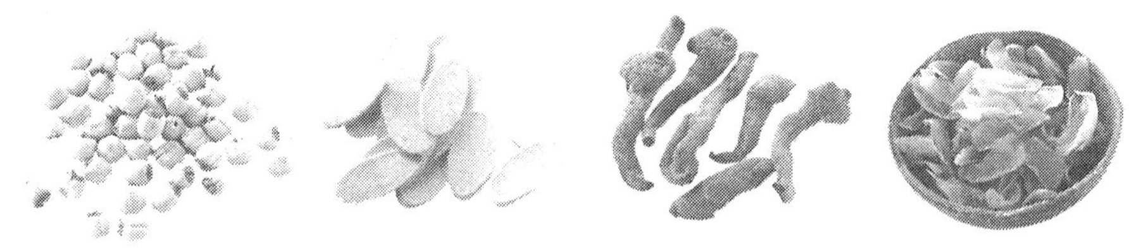

症狀者可以考慮先用藥物治療，現時可治療此症的藥物有下列兩類：(1)激素：FINASTERIDE是5 α -還原酶的抑制劑，可以減少將睪丸酮轉變成雙氫睪丸酮，肥大的攝護腺會縮小，症狀亦會因此而減輕。(2) α 腎上腺素阻滯劑：這類藥物可以改善排尿情況，也可以改善尿頻尿急的症狀。常用的此類藥物包括：Prazosin、Terazosin、Phenoxybenzamine等。其次手術治療，包括經尿道攝護腺切除術、恥骨後或恥骨上攝護腺摘除術，其他的手術方法包括：冷凍療法、微波療法、超音波治療、經尿道的氣囊擴張術等。

三、中醫觀點

攝護腺肥大屬於中醫癃閉、五淋之範圍。癃閉、淋之名稱皆首見於《黃帝內經》，例如《素問・宣明五氣篇》說：「膀胱不利爲癃。」《素問・標本病傳論》說：「膀胱病，小便閉。」本病臨床上診察務必要與膀胱炎、尿道炎、腎盂腎炎、泌尿系統結石做鑑別診斷，因其症狀有很多相似之處，簡易之法是利用手指戴手套，插入肛門孔，即可觸摸到攝護腺有無肥大現象，或利用各種西醫病理化驗來做參考，以便鑑別診斷。中醫認爲本病與肺、脾、腎三臟和濕熱、肝氣鬱滯及痰瘀有關。臨床上依辨證可分爲六種類型分別治之，如肺氣壅滯型（肺功能不好，呼吸短促，咳喘致小便不利），可選用清肺飲加減治療；脾氣不足型（神疲肢倦，時欲小便，欲解不得，尿色清白，尿少不利），可選用補中益氣湯加減治療；腎氣不足型（腰膝痠軟，小便不利），可選用濟生腎氣丸加減治療；濕熱蘊結型（發燒，頻尿，尿道灼熱感，重則有血尿），可選用八正

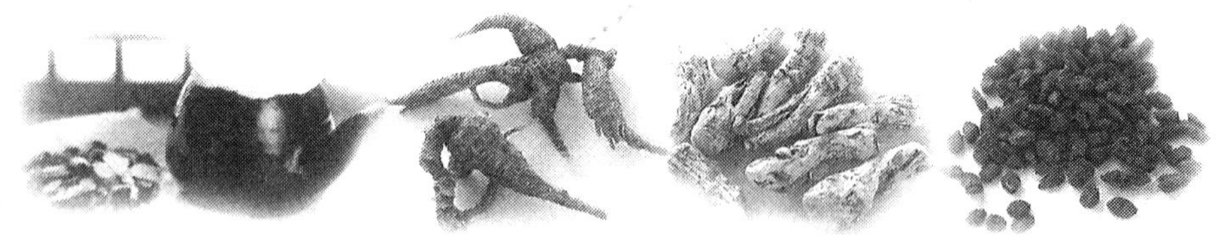

散加減治療；肝鬱氣滯型（小便突然不通暢，心煩易怒，情緒不舒時加重），可選用沉香散加減治療；瘀塊內阻型（尿如細線，甚則阻塞不通），可選用少腹逐瘀湯加減治療。

四、護理與預防

1.基本上攝護腺肥大的人除了藥物治療之外，也可以攝食含鋅量較多的食物，如蠔、牡蠣、南瓜子、杏仁、核桃、腰果、向日葵、小麥胚芽、胡蘿蔔、菠菜、洋菇等來預防攝護腺肥大，忌食蝦、蟹、壯陽食物和菸酒，且避免攝護腺充血過久而發生小便尿不出來。

2.平時多喝水，不憋尿，避免受寒、著涼、久坐、久站、勞累，可經常溫水坐浴以促進攝護腺血液循環，來預防攝護腺肥大，五十歲以上的男性最好能每年定期肛診以提早對本病的發現。

3.良性攝護腺肥大是男性老化的正常生理過程，所以患有本病務必保持愉快的心情，配合醫師的治療，相信能夠控制得令人滿意。

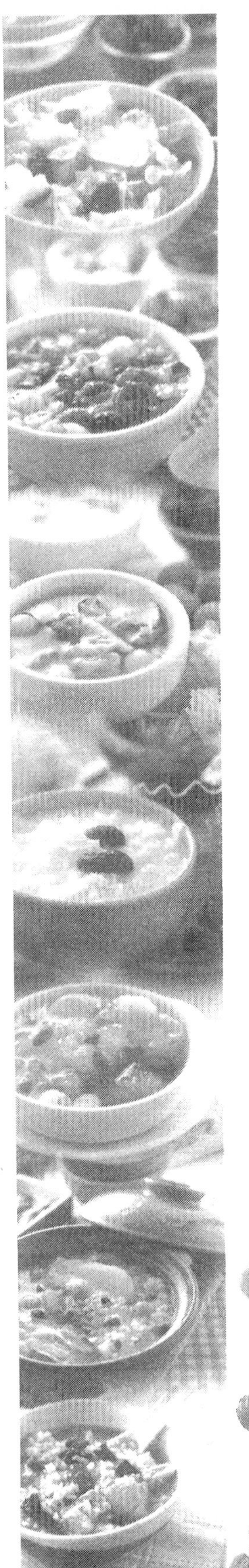

第八章　代謝及內分泌疾病

- 糖尿病
- 肥胖症
- 痛風
- 高脂血症

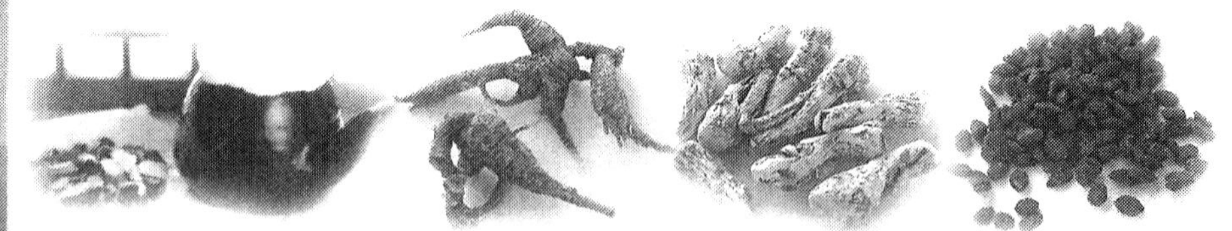

糖尿病

一、前言

Diabetes Mellitus（糖尿病）這個名稱是Aretaeus於一世紀時命名的。Diabetes的意思就是將四肢的肌肉溶化到尿液裏；而mellitus這個希臘字的意思就是honey，表示尿中含有一種甜分的物資。雖然糖尿病是一種非常古老的疾病，早在西元前一五〇〇年，Ebers Papyrus就有此病的描述，但它卻是一種文明病。糖尿病的流行率（prevalence）隨著社會文明的進步而增加。據估計美國人口中有一千萬糖尿病患者，而每年有三萬八千人是因爲糖尿病或其合併症而死亡。

二、現代醫學觀點

糖尿病是由於胰島素不足，而引起醣、脂肪和蛋白質代謝異常的疾病。

主要特點是高血糖及糖尿。患者有多尿、多飲、多食、疲乏、消瘦等症狀。嚴重時會發生酮症酸中毒。常見的併發症有急性感染、肺結核、動脈粥樣硬化、腎病和視網膜等微血管病變，以及神經病變。

近年來糖尿病除了罹患率及死亡率增加外，它所引起的急慢性合併症對國家的醫療資源以及個人均是很大負擔和損失。

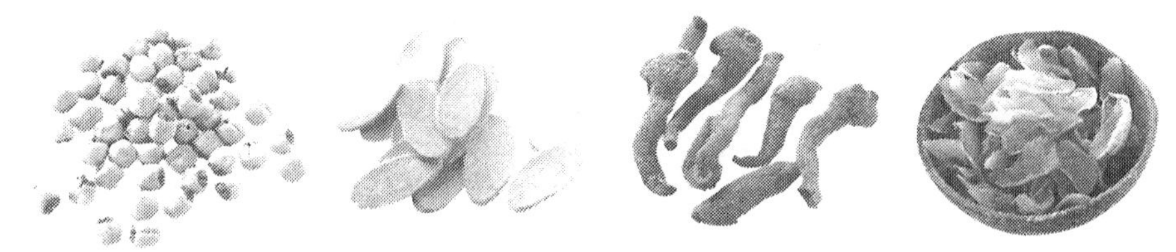

無論是在歐美、日本或國內，它是引起失明的主要原因，亦是引起心肌梗塞、腎衰竭、中風及足部壞死的重要因素。如控制不當，均將造成殘廢或死亡。據估計糖尿病患者失明發生率爲一般人之二十五倍，腎臟衰竭十七倍，足部壞疽五倍，心肌梗塞兩倍，而且糖尿病患者之平均壽命亦比一般人短。

三、中醫觀點

中醫治糖尿病，根據本病的臨床特點，其病屬於「消渴」或「消癉」的範疇。早在《黃帝內經》中對其症狀及病因均有所描述。如《素問·腹中論》中說：「熱中、消中，不可服膏粱、芳草、石藥。」東漢名醫張仲景在《金匱要略》中對消渴病列專篇討論，首次提出以白虎加人參湯、腎氣丸作爲治療本病的主方，至今仍在沿用。中醫治「消渴症」採取三消施治法，即把消渴病分爲上消、中消、下消三種證候，分別施治，其目的在於控制血糖穩定度，強化「β細胞」活化的根本治療。

1.上消症狀：煩渴多飲、口乾舌燥、大便如常、小便次數增多、尿液清淡。宜清熱潤肺法，以白虎加人參湯、生脈飲、竹葉黃耆湯施治。
2.中消症狀：消穀善飢、形體消瘦、大便秘結。宜清胃瀉火法，以承氣湯類或玉女煎加減方施治。
3.下消症狀：尿頻量多、狀如膏脂、頭昏耳鳴、腰膝痠軟、多飲口乾。宜滋腎養陰，或養陰溫陽補脾法。以腎氣丸或濟生腎氣丸施治。

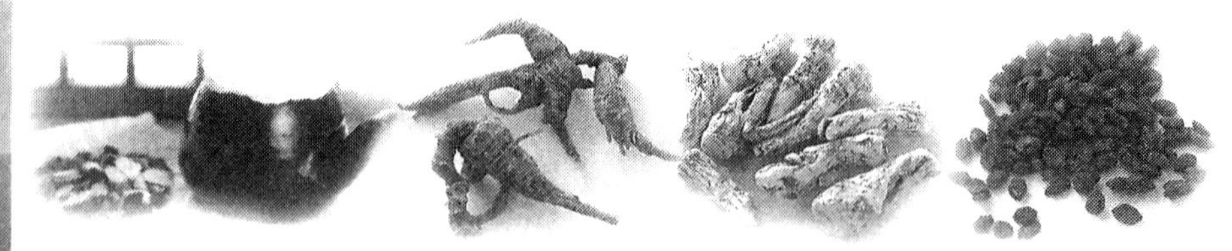

近年來，對一些中草藥進行了單味藥的試驗研究，發現有降血糖的作用，可促進脂肪組織對葡萄糖的攝取，增加肝糖原的貯存量，既能清熱、涼血，又能祛瘀消積、潤燥、瀉火、生津、散結。臨床選用具有降血糖功效的藥物如天花粉、生地黃、熟地黃、知母、麥門冬、山藥以及其他人參、黃耆、枸杞子、玉竹、黃精、玄參、茯苓、葛根、地骨皮、五味子、薏苡仁、石斛、玉米鬚、山茱萸。

四、方劑選讀

1.處方名：玉米鬚薏苡仁方。

2.組成：玉米鬚一兩、薏苡仁一兩。

3.煎法：以上兩味藥，用二碗半水，煎作八分滿。

4.服法：日服一次，趁熱服之。

5.使用：玉米鬚薏苡仁方有利水、消腫之功效，對糖尿病患者併發腎臟炎，產生水腫，有不錯的療效。

五、考據及研究

1.《本草綱目》：

薏苡仁（禾本科）：去風勝濕、消水腫、去乾濕腳氣、利小便、熱淋。

2.《滇南本草》：

玉米鬚（禾本科）：實腸下氣、利水、消腫。

3.《本草備要》：

薏苡仁：甘、淡、微寒。治水腫濕痺、腳氣疝氣、瀉痢

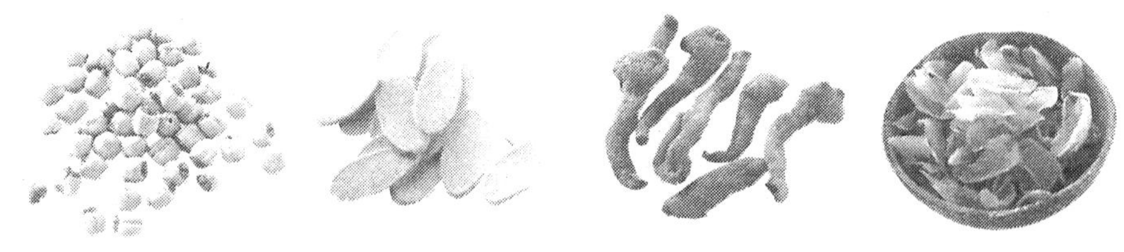

熱淋、肺痿肺癰、咳血膿血、熱風、筋急拘攣。

4.現代藥理：

(1)玉米鬚：降血糖作用、利水作用。

(2)薏苡仁：利尿作用、降血糖作用。

六、生活應用

1.糖尿病患者除均衡飲食外，尚須注意定時定量，戒口用藥都應持之以恆，以免血糖起伏太大，造成高血糖之急性併發症或低血糖之危險症。在醫師指導下，解決好「吃」的大問題，對糖尿病的治療確實助益匪淺。因爲在糖尿病的治療中，幾乎有四分之三的問題是與飲食控制好壞程度有關。

2.糖尿病患者血糖不穩定，常因血糖過低而昏迷，除了給口服葡萄糖，還可常喝「枸杞子茶」，因爲根據實驗報告顯示，枸杞子確實有降低血糖的功效，且能滋腎、清肝、明目，是很好的保健飲料。

3.養成定期測量血糖的習慣。

4.近代一些研究指出：GTF（Glucose Tolerance Factor，耐糖因子）普遍存在於人體各種組織內，其主要功能在於維持體內醣類的正常代謝，可將血液中的葡萄糖經由與胰島素、胰島素受體三者的協同作用，送入體內各細胞中，因而稱爲「耐糖因子」。GTF爲胰島素活化胰島素受體所必需的物質，GTF是以三價鉻爲中心元素，再與礦物質、維生素、氨基酸等物質所組成的複合體。正常人由食物中攝取到的「三價鉻」，可在體內轉化形成GTF，

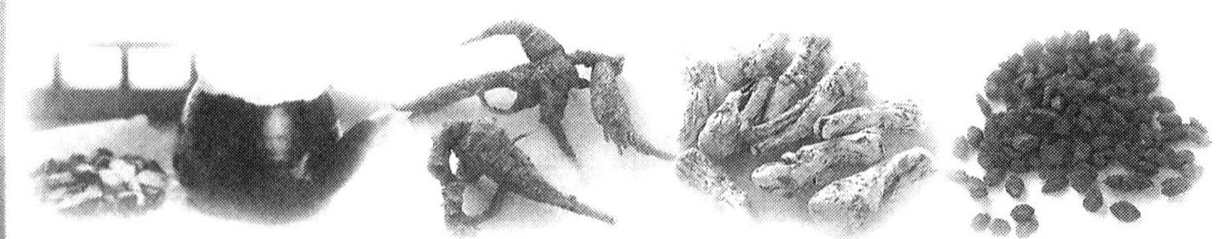

進而協助葡萄糖的正常代謝。若三價鉻的攝取長期不足，體內自行合成的GTF便減少，由消化系統吸收到體內的葡萄糖即不能有效的進入細胞內被利用，轉換形成能量。人體內原就存在微量元素鉻，鉻在人體的骨髓中儲存最多，但會隨年齡增長逐漸減少，特別是大量的勞動、肥胖、懷孕、酗酒、過度操勞、壓力大者，手術或疾病等各種狀況，都會增加體內鉻的排出，造成鉻的缺乏，初乳，動物的肝、腎，食物中的花椰菜、馬鈴薯、葡萄、柳橙中都含有豐富的鉻，這些食物平時不妨多多攝取。

七、臨床常用方劑及藥膳介紹

1.處方：玉泉丸、沙參麥冬湯、知柏地黃丸、滋陰降火湯、玉女煎、白虎加人參湯。

2.山藥四兩、豬胰一條，合煮熟吃。豬胰與胰島素療效相同，為食療之餚品，能解虛熱潤燥。

3.將西瓜皮（西瓜翠衣）和冬瓜皮各五兩，加入天花粉、藿山石斛各四錢，水煎後服用，降血糖除煩渴。

4.牛蒡根含有甘露醇、地黃素、鐵質等，是菊科植物，可清熱解毒。常吃可減少及抑制血糖。

5.荸薺一百公克，去皮切片，加紅豆煎湯喝，能使糖尿病患者除煩渴。

6.北五味子一錢、麥門冬五錢、人參鬚五錢，以溫火煎煮當飲料喝，作為糖尿病疲倦、口渴、滿身大汗、頭昏腦脹之保健茶飲。

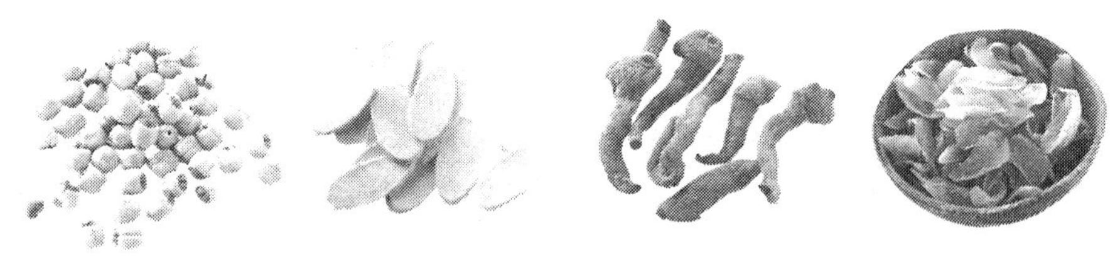

7.鮮蘆竹根、鮮蓮藕、雪梨（去皮）、荸薺（去皮）各五百克、鮮麥門冬一百克，榨汁混合，名爲「五汁飲」，每次服用三十毫升，每日四次。有清熱養陰潤肺和胃的功效；適於肺胃燥熱證的糖尿病患者。

肥胖症

一、前言

近年來由於國人飲食習慣的逐漸西化，肥胖在台灣也有逐年增加的趨勢。肥胖不但會帶來高血壓、心臟病、糖尿病、血脂異常的危險，更是中風、睡眠呼吸停止症候、不孕、膽囊疾病的相關因子。國人十大死因中癌症、心血管、腦血管、糖尿病等都與肥胖有密切關係。因此，探討肥胖病因病機及預防與治療已成爲二十一世紀預防與保健的熱門主題。所謂肥胖指的是體內脂肪堆積過多的狀態，也就是身體進食的熱量超過消耗熱量，導致能量以脂肪的形式貯存過多所造成。但是測量身體脂肪並不是那麼容易，目前是以身體質量指數（BMI）來評估身體的脂肪含量，歐美各國的標準與亞洲標準略微不同，台灣則是採用衛生署公布標準，BMI值在27以上爲肥胖；BMI值介於24.0與26.9之間爲過重；BMI值介於18.5與23.9之間爲理想。腰圍則採用亞太標準，男性腰圍超過九十公分，女性腰圍超過八十公分者爲肥胖。近年來由於對肥胖原因有進一步的認識，如一九九四年Jeff Friedman所領導的研究小組在ob/ob老鼠身上

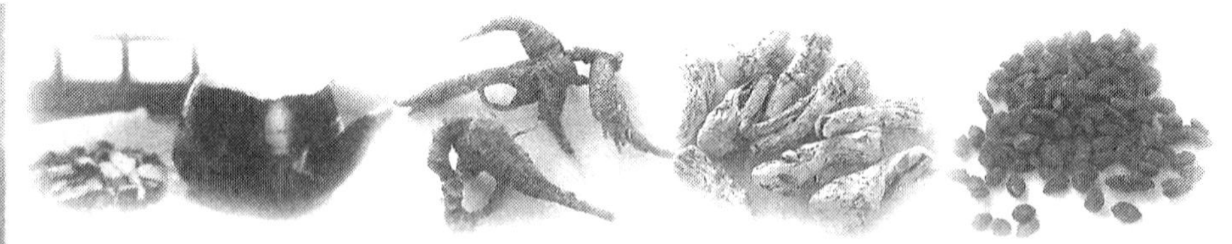

發現ob基因、瘦素（leptin）的發現，以及有一些證據支持肥胖近似一種慢性疾病，使得此議題躍然紙上，成爲二十一世紀重要的醫療與公共衛生項目，甚至是全球性的流行病。另外有一種簡單的計算法，認爲理想體重就是具有最低死亡率的體重。男：62＋【身高（公分）－170】×0.6，女：52＋【身高（公分）－158】×0.6，所謂肥胖是指超過理想體重九到十公斤以上。

二、中醫觀點

現代醫學認爲導致肥胖的原因是：攝取的熱量超過身體正常活動及生長所需，或人體的新陳代謝率降低。其他原因如遺傳、代謝、內分泌、飲食習慣失調，影響脂肪的堆積，都會引起肥胖症。中醫學指出，肥胖可因飲食失調或長期食慾亢盛，偏食膏粱厚味、甘美甜膩之品且好逸惡勞導致營養過剩，蓄積於軀體造成肥胖。相對的，若脾胃氣虛，運化失職，濕聚成痰，痰濕流注也可形成肥胖。若稟賦不足，眞氣虛弱，不能使物質氣化則形成肥胖，本病發生與脾、胃、腎三臟最有關係。病因病機上有虛、實之分，因此可分爲先天稟賦、飲食不節、勞逸不均、七情氣鬱、肝腎虛衰等原因。

1.先天稟賦：即是說肥胖之成因與先天體質有關。且現代醫學的研究亦顯示，在基因對肥胖所造成的影響中，C. Bogardus發現不同家庭的人員的基礎代謝率差異較大，同一家庭成員的基礎代謝差異較小，並且發現基礎代謝率較低的嬰兒或是小孩，將來體重增加的機率較大。

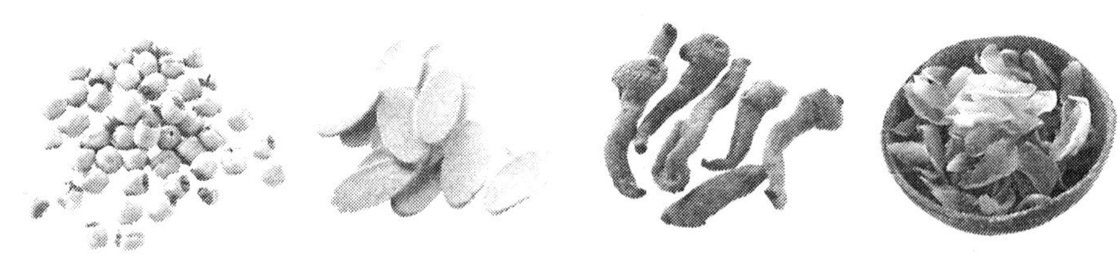

2.飲食不節：由於過食肥甘厚味，攝入精美既多，其有餘部分化為膏脂，蓄積過久則為「膏人」「脂人」「肥人」。過度熱量的攝取及飲食方式的改變的確是造成肥胖的重要原因，高油脂食物每單位的熱量高、口感較佳、較不需要咀嚼、產生飽足感少、又有促進食慾的作用，而且脂肪在體內貯存的效率較佳，然而過度飲食的攝取雖然是造成肥胖的必要原因，仍需要其他必要因素同時存在才會造成肥胖。

3.勞逸不均：久坐久臥活動過少，也是肥胖的原因。《素問・宣明五氣篇》提到「久臥傷氣，久臥久坐，氣虛氣鬱，必使運化無力，轉輸失調，膏脂內聚，使人肥胖」，《醫學入門》又論述「終日屹屹端坐，最是生死」。身體活動量的減少雖然沒有明確直接證據的追蹤研究顯示造成肥胖的危險，然而一些橫斷式的研究和族群研究都顯示身體活動量與BMI肥胖指標成負相關。在運動方面，經由合理的運動訓練模式，可以減少腫瘤壞死因子tumor necrosis factor alpha（TNF-α）的產生。

4.七情氣鬱：五臟藏神，七情失調易生疾，乃因五臟之功能各有所司，遇有情志失調，功能就會受損，例如怒傷肝，思傷脾，憂傷肺，喜傷心，恐傷腎，使臟腑的氣血不暢，功能受阻，進而影響運化機能，濕濁內停而發肥胖。

5.肝腎虛衰：《素問・陰陽應象大論》寫道：「年四十而陰氣自半也，起居衰矣，年五十體重，耳目不聰明矣。」中年以後，人體的生理機能由盛轉衰，脂質代謝失調，活動減少，好坐少動，以致身體逐漸發胖，故稱之為

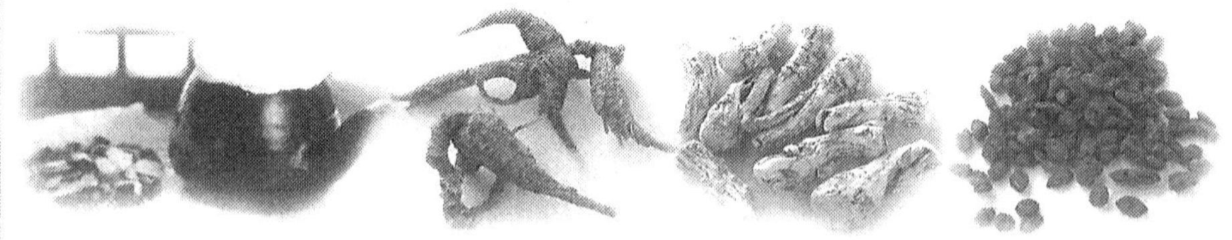

「體重」。

中醫藥治療肥胖症有兩個顯著特點，第一特點是整體觀念，人是一個有機的整體，局部的脂肪堆積容易造成功能的失調，因此通過調整臟腑功能，糾正氣、血、水方面的混亂，使脂肪分布循其常道；第二個特點是在飲食方面，貫徹減肥防胖的進食原則，包括：(1)少吃動物類脂肪食物，這是為了防止膽固醇增多和脂肪的生長；(2)限量主食，不求過飽，食物不求過飽是古今的養生之道；(3)是少吃甜膩食物，多吃穀菜類食物，以避免醣類在體內轉化為脂肪；(4)是少吃鹽，不飲酒，多喝湯，常飲茶，以避免高鹽分水分過於滯留體內造成酒精對於神經系統的損害。

肥胖症在中醫臨床辨證上約可分為胃熱濕阻、脾虛濕盛、肝鬱氣滯、肝腎兩虛等證型。胃熱濕阻型：常見症狀為易口乾舌燥，便秘，易餓善飢，體格壯實，脈數或滑數，舌質紅，苔薄黃或黃厚。脾虛濕盛型：常見症狀為易疲勞，大便正常或易腹瀉，四肢脹滿，體格白胖，脈細或滑細，舌質胖大，苔濕潤。肝鬱氣滯型：常見症狀為易胸悶、煩躁、多怒，失眠或眠差，女性可合併月經失調，易暴飲暴食，脈弦，舌質紅絳，苔少。肝腎兩虛型：常見症狀為易腰痠背痛，頭暈耳鳴，目昏花，雖努力吃少，仍不斷發胖，脈沉細或沉弱，舌苔薄白。在臨床觀察上，以胃熱濕阻型及肝鬱氣滯型居多，也以這兩型的治療成果較為理想；肝腎兩虛型較易出現在中老年人，治療成果較差，可能與肝腎虛衰代謝減緩有關；脾虛濕阻患者在臨床中屬少數，易出現在產後婦女。

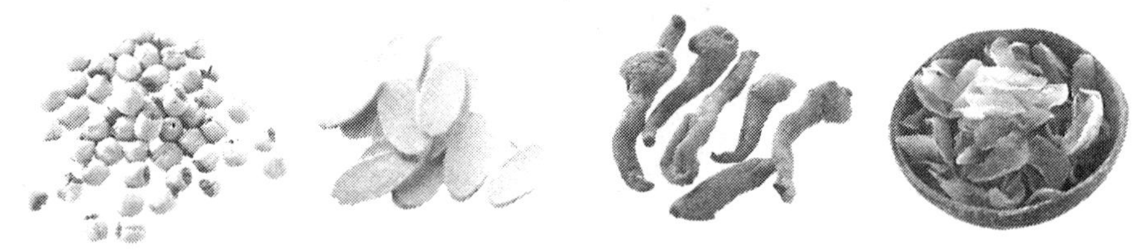

三、針灸減肥

中醫學認爲針灸可以刺激人體經絡氣血運行、聯絡臟腑、調整生理達到抑制進食量，促進體脂消耗、轉化和分解來達到減肥的效果。現代醫學指出，動物實驗亦證實針灸是透過對中樞系統和周邊神經、脂肪組織、內分泌等多系統、多臟器的調整達到減肥作用。針灸減肥是一種物理減肥，根據過去針灸減肥文獻報導臨床有相當療效，但台灣臨床研究尚不多，若能結合更多臨床試驗以實證醫學的角度來驗證針灸減肥的有效性，勢必能將之發揚光大，推廣於全球，造福全人類。今後實有待更多的專家學者進一步探討研究與證實。

四、藥茶選讀

1.藥茶名：荷楂茶。
2.組成：鮮荷葉十二克、山楂十五克。
3.煎法：以上二藥搗碎，以適量滾水沖泡五分鐘。
4.服法：當茶飲，日服一劑。
5.使用：荷楂茶對浮腫型的肥胖有很好的療效。

五、考據及研究

1.《本草綱目》：
(1)荷葉（睡蓮科）：治浮腫、生發元氣、補助脾胃、消水腫、癰腫。

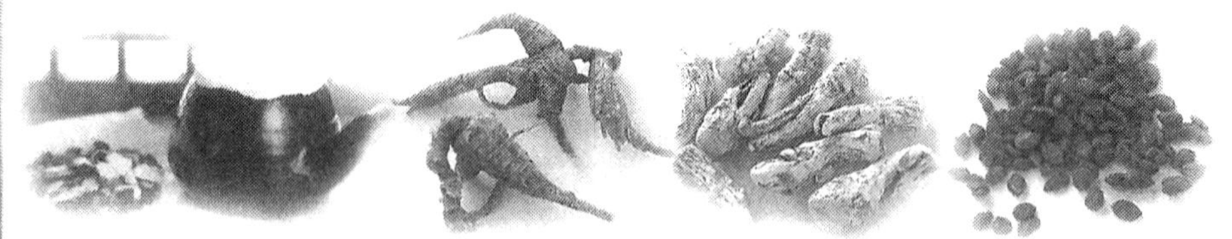

(2)山楂（薔薇科）：治痰飲痞滿吞酸、補脾、化飲食、消肉積癥瘕、健胃、行結氣。

2.《本草備要》：

(1)荷葉：苦、平。補助脾胃，而升發陽氣。痘瘡倒靨，用此發之，能散瘀血、留好血。治吐衄崩淋、損傷產瘀、一切血證、洗腎囊風。

(2)山楂：酸、甘、鹹、溫。健脾行氣、散瘀化痰、消食磨積、發小兒痘證、止兒枕痛。

3.現代藥理：

(1)荷葉：利濕作用、解熱作用及降脂作用。

(2)山楂：降血脂作用、助消化作用、增加冠狀動脈流量、降壓作用、強心作用。

六、護理與預防

1.肥胖的盛行率不論在小孩或是成人，男性或是女性，於世界各國都有明顯增加的趨勢，其中與慢性疾病關聯實在不容忽視，也因此成爲全世界公共衛生與預防醫學的重要議題，健康的減重雖然是平衡的落在飲食、運動與醫療適時的介入或輔助，然而隨著生活形態的改變，預期在此議題上人們對藥物的依賴性將持續增加，這也是一個不得不重視的問題。

2.有一些食材對於肥胖者應有幫助，如下所述：

(1)冬瓜：減肥佳品，《食療本草》有謂：「欲得體瘦輕捷者，則可常食之；若要肥，則勿食也。」本品脂肪及含鈉量都很低，故胖人常食之可減肥。

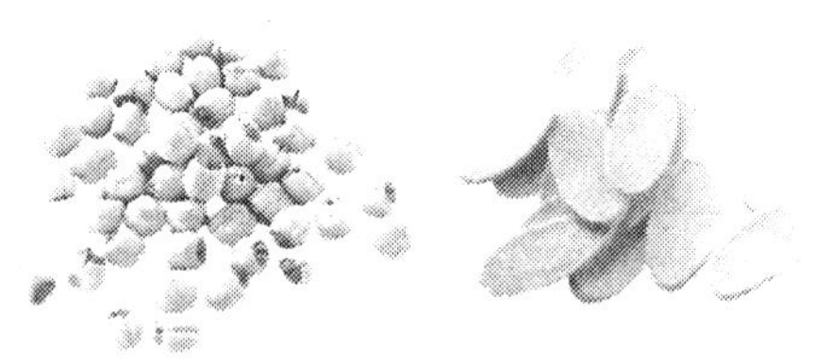
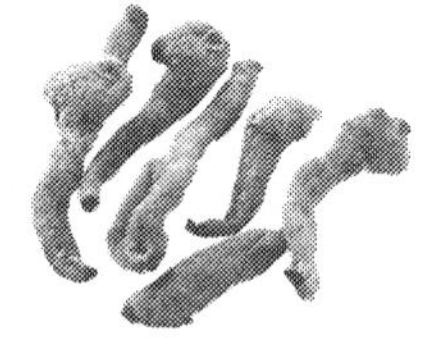
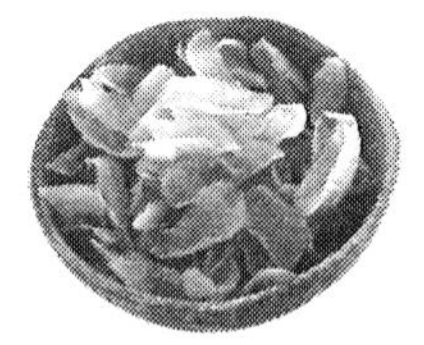

(2)黃瓜：鮮嫩翠綠的黃瓜，含有丙醇二酸，可抑制醣類在體內轉化爲脂肪，故常食可使人減肥。

(3)紫菜：具有軟化血管，改善脂質代謝的功能，可治療肥胖症。

(4)兔肉：爲富含蛋白質，但脂肪含量低的肉類，既營養豐富，又不使人增加脂肪發胖，有利於減肥者。

七、臨床常用方法

1.處方：防風通聖散、防己黃耆湯、大柴胡湯、大承氣湯、桂枝茯苓丸。

2.穴位：陰陵泉、水分、足三里。

八、附表

表8-1　個人理想體重一覽表

身高 (cm)	過瘦 BMI=17.6 (kg)	體重過輕 BMI=19.8 (kg)	理想體重 BMI=22 (kg)	體重過重 BMI=24.2 (kg)	肥胖 BMI=26.4 (kg)
150	39.6	44.6	49.5	54.5	59.4
151	40.1	45.1	50.2	55.2	60.2
152	40.7	45.7	50.8	55.9	61.0
153	41.2	46.3	51.5	56.6	61.8
154	41.7	47.0	52.2	57.4	62.8
155	42.3	47.6	52.9	58.1	63.4
156	42.8	48.2	53.5	58.9	64.2
157	43.4	48.8	54.2	59.7	65.1
158	43.9	49.4	54.9	60.4	65.9
159	44.5	50.1	55.6	61.2	66.7

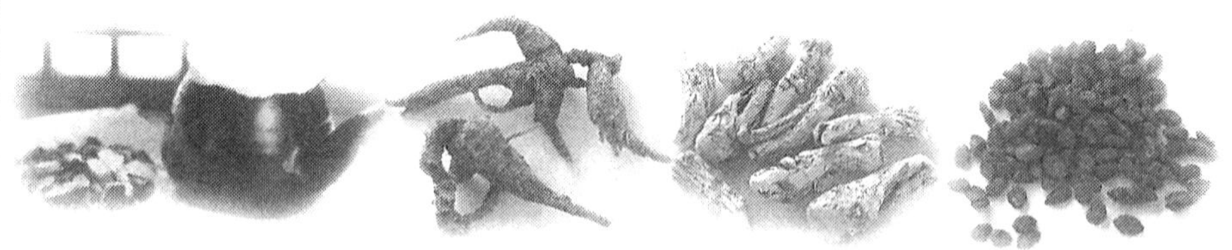

（續）表8-1　個人理想體重一覽表

身高 (cm)	過瘦 BMI=17.6 (kg)	體重過輕 BMI=19.8 (kg)	理想體重 BMI=22 (kg)	體重過重 BMI=24.2 (kg)	肥胖 BMI=26.4 (kg)
160	45.1	50.7	56.3	62.0	67.6
161	45.6	51.3	57.0	62.7	68.4
162	46.2	52.0	57.7	63.5	69.3
163	46.8	52.6	58.5	64.3	70.1
164	47.3	53.3	59.2	65.1	71.0
165	47.9	53.9	59.9	65.9	71.9
166	48.5	54.6	60.6	66.7	72.7
167	49.1	55.2	61.4	67.5	73.6
168	49.7	55.9	62.1	68.3	74.5
169	50.3	56.6	62.8	69.1	75.4
170	50.9	57.2	63.6	69.9	76.3
171	51.5	57.9	64.3	70.8	77.2
172	52.1	58.6	65.1	71.6	78.1
173	52.7	59.3	65.8	72.4	79.0
174	53.3	59.9	66.6	73.3	79.9
175	53.9	60.6	67.4	74.1	80.9
176	54.5	61.3	68.1	75.0	81.8
177	55.1	62.0	68.9	75.8	82.7
178	55.8	62.7	69.7	76.7	83.6
179	56.4	63.4	70.5	77.5	84.6
180	57.0	64.2	71.3	78.4	85.5
181	57.7	64.9	72.1	79.3	86.5

＊BMI＝體重（公斤）／身高^2（公尺），行政院衛生署1995年修訂。

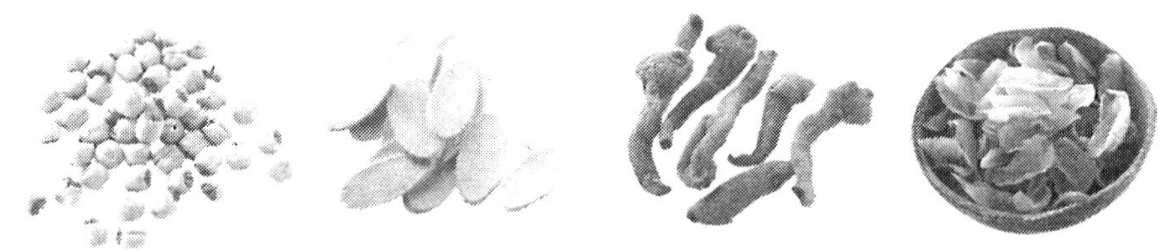

痛風

一、前言

痛風是一種嘌呤代謝紊亂所引起的疾病。嘌呤是細胞核的成分所分解出來的尿酸，和從食物中嘌呤所分解的尿酸，共同形成在體內的尿酸，從腎臟排到尿中，也從腸管排到糞便中。如果尿酸在體內積存過多而排出過少，就增高血液內尿酸濃度，再加上關節病變就成了痛風。簡單的說，痛風是由於血液中的尿酸過高，所引起的關節疾病。一般西醫是以驗血來診斷，血中尿酸正常指數男以每公合七毫克、女以每公合六毫克爲準，超過則爲尿酸過高。一般發病者多在四十歲以上，現有年輕化的趨向，臨床二十、三十歲漸多，患者90％皆爲男性。

初發部位，70％是位於腳的大拇趾。和其他風濕症患者不同的是，痛風症初發往往局限在某一關節，再發，則可能在其他部位。在臨床上將痛風分爲原發性與繼發性，原發性痛風是天生代謝障礙，其遺傳、體質、生活環境或伴有特定蛋白質缺陷疾病，引發尿酸生產過量或排泄過少，而成高尿酸血症。繼發性痛風是後天疾病引發代謝異常。如：

1.血液病變（尿酸生產過量）。
2.慢性腎臟病（尿酸排泄減少）。
3.高血壓性心臟血管病（尿酸排泄減少）。

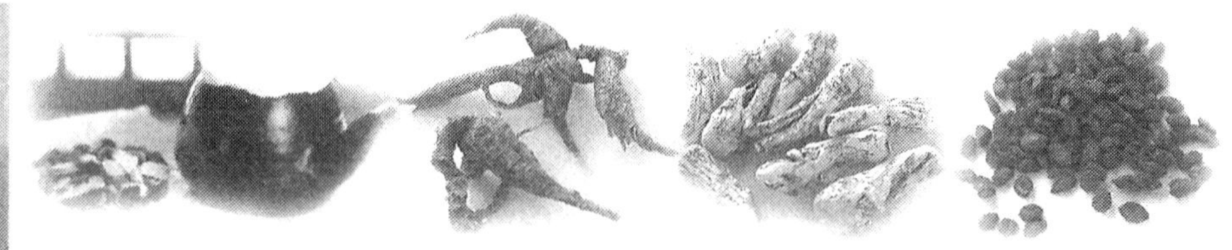

4.服用產生高尿酸血症的藥品（尿酸排泄減少）。

5.飢餓，如減重過速時（尿酸排泄減少）。

一般美食家及酒量大的人易患痛風，且他們大都肥胖，所以古稱痛風爲「帝王病」。

二、臨床症狀

可分爲三期，如下所述：

(一)無症狀期

此期多爲青春期的男性，或停經時的女性，其血清尿酸濃度增高，可歷時很久，不見病狀，或有人甚至終其一生不見生病現象。

(二)急性痛風關節炎

熬夜、壓力、疲勞、酗酒、飲食過剩、關節損傷、手術和感染是誘因。發病急驟，多在半夜劇痛驚醒。患部紅、腫、熱、痛或發燒、心悸、頭痛、厭食……等。侵犯部位在大姆趾、踝、足跟、膝、腕……等小關節。疼痛時間爲三天至數週，可完全恢復。年發作四、五次或一、兩年發作一次。

(三)慢性痛風

造成進行性關節破壞及變形。在耳朵軟骨、滑液囊和肌腱鞘內可形成痛風石。這是由尿酸單鈉、膽固醇、鈣和草酸鹽組成。10％至20％併發尿路結石，亦有形成腎臟病、骨質毀損、

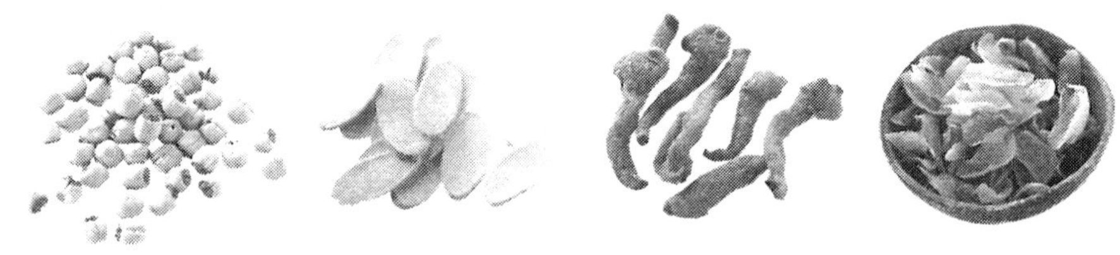

腎衰竭。臨床上有關節畸形、背痛、胸痛、肋痛、坐骨神經痛等症。

三、方劑選讀

1.處方名：四妙丸。
2.組成：黃柏二十克、蒼朮十二克、薏苡仁二十克、懷牛膝十二克。
3.煎法：水泛小丸。
4.服法：每服六至九克，溫開水送下。

四、考據及研究

1.《本草綱目》：
(1)黃柏（芸香科）：除濕清熱、利下竅、療下焦虛、諸痿癱瘓，為治痿要藥。
(2)蒼朮（菊科）：治筋骨軟弱、風寒濕痹、脾濕下流濁瀝、逐皮間風水結腫，為治痿要藥。
(3)薏苡仁（禾本科）：去乾濕腳氣、祛風勝濕、去風濕痹痛、除筋骨中邪氣不仁。
(4)懷牛膝（莧科）：治汗濕痿痹、陰痿、膝痛不可屈伸、排膿止痛、癰腫惡瘡、傷折。
2.《本草備要》：
(1)黃柏：苦、微辛、寒。療下焦虛、骨蒸勞熱、諸痿癱瘓、目赤耳鳴、消渴便秘、黃疸水腫、水瀉熱痢、痔血腸風、漏下赤白、諸瘡痛癢、頭瘡、口瘡、殺蟲安

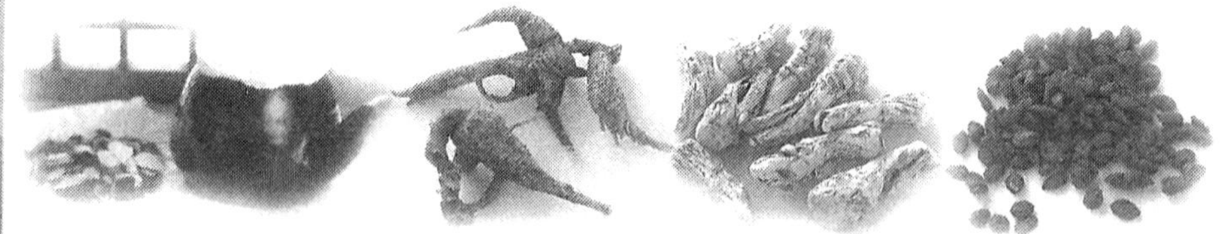

蚘。

(2)蒼朮：甘、辛烈、溫。燥胃強脾、發汗除濕、能升發胃中陽氣、止吐瀉、逐痰水、消腫滿、辟惡氣、散風寒濕，爲治痿要藥，總解痰、火、氣、血、濕、食六鬱；脾濕下流、腸風帶濁。

(3)薏苡仁：甘、淡、微寒。健脾、治水腫濕痹、腳氣疝氣、瀉痢熱淋、補肺清熱、肺痿肺癰、咳吐膿血、治風熱、筋急拘攣。

(4)懷牛膝：苦、酸、平。散惡血、破癥結、心腹諸痛、淋痛尿血、經閉難產、喉痺齒痛、癰腫惡瘡、金瘡傷折、出竹木刺。

3.現代藥理學：

(1)黃柏：抗炎作用、抗菌作用、增強防禦機能作用、降壓作用。

(2)蒼朮：抗菌作用、擴張下肢血管作用、鎮靜作用、排鈉鉀的作用、降血壓作用。

(3)薏苡仁：治肌肉風濕作用、利水滲濕作用、降低橫紋肌收縮作用。

(4)懷牛膝：止痛作用、利尿作用、降壓作用。

五、生活應用

四妙丸可治痛風、急性風濕性關節炎、坐骨神經痛、丹毒、急性腎炎、濕疹、急性脊髓灰白質炎之後期影響、子宮頸炎。

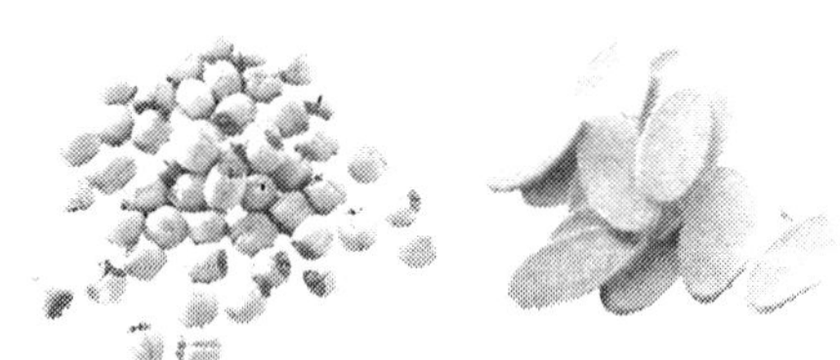
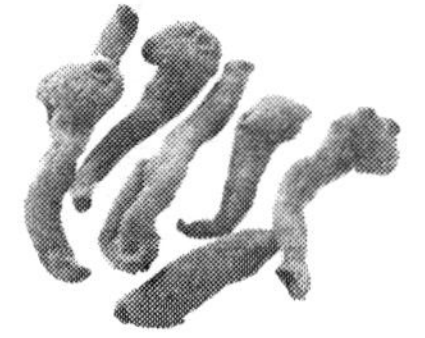
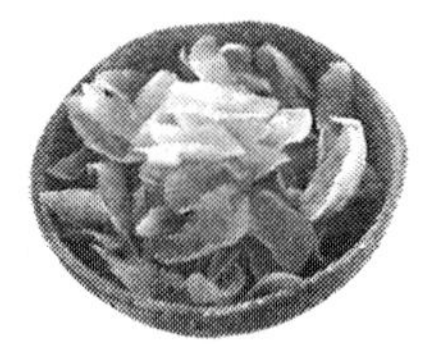

六、臨床常用方法

1.處方：上中下通用痛風丸、當歸拈痛湯、越婢加朮湯、小活絡丹、薏苡仁湯。

2.穴道：太白、隱白、太衝。

3.飲食禁忌：不可吃含大量嘌呤體的食物，如魚的內臟、不吃過度高蛋白食物和高脂肪食物。酒、小魚乾、內臟，雞精、白帶魚、草魚、香菇、酵母菌（養樂多、優酪乳）、黃豆等（可是又有最新報導說，多食黃豆其實並不會引起痛風。筆者亦曾每天一瓶一千五百西西的豆漿持續喝了一個月以上，不覺任何不適，只是豆漿稍寒，胃寒者可加少許芝麻）。

總之，要降低痛風的發病率，生活起居飲食都必須長期有所節制。這是種容易控制，但終生都必須注意控制的疾病。

表8-2　食物中尿酸含量表（每100公克食物含量）

食物名稱	嘌呤	食物名稱	嘌呤
番茄	0	海膽	18
洋菜	0	海瓜子	19
蕃薯	0	火腿	24
香蕉	0	菜豆	27
鳳梨	0	荷蘭豆	28
桃子	0	醬油	28
葡萄	0	香菇	28
蘋果	0	腦	28
橘子	0	鯽魚	28
米	0	蝦	31

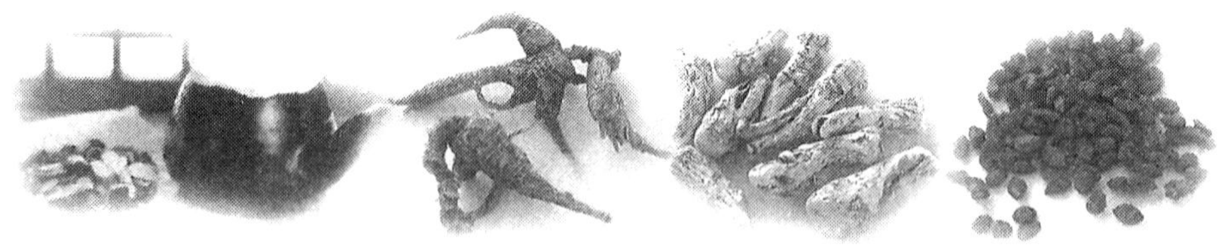

（續）表8-2　食物中尿酸含量表（每100公克食物含量）

食物名稱	嘌呤	食物名稱	嘌呤
大麥	0	蟹	32
樹薯	0	花枝	32
麥片	0	青蚵	34
吐司	0	小麥粉	35
紅葡萄酒	0	羊肉	38
鵝卵	0	兔肉	38
牛乳	0	鹿肉	39
乳酪	0	鯉魚	39
黃瓜	0	豬肉	40
菠菜	0	鹹鰱魚	43
日本酒	2	赤鯙	44
麵	2	紅豆	45
馬鈴薯	2	火雞	50
紅蘿蔔	3	台灣啤酒	50
蘆筍	3	目孔	51
黑啤酒	5	蛤	53
烏龍麵	5	扁魚	54
高麗菜	6	鴿子	58
菜花	8	黃豆	67
蕃薯粉	8	鮪魚	73
青椒	8	牛肉	79
金菇	8	冷豆腐	82
海參	9	牛肝臟	90
大頭菜	11	四破魚	117
豆腐	15	豬肝臟	136
四季豆	17	牛肝臟	183
豌豆	18	黃豆粉	388
毛菇	18	牛胸腺	403

＊40單位以上少吃爲宜。

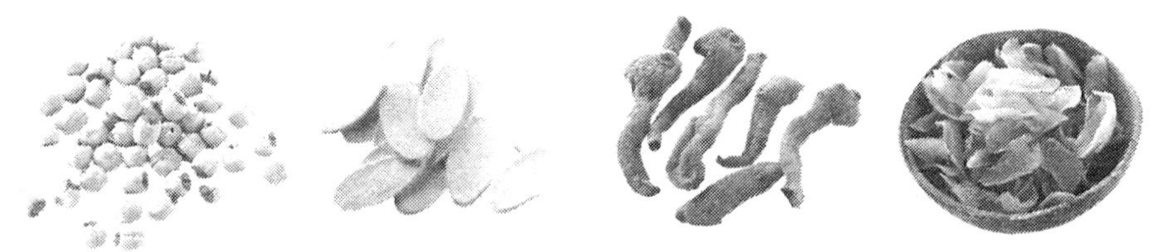

高脂血症

一、前言

近年來國人飲食有精緻化的趨勢，食物的攝取以高脂肪、高膽固醇的食物為多，因此罹患各種文明病的人也愈來愈多，高脂血症（又稱為高脂蛋白血症）便是其中一種，而且是老年人常見的疾病之一，由於容易併發心腦血管疾病，如動脈硬化、冠心病等，對老年人危害極大，加上天氣突然變冷，飲食不加以控制的話，甚至可能引起中風、心肌梗塞，因此防治高脂血症對老年人十分重要。

二、何謂高脂血症？

高脂血症是指血液中的膽固醇、三酸甘油酯增加。血脂異常（不論是高膽固醇血症、高三酸甘油酯血症或二者合併）是動脈硬化的主因，會增加罹患冠狀動脈心臟疾病的機率。血脂包括膽固醇、三酸甘油酯及磷脂質。這些血脂皆為脂溶性，必須與血漿蛋白結合成脂蛋白，才可藉由血液運輸至各器官及組織。

何謂脂蛋白、高膽固醇血症？當血液中的總膽固醇濃度或低密度脂蛋白－膽固醇濃度高於正常值時，即為高膽固醇血症。

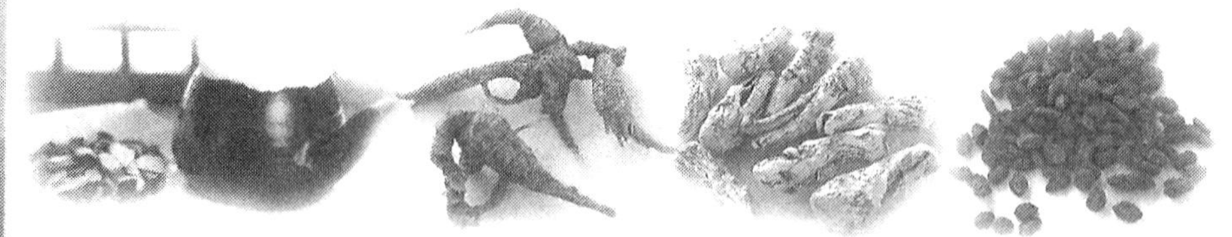

成人血中膽固醇及三酸甘油酯濃度分別如下：

	理想濃度	邊際高危險濃度	高危險濃度
總膽固醇　（非禁食）	＜200mg/dl	200～239mg/dl	≧240mg/dl
低密度脂蛋白膽固醇（禁食十二小時）	＜130mg/dl	130～159mg/dl	≧160mg/dl
血液三酸甘油脂（禁食十二小時）	＜200mg/dl	200～400mg/dl	＞400mg/dl

＊mg/dl＝毫克／公合（1公合＝100毫升＝100c.c.）。

三、中醫如何醫治？

依辨證原則，基本上高脂血症屬於中醫「痰濕」或「濕熱」的範疇，而在治療上則採用「化痰」、「祛濕」、「清熱」等方法，同時配合活血化瘀的藥物以改善血流障礙以及預防動脈硬化的進行，根據一些研究報告指出，中藥對降低膽固醇及三酸甘油酯有效的包括有：山楂、澤瀉、何首烏、大黃、決明子、茵陳、黃芩、銀杏、薏苡仁、紅花、丹參及人參等，雖然只使用單味藥時降血脂效果較弱，但合併中藥方劑一起使用時，則可以降低血脂肪，改善血液循環以及防止動脈硬化。其中山楂、澤瀉能抑制膽固醇在肝臟的合成，何首烏、決明子能抑制膽固醇在腸道的吸收，大黃、茵陳、黃芩則能促進膽固醇由膽汁的排泄，紅花、丹參能擴張血管，改善血液循環，銀杏則能抑制血小板凝集及過氧化脂質的產生，防止動脈硬化，人參則能提高紅血球變形能力以改善血液循環，且能抑制血管平滑肌的產生，防止血管變厚。

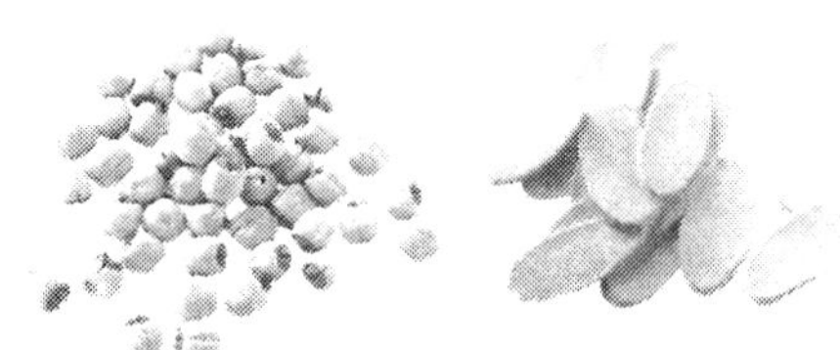
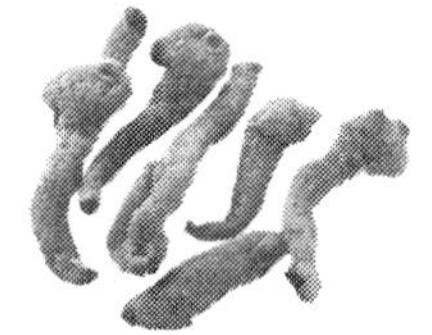
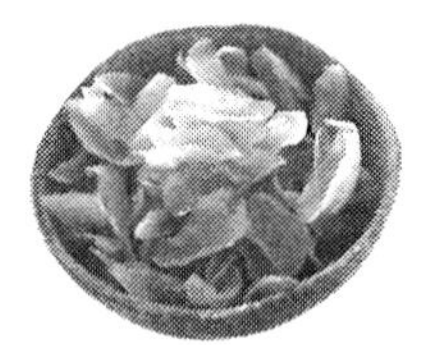

四、生活注意事項

1.減少動物性脂肪或蛋，忌吃動物內臟、蟹黃、蝦卵、肉類（尤其是紅肉）及乳製品。

2.少吃咖啡、類固醇、口服避孕藥、利尿劑、酗酒。

3.儘量避免緊張、壓力，因為兩者會提高血中膽固醇的含量。

4.多攝取維生素C、水果、蔬菜、全麥穀類，以補充纖維素，橄欖油、魚油、紅蘿蔔、洋蔥、豆類、燕麥等則有助於降低膽固醇。

5.要養成適當運動的習慣。

6.不攝取高熱量、高脂肪的食物，配合控制體重。

7.定期檢查血中膽固醇及中性脂肪的含量。

表8-3　食物中膽固醇含量表（每100公克食物含量）

食物名稱	含毫克數	食物名稱	含毫克數
蛋白	0	芝士（乳酪）	140
海參	0	牛心	145
海蜇	24	牛肚	150
牛奶	24	豬肚	150
羊肚	41	豬腸	150
瘦豬肉	60	臘腸	150
山羊肉	60	蝦	154
曹白魚	63	蟹	164
兔肉	65	花枝	180
綿羊肉	70	蛤	180
草魚	85	鰻魚	186
鮭魚	86	白帶魚	244

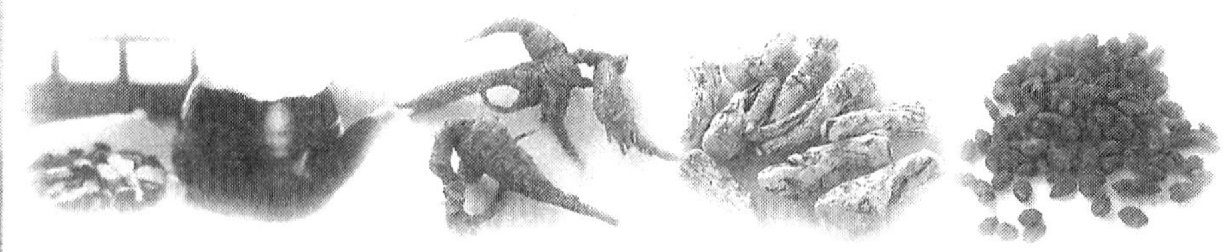

（續）表8-3　食物中膽固醇含量表（每100公克食物含量）

食物名稱	含毫克數	食物名稱	含毫克數
比目魚	87	奶油	300
鯽魚	90	墨魚	348
鯇魚	90	牛肝	376
雞	60—90	豬腰	380
鴨	70—90	牛腰	400
黃魚	98	豬肝	420
火腿	100	全蛋	450
豬排肉	105	青蚵	454
牛肉	105	魚肝油	500
牛羔	90—107	羊肝	610
豬肉	110	魷魚	1170
牛油	110	蛋黃	2000
鴿	110	內臟	2000
鯧魚	120	牛腦	2300
羊油	89—122	鵪鶉蛋	3100
肥牛油	125	豬心	3640
肥豬油	126	豬腳蹄	6200
小牛肉	140		

＊含90毫克以上爲高膽固醇食物，少吃爲宜。

五、九類食物有奇效

膽固醇與三酸甘油酯過高是中年人的普遍問題，其對健康的危害則是許多人心上的隱憂。其實，可以用飲食的自然方法，安全降低血中膽固醇及三酸甘油酯。以下九類食物是最有效的食物，照著這些具體的作法去做，可在短期內看到具體效果。

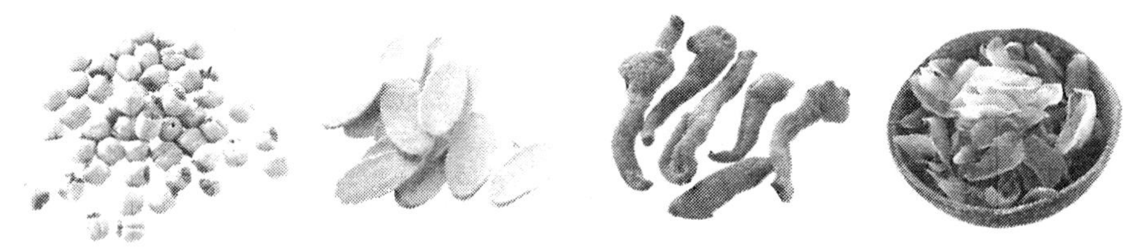

(一)早餐吃一碗燕麥粥

每天早餐時只吃一碗燕麥粥，持續八週就可使血中壞的膽固醇濃度降低10%，好的膽固醇上升。燕麥中含有豐富的可溶性及不可溶性纖維，能在腸胃道中阻止膽固醇及脂肪的吸收，因而達到降低血中脂肪及膽固醇的效果。

(二)中餐吃半碗豆類

豆類都是又便宜、又安全有效的降血脂肪及膽固醇的食物，每天只要吃半碗豆類，可以在八週內使血中壞的膽固醇濃度降低20%。豆類食品含有多種降膽固醇的有效成分，其中最主要的物質要屬豆類中的可溶性及不可溶性纖維。

(三)晚餐吃三瓣大蒜

每天只要吃三瓣大蒜，持續八週就能使血中壞的膽固醇濃度下降10%。大蒜不論是生吃或熟吃，降膽固醇的效果都非常好，大蒜中的含硫化合物可以直接抑制肝臟中膽固醇的合成，而達到降膽固醇的功效。

(四)每天吃半個洋蔥

洋蔥是價廉物美的保健食品，每天只要吃半個生洋蔥持續八週，就能使血中的好膽固醇濃度增加20%，並降低血中壞膽固醇及三酸甘油酯。吃洋蔥以吃生洋蔥效果較好，若將洋蔥煮得愈久，洋蔥提升好膽固醇的效果就愈差。

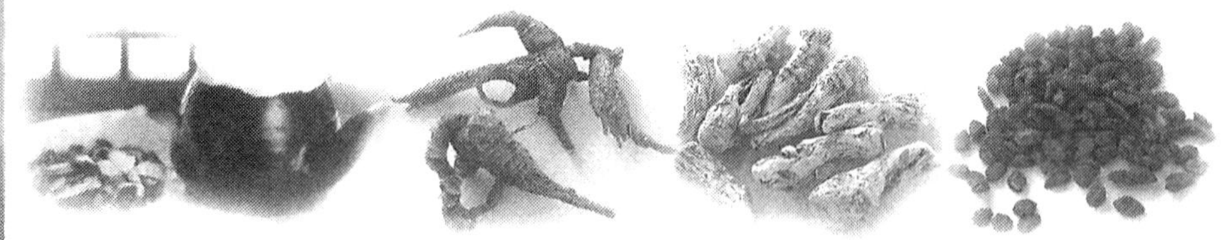

(五)每天吃酪梨或蘋果一個

酪梨中所含的脂肪是單一不飽和脂肪酸，因此對人體非常有益。由於蘋果中含有豐富果膠，是以具有降膽固醇的功效。

(六)每週吃兩次清蒸鮭魚

鮭魚中所含的亞米茄3型（Omega3）脂肪酸的量非常高。鮭魚的吃法，如果用烤及油炸的方式，容易因過高的溫度而引起亞米茄3型脂肪酸的變質，所以最健康的吃法是採用清蒸方式。每週兩次以鮭魚三兩清蒸吃下，經過八週的時間，可讓體內的好膽固醇上升10％。此外，吃鮭魚對於降低血中的三酸甘油酯，效果也是非常好。

(七)每星期喝一碗薑湯

將曬乾的薑磨成粉後沖熱水喝下，薑中的成分「生薑醇」及「薑烯酚」可以使高血脂病患的三酸甘油酯濃度下降27％，而且使壞膽固醇的濃度下降33％。

(八)以橄欖油作爲食用油

橄欖油除可降低血中壞膽固醇濃度外，也會提升好膽固醇的濃度，能對心血管系統產生最佳的保護作用。選擇用冷壓方式萃取出的橄欖油油質最佳。有些廠商會以高溫加熱的方式抽取橄欖油，高溫加熱過程易使油質變性致癌。

(九)添加紅麴於菜餚中

紅麴是古老中國的偉大發明，除了用作調味料和釀酒外，

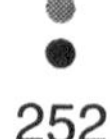

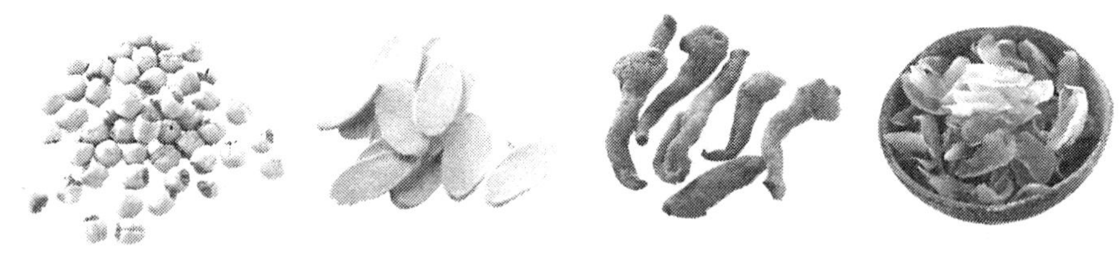

它還有降低膽固醇的醫療作用。科學家發現紅麴菌的成分monacolin可抑制膽固醇的合成，更進一步發現其抑制膽固醇合成的機轉。針對二百三十三位膽固醇濃度在每公合二百零六至二百四十二毫克的老年人進行研究，結果顯示，在服用紅麴菌製劑兩個月後，他們的膽固醇濃度下降了19%。

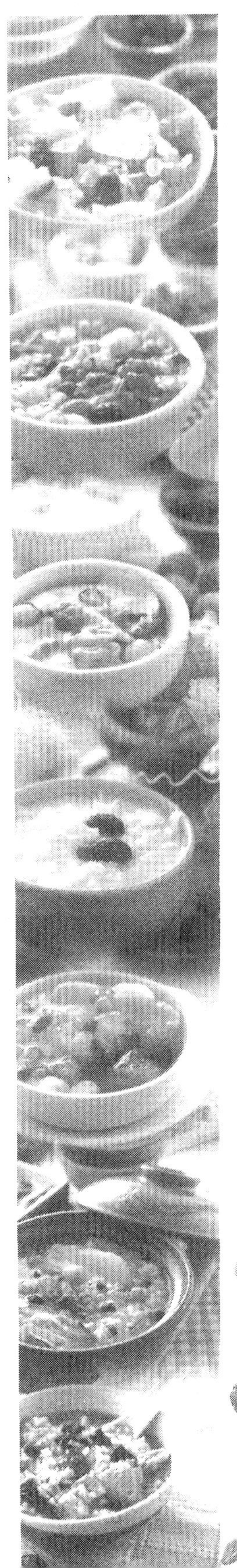

第九章　五官系統疾病

- 黑眼圈
- 眼病防治
- 耳鳴
- 過敏性鼻炎
- 鼻出血
- 口臭
- 聲音嘶啞

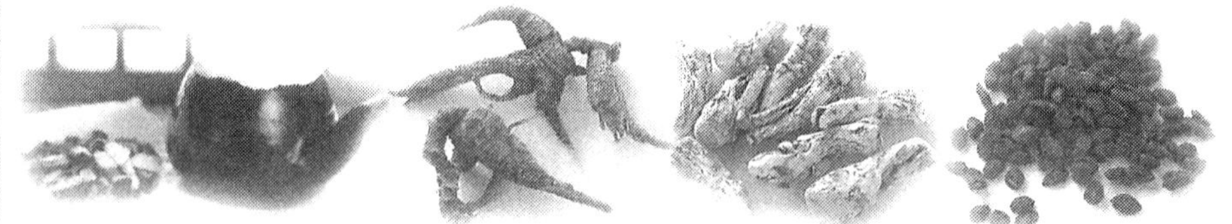

黑眼圈

一、概述

人眼睛下方的皮膚暗黑，有人叫它黑眼圈，也有人叫它熊貓眼，有這種症狀的人，通常以成年女性較多，成年男人及兒童則較少。黑眼圈雖然不是病，但容易給人精神萎靡的負面印象，尤其令愛美的女性十分苦惱。眼圈附近的皮膚組織，原本就比較薄弱，加上缺乏皮脂分泌，所以很容易老化。若照顧不當，使眼睛周圍微血管破裂或靜脈血管曲張，部分血液停滯在眼圈，導致血液循環不佳，便容易形成黑眼圈。

二、原因

人之所以會有黑眼圈，有以下幾種可能原因：

1.睡眠不足，或身體狀況不佳。

2.長期生活或工作壓力太大。

3.內分泌失調，尤其是以女性爲主，黑眼圈經常發生在月經前後更加嚴重。

4.先天遺傳，眼睛周邊皮膚組織黑色素沉澱。

除了以上這些因素之外，依個人臨床的體驗，認爲絕大多數有黑眼圈的人，還要考慮到患者是否有鼻腔發炎的問題，尤

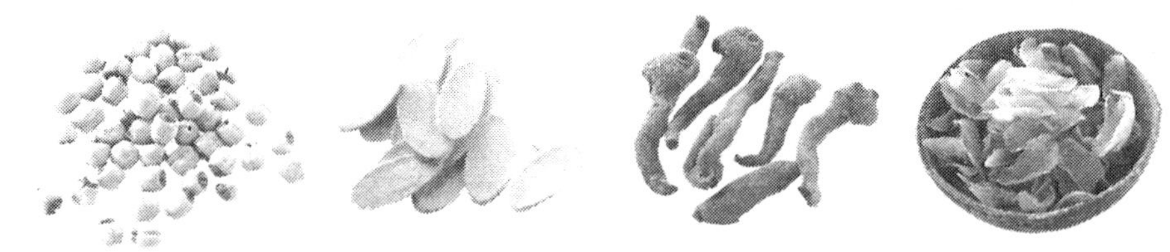

其是阻塞性鼻病的問題，如肥厚性鼻炎、鼻瘜肉、鼻中膈彎曲等，也都是造成黑眼圈的常見重要原因。因爲鼻塞的人，吸入的氧氣不足，動脈血所攜帶之氧氣不足，其血管便不會呈正常的鮮紅色，而是暗紅色，靜脈血管本來就是呈藍黑色，又因女性大都缺少運動，靜脈更瘀滯不通，使顏色更深，眼底的血管又多又淺，再加上女性的皮膚又白又薄，所以有阻塞性鼻病的成年女性，便很容易看到黑眼圈。至於臨床觀察成年的男性爲何有黑眼圈的人較少呢？這可能是男性的運動量較多，動脈血所攜帶的氧氣較多，靜脈血瘀滯較少，而且男性的皮膚較厚及顏色較深，即使男性患有阻塞性鼻病，也不容易看到他有黑眼圈，這種症狀兒童也比較少，可能是他鼻塞的程度及時間仍未達到黑的程度，但五、六歲以上的女童有黑眼圈的在臨床上則很常看到。

三、治療

很多人都知道雷射可治癒黑眼圈，這是因爲雷射可以除去表皮的黑斑及刺青，但都只限於表皮，這個方法對於先天皮膚色素病變的患者是目前公認較爲有效的方法，但若是黑眼圈是因血液血管的顏色形成，血液血管在皮膚肌肉之內，顯然雷射就比較不適合。至於睡眠不足、生活或工作壓力太大等所引起的黑眼圈，大都與神經內分泌系統混亂有關，可借助中藥改善。此外也要重新調整生活步調，設法減輕壓力，放鬆心情，避免熬夜。如果黑眼圈確定是由阻塞性鼻病所造成，治癒黑眼圈的唯一方法就是將阻塞性鼻病治好，鼻病好了，黑眼圈自然跟著消退，但這種治療也往往需要一段長的時間（三、四個月）

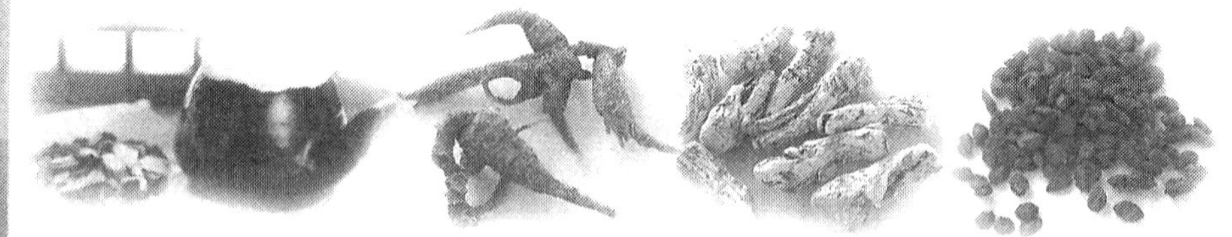

才能見效。

治療阻塞性鼻病，常用的方藥有辛夷散、蒼耳子散、辛夷清肺散、清鼻湯等，但必須因個人的體質及症狀選擇適當的方藥加減變化，臨床觀察大致都有相當不錯的效果。至於鼻中膈彎曲則只能用外科方法矯正。

四、藥酒選讀

1.藥酒名：紅花酒。

2.組成：紅花一兩、米酒一瓶（約六百西西）。

3.製法：以上二藥，放入密閉的玻璃罐內，浸一個月。

4.服法：每晚一小杯，連服三個月，可見效果。

5.使用：透過紅花酒及簡單的穴道按摩，可以有效幫助積壓的血液流通，防止黑色素沉澱。

五、考據及研究

1.《本草綱目》：

紅花（菊科）：治活血潤燥、止痛、散腫、通經、多用破留血、少用養血。

2.《本草備要》：

紅花：辛、苦、甘、溫。治經閉便難、血暈口噤、胎死腹中、痘瘡血熱、喉痺不通。

3.現代藥理：

紅花：擴張冠狀動脈作用、改善外周循環作用、興奮子宮、使全血凝固時間及血漿復鈣時間延長。

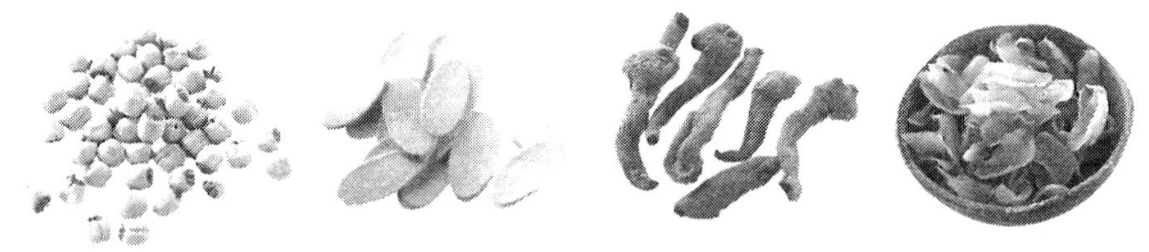

六、生活應用

1.紅花酒除了可用於黑眼圈之外，對於女性單純性的痛經、冠心病等也可運用。

2.要眞正改善黑眼圈，除了每晚一小杯紅花酒外，充分的睡眠，多喝水，適當按摩眼睛周圍的穴位（切記萬萬不可使力過度，以免造成反效果），配合熱敷也很有助益。

穴位名稱與分布：

睛明：目內眥角上方一分凹陷處。

攢竹：眉毛內側端，陷入眉毛約一分之陷凹部。

四白：目下一寸，當眼眶下孔凹陷中，穴在瞳孔正下方。

3.指壓法：兩眼閉合，熱敷十至十五分鐘，以雙手大拇指與食指，輕按上述眼睛周圍的穴道二十至三十次，以局部有痠脹感爲度。

七、臨床常用方法

處方：歸耆建中湯、益氣聰明湯、知柏八味丸。

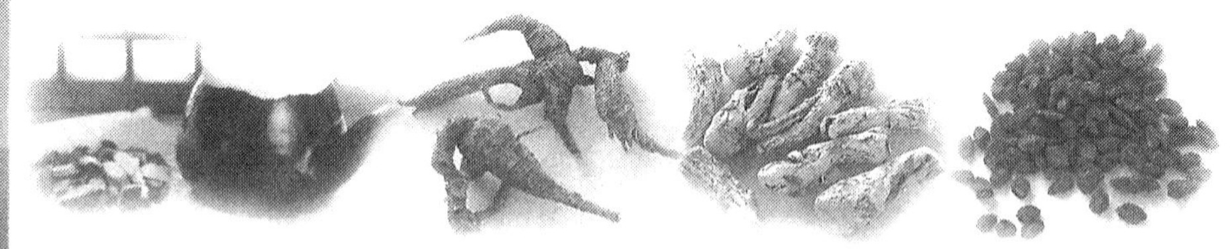

眼病防治

一、前言

韓愈在〈祭妹文〉中提到「吾四十而視茫茫，髮蒼蒼」，眼睛爲靈魂之窗，人過了四十歲，中老人的視力退化問題浮出檯面，近年來幼兒的弱視、斜視、近視也出現嚴重問題，眼睛的保健與治療不可不愼。《內經》說：「五臟六腑之精氣，皆上注於目而爲精。」這句話的含義是說人體臟腑功能正常，眼睛即明亮有神，相反的如果眼睛有問題，人體臟腑功能可能就有問題，現依中醫的觀點提供眼睛常見疾病的防治方法。

二、常見病防治

(一)乾眼症

近年來，乾眼症是常見的眼科慢性病，眼睛乾澀、痠熱疲勞、怕光畏風、眼睛充血、視力不穩定、頭痛等爲主要症狀。乾眼症是由於患者淚液層的穩定性較差，因而容易產生眼睛乾澀、有異物感與燒灼感、視力模糊、怕光、眼睛紅癢等症狀，甚至會有疲勞、眼睛睜不開的情形。導致乾眼症的原因有很多，例如年紀老化、慢性發炎、缺乏維生素、化學性灼傷、翼狀贅片、砂眼等，此外，顏面神經麻痺或紅斑性狼瘡、甲狀腺

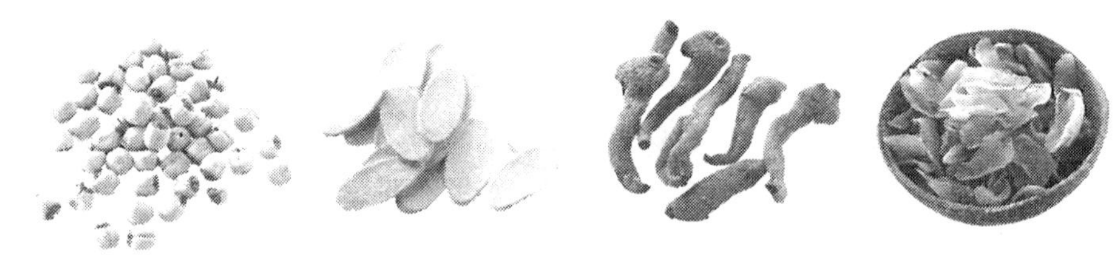

炎等自體免疫系統疾病，也有可能會合併乾眼症的產生。常常使用電腦的族群，整天盯著螢幕看，少有眨眼的動作，以致眼睛過度疲勞而缺氧，沒有充分休息而容易罹患乾眼症；隱形眼鏡族也是乾眼症的高危險群；總之精神緊張、焦慮、自律神經失調、內分泌失調、免疫力差都是惡化乾眼症的兇手之一。乾眼症若沒有適當處理，有可能會惡化成角膜潰瘍，嚴重者可能要換角膜。

治療方面還當以找出導致乾眼症的原因爲主。西醫一般治標的方法是用含有類固醇的眼藥或廣效性抗生素來處理，亦可使用人工淚液支持治療。中醫的治療大都從「目澀」或「白澀」等範疇瞭解，以活血涼血清熱、滋補肝腎的方藥爲主，亦可輔以針灸的療法，都有不錯的效果。中藥方面一般可選用明目地黃丸、選奇方、清上蠲痛湯、半夏天麻白朮湯等隨症加減變化，並且用人工淚液輔助之。食補方面亦可用炒黑決明子、枸杞子泡開水服之。除藥物治療之外，應該避免直接面對空調出風口處，遠途開車者偶爾要將車窗搖下以通風，避免空氣過於乾燥，使眼睛更乾澀；養成適度「眨眼」的習慣，不要在強光下看書寫字，最好不要熬夜；乾眼症患者較不適宜配戴隱形眼鏡。若是因身體其他疾病引起的乾眼症，則須針對其病因加以治療。

(二)飛蚊症

「飛蚊症」基本上是一種病人自覺的徵候，即是在視野範圍內有似蚊子或蒼蠅的黑點或黑線，甚至蛛網狀的黑影在眼前飄遊，此乃因眼球內玻璃體有微物。眼球結構在水晶體之後視網膜之前有透明似蛋清半流動的塡充組織，稱爲玻璃體，玻璃

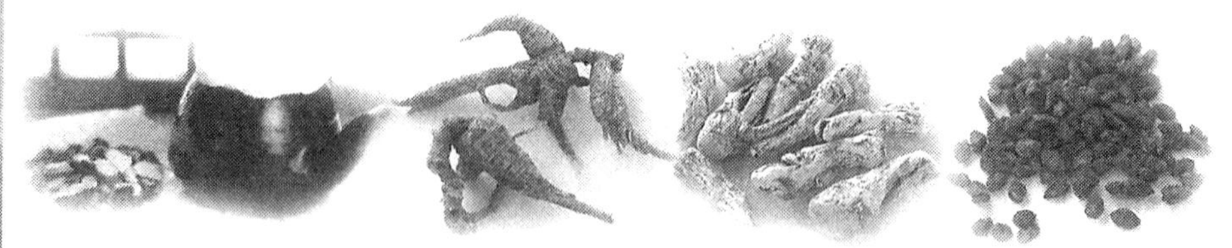

體約占眼球總體積的四分之三，如果因老化、近視、外傷或眼球內發炎產生了液化，而使其中所含的蛋白原凝聚成不透明的點或線而漂浮在其中，或因血液、鈣鹽、發炎細胞，甚至寄生蟲漂浮在玻璃體中，也就是俗稱的玻璃體渾濁，以上的微物、飄浮物投影在眼底視網膜上形成形狀怪異的黑影，這些黑影在眼前飄來飄去抓拍不著，就像展翅飛舞的蚊子，故臨床上稱之為「飛蚊症」。

大家總是會問到相同的問題，那就是「眼睛會不會瞎掉？」其實絕大多數的飛蚊症都不影響到視覺機能，只是徒增困擾罷了。但是有以下現象時就須特別提高警覺，及時找合格的眼科醫師詳細檢查：(1)伴有視力的嚴重減退、視物變形或扭曲。(2)伴有眼睛發紅、疼痛、畏光及淚水分泌過多。(3)伴有高度近視或糖尿病、高血壓等全身性疾病。(4)伴有固定的視野缺損，或似簾幕狀的黑影。(5)伴有閃光性幻視（即閉眼或眼球轉動時有光點、光圈、閃光或發光物體的感覺）。(6)突然且快速大量出現的黑點。總之，雖然絕大多數的飛蚊症都是一種無害的症狀，但其中有少數卻是嚴重眼疾，如視網膜剝離或是玻璃體出血等的先驅症狀，吾人實不該掉以輕心才是。中醫典籍有云：「有諸內，必形於外」，飛蚊症是一種警世信號，它傳達五臟六腑、經絡氣血違和之訊息，要提早就醫，防患於未然。在臨床上中藥可用滋腎明目丸隨症加減變化服之，療程需要三至五個月。

(三)青光眼

人的眼球非常精密，可比喻為一個照相機，最前面是一透明的角膜，即黑眼珠的部分，接著是虹膜與瞳孔，虹膜的收縮

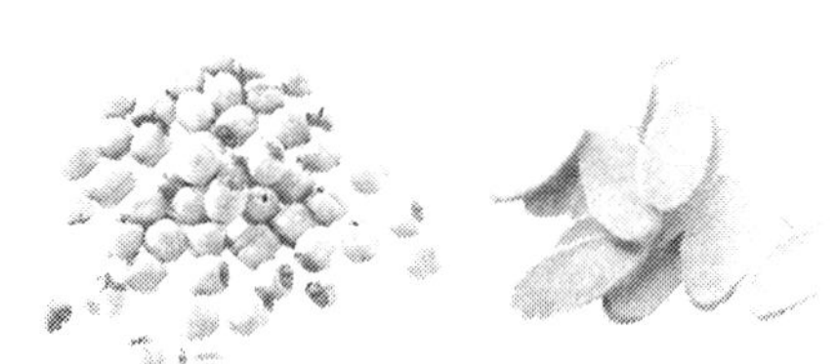
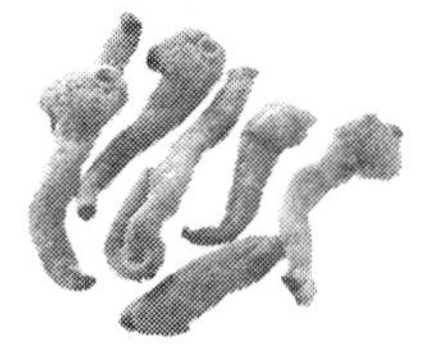

也就是瞳孔大小的變化，可以控制進入眼睛光線的強度與光量，如同照相機的光圈，再經由調節水晶體的厚薄，可使光線聚焦在網膜而成像，網膜再將視覺的訊息經神經而傳入大腦。眼球前部的前房後房充滿了一種稱爲房水的循環體液，維持眼球內正常的壓力（此稱爲眼壓），以免眼球坍陷。房水不斷由睫狀體分泌出來，由後房流經瞳孔進入前房，再由前房隅角的小梁網排出眼球外，進入血液循環。房水的分泌與排出在正常情況下成爲平衡狀態，使眼壓維持在二十至二十二毫米汞柱以下。青光眼又稱「綠內障」，是成人失明的主要原因之一。當某些因素導致房水分泌增加或排出受阻時，會造成眼壓升高。若眼壓超過正常眼所能忍受的程度時，會使某些視神經受到傷害，於是在視野上出現缺損，這就是青光眼，伴隨其他的症狀如頭痛眼脹、眼球變硬、睫狀沖血、眼瞼下垂、視物不清，常見燈火星紅綠色圓暈。西醫都以點眼藥水或雷射治療之。雖然它不會傳染，也不會危及生命，但是若沒有盡早發現，沒有控制眼壓，病情將逐漸惡化，視神經受損愈來愈明顯，視野缺損的程度漸漸擴大，最後將導致視力完全喪失。由於患青光眼時，中心視力的影響大都發生在末期，初期的影響都是開始於視野外圍，所以不容易發覺。有些族群屬於高危險群，例如糖尿病或高血壓患者、高度近視、家族中有青光眼患者，最好定期做眼部青光眼檢查，以便早期診斷及盡早適當的治療。

青光眼在臨床上可分爲四大類：隅角開放性青光眼、隅角閉鎖性青光眼、先天性青光眼及絕對性青光眼。(1)隅角開放性青光眼又分爲原發及次發性兩種。它經常沒有症狀，所以最容易忽略。因爲其眼壓乃慢慢增高，病人不會覺得頭痛，一般均在做眼科檢查時才被發現；只有在末期，病人才會發現看東西

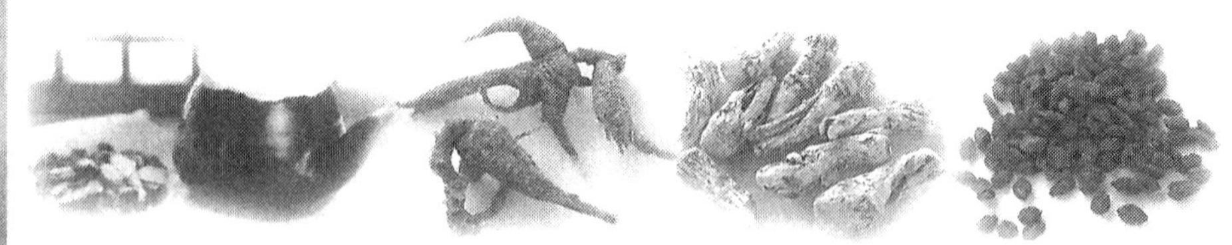

模糊不清，看的範圍變窄。長期點類固醇眼藥引起的青光眼也屬於此類，所以須小心使用，以免遺憾終身。(2)隅角閉鎖性青光眼急性發作時，症狀最明顯病患會突發視力模糊、眼睛紅痛、頭痛、噁心或嘔吐，常會被誤以爲腸胃炎、心臟病、高血壓而延誤急救時效。慢性隅角閉鎖性青光眼的症狀較輕，有時甚至沒有症狀，輕者晚上看電燈會有彩虹圈。偶爾眼球會痠痛或頭痛，但睡覺時會覺得較舒服，進到暗房（或電影院、隧道）眼球會覺脹痛，甚至頭痛。(3)先天性青光眼係小孩出生後，房水排出管道的先天性缺陷，當眼壓升高時常會引起眼球變大，角膜直徑較大，厲害者角膜呈混濁，好像車子的擋風玻璃有一層霧般蓋住，小孩會有怕光、淚水過多的現象，又稱「牛眼」。(4)各種型之青光眼末期，導致視力喪失，眼壓無法控制，眼睛非常疼痛時，統稱爲絕對性青光眼，至此地步，也只能以冷凍法或雷射破壞睫狀體來減少房水的分泌，減輕疼痛，或者只好摘除眼球，一勞永逸。現代醫學治療青光眼乃是控制病情不再惡化，並不能使此病「根治」。治療方法有藥物治療、雷射治療與手術治療。中醫臨床上一般使用滋腎明目丸配合五苓散或苓桂朮甘湯隨症加減變化使用，有助於眼壓的控制，並建議按時至西醫追蹤檢查，治療期約半年。不論是接受藥物、雷射或手術治療，一旦視神經已被破壞，治療後只能控制眼壓，使其不再繼續破壞視神經；而已遭破壞部分的視神經是不能再生的，總之一定要接受醫師之定期追蹤檢查，避免興奮、憤怒、煩惱或失眠，刺激性之飲料如咖啡、茶、酒。

(四)紅眼症

已知流行性角結膜炎能由腺病毒及克沙奇病毒引起。尤其

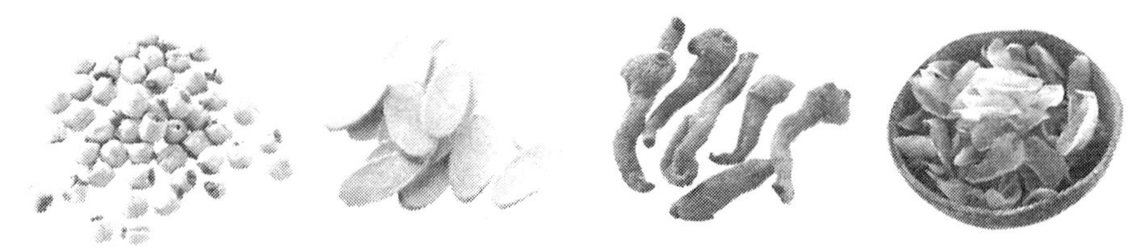

以腺病毒8型及9型所引起之流行性角結膜炎（俗稱「紅眼症」）及由腺病毒3型及7型引起之咽結膜熱最受人注意。至於克沙奇病毒所引起之流行性角結膜炎，與腺病毒所引起的有所不同，克沙奇病毒引起之流行性角結膜炎來也匆匆，去也匆匆，其潛伏期只需六至十二小時，即可發病，而腺病毒之潛伏期需二至六天。但兩者皆具高度傳染力，傳染途徑是「接觸傳染」，如游泳池之污水，污染之公用物品，如毛巾、面盆等，皆可傳染流行性角結膜炎。臨床症狀主要是眼睛紅腫不適、怕光、伴有水性分泌物、偶有輕度發燒、耳前淋巴腫痛，嚴重時，還會有結膜下出血及結膜水腫。通常先發生於一眼，但有時候會感染另一眼，成爲一個對稱的「紅眼人」。約80％之流行性角結膜炎之病人會伴有角膜病變，其大部分發生在紅眼症後第七到第十天，先形成瀰漫性上皮性角膜炎，甚至發生上皮下角膜混濁及角膜實質病變。所幸大部分角膜病變在兩週內皆會痊癒，只有少數之角膜混濁持續數月或甚至數年之久。至於咽結膜熱之紅眼症，只有30％伴有角膜病變，但病人伴有明顯之喉嚨腫痛、吞嚥困難、全身痠痛、高燒、流鼻水、咳嗽等類似感冒之症狀。

治療方面西醫以類固醇爲主要之藥物，其用意在減輕患者眼部之不適，對疾病本身並無特異之療效。一般流行性角結膜炎約需兩週才會痊癒，但要病毒完全消失，則需四至八週之久。中醫學指出本病的病因爲外感風熱邪氣，引動肝火上揚，肺熱上擾清竅，或病人素體肝腎虧損，虛火上亢，外加風邪逼迫，以致風火相煽，上擾目精，灼傷血絡，迫血妄行，臨床常用中藥爲龍膽瀉肝湯、涼膈散、瀉白散等隨症加減治療，並且輔以針刺療法，常用穴位如太衝、曲池、合谷等。感染流行性

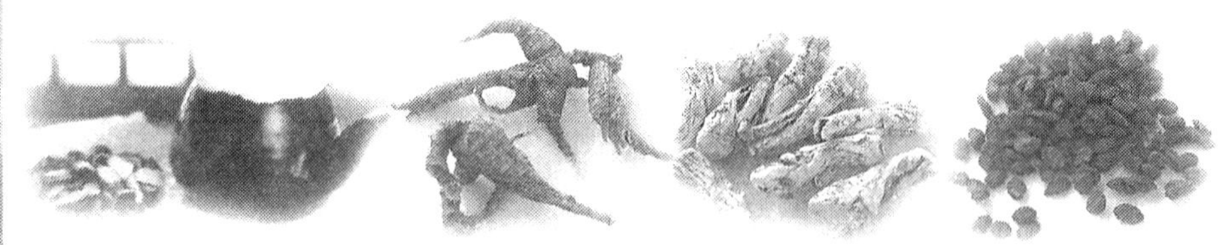

角結膜炎後，應注意下列事項：(1)菸酒、辛辣等刺激東西儘量避免。(2)充分的休息。(3)切勿沖洗眼睛，因結膜周圍有大量抗體，可增加抵抗力，若被沖洗，易使紅眼症更爲嚴重。本病屬病毒感染，於流行期間，應注意下列事項，可減少感染紅眼症之機會：(1)勿去公共場所，如游泳池、電影院、理髮廳等。(2)勿使用公共物品如毛巾、面盆等。(3)勿與人握手。(4)常常洗手，勿揉眼睛。

(五)麥粒腫

「針眼」是很常見的眼科病症。雖然有人說，看了不該看的東西才會長針眼，但這僅是穿鑿附會的說法，完全沒有醫學依據。「針眼」在醫學上的正式名稱爲「麥粒腫」，俗稱「目針症」，是一種眼皮脂腺的急性化膿炎症，常爲葡萄球菌感染。健康的眼瞼，其腺體的分泌與排泄均正常，細菌不容易在腺體內部繁殖發炎；但若腺體排泄不順暢，或接觸不潔的東西而感染細菌引起發炎，便會產生針眼。以下幾種情況比較容易產生針眼：(1)過度疲勞，情緒緊張，引起內分泌失調，皮脂腺排泄不暢；(2)油性體質，皮脂腺分泌旺盛，分泌出口容易阻塞；(3)用不潔的手搓揉眼睛，容易感染細菌。由於針眼是急性發炎，所以會有紅、腫、熱、痛之發炎症狀。一般說來，輕微的針眼約在三至五天內便會痊癒。治療方式爲局部塗抹抗生素藥膏，熱敷可加速針眼之消褪；若膿點出現，則應切開排膿；若感染症狀嚴重，便須口服抗生素。中醫在臨床方面可用洗肝明目散加葛根湯或越婢加朮湯再配合清熱解毒中藥如銀花、夏枯草、蒲公英等服之。

另外有一種也是發生在眼皮的病症稱爲「霰粒腫」。霰粒

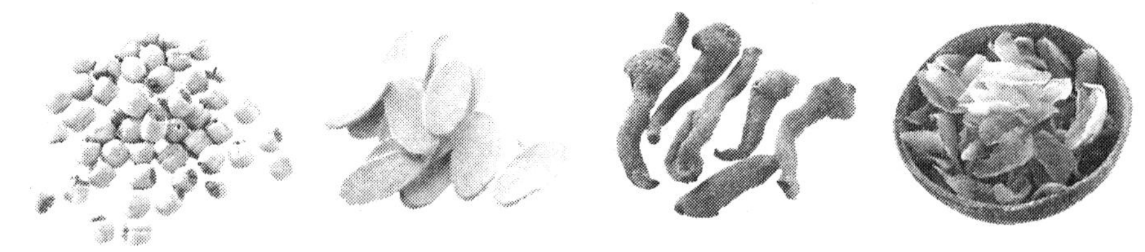

腫與針眼的症狀非常類似，但霰粒腫是眼瞼麥氏腺體慢性發炎脂性肉芽腫。其特徵是腺體在無痛狀況下逐漸腫大，外觀並沒有發炎的現象。當霰粒腫體積微小且無發炎症狀，則無須治療，通常在數個月內便會自然消失；但若霰粒腫體積過大，則會壓迫眼球產生亂視，進而影響視力，這時可以熱敷、按摩擠壓腫塊部位，使腺體分泌物排出。局部類固醇藥膏塗抹或局部病灶注射類固醇藥物，可以加速緩解；若腫塊持續不退，則應進行手術切開治療。要特別注意的是，若切除後仍在同一處一再復發霰粒腫，則應懷疑是否有瞼板腺癌的可能。

(六)弱視

弱視是指一眼或兩眼視力無法用眼鏡矯正到零點八以上，但眼球組織並沒有病變，稱爲弱視，以孩童居多。已知弱視的原因有：(1)斜視；(2)不等視；兩眼視力差別太大；(3)高度近視、遠視、散光；(4)遮蔽性眼疾：例如先天性白內障、先天性眼皮下垂等。以上都是因爲沒有清晰的影像或光線刺激視覺神經系統的發育，而導致弱視。目前的治療方法有：(1)依醫師處方，配戴眼鏡；(2)遮眼治療，強迫小朋友用弱視的眼睛去看，以刺激視覺神經系統的發育；(3)遮眼治療效果較差者，可配合弱視訓練；(4)有些斜視或先天性白內障、眼瞼下垂須開刀矯正。但是以上治療總是耗時，而且必須要有恆心，最好的治療時機是在三至六歲，八至九歲以後便無法治療。弱視如果沒有治療容易產生的問題有：(1)視力差，若無法恢復，就學就業容易有挫折及自卑感產生；(2)若正常眼受傷或有眼疾時，弱視眼是無法取代正常眼的功能；(3)患有弱視的人，無法建立「立體感」及「深度感」，無法從事精密的工作。中醫學認爲本病導

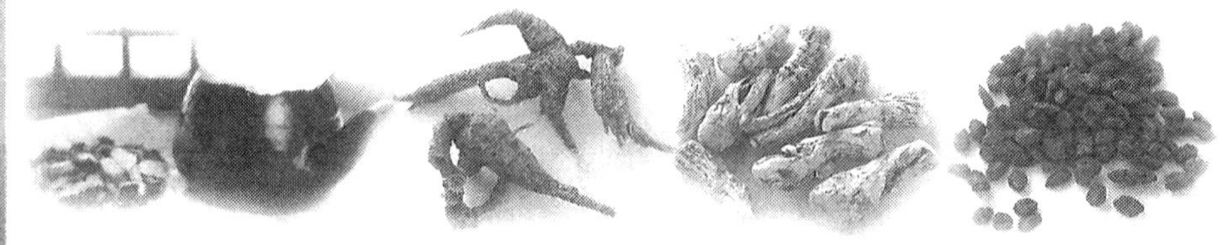

因於腎精虧虛、先天不足等，因此臨床治療可用龜鹿二仙丸調理，再配合遮眼治療效果更佳。

(七)假性近視

近視，簡單而言，就是眼睛只能看清楚近的物體；以醫學的觀點來說，則是遠處平行的光線經過前眼部的折射後，焦點落在網膜的前方，而網膜黃斑部上的成像卻是模糊的，必須戴上凹透鏡，才能把成像清晰的聚焦延長落在黃斑部上。例如：近視兩百度的眼睛只能看清楚眼前五十公分以內的東西，若想要和正常的眼睛一樣看清楚遠方，就必須戴上兩百度的近視眼鏡。至於假性近視則是由於近距離讀書或工作太久，使負責調節水晶體屈折的睫狀肌發生痙攣，不能放鬆調節所產生的。罹患假性近視，睫狀肌麻痺劑的治療是有一定的效果，所以對於學童發生視力不良時，應盡早檢查。目前眼科醫師皆以睫狀肌麻醉劑先做瞳孔放大，進一步檢查以便盡早治療，把握尚屬「假性近視」時期的治療先機，否則久而久之，弄假成眞，也就變爲眞性近視。使用的睫狀肌麻痺劑，只能抑制眞性近視的增加速度。

有關近視的原因，歐美學者大都認爲近視純粹是遺傳而來，但在台灣，環境卻是一個主要因素。醫學上將近視分爲軸性和屈折性兩種。所謂軸性，是指眼睛視軸過長所產生的近視，而屈折性近視則是由於角膜的屈光能力太強所引起的，這兩種因素分別是獨立遺傳的。一個人眼睛的屈光度數決定於先天上眼軸長度與角膜屈率的組合。但是在台灣地區，學生罹患近視的比率比外國學生多，中學生的近視比小學生多，大學生的近視又比中學生多。大家通常都有個疑問：眼鏡需不需要經

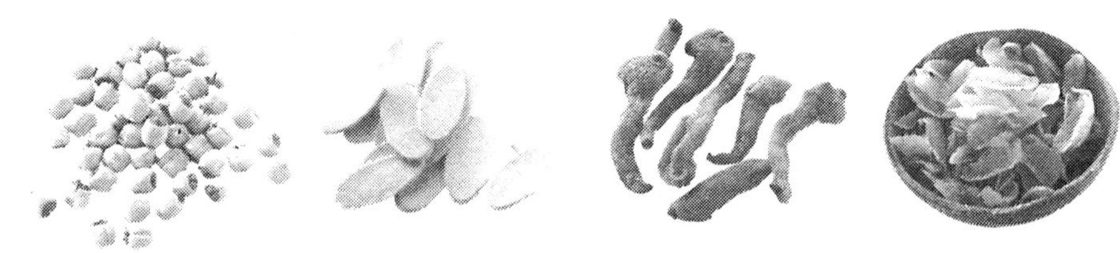

常戴？一般來說，假如近視度數在兩三百度以下者，看遠或看黑板時若看不清楚，則需要戴上眼鏡，瞇著眼睛看是不好的習慣。看近時，只要讀書習慣良好，姿勢正確，戴與不戴是差不了多少的。輕度近視的人近距離工作不戴眼鏡，因而減少睫狀肌的緊張，也許是比較有利的。當然，配戴不適當的眼鏡或假性近視的人戴上眼鏡，都對眼睛有害。若是近視在三、四百度以上，不論看遠或看近，都需要戴上合適的眼鏡，看書時，仍須保持適當的距離。其他尚須注意：(1)距離：閱讀或寫字姿勢要端正，眼睛與書本的距離要保持三十公分，不要太近。(2)光線：閱讀或寫字時光線要適宜，不要太強或太弱。(3)時間：閱讀或寫字時間不要過長，連續一小時左右要休息片刻。(4)場所：閱讀或寫字的場所要適宜，例如躺在床上則不宜看書。(5)均衡的養分攝取，多看遠方景物，假日多到郊外接觸綠色的大自然，並且定期接受眼科醫師的檢查。中醫學指出可用補肝散、定志丸等隨症加減服之，一般觀察療程約半年方可顯現效果。

(八)白內障

白內障是老年人最常見的眼疾之一。水晶體位於瞳孔後面，是一個小小的凸透鏡的構造，負責聚焦進入眼內的光線，成像在視網膜上。年輕時候水晶體透明清澈，光線可通行無阻，年紀老了水晶體逐漸變成混濁，就稱爲白內障。混濁逐漸增加時，水晶體呈現黃白色，光線的透過受到影響，程度愈深，阻擋光線愈大，視力就愈模糊，到了影響日常生活時，就要靠開刀來治療。患白內障的年齡，因人而異，通常在五、六十歲開始發生，有的較早，有的較遲，不論遲早，一旦發生

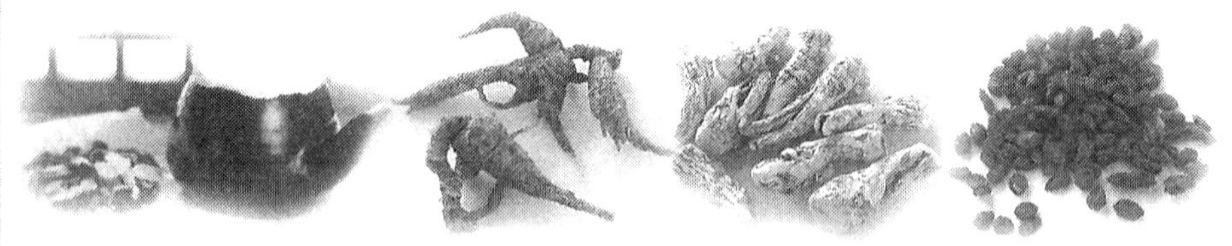

後，目前西醫還沒有藥物可以治療白內障。一般所謂的白內障眼藥水，最多只能減緩白內障進行的速度而已，而且其藥效還有爭議，所以唯一的治療是開刀將白內障摘除。

近年來由於手術儀器之精進、顯微手術之發達，再加上人工水晶體的發現及改進，使得白內障手術之成功率高達99%以上，所以從前手術之適應對象是要等到白內障成熟，視力在眼前辨手指數，甚或是伸手不見五指時，才考慮動白內障手術。現在的標準是經由眼科醫師的理學檢查有水晶體的混濁，再依個人對視力的需求而定，需要較好視力才能生活和工作的人，可以早一點開刀，否則可以等到視力降到零點三以下才動刀。有些人的水晶體過熟，此時水晶體蛋白質自晶囊滲透出來，或者水晶體膨脹過度，這些都會引起青光眼，此時才予以摘除白內障，則手術之成功率就得大打折扣了。至於白內障手術之後有一種情況須利用雷射來治療，那就是白內障手術過後一段時間，因爲後囊增厚而混濁，稱爲「後發白內障」或「二度白內障」，這時可以借助雷射將混濁的後囊打開。雷射治療白內障，指的是這種「後發白內障」的情況。

三、眼部保健操

根據中醫的針灸經絡學說，通過穴位按摩刺激，以緩解肌肉疲勞，促進氣血循環，可達到預防近視，改善視力的作用，但必須持之以恆，方見效果。

1.按摩攢竹穴（眉頭）：食指按住攢竹穴，中指放在食指上，拇指放在太陽穴（眉毛終點和外眼角之間向後一寸

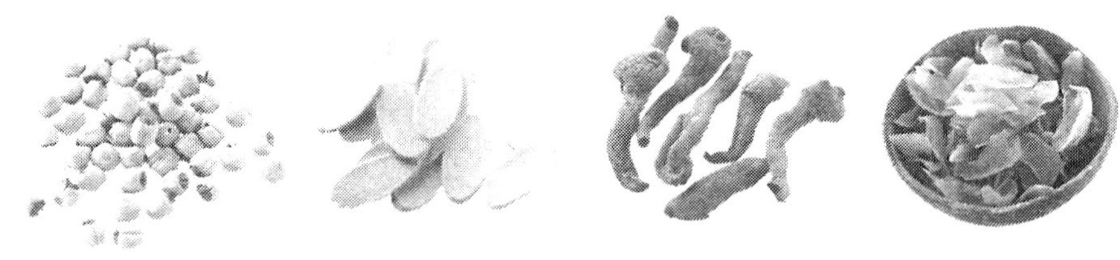

的凹陷處），先向裏揉後向外。

2.按摩魚腰穴（眉毛中央、下對瞳孔）：食指按住眉中間，中指放在食指上，拇指放在太陽穴，先向裏揉後向外。

3.按摩太陽穴：食指按摩太陽穴。

4.按摩承泣穴（眼眶下緣上方正中與眼球之間，直對瞳孔）：食指輕揉承泣穴。

5.輪刮攢竹穴：食指按住攢竹穴，拇指放在太陽穴，食指自攢竹穴延眉刮。

6.按摩風池穴（頸項大筋的兩旁凹陷與耳垂相平處）：食指、中指二指併在一起，按住風池穴，揉按之。

四、按摩注意事項

1.按摩穴位要正確，手法要輕緩，以感覺痠爲度。

2.一日早晚做兩次，每次每個動作各十次。

3.指甲要剪短，且洗淨雙手。

4.眼睛、臉部有發炎時，暫停按揉

五、日常保養

1.一般人眼睛常紅腫痛癢澀，點眼藥水無效，可用蒲公英、金銀花、牛膝各五錢，甘草三錢服之，薰之，用法如下：以四碗煎一碗，在煎製過程以適當距離（不會引起眼睛之不適）薰眼睛，薰完再喝藥水，藥渣也如法炮製。

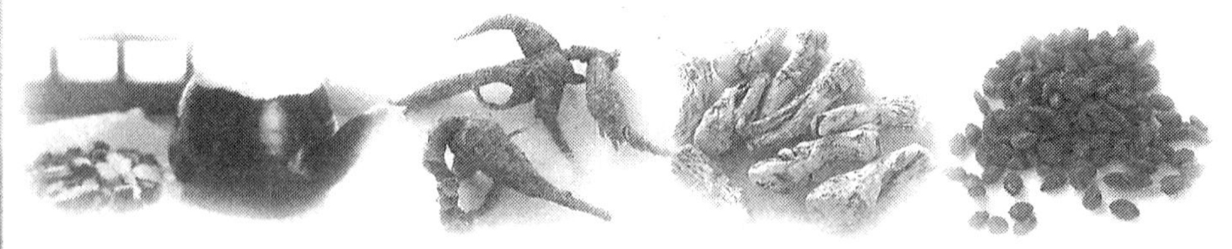

2.眼睛毛病的預防不外乎《內經》所說的「飲食有節、起居有序、不妄作勞」，平時睡眠要充足，飲食重均衡，眼睛多休息，不要沉醉電視網路之迷情。

3.平常人平時可用菊花、桑葉、枸杞子各五錢，滾水泡開當茶飲用，保養眼睛。

4.有些人迎風淚眼，躺下睡覺眼淚不覺而出，或看電視書籍，眼淚直直下，尤其以老年人最爲多見，中醫學指出此因肝血不足，肝氣不能條達所致，可用夏枯草、香附、女貞子各五錢、生甘草二錢，滾水泡開當茶飲用。

耳鳴

一、概述

所謂「耳鳴」，是指當我們的耳朵在沒有外來聲音的刺激下，卻能感受及聽到聲音。根據統計報告，耳鳴患者約占耳科門診病患的十分之一強。僅次於聽力不良的患者，而這些患者中約有5%的人，抱怨因爲嚴重的耳鳴情形，而影響其日常生活，造成其身心疲乏不堪，足見這「耳鳴」的嚴重性。耳鳴臨床的表徵，呈現非常多樣化，可以是單側性或雙側性，也可以是連續音或間斷音、高頻音或低頻音，及各種不同的音色，目前最常用的分類法有兩種：(1)他覺性耳鳴；(2)自覺性耳鳴。前者，即他人（包括醫師）可以用儀器或耳朵，聽到患者所抱怨的耳鳴聲；而後者，則只有患者本身能聽得到，但別人卻無法

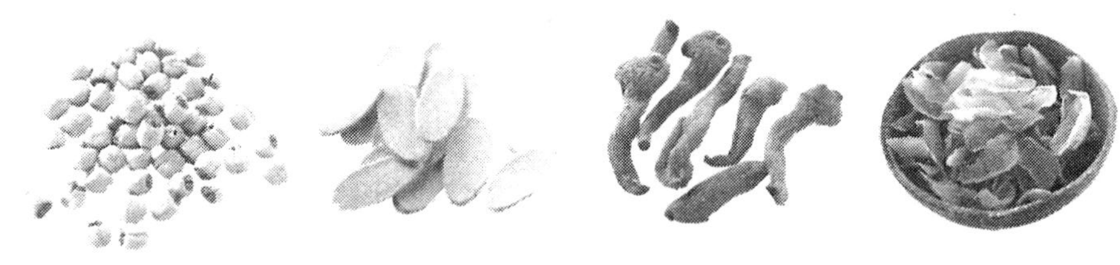

聽得到的耳鳴聲（大部分的耳鳴患者屬於這一類）。

二、原因

他覺性耳鳴最常見的原因，是血管性疾患（例如：靜脈、動脈及動靜脈瘻管等問題）及肌肉性疾患（例如：中耳肌、耳咽管肌及喉嚨肌等問題）造成的脈動性耳鳴及痙攣性耳鳴。大部分患者深受自覺性耳鳴所困擾，可能造成的原因相當繁多，從外耳疾患（耳垢阻塞、外耳道炎）、中耳疾患（鼓膜穿孔、漿液性中耳炎、耳硬化症）、內耳疾患（梅尼爾氏症、耳毒性藥物、噪音損傷）、聽神經及神經傳導路徑疾患（聽神經瘤、腦幹血管硬化）、大腦皮質疾患（腦中風、退化症、失憶症），只要這個聽覺傳導路徑任何一處出了問題，就可能產生不正常的聲音。除此之外，精神壓抑、過度疲勞、低血壓、高血壓、藥物之副作用、鼻病等症狀，也會導致耳鳴。也有一種說法是，耳鳴時如果出現高音耳鳴的現象，大都是內耳炎所引起；若出現蟬鳴般的耳鳴，則多是內耳老化、精神疲勞或低血壓所引起。

三、中醫觀點

耳鳴一詞最早見於《黃帝內經》。《靈樞・口問篇》說：「人之耳中鳴者，何氣使然？岐伯曰：耳者，宗氣之所聚也，故胃中空則宗脈虛，虛則下溜，脈有所竭者，故耳鳴。」又說：「上氣不足……耳爲之苦鳴」。至於導致耳鳴的病因病理有多方面，一般而言，常見之因包括風熱外邪侵襲、肝火上擾

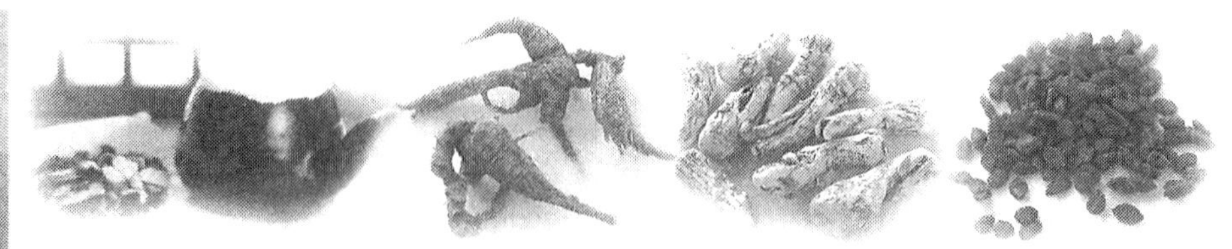

清竅、痰火壅結耳竅、腎經虧虛以及脾胃虛弱等。風熱侵襲的耳鳴，症見耳鳴，起病較急但症狀較輕微，耳內憋氣作脹和阻塞感較明顯，有外聲難聞而自聲增強的特點，舌苔薄白，脈浮數；肝火上擾的耳鳴，症見耳鳴發病常較突然，但也有暫行緩解者，耳鳴如聞潮聲、風雷聲（音聲較響而低沉），症狀與情志的變化有關，常在鬱怒之後發生或加重，小便黃或大便秘結，口苦咽乾，舌紅苔黃，脈弦數有力；痰火壅結的耳鳴，症見兩耳內鳴響，如聞呼呼之聲（音調較爲低沉），頭昏沉重，耳內閉塞憋氣感明顯，或兼有咳嗽痰多，胸悶脘滿，口苦或口淡無味，二便不暢利，舌紅苔黃膩，脈弦滑；腎經虧虛耳鳴，症見耳內常聞蟬鳴之聲（高音調）晝夜不息，夜間較甚，聽力逐漸下降，常兼有虛煩失眠、頭暈目眩、腰膝痠軟等，舌質紅少舌苔，脈細弱或細數；脾胃虛弱耳鳴，症見過勞則耳鳴更甚，或蹲下站起時更甚，耳內有突然空虛或發涼的感覺，倦怠乏力，納少，或食後腹脹，大便時溏，面色萎黃，唇舌淡紅，苔薄白，脈虛弱。

四、食方選讀

1.食療名：桑椹方。

2.組成：桑椹二百克、白糖五百克、菜油適量。

3.製法：將白糖放入鍋中，加水適量，以文火煎熬至稠時，再加入桑椹末，調勻，繼續熬至用鍋鏟挑起呈絲狀時，停火。將此汁倒入塗有熟菜油的盤內，待涼切成小塊食用。

4.服法：不拘時、不拘次。

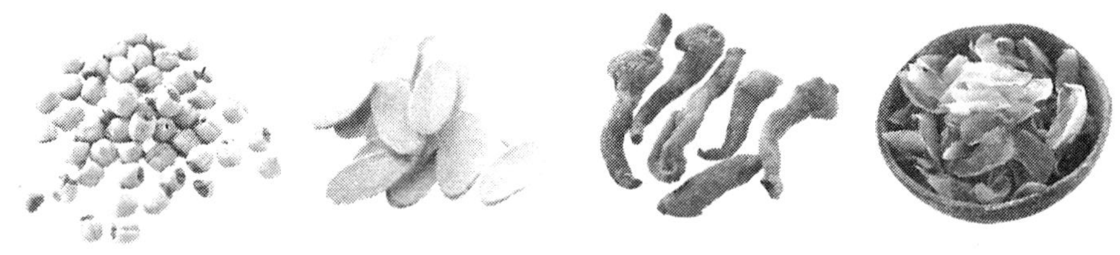

5.使用：桑椹方能滋補肝腎，適用於腎陰虛之耳鳴。

五、考據及研究

1.《本草綱目》：

桑椹（桑科）：令人耳聰目明、利五臟血氣、利水氣、消腫。

2.《本草備要》：

桑椹：甘、涼。色黑，入腎而補水、利五臟關節、安魂鎮神、聰耳明目、生津止渴、利水消腫、解酒、烏髭。

3.現代藥理：

桑椹：補血作用。

六、生活應用

1.桑椹方除了可用於腎虛耳鳴之外，其他如陰虛便秘、頭髮早白、眼睛乾澀或失眠等也可利用。

2.肝火上擾型的耳鳴在食療方面，可多用胡蘿蔔、荸薺（馬蹄）煮水；或用雪梨配雪耳，文火一至兩小時，什麼也不加，單是加點蜜棗調味；或將上述材料一起煮水。

3.腎經虧損型的耳鳴在食療方面，可多用新鮮魚，配以枸杞子、蓮子、百合、淮山藥等常用中藥。日常亦可以用黃耳（雪耳對於腎虛者來說，屬性太涼）、核桃、百合、蓮子等，補腎經而又平和不會燥熱。

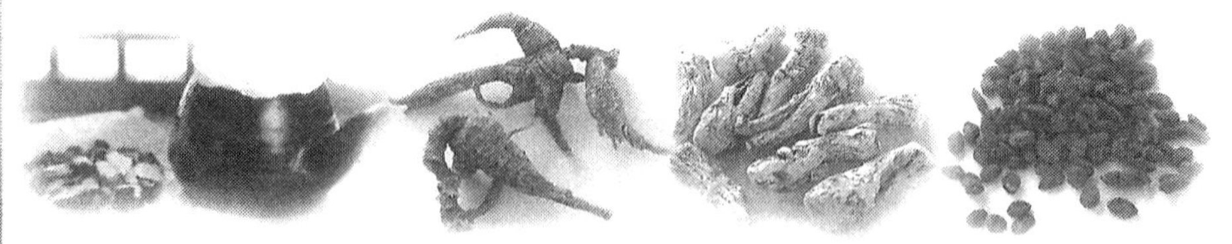

七、臨床常用方法

1.處方：滋腎通耳湯、益氣聰明湯、耳聾左慈丸、龍膽瀉肝湯、半夏白朮天麻湯。

2.穴位：中渚、聽宮、聽會、耳門。

過敏性鼻炎

一、前言

所謂過敏性鼻炎（鼻過敏），是指在鼻黏膜上發生過敏反應引起的炎症狀態。古代稱之爲「鼻鼽」，其特徵爲突然和反覆發作性鼻塞、鼻癢、噴嚏、鼻流清涕，有時會感到怕光而流淚，並有輕微頭痛。其特徵是發作一、兩個小時之後，就會自動康復。中醫認爲過敏性鼻炎不外邪氣實與正氣虛，兩者又每易互爲影響，皆臟腑不調，邪氣侵犯於鼻，因此屬於本虛標實的疾病。《諸病源候論》曰：「夫津液涕唾，得熱則乾燥，得冷則流溢，故使津液不能自收。」本病與體質有很大的關係。

二、原因

過敏性鼻炎的致病原因是過敏性體質。患者多有家族史，再加上精神因素的誘發與變應原接觸，如花粉、動物皮毛、引

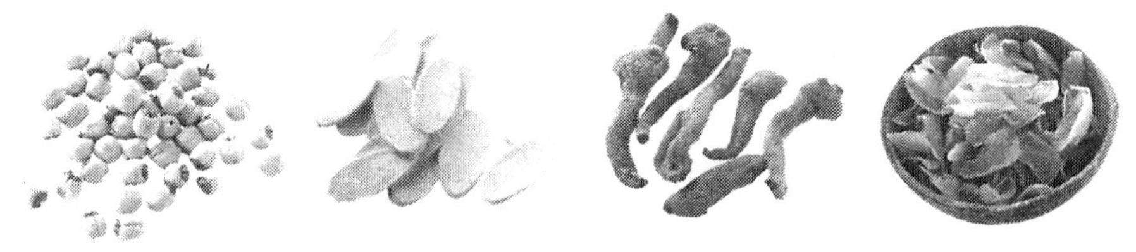

起過敏之食物等。其他如冷熱變化、內分泌失調、體液酸鹼平衡失調等，都會引起過敏性鼻炎。

三、中醫觀點

本病的發生，內因多爲臟腑功能失調，外因多爲感受風寒、異氣之邪侵襲鼻竅而致。臟腑功能失調以肺、脾、腎之虛損爲主，其病主要在肺，但與脾、腎有密切關係。中醫如何辨證分型？如下所述：

1.涕清色白、量多、無臭但覺有腥味、鼻塞、不聞香臭，稍遇風寒則鼻塞流清涕加重，短氣自汗，面色晃白、舌質淡、苔薄白、脈虛無力。
2.脾氣虛弱：涕多黏稠色白、鼻塞不利、香臭難辨、頭昏目眩、少氣懶言、四肢倦怠、食少、大便不實或溏泄、面色萎黃、舌質淡、苔薄白、脈緩無力。
3.髓海不充：涕出濃稠，或如魚腦，涓涓不止，眩暈、耳鳴、視糊、健忘、腰脊痠軟。陰虛則盜汗、顴紅、咽乾、舌燥、舌質紅、苔少而乾，脈細數。陽虛則面色蒼白、形寒肢冷、腰膝痠軟、舌淡而胖、苔薄白，脈沉細無力。
4.肺經鬱熱：患者遇熱氣或食燥熱之品，即鼻塞、痠癢不適、噴嚏頻作、鼻流清涕、鼻下甲腫脹，色稍紅或紫，或見咳嗽咽癢、口乾舌燥、脈弦或弦滑、舌質紅、苔白。

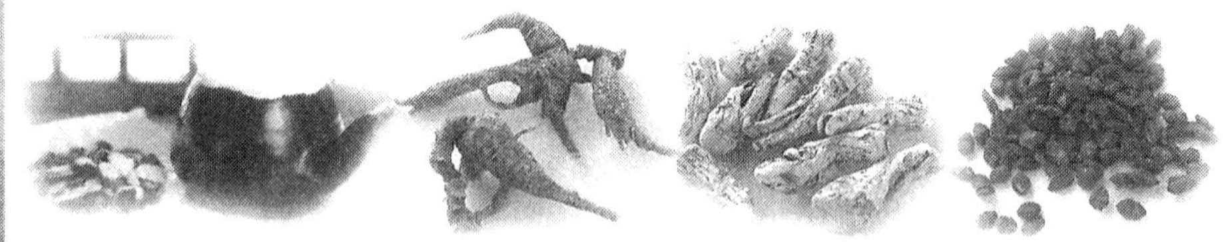

四、中醫如何治療？

1.肺氣虛寒：治以益氣溫肺，散寒通竅。

2.脾氣虛弱：治以健脾益氣，升清降濁。

3.髓海不充：補腎塡精，滋陰補陽。

4.肺經鬱熱：清宣肺氣，化熱通竅。

5.針灸療法：以鄰近取穴與遠端取穴，循經取穴相配合爲原則，以達到通調經氣，宣通鼻竅的作用。常用之穴位有風池、迎香、禾髎、肺俞、脾俞、曲池、足三里等。若挾有虛證，可配合灸法，常用的穴位如：五柱穴、大椎、身柱等，灸法一般言有強壯呼吸道器官的作用。

6.按摩療法：先將雙手魚際互相摩擦至發熱，然後以雙手魚際按於鼻之兩側，沿鼻根至迎香，往返摩擦至局部有熱感爲止，每日二至三次。此方法主要通過鼻部穴位按摩，疏通面部經絡，促進氣血暢通，以達到宣泄邪氣，通利鼻竅作用。

五、方劑選讀

1.處方名：黃耆紅棗湯。

2.組成：黃耆四錢、紅棗三錢、辛夷花一錢。

3.煎法：以上三藥，加二碗水，煮成一碗，煎二次。

4.服法：此乃一日份，早晚溫飲一杯。

5.使用：黃耆紅棗湯對體質較弱、抵抗力差的鼻過敏患者，有預防保健作用。一般使用時機爲緩解期，在急性

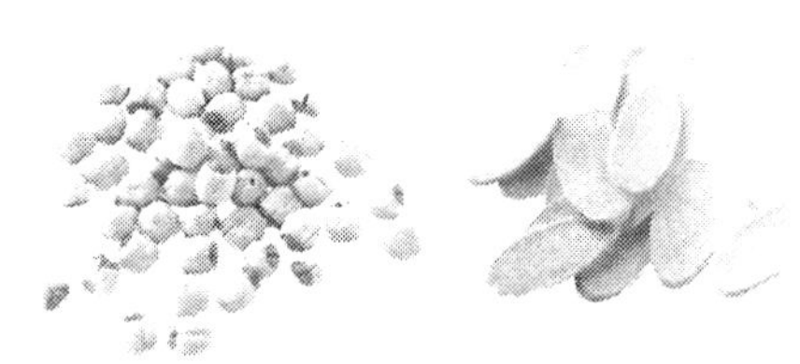
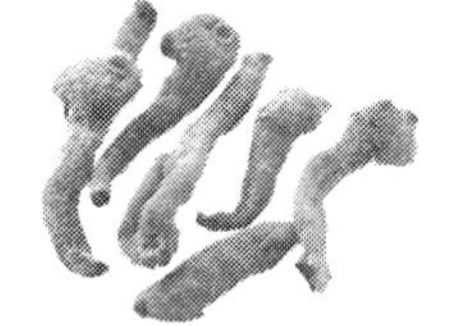
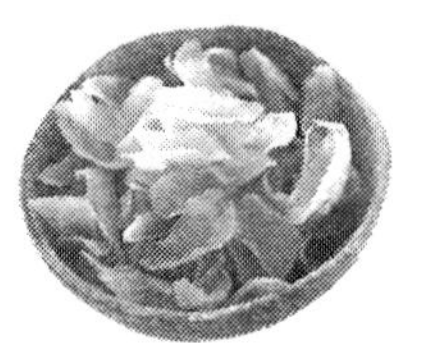

期不可使用。

六、考據及研究

1.《本草綱目》：

(1)黃耆（豆科）：治五勞羸瘦、補虛勞自汗、補肺氣、瀉肺火、實皮毛。

(2)紅棗（鼠李科）：治虛損、補中益氣、和百藥。

(3)辛夷花（木蘭科）：治鼻淵流涕，及一切風氣。

2.《本草備要》：

(1)黃耆：甘、溫。益元氣、溫三焦、壯脾胃、生血生肌、排膿內托、瘡癰聖藥、痘證不起、陽虛無熱者宜之。

(2)紅棗：甘、溫。補土益氣、滋脾土、潤心肺、調營衛、緩陰血、生津液、悅顏色、通九竅、助十二經、和百藥，傷寒及補劑加用之，以發脾胃升騰之氣。

(3)辛夷花：辛溫、輕浮。治鼻淵鼻塞，及頭痛面鼾、目眩齒痛、九竅風熱之病。

3.現代藥理：

(1)黃耆：增強免疫功能、促進機體代謝、強化心臟收縮。

(2)紅棗：增強肌力、抗過敏作用。

(3)辛夷花：收縮鼻黏膜血管作用、促進分泌物吸收、使鼻腔暢通、抗過敏作用、抑菌作用。

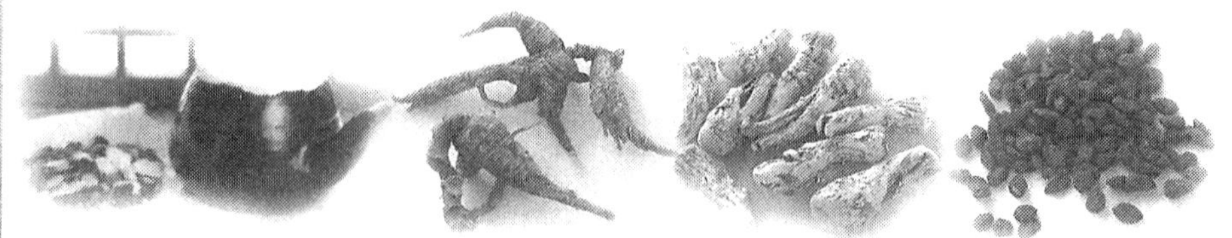

七、護理及預防

1.飲食方面：戒除菸、酒，減少不良之刺激。避免過食生冷魚蝦或發酵之品，此外應根據個人體質選擇食物。

2.運動方面：生活起居有節，注意冷暖，平時注意身體鍛鍊，增強人體的防禦功能，避免受涼，慢跑，勤練氣功、太極拳。

3.其他方面：早起掀開棉被前，先用手按摩鼻翼，直至發熱爲止。用淡鹽水清洗鼻腔、保持排便通暢、保持心情愉快、避開過敏原；電風扇、冷氣不宜直吹或吹過久。

4.工作環境保持空氣流通，避免或減少塵埃、花粉、異氣及引起過敏的物質、藥物等。

5.注意觀察，尋找誘因，發現易發因素，應儘量去除或避免接觸。

八、臨床常用方法

1.處方：清鼻湯、辛夷散、蒼耳子散、玉屏風散。

2.穴道：迎香、風池、合谷、曲池、列缺。

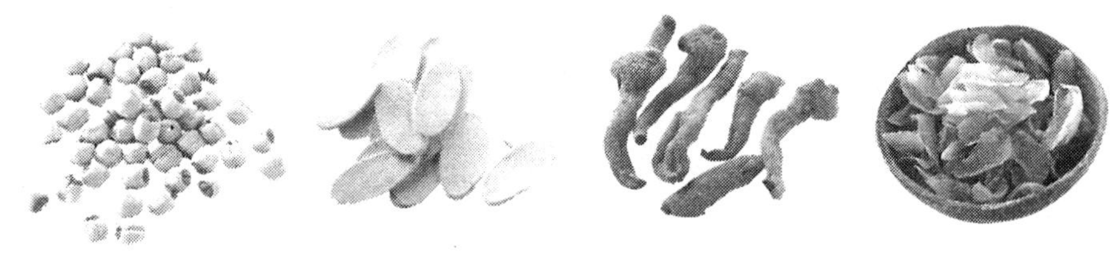

鼻出血

一、概述

鼻出血（epistaxis）又稱鼻衄，是臨床常見症狀之一，鼻腔黏膜中有許多細小的微血管，這些血管若因某種原因而破裂，則稱鼻出血。尤其是鼻中膈的前方，因血管密集且黏膜較薄，因此最容易出血。鼻出血多爲單側，亦可爲雙側，可間歇反覆出血，亦可持續出血；出血量多少不一，輕者僅鼻涕中帶血，重者可引起失血性休克。過敏性鼻炎的小朋友常因手指搓揉或挖鼻孔，有時會造成鼻部皮膚發炎形成鼻前庭炎，或使鼻腔入口黏膜受傷而容易發生鼻出血。

二、原因

鼻出血多因鼻腔病變引起，也可由於全身性疾病所引起，偶爾也有因鼻腔鄰近組織病變導致鼻出血，一般可將鼻出血的原因分爲局部性和全身性病因兩類。如下所述：

(一)局部病因

又可分爲以下幾種：

1.外傷：鼻腔和鼻竇外傷，也可能合併顱前窩底或顱中窩

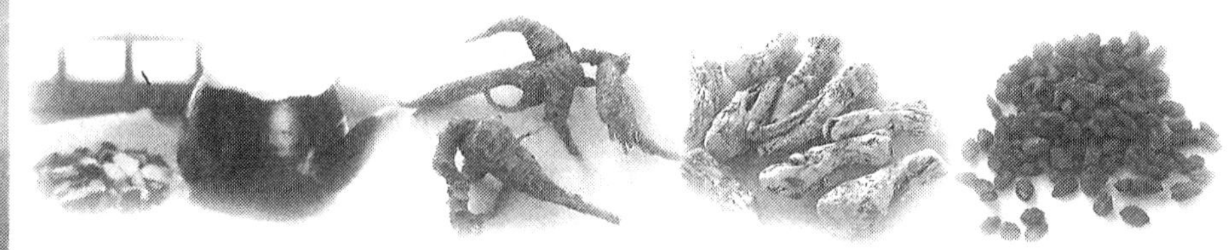

底骨折，以上一旦損傷篩前動脈或頸內動脈，一般出血較劇，恐危及生命。此外挖鼻、用力擤鼻、劇烈噴嚏、鼻腔異物等損傷鼻黏膜血管均可引起出血。

2.鼻腔和鼻竇炎：各種鼻腔和鼻竇的非特異性或特異性炎症，均可因黏膜病變而損傷血管引發出血。

3.鼻中膈病變：鼻中膈變形扭曲，鼻中膈糜爛、潰瘍或穿孔是出血常見原因。

4.腫瘤：鼻腔、鼻竇或鼻咽部惡性腫瘤潰爛出血，早期常反覆少量出血，晚期有可能因破壞大血管而導致大出血。

(二)全身性病因

凡可引起動脈壓或靜脈壓增高、凝血功能障礙或血管張力改變的全身性疾病均可發生鼻出血。例如：

1.急性發熱性傳染病：例如流行性感冒、出血熱、麻疹、瘧疾、傷寒和傳染性肝炎等。

2.心血管疾病：如高血壓、血管硬化和充血性心力衰竭等。

3.血液性疾病：凝血機制異常，如血友病、膠原性疾病和大量使用抗凝藥物者。

4.營養障礙或維生素缺乏：如維生素C、K、P或鈣缺乏。

5.肝腎等慢性疾病和風濕熱等：肝功能損害常造成凝血障礙、尿毒症易致小血管損傷、風濕熱患兒常造成鼻出血。

6.中毒：磷、汞、砷、苯等化學物質中毒會破壞造血系

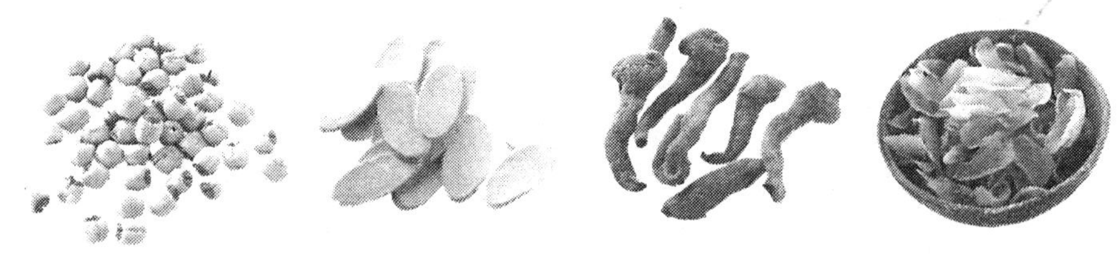

統，如長期服用水楊酸類藥物可導致血管內凝血原減少。

7.遺傳性出血性毛細血管疾病：通常有家族史。

8.內分泌失調：少數女性青春發育期，在月經期間容易鼻出血，和先兆性鼻出血，此外接近停經婦女經絕期或妊娠婦女的最後三個月亦可能發生鼻出血。

三、中醫觀點

傳統醫學理論本病之病因可因肺經熱盛、胃熱熾盛、肝火上逆、肝腎陰虛、脾不統血等原因引起上述諸症；各類型分述如下：

1.肺經熱盛型：症見鼻孔乾燥，出血血色鮮紅，血量較少，點滴而出，咳嗽痰少，口乾身熱，舌質紅，舌苔薄白而乾，脈數，病人或兼有鼻塞，留涕黃濁，咽喉疼痛，或兼有發熱惡風寒、頭痛等症狀。

2.胃熱熾盛型：症見鼻血量多，血色深紅，鼻燥口乾口臭，煩渴引飲，大便燥結，小便短赤，舌質紅，苔黃脈滑數，兼有齒齦腫脹，糜爛出血，或有胃脘不舒，嘈雜脹滿，噯氣吞酸。

3.肝火上逆型：症見鼻出血量較多，血色深紅，不時舉發，頭痛頭暈，口苦咽乾，胸脅苦滿，舌質紅，苔黃，脈弦數，或兼有煩躁易怒，多夢不寐，或耳鳴耳聾。

4.肝腎陰虛型：鼻出血血色淡紅，時作時止，口乾津少，五心煩熱，舌質紅或紅絳少津，舌苔少，脈細數，或兼

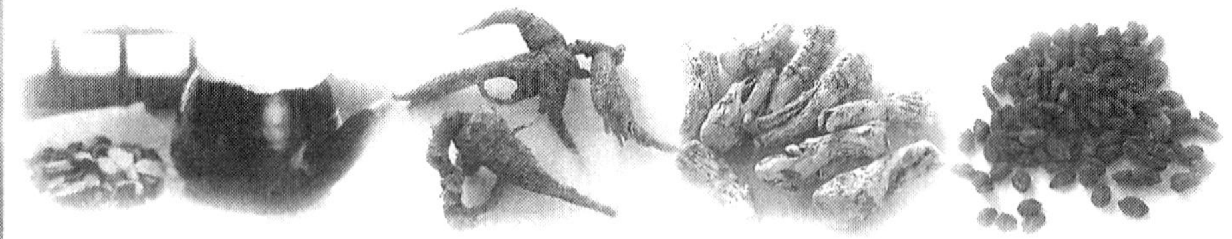

有頭暈眼花，失眠心悸，潮熱盜汗。

5.脾不統血型：鼻出血滲滲而出，時作時止，面色無華，神疲懶言，舌淡脈弱，或兼有食少納呆，四肢倦怠，大便溏薄。

本病治療原則遵照「急者治其標，緩者治其本」，再配合通、開、清、補四法，往往可以把長期困擾諸症予以消除。

四、藥茶選讀

1.藥茶名：白茅根茶。
2.組成：白茅根一百克。
3.煎法：白茅根加水適量，煮成藥茶。
4.服法：當茶頻飲。
5.使用：白茅根茶除了鼻出血可運用之外，其他如血尿、水腫、小便不暢等也可適時運用。

五、考據及研究

1.《本草綱目》：

白茅根（禾本科）：止吐衄諸血、除瘀血、血閉寒熱、肺熱喘急、補中益氣。

2.《本草備要》：

白茅根：甘、寒。治吐衄諸血、血閉寒熱、淋瀝崩中、傷寒噦逆、肺熱喘急、內熱煩渴、黃疸水腫。

3.現代藥理：

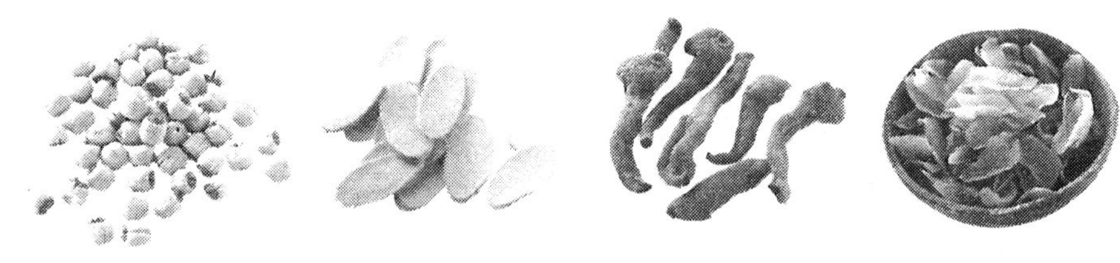

白茅根：止血作用、利尿作用、抗菌作用。

六、生活應用

1.鼻出血時，應保持鎮靜，坐正，將頭部向前傾，用冰袋冷敷額部及後頸部，可用拇指與食指捏兩側鼻翼上方，約五至十分鐘，以防繼續出血，若仍流血不止的話，應盡速就醫治療。

2.一般止血方法介紹：

(1)冷敷法：以冷水浸濕毛巾或冰袋敷於患者的前額或頸部。血液遇寒涼而流動減緩，以達止血目的。

(2)壓迫法：用手指緊捏一側或兩側鼻翼至鼻中膈處，以達止血目的。

(3)導引法：叫病人雙足浸於溫水中，或以大蒜、梔子搗爛，敷於足底湧泉穴上。有引熱下行減少上炎的作用，而達協助止血目的。

(4)後鼻腔塡塞法：用上法未能止血時。可把止血作用的藥放在棉片、棉條塡塞患側鼻腔。若仍未達止血目的時，得要行後鼻腔塡塞法，或由專科醫生處理。

3.預防鼻出血要注意鍛鍊身體，預防感冒，天氣乾燥時要常飲清潤飲料，少吃刺激、辛辣、燥熱的發物，尤忌暴怒，除去挖鼻習慣，避免鼻部損傷。

七、臨床常用方法

1.處方：涼血地黃湯、涼膈散、瀉白散。

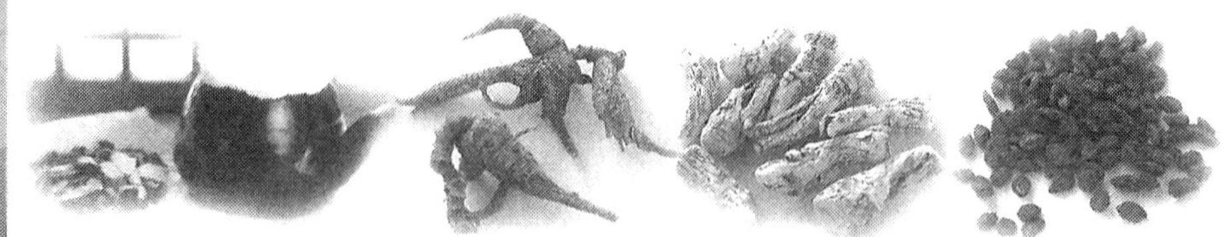

2.穴位：迎香、印堂。

口臭

一、概述

口臭是隨呼氣而散發出令人不愉快的一種臭氣。一般而言，我們口腔中平常收容有數百種偏好不同營養成分的細菌，這些微生物特別喜歡蛋白質，以及蛋白質消化後所產生的化學物質，包括某些眞正散發出惡臭的物質。口腔細菌（通常是厭氧細菌）在任何時間都可能會製造散發出獨特臭雞蛋惡臭的硫化氫，也會出現在糞便中的甲基硫醇與糞臭質、香水中含有少量但量大有惡臭的吲哚、與腐屍有關的屍胺、出現在腐肉的腐胺，或是聞起來像腳汗臭味的異戊酸。無怪乎，口臭有時這麼令人難以忍受。一個健康但有口臭的人，口臭的主要來源不是牙齒也非牙齦，而是舌頭的後方。這個部位不容易讓唾液清理到，而且包含了許多微小凹陷得以藏匿細菌，它們可以在這裏悠閒地腐壞倒流的鼻涕，以及堆積在這個地方的殘留物質。

其他的口腔問題也會引起口臭，包括不良的口腔衛生習慣（尤其是牙縫間殘留蛋白質食物顆粒）、牙齦發炎、不當的牙齒修補、不潔假牙以及膿瘡。由於唾液的持續流動會沖走細菌及其發臭的化學產物，因此任何促使口腔乾燥的動作，像是用嘴巴呼吸、禁食、長時間說話、壓力以及數百種用藥，都會讓口臭的情況惡化。抽菸是造成口臭的著名元兇。雖然抽菸也許可

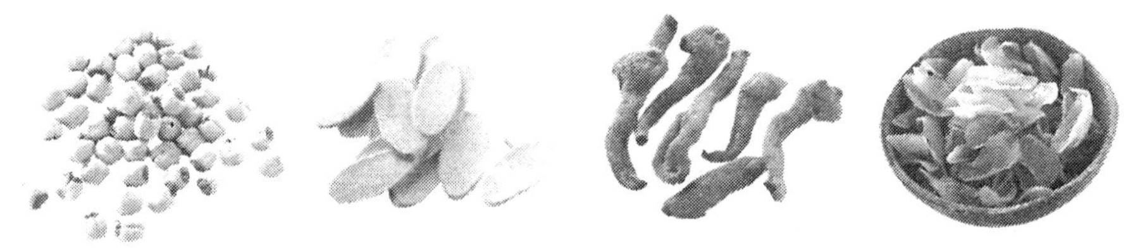

以降低細菌活性，但這項潛在好處卻淹沒於眾多壞處之中。抽菸使口腔乾燥、損壞牙齦並惡化鼻涕倒流情形，而且殘留物的氣味還會與原有的口腔異味混雜在一起；有些口臭與眞正的牙周病（牙齦的損壞）有關。

綜合言之，臨床上口臭可分爲特發性口臭及症候性口臭兩種。特發性口臭是由於口中不清潔、蛀牙、口內炎、齒髓炎等，口內疾病所引起的；至於症候性口臭則是因鼻喉部、氣管及肺部、食道及胃部有病，或罹患糖尿病、慢性便秘、熱性疾病等所引起的。

二、中醫觀點

中醫學上認爲口臭主要是脾胃濕熱、心腎陰虛及肝火肺熱引起。由於飲食不節制及進食過多油膩食物引致消化不良、腸胃不適，因而散發氣味。除有口氣外，亦會感到口乾、口苦。要改善這情況，最有效的方法是避吃燥熱和油炸的食物，以及多吃水果。可能的話，最好吃素，直至沒有口臭爲止，原因是肉食在腸胃裏容易腐爛，而蔬菜瓜類則較易消化。不過，千萬不要以煎炸的方式煮齋菜，否則失去上述作用。近代中醫藥學研究表示口臭是陰虛火旺，導致胃府積熱、內臟功能失調、機體免疫力降低的早期信號，千萬不能忽視。臨床證型分述如下：

1.脾胃濕熱型：本型爲脾胃積熱，不得下瀉，上逆於口，薰發口舌，形成口臭。有時合併有口腔黏膜潰瘍，充血明顯，滲出物較多，疼痛，口臭或口苦，大便燥結，舌

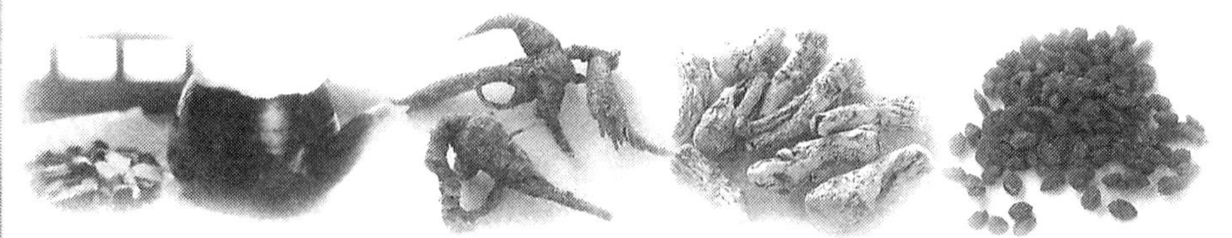

質紅、苔黃膩，脈滑數，治療原則採用清熱解毒、利濕除腐法。由於脾胃積熱多與飲食關係密切，所以應特別注意飲食調節，多食新鮮水果和蔬菜，忌吃辛辣之物，禁菸酒；口腔內用2%黃芩水漱口，每日三至五次，以清熱生津；伴有大便秘結者，因腹氣不通，胃熱不得下瀉，燥熱愈熾，可配合用潤便通瀉藥，大便通暢，則裏熱可祛，陰液得保，口臭或口腔黏膜潰瘍可改善。

2.心腎陰虛型：本型爲腎陰不足，腎水無以上濟，心火上炎所致，爲本虛標實之證。常見五心煩熱，夜寐多夢，頭暈耳鳴，腰膝痠軟，舌質紅、苔少，脈細數，治療原則採用滋腎養陰、清心降火。由於陰虛火旺，應儘量早睡，並注意調節飲食，多食淡薄滋潤類食物，如銀耳、番茄等，同時多吃水果，多飲水或用蓮子心、石斛、玉竹各等份煎湯漱口或飲之，忌食助火食品，注意養心寧神，增加睡眠，充分休息，則機體陰陽平衡，陰長陽消，虛火乃除。

3.肝火肺熱型：本型乃情志失調，肝陰不足或素體陰虛，肺經積熱導致肝陽上亢、肝鬱化火，肺火傷津，是本證的病理基礎。症見口乾口苦，煩躁易怒，大便燥結，小便短黃，面赤失眠，或見咽乾腫痛，咳嗽痰黃，鼻流濁涕，舌質紅、苔黃或膩，脈弦數，治療採用清肺瀉肝法。囑病人配合清淡食物，或用鮮蘆根煎汁代茶飲，或用銀花、桑白皮煎汁漱口，每日四至六次。

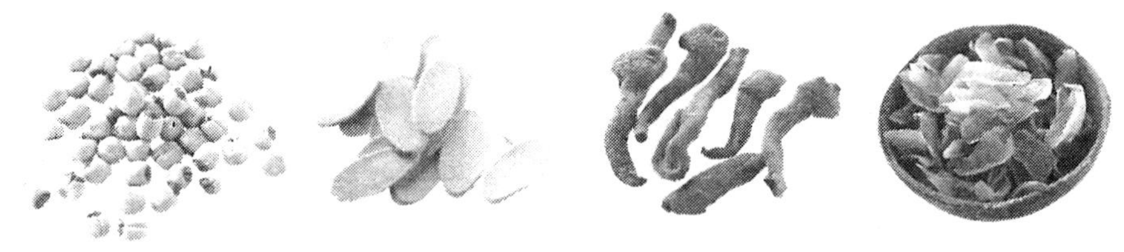

三、藥茶選讀

1.藥茶名：薄荷茶。

2.組成：薄荷三錢、茶葉適量。

3.煎法：以上二藥，加水適量滾沸，悶泡五分鐘。

4.服法：當茶飲，日服一劑。

5.使用：薄荷茶具有消炎、抑菌、清涼作用，適用於特發性口臭。但對因食積或上呼吸道炎產生的口臭亦有效。薄荷茶對於一般性頭痛也有緩解作用。

四、考據及研究

1.《本草綱目》：

(1)薄荷（唇形科）：治宿食不消、利咽喉、口齒諸病，令人口氣香潔。

(2)茶葉：去痰熱、破熱氣、除瘴氣、下氣消食。

2.《本草備要》：

(1)薄荷：辛、涼。治頭痛頭風、中風失音、痰嗽口氣、語澀舌苔、眼耳咽喉、口齒諸病、皮膚癮疹、瘰癧瘡疥、骨蒸驚熱、破血止痢。

(2)茶葉：苦、甘、微寒。下氣消食、去痰熱、除煩渴、清頭目、醒昏睡、解酒食油膩燒炙之毒、利大小便、多飲消脂、寒胃。

3.現代藥理：

(1)薄荷：對上呼吸道有消炎作用、健胃作用、抑菌作

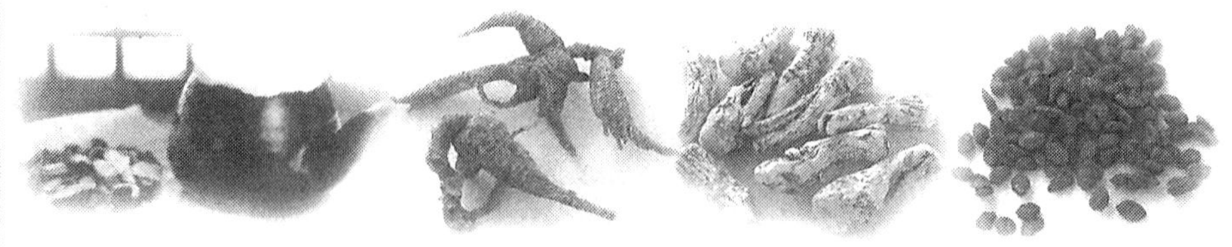

用。

(2)茶葉：消除口氣、利尿作用。

五、預防與護理

1.平時應少吃蔥蒜等辛辣食物，因其容易在用餐後遲遲不散。

2.避免辛辣的燻肉製品，以免因揮發性精油而使氣味殘留口腔內。

3.某些特殊的起司及乾酪等乳製品容易殘留在口鼻中，減少攝取爲宜。日本研究人員通過實驗發現，飲用無糖酸奶可以除口臭，減少硫化氫的分泌量，同時還可以降低牙菌斑和牙齦炎的發生率，無妨試一試。

4.避免某些魚類，例如披薩裏的鯷魚、三明治裏的鮪魚，都可能造成口腔氣味。

5.以開水代替酒精飲料，咖啡、啤酒、葡萄酒、威士忌等都要儘量避免。

6.隨身攜帶牙刷，可使某些氣味暫時或完全的消失，若無法刷牙，可以漱口取代。

7.嚼薄荷或口香糖，或把香菜芫荽放入口中咀嚼，皆可淨化口氣，暫時遮蓋口氣。

8.除了常喝薄荷茶外，可多喝生蓮藕汁，多吃絲瓜、蘿蔔、馬蹄（荸薺）等食物，可減少口臭。

9.此外試試烹調用的香料，也可淨化口氣。

10.刷牙別忘了刷舌頭，以免殘留細菌在口中作怪，造成腐化加重口氣。

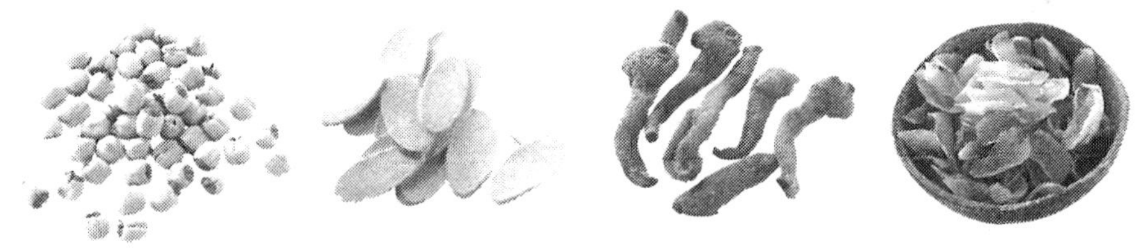

11.若經常性找不到原因的口臭應該進一步檢查，例如癌症、肺結核、梅毒、虛脫、缺乏鋅等疾病，皆有可能引起口臭。

六、臨床常用方法

1.處方：清胃散、黃連上清丸、涼膈散、清咽利膈湯、玉女煎、瀉黃散。

2.穴位：內庭、合谷。

聲音嘶啞

一、概述

聲音嘶啞是一種症狀，意指聲音不揚，嚴重者甚至嘶啞不能出聲，稱爲失音。聲音嘶啞和失音一般在臨床上可分爲急性和慢性兩種。所謂急性聲音嘶啞是指感冒所引起的急性喉頭發炎，所導致的急性聲音嘶啞；相反的，若是急性感染而沒有治療完整，導致反覆發作，最容易形成慢性喉頭發炎，或因職業所需常常講話、唱歌、喊叫，或是發音方法不正確使聲帶創傷以至於聲啞，長期下來容易形成聲帶結節、聲帶息肉等疾病，則會導致慢性聲音嘶啞。喉嚨痛、聲音嘶啞是常見的症狀，最容易被人忽視，但是如果聲音沙啞持久沒有改善的話，千萬不能馬虎，因爲除了可能是一般常見的喉頭炎之外，也可能是癌

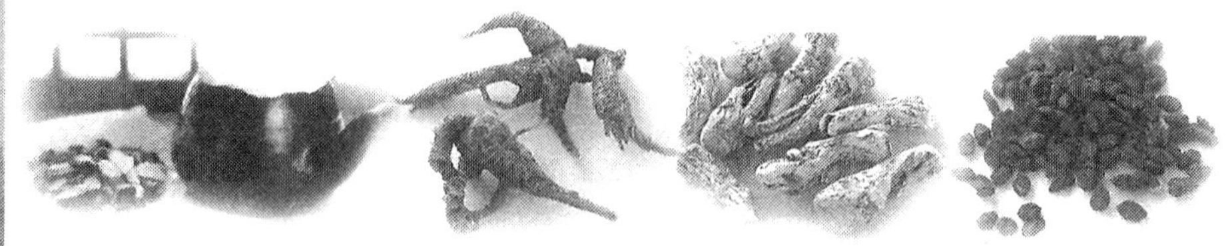

症的前兆，或是身體有其他潛在的問題，最好請專科醫師診察。

二、中醫觀點

中醫學指出，形成音啞的原因是多方面的，有風寒、風熱、肺燥津傷、肺腎陰虛等病因，其中以感受外邪，肺氣壅遏，聲道失於直暢；以及精氣耗損肺腎陰虛，聲道失於滋潤所致，爲最常見的情形。外邪又可分爲風寒與風熱，風寒犯肺，使得肺氣不宣，氣道不利，故卒然聲音不揚，甚則音啞、咳嗽、鼻塞；風寒束表，則皮毛閉塞，故見頭痛，惡寒發熱，舌苔薄；風熱傷肺，肺津被灼，咽喉失於滋養，故喉燥音啞；乾咳無痰，口乾，鼻唇乾燥，爲風熱燥盛之象；風熱傷陰，故舌紅，脈細數。臨床上分爲實證、虛證兩種類型，分述如下：

實證型又可分爲兩種：

1.風寒型：症見卒然聲音不揚，甚則嘶啞；或兼咽癢、胸悶、咽痛、頭痛等，舌苔薄白，脈浮。治療原則宜疏風散寒，宣利肺氣。可用金沸草散或桔梗湯等隨症加減。
2.風熱型：症見語聲嗄啞，重濁不揚，咳痰稠黃，口燥，舌苔黃膩，脈象滑數。治宜清肺泄熱，化痰利咽。可用桑菊飲或桑杏湯等隨症加減。

虛證型也可分爲兩種：

1.肺燥津傷：聲嘶，音啞，咽痛，喉燥，口乾，舌紅，脈象細數。治宜清肺利燥。可用清咽利膈湯或清燥救肺湯

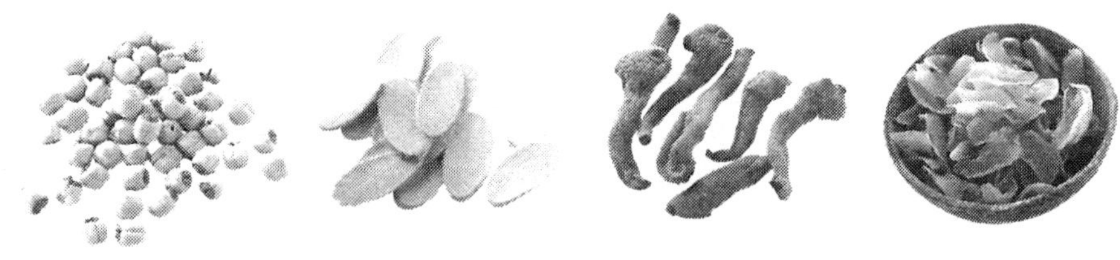

等隨症加減。

2.肺腎陰虛：聲音嘶啞逐漸加重，日久不癒，虛煩不寐，手足心熱，耳鳴目眩，舌光紅，脈細數。治宜滋養肺腎，降火利咽。可用百合固金湯或麥味地黃湯等隨症加減。

三、藥茶選讀

1.藥茶名：杭菊胖果茶。

2.組成：杭菊一錢、胖大海七個、羅漢果一個（擊碎）、甘草七片。

3.煎法：以上四藥，加入滾水五百西西，密蓋五分鐘。

4.服法：不拘時、不拘次、趁熱服之。

5.使用：杭菊胖果茶適用於一般聲音嘶啞，若有感冒則不宜使用。

四、考據及研究

1.《本草綱目》：

(1)杭菊（菊花科）：治頭目風熱、利血脈、除胸中煩熱。

(2)胖大海（梧桐科）：開音治喑、爽嗽豁痰。

(3)羅漢果（葫蘆科）：止咳清熱、利咽喉。

(4)甘草（豆科）：瀉火熱、去咽痛、解毒。

2.《本草備要》：

(1)杭菊：甘、苦、平。治頭目眩暈、散濕痺遊風。

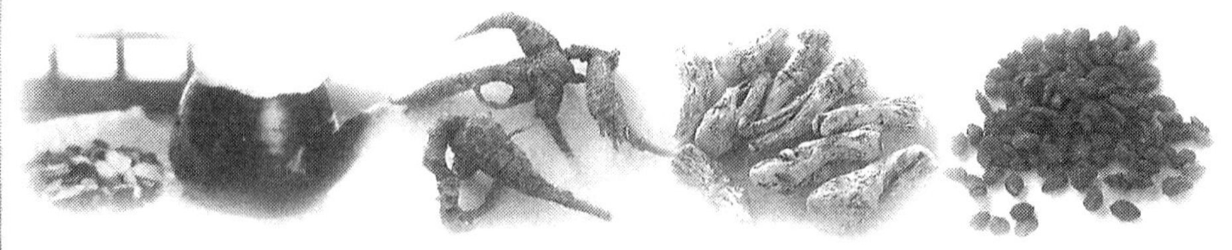

(2)胖大海：甘、微涼。治嗽痰肺熱。

(3)甘草：甘、平。補脾胃不足，而瀉心火。入和劑則補血、入汗劑則解肌、入涼劑則瀉邪熱、入峻劑則緩正氣、入潤劑則養陰血。生肌、止痛、通行十二經、解百藥毒。

3.現代藥理：

(1)杭菊：抗菌、抗病毒作用，鎮靜、解熱作用。

(2)胖大海：抗炎作用、抗病毒作用、鎮痛作用。

(3)羅漢果：退熱、祛痰。

(4)甘草：解毒作用、抗炎及變態反應作用、鎮咳作用、鎮痛作用。

五、生活應用

1.胖大海甘而微涼，主治嗽痰肺熱，適用於風熱邪毒侵犯咽喉所引起的音啞，若是風寒外感邪氣則不適用，所以並非所有的音啞皆能適用。

2.根據中醫五行學理指出，肝屬木、肺屬金，「肝肺藏象」，倘有「燥熱」存在，出現緊張煩躁，時而咳痰，咽喉往往會感到諸多不適，似痛非痛等情狀，甚而說話時發音沙啞。這樣的咽喉不適問題，在沒有傷風感冒發熱的情況下，不妨參考下列的藥茶來調理：

藥茶組成：元參五錢、生地五錢、蟬退二錢、柯子錢半、鹹欖三個。煎服。如有新鮮青欖出售，則不用鹹欖，改用青欖六個，一同煎服，療效尤佳。此方含有元參、生地這兩味藥，對於傷風咳嗽、感冒發熱初起，不

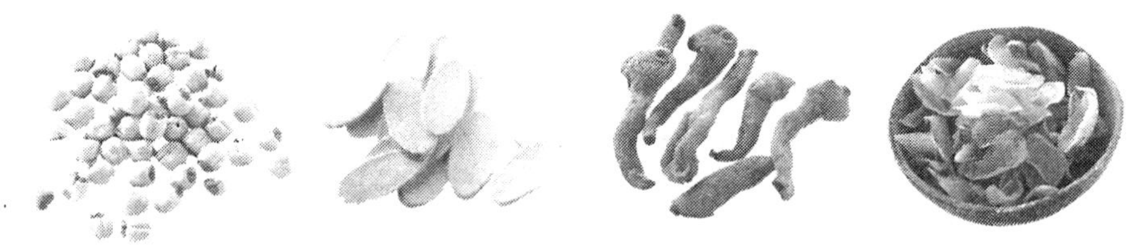

宜服用。

方解：元參清熱，除煩躁，滋陰降火，利咽喉，但傷風感冒初起，肺弱痰多喘嗽之人不宜服；生地（乾地黃），滋陰養血，調理肝、肺、心、腎功能衰弱之疾患；蟬退，原名蟬蛻。根據中藥學記載，其味鹹甘而性寒，對於咽喉炎有一定的療效；柯子，苦而帶有酸味，有收澀作用，因此初起感冒咳嗽，咽喉紅腫作痛者，皆不宜用，蟬退與柯子並用，收澀性比較平和，調理咽喉不適及聲音沙啞，功效尤良；青欖，又稱白欖，味微酸苦澀而帶甘，鮮果之汁液可以助消化，理喉炎，舒肝氣，解喉毒，倘咽喉由於黏膜分泌不正常而引起不舒適，嚼嚥青欖的鮮汁，有利咽保喉之效，但是青欖的渣滓不容易消化，不吃爲宜，以免妨害腸胃功能。

3.切勿過度唱歌、朗讀及大聲講話，以保護嗓子。

4.加強飲食營養，多吃新鮮蔬菜，水果，忌食辛辣、肥膩食品，切勿飲酒、吸菸等。

六、臨床常用方法

處方：鐵笛丸、沙參麥冬湯、麥味地黃丸。

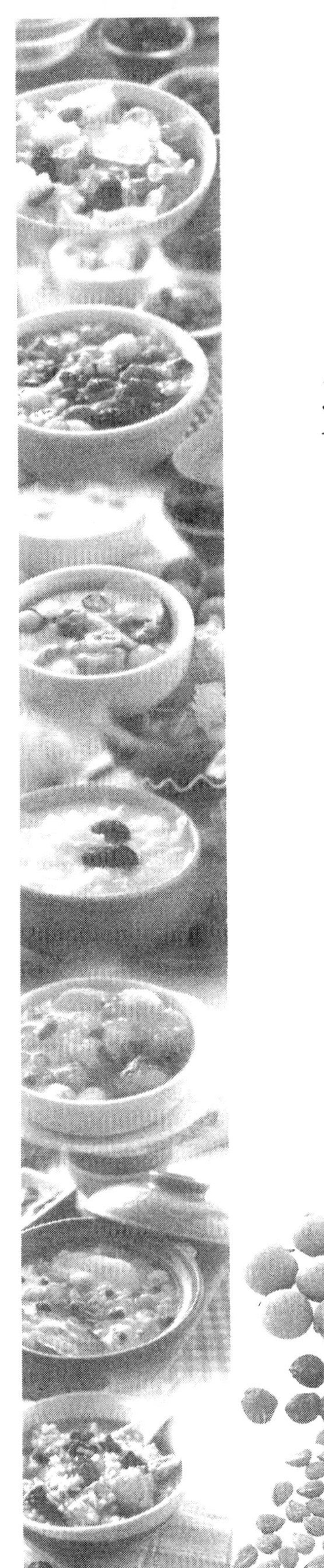

第十章　婦科常見疾病

- 痛經
- 月經不規則
- 崩漏
- 更年期障礙
- 習慣性流產
- 產後調理（坐月子）

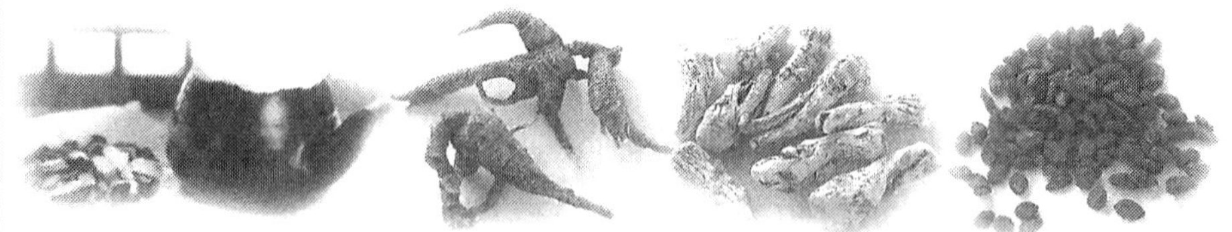

痛經

一、前言

女性終其一生，有月經的時間平均達四十年，而月經來潮時下腹疼痛可算是婦女最常見的症狀。痛經意指婦女在行經期間或經期前後，發生下腹痛或痛引骶骨，痛經發生時除了子宮痙攣痛外，常可伴隨有面色蒼白、四肢厥冷、倦怠、頭暈、噁心、嘔吐、腹瀉、頭痛、腰痠等，嚴重時甚至對生活及工作造成影響。

二、原因

痛經是一種臨床症狀，而不是獨立的疾病，在醫學上可分為原發性痛經和繼發性痛經兩類。所謂原發性是指患者骨盆腔內生殖系統沒有明顯的病變，多因精神緊張、壓力、疲勞過度或是病人痛閾值較低以及一些心理因素所引起，大都發生在未婚女性，尤以少女為多見；而繼發性痛經則是指骨盆腔內生殖系統有可見的病變，例如：子宮內膜異位、子宮腺肌症、盆腔炎、子宮炎、卵巢炎等，所引發的異常疼痛現象，大都發生在已經生產過的婦女，或是高齡單身女性身上。

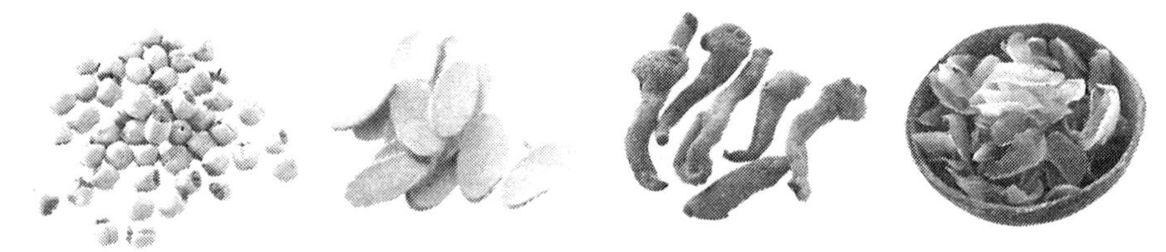

三、中醫調理

痛經最早出現在漢朝醫書《金匱要略方論・婦人雜病脈證並治》：「帶下，經水不利，少腹滿痛……」到了明朝醫書《景岳全書・婦人規》更指出：「經行腹痛，證有虛實……實者多痛於未行之前，經通而痛自減；虛者多痛於既行之後，血去而痛未止，或血去而痛益甚，大都可揉可按為虛，拒揉拒按為實。」《宋氏女科秘書・經後不調門》說：「經水將來作痛者，血淤氣滯也，腹中陣陣作痛，乍作乍止，氣血俱虛，治當以行經順氣。」《傅青主女科・調經》則認為痛經有肝鬱、寒濕、腎虛等不同證型。以上說明，痛經發病有虛有實，虛者多責之肝腎之虛，實者多責之寒、熱、濕之侵，古人的這些論點以及治療原則，流傳至今仍然為臨床中醫所運用，當代中醫痛經的治療原則，主要以調理氣血為原則，或行氣、化淤，或活血、散寒，或清熱，根據個別寒熱虛實體質的不同予以溫涼補通的不同中藥，經期是以調血止痛治標為主，平時則根據個別情況，調理體質，求因治本。

四、藥茶選讀

1.藥茶名：艾糖方。

2.組成：艾葉三錢、生薑三錢、紅糖酌量。

3.煎法：以上二藥，以三碗水，煎成一碗半。

4.服法：月經前三至五天開始服用，經期繼續服用一至二天為宜，溫服。

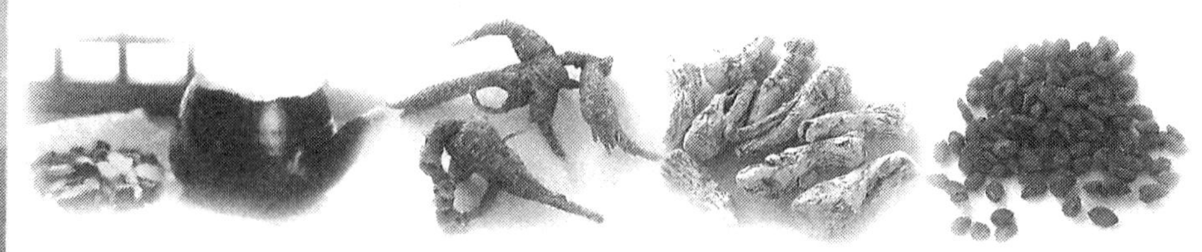

5.使用：艾糖方能暖子宮，是治療寒症引起的痛經良方。

五、考據及研究

1.《本草綱目》：

(1)艾葉（菊科）：止腹痛、腹脹滿、溫中逐冷除濕。

(2)生薑（薑科）：治腹痛、血閉、破血調中、去冷氣。

2.《本草備要》：

(1)艾葉：苦、辛。治吐衄崩帶、腹痛冷痢、霍亂轉筋、殺蛇治癬。以之灸火，能透諸經而治百病。

(2)生薑：辛、溫。治傷寒頭痛、傷風鼻塞、欬逆嘔噦、胸壅痰膈、寒痛濕瀉、消水氣、行血痺、通神明、去穢惡、救暴卒、療狐臭、搽凍耳、殺半夏、南星、菌蕈、野禽毒、辟霧露山嵐瘴氣。搗汁和黃明膠熬，貼風濕痺痛。

3.現代藥理：

(1)艾葉：止血作用、興奮子宮作用、鎮靜作用、抑菌作用。

(2)生薑：促進血液循環作用；鎮痛、消炎、消腫作用；抑菌作用。

六、生活應用

經期不適，除以中藥調理外尚可輔助其他治療，如下所述：

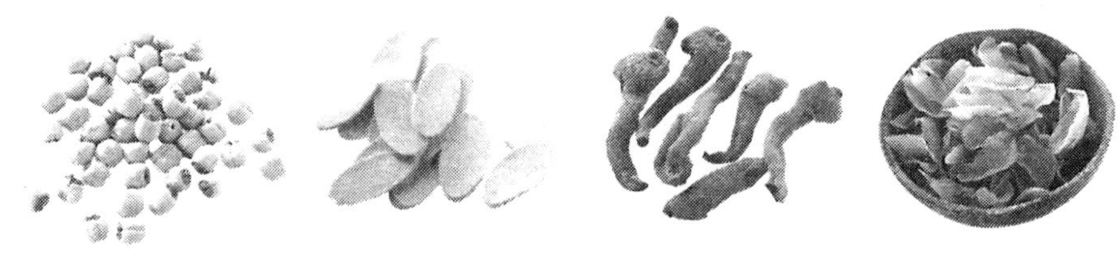

1.以艾條溫灸關元、子宮、曲骨等穴道，以達暖子宮，改善胞宮內血液循環。

2.亦可針刺合谷、關元、三陰交等穴，再配合電針十五或二十分鐘。

3.經期痛甚可熱敷或照紅外線局部緩解疼痛。

4.月經過後宜多吃補血食物，如蘋果、葡萄、櫻桃、肉類、菠菜等。

5.平時避免食用寒涼類食品，如冰品、涼飲、綠豆、西瓜、冬瓜等及刺激性飲食。

6.應注意少腹的保暖。

7.經期忌游泳、涉水，勿吹風，洗頭後應將頭髮烘乾。

8.適度的運動可以促進血液循環，精神的放鬆也有助於氣的流暢。

9.調經止痛應於月經前三至五天開始服用，經期繼續服用一至二天爲宜，也可服用生薑紅糖湯調理。材料：生薑五錢、紅糖五錢；作法：生薑紅糖五碗水煎成二碗，經期頻頻服用，適合虛寒體質婦女，若爲燥熱體質則不宜。

七、臨床常用方法

1.處方：溫經湯、桃紅四物湯、桂枝茯苓丸、芎歸膠艾湯、當歸芍藥散。

2.穴道：三陰交、太衝、關元、子宮。

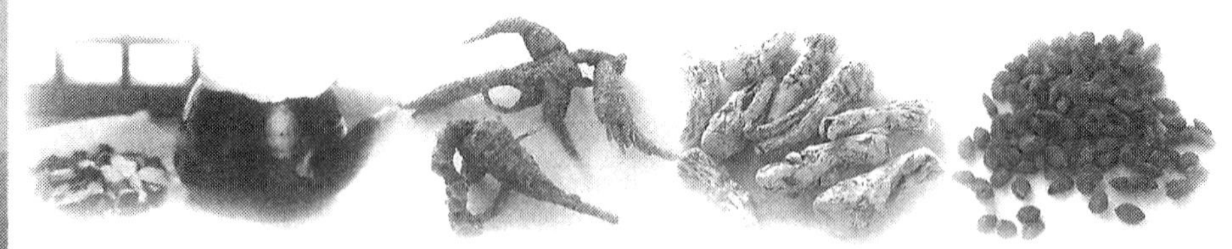

月經不規則

一、概述

一般女性的生理週期，大約是二十八天一次，一般正常的婦女，月經前後差距七天之內在醫學上仍然屬於正常範圍，不必刻意擔心，如果月經前後不定，相差在八至九天以上者，就稱「月經不規則」或「經亂」。其發病的原因包括有腦下垂體荷爾蒙的分泌不正常、卵巢機體障礙、子宮發育不全或是情緒不穩定、心理因素等所引起的。現代女性由於生活壓力大、精神緊張加上飲食攝取不當，導致內分泌失調的狀況日益嚴重，輕則產生面皰、黑斑，重則罹患婦女病，如子宮內膜異位症、子宮肌瘤等，嚴重影響生活品質。如何避免婦科病的產生，使身體狀況恢復良好，則皮膚、面色自然產生光彩，這對女性的一生都是應該注意調養。

二、中醫觀點

現代醫學將女性的月經週期分爲四期，分別爲黃體期、月經期、濾泡期、排卵期，現代中醫也根據這四期來進行調經，稱之爲週期療法，根據一些研究指出，週期療法是在中醫的基礎上配合現代婦女生理學的運用，對於不孕症與月經正常化有改善的作用。

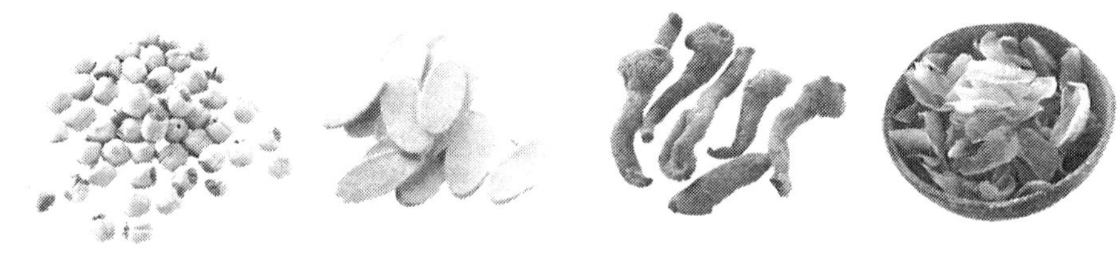

本病在中醫學文獻上稱之爲「經行或前或後」、「經水先後無定期」以及「經行先後無定期」，在臨床上依照病因病機體質分類，將本病分爲三大類型，如下所示：

1.腎氣虧虛證型：容易出現精神不振，頭暈耳鳴，腰痠軟，小便頻數清長，或尿後遺瀝不盡，或夜尿頻多，舌淡苔白，脈細弱。
2.肝氣失調證型：精神鬱悶，或心煩易怒，或胸悶不舒，時欲太息，兩脅脹痛，舌質正常或紅，苔薄白或薄黃，脈弦或弦數。
3.脾氣虛弱證型：脾氣虛弱，時或生化不足，血海不充，時或統攝無權，血海不固，故面色萎黃，少氣懶言，四肢倦怠，消瘦，食少納呆，脘腹脹滿，大便溏薄，舌淡苔白，脈緩弱。

其實一般婦女自我保健，也可以稍微根據不同的時期，注意飲食的攝取，並以藥膳調理，這樣可以避免婦科病的產生，另一方面也可以使月經順暢，避免經痛的產生，當然身體狀況良好，便有好氣色，而不需要購買大量的保養品，徒花冤枉錢，而自然達到養顏的功效。方法其實很簡單，注意幾項原則即可，內容在本節護理與保健項目中有詳細說明。

三、藥茶選讀

1.藥茶名：益母草茶。
2.組成：益母草五錢、紅糖適量。
3.煎法：益母草加適量水（淹過藥草即可），煮成藥茶，最

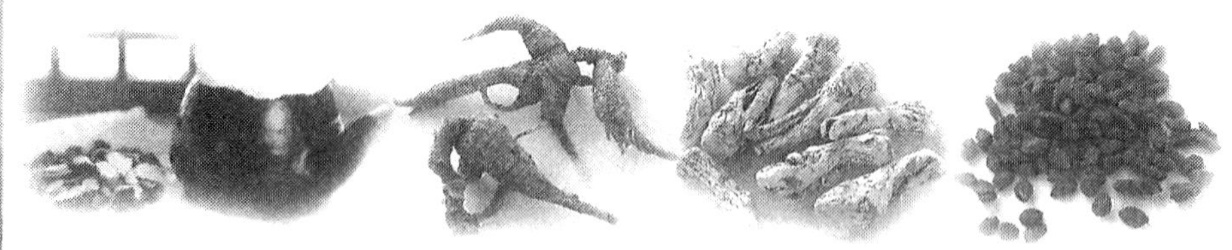

後加點紅糖調味。

4.服法：不拘時，代茶飲。

5.使用：益母草茶有調經活血的作用，適合於婦女或少女患有此症者。

四、考據及研究

1.《本草綱目》：

益母草（唇形科）：調經、活血、破血、治血痛、崩中漏下。

2.《本草備要》：

益母草：辛、苦、微寒。治血風血運、血痛血淋、胎痛產難、崩中帶下，為經產良藥。消疔腫乳癰、通大小便。

3.現代藥理：

興奮子宮作用、保護心臟的作用、改善微循環、利尿作用。

五、護理與保健

1.中醫對婦科的保健與治療，是受到公認並歷時已久，民間裏，一般喜歡在經後燉點四物藥膳作為保養，這樣的方式，其實是差強人意的作法，當然是不無小補，但最理想的方式應該是根據月經週期的不同時期，選擇不同的飲食與藥膳。

2.行經前與經期當中應該避免攝食生冷，如冰品、涼性的

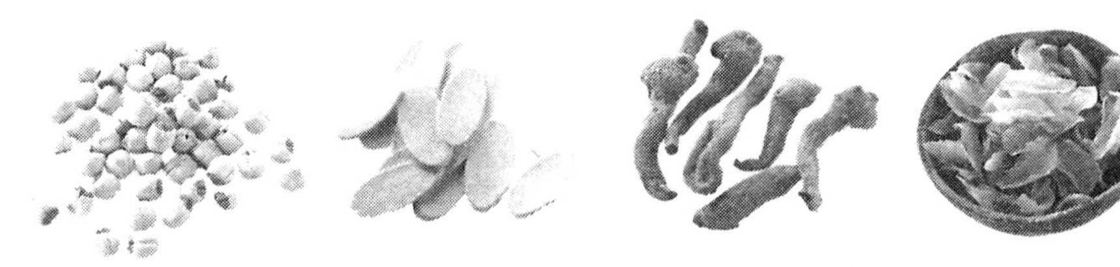

蔬果（如梨、香蕉、番茄等），應多吃點暖性的食物，選用疏肝理氣活血調經的藥物，如玫瑰花加四物湯做成的茶飲，方便沖泡，且口感溫潤易入喉，其具有疏理肝氣、養血調經的功能，經期時如再加上黑糖調服，可使子宮內膜脫落乾淨，除舊布新，則自然不易產生婦科病。

3.月經乾淨後，也就是所謂的經後期，則是進補的好時期，需要補陰養血，可選用養陰血的藥膳來進行調理，如以六味地黃湯加味來燉煮肉類，就是一道好吃又補血的食補，如貧血氣血虛弱者，可與八珍湯合用，也可單獨食用，如圖方便也可選用科學中藥。另外，如常感腰痠，可選用首烏帝王雞，補益肝腎，強壯筋骨。

4.排卵期也就是黃體期，此時宜服用溫補腎陽的藥膳，當然是不宜服用涼性食物，可用右歸丸加減來燉煮藥膳，其有補腎升陽之功效，對促進排卵有一定的作用。當然在服用食療的同時如能注意一些調適，則有加成作用，如經期應注意保暖，多休息，保持心情舒暢，可多攝取紅莧菜、胡蘿蔔、菠菜、龍眼肉、豬肝等養血的食物，更不可食用生冷之品。

5.藥補食療介紹如下：

(1)玫瑰四物飲：組成有玫瑰花、當歸、白芍、川芎、熟地泡茶飲。玫瑰花具有疏肝解鬱、活血調經之功效，適合現代人生活壓力大、精神抑鬱者，另外中醫婦科亦喜歡建議閉經或月經不調者長期泡茶飲。而四物湯具有活血養血調經的功效，自古以來就是養血的第一方，數藥合用，共具有疏肝理氣、養血調經的功效。

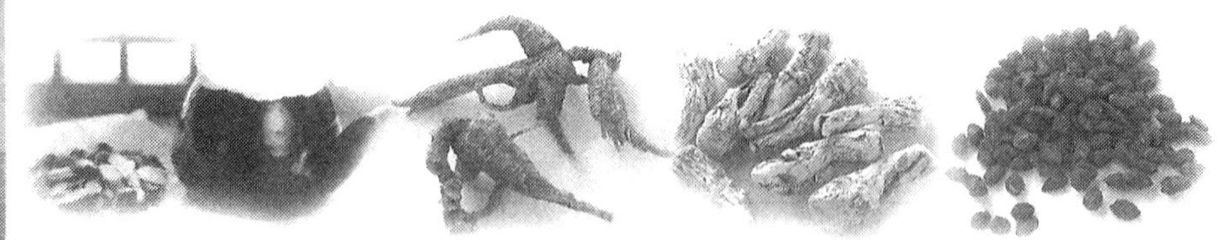

(2)六味地黃湯加味：組成有熟地、山萸肉、山藥、茯苓、澤瀉、牡丹皮、當歸、白芍、枸杞各二錢，甘草五分，紅棗、黑棗各三顆，用豬肉或老母雞燉煮，具有補肝腎、養陰血的效能。

(3)八珍湯加味：組成有熟地、當歸、白芍、黃耆、黨參、茯苓、白朮各二錢，甘草五分，紅棗、黑棗各三顆，用雞肉燉煮，能補益氣血，特別適合血虛者服用。

(4)首烏帝王雞：組成有何首烏、當歸、熟地、枸杞、杜仲、人參、白朮、茯苓、山藥各二錢，燉雞或腰子，補益肝腎，益氣養血，強壯筋骨，適合常感腰痠者食用。

(5)右歸丸加味：組成有熟地、山萸肉、山藥、杜仲、枸杞子、鹿角膠、當歸、仙靈脾各二錢、菟絲子三錢、肉桂、附子各一錢，燉煮公雞，具有補腎壯陽之功效。

六、臨床常用方法

1.處方：加味四物湯、加味逍遙散、溫經湯、當歸芍藥散。

2.穴道：三陰交、太衝、關元、子宮。

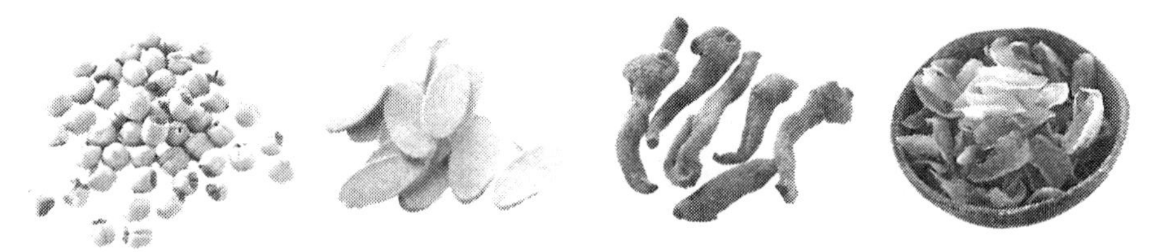

崩漏

一、概述

現代醫學所稱之功能性子宮出血是最常見的月經疾病之一，係由內分泌失調所引起的子宮異常出血，由於診察並無器質性病變，認爲是功能性失調，故稱功能不良性子宮出血。月經持續一個星期以上，現代醫學稱之爲月經過多，大都是荷爾蒙不足所引起的，原因大都是由於過度的疲勞或季節性的變化，例如炎寒的冬日或酷熱的夏天都會引發。未婚的女性較已婚的婦女容易受到荷爾蒙的影響而造成月經過多，因此最好的方法便是讓身體得到充分的休息，一般的婦女很多情形都是到了下一回月經就自然改善，但是如果每個月都是如此，會造成大量血液流失，久而久之容易引起貧血，有了這種情形就不可不多加注意，最好還是趕緊請醫師診治，以免貽誤病情。此時是否有貧血的診斷也很重要，因爲如果患有貧血的話，本來會止的經血也會變成不容易止住，如此會引起身體各種機能發生障礙，反而加速惡化貧血，至於是否貧血，可請醫師抽血檢查便可知曉，但患者自己也可以自行判斷，眼結膜及臉色是最容易看出徵兆的，貧血時也會出現心悸、暈眩、耳鳴以及頭痛等症狀，尤其在貧血嚴重的時候，這些症狀將更加明顯。

此外，遲來的月經也常會有月經過多的現象，已婚的婦女在做了人工搔刮手術後的第一次月經，也大都會有月經過多的

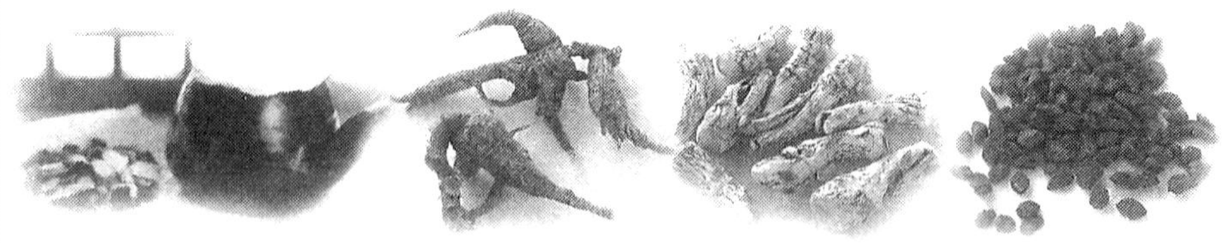

情形。一般說來，月經如果連續幾個月都有過多現象時，就要懷疑是不是患有子宮肌瘤。

二、中醫觀點

婦人不在行經期間，陰道大量出血或持續下血，淋漓不斷者，稱爲崩漏。通常以病情來勢急、出血量多的稱「崩」；出血量少，但點點滴滴不斷的稱「漏」。崩漏常發生在停經前後的婦女和青春期的少女身上。

引起崩漏的原因，大都是因體質虛弱或是生殖器官發炎。患者除了大量出血外，還會有精神不好、四肢無力、面色蒼白的症狀。若是病症急性發生，宜盡速就醫治療；依照中醫病因學說認爲，崩漏病因多端，可歸納爲虛、熱、瘀；因虛者，可分爲腎虛與脾虛，其中腎虛又可分爲腎陽虛與腎陰虛；因熱者，也可分爲實熱與虛熱；所謂瘀指的正是血瘀；所以在臨床上中醫根據病因之不同，將病人分成六大類證型：

1. 腎陽虛型：經來無期，出血量多或淋漓不盡，色淡質輕，往往全身畏寒肢冷，面色暗沉，腰腿痠軟，小便清長，舌質淡，苔薄白，脈沉細。
2. 腎陰虛型：經亂無期，出血淋漓不淨或量多，色鮮紅，頭暈耳鳴，腰膝痠軟，或心煩，舌質偏紅、舌苔少、脈細數。
3. 脾虛型：經血非時而至，崩中繼而淋漓，血色淡而質薄，全身氣短神疲，面色晃白，或面浮肢腫，手足不溫，或飲食不佳，舌質淡，苔薄白，脈弱或沉弱。

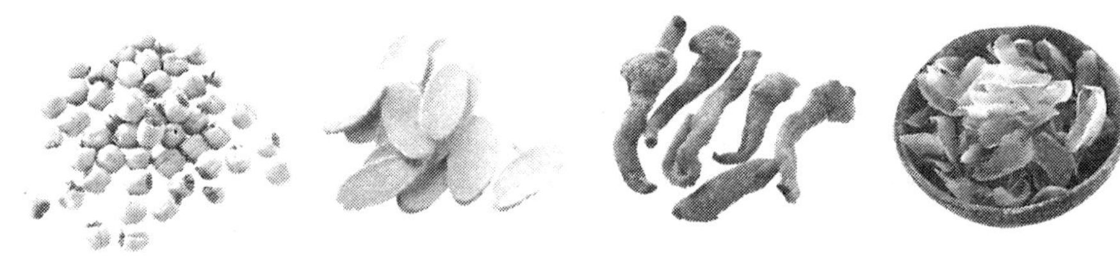

4.虛熱型：經血非時而下，量少淋漓，或量多勢急，血色鮮紅而質稠，心煩潮熱，小便黃少，或大便燥結，苔薄黃，脈細數。

5.實熱型：經血非時忽然大下，或淋漓忽又增多，血色鮮紅或深紅，質或稠或有血塊，口渴煩熱，或發燒，或有小腹少腹痛，小便黃或大便乾結，苔黃或黃膩，脈洪數。

6.血瘀型：經血非時而下，時下時止，或淋漓不淨，或停閉不久又突然崩中下血，繼而淋漓不斷，色紫黑有塊。

三、藥茶選讀

1.藥茶名：人參大棗方。

2.組成：人參九克、大棗十枚、紅糖適量。

3.煎法：將人參、大棗加二碗水，煎成一碗，與適量的紅糖調勻。

4.服法：早晚各喝一次。

5.使用：若是病症反覆發生，沒有發炎與感染的現象時，人參大棗方是適合調養的藥茶。

四、考據及研究

1.《本草綱目》：

(1)人參（五加科）：治血淋血崩、補五臟、男婦一切虛證、通血脈。

(2)大棗（鼠李科）：治虛損、補中益氣、和百藥。

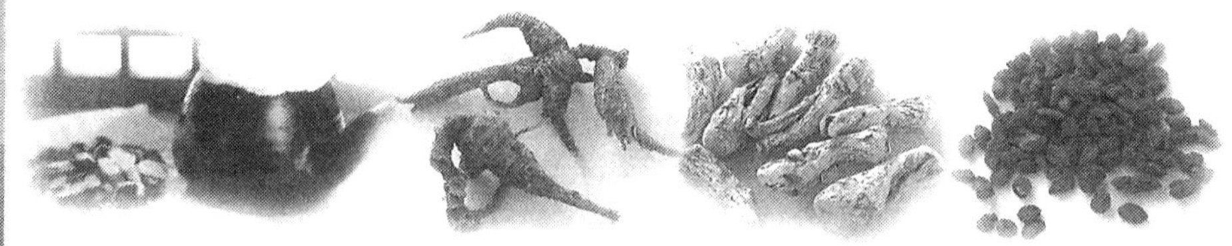

2.《本草備要》：

(1)人參：甘、溫。治虛勞內傷、發熱自汗、多夢紛紜。嘔噦反胃、虛欬喘促、瘧痢、滑瀉、淋瀝脹滿。中暑中風，及一切血證。

(2)大棗：甘、溫。補土益氣、滋脾土、潤心肺、調營衛、緩陰血、生津液、悅顏色、通久竅、助十二經、和百藥。傷寒及補劑加用之，以發脾胃升騰之氣。

3.現代藥理：

(1)人參：收縮血管作用，提高心臟收縮力，強心作用。增強機體免疫功能。增強機體對有害刺激的防禦能力。提高人的腦力和體力勞動能力。促進骨髓細胞的分裂，使紅、白血球增加。

(2)大棗：有增強肌力，保護肝臟的作用。補益、滋養作用。

五、預防與護理

1.出血期間不宜涉水冒雨。

2.出血期避免過度疲勞和劇烈運動，必要時應臨床休息或住院治療。

3.出血期間不宜有性行爲，補充營養。

六、臨床常用方法

1.處方：歸脾湯、芎歸膠艾湯、獨參湯。

2.穴道：三陰交、隱白、關元、百會、耳針：子宮點、內

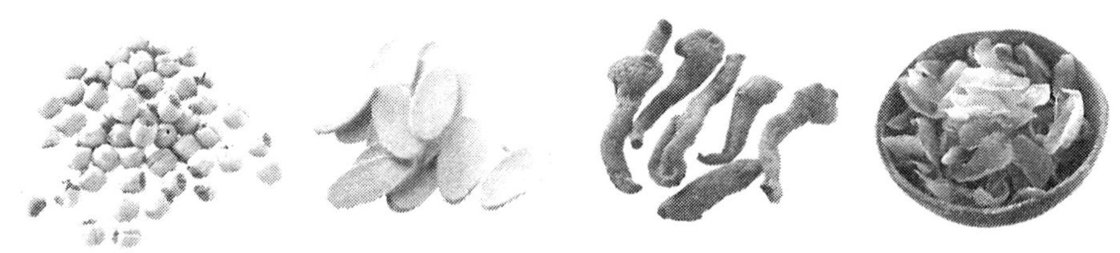

分泌點、皮質下。

更年期障礙

一、前言

婦女在絕經前後，由於卵巢功能衰退，內分泌產生變化，造成自主神經失調再加上心理因素，於是出現了一連串症狀如烘熱面赤、進而汗出、精神倦怠、煩躁易怒、頭暈目眩、耳鳴心悸、失眠健忘、腰痠背痛、手足心熱，或伴有月經紊亂等與絕經有關的症狀，稱「經斷前後諸證」，又稱「更年期綜合徵」，又稱「絕經期綜合徵」。一九九四年世界衛生組織（WHO）建議將更年期改爲絕經期，但因爲大家覺得更年期這個名稱用得很習慣，而且簡單、易懂，所以後來世界衛生組織委員建議同時保留更年期這個名稱。更年期包括停經前期、停經、停經後期。生育期約二十五至四十五歲，更年期約四十六至五十五歲，五十六歲以後爲老年期。目前國際上已公認的更年期是從四十一歲開始至六十歲，平均年齡是四十九歲前後，因爲婦女在四十歲左右，卵巢的內分泌逐漸衰退，排卵的次數逐漸減少，提示更年期的開始，所以婦女的更年期可長達二十年左右。

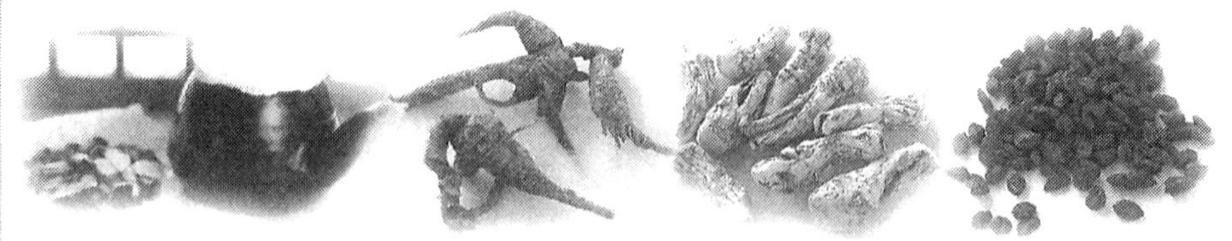

二、中醫觀點

更年期綜合徵爲婦科常見病，中醫典籍指出這是因爲腎氣衰減，天癸衰竭所產生的一系列生理及病理變化，其表現有輕有重，大部分婦女更年期無明顯症狀，無須治療；少數婦女症狀明顯，甚至嚴重影響工作者，需要積極治療。西醫一般多採用激素替代療法，但長期服用易導致子宮癌、乳腺癌的發病率。本病在古代醫籍無單獨記載，但其症狀常散在「年老血崩」、「年老經斷復來」、「臟躁」、「百合病」、「心悸」、「眩暈」等病症中。這些「更年期綜合徵」，大約有一半以上的婦女，本身有自覺症狀，但醫師卻檢查不出病因。

三、方劑選讀

1.處方名：加味逍遙散。

2.組成：柴胡三十克、當歸三十克、白芍三十克、白朮三十克、茯苓三十克、炙甘草十五克、牡丹皮三十克、梔子三十克。

3.煎法：以上八藥，磨成粗末，每日服三錢，水二碗，加生薑一片，薄荷少許，一同煎至七分。

4.服法：不拘時候，稍熱服，日服二次。

5.使用：加味逍遙散對神經質、情緒焦躁的更年期婦女頗有療效。

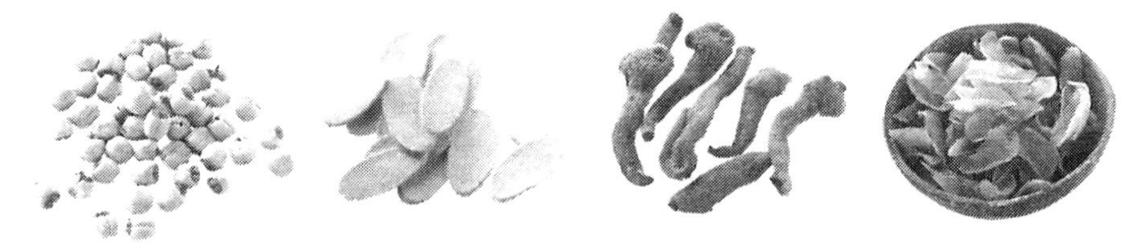

四、考據及研究

1.出典：《婦人良方大全》。

作者：宋・陳自明。

原典選粹：治肝脾血虛，內熱發汗，遍身搔癢寒熱，肢體作痛，頭目昏重，怔忡心煩，頰赤口乾，盜汗食少，常臥不寐，口舌生瘡，耳內作痛，胸乳腹脹，小便不利，婦人血虛經病。

2.《本草綱目》：

(1)柴胡（繖形科）：治心下痞、胸脅痛、心下煩熱、早晨潮熱、除煩、散肌熱。

(2)當歸（繖形科）：破惡血、養新血、和血、補血、止嘔逆、治頭痛。

(3)白芍（毛茛科）：治女人一切病、臟腑壅氣、心下痞、肝血不足、和血脈、止痛、退熱除煩、瀉肝、安脾肺。

(4)白朮（菊科）：理中益脾、心下急滿、止汗除熱。

(5)茯苓（多孔菌科）：治胸脅逆氣、寒熱煩滿、益脾胃、止嘔逆、安心神。

(6)炙甘草（豆科）：溫中下氣、治煩滿短氣、一切虛損、安魂定魄。

(7)牡丹皮（毛茛科）：治血中伏火、除煩熱、無汗之骨蒸、神志不足。

(8)梔子（茜草科）：治心煩懊、不得眠、解熱鬱、行結氣、瀉三焦火。

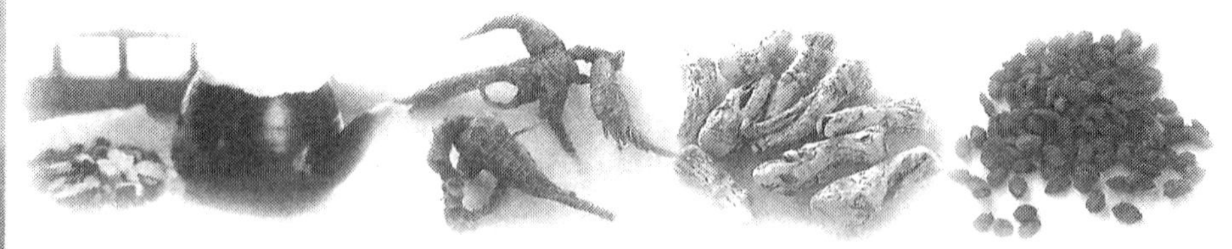

3.《本草備要》：

(1)柴胡：苦、平、微寒。治傷寒邪熱、痰熱結實、虛勞肌熱。嘔吐心煩、諸瘧寒熱。頭眩目赤、胸痞脅痛、口苦耳聾。婦人熱入血室、胎前產後諸熱。小兒痘證、五疸、羸熱。散十二經瘡疽、血凝氣聚、功用連翹。

(2)當歸：甘、辛、苦、溫。治虛勞寒熱、欬逆上氣、溫瘧澼痢、頭痛腰痛、心腹諸疾、風痙無汗、痿痺癥瘕、癰疽瘡傷。衝脈氣病、氣逆裏急；帶脈爲病、腹痛腰溶溶如坐水中，及婦人諸不足、一切血症、陰虛而陽無所附者。

(3)白芍：苦、酸、微寒。治瀉痢後重、脾虛腹痛、心痞脅痛、肺脹喘噫、癰腫疝瘕。鼻衄目濇、肝血不足、婦人胎產及一切血病。

(4)白朮：苦、甘、溫。在血補血、在氣補氣、無汗能發、有汗能止。

燥濕則能：利小便、生津液、止泄瀉、消痰水腫滿、黃疸濕痺。

補脾則能：進飲食、袪勞倦、止肌熱、化癥癖。

和中則能：已嘔吐、定痛、安胎。

(5)茯苓：甘、溫。治憂恚驚悸、心下結痛、寒熱煩滿、口焦舌乾、欬逆、嘔噦。膈中痰水、水腫、淋瀝、泄瀉、遺精、小便結者能通、多者能止。生津止渴、退熱安胎。

(6)炙甘草：甘、溫。補三焦元氣、而散表寒。入和劑則補益、入汗劑則解肌、入涼劑則瀉邪熱、入峻劑則緩

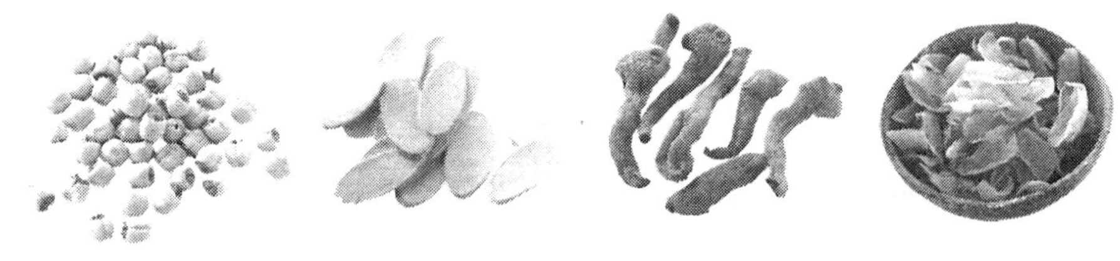

正氣、入潤劑則養陰血。生肌止痛、通行十二經、解百藥毒。

(7)牡丹皮：辛、甘、微寒。治中風五勞、驚癇、除煩熱、療癰瘡、下胞胎、退無汗之骨蒸。

(8)梔子：苦、寒。瀉心肺之邪熱，使之屈曲下行，從小便出，而三焦之鬱火以解。熱厥、心痛以平，吐衄、血淋、血痢之病以息。

4.原典釋義：加味逍遙散有解熱、抗炎、抗菌、促進子宮代謝作用。臨床上，對於情緒焦躁、有熱症的更年期障礙及經前症候群有一定療效。

5.現代藥理：

(1)柴胡：解熱作用、抗炎作用；鎮靜、鎮痛作用。

(2)當歸：對子宮有雙向調節性。

(3)白芍：解痙作用、肌肉鬆弛作用、解熱作用。

(4)白朮：強壯作用、擴張血管作用、增強免疫力、鎮靜作用、緩和胃腸蠕動。

(5)茯苓：鎮靜作用、強心作用、利尿作用。

(6)炙甘草：解毒作用、抗炎及抗變態反應的作用、解痙作用、鎮痛作用。

(7)牡丹皮：鎮靜、催眠作用；鎮痛作用、降壓作用。

(8)梔子：解熱作用、鎮靜作用。

五、護理與預防

1.更年期綜合徵患者臨床上或多或少會出現不同程度心理和精神障礙，心理支持治療是有效的和必要的。

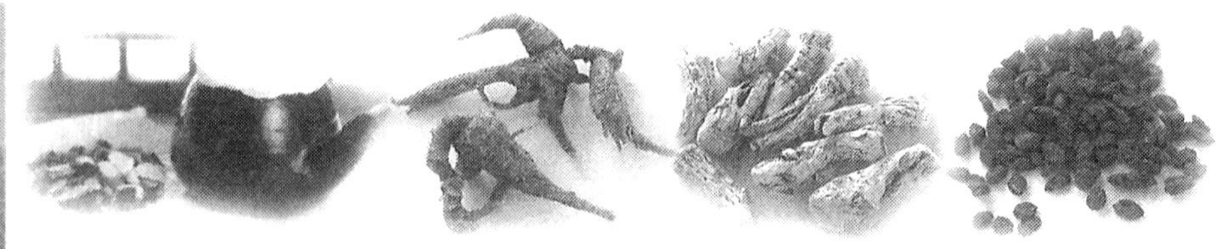

2.凡是有子宮肌瘤、癌症病史或家族中有癌症史、胰臟炎、肝炎、血栓症、高脂血症等無法用雌激素治療的婦女，可選用植物性荷爾蒙替代治療。

3.婦女必須知曉，停經之後心臟血管系統、骨骼系統等開始步入退化的階段，及早調理及防範是保健預防疾病最佳的方法。

六、臨床常用方法

1.處方：酸棗仁湯、甘麥大棗湯、抑肝散、柴胡加龍骨牡蠣湯。

2.穴道：三陰交、太衝、關元、子宮、神門。

習慣性流產

一、概述

妊娠於二十八週內終止，胎兒體重少於一千克，稱之爲流產，一般懷孕中，有一成五到兩成的婦女會流產，其中在妊娠十二週內發生者稱之爲早期流產，發生在十二至二十八週之間者稱之爲晚期流產，早期流產的主要原因是受精卵或胚胎發育異常，其他還包括有母體方面和免疫方面的因素在內，在妊娠八週內流產占將近80％。

流產時一般的現象是出血、腰痛、下腹疼痛等，但由於症

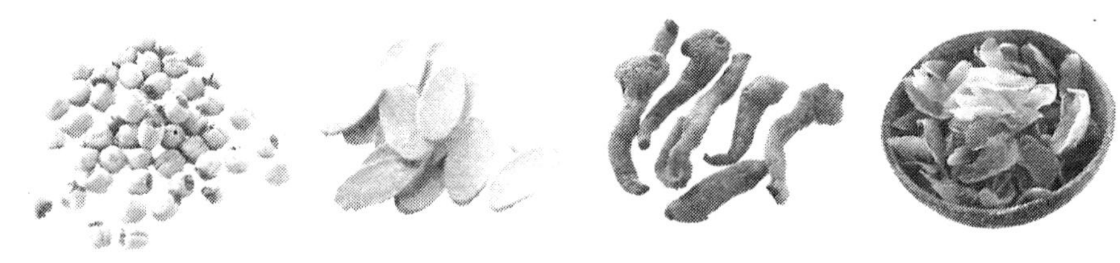

狀不同，西醫將它分成下列數種：

1.切迫流產：症狀是偶爾有下腹發脹、疼痛或出血，此時因爲子宮口尚未開得很大，只要接受醫師的診療，保持精神的安穩平靜即可防止。

2.進行性流產：比切迫流產更進一步的情形，症狀是下腹嚴重疼痛、出血量多，此時因爲子宮口已開大，要防止流產已是很困難的了。

3.全流產：是指子宮內的胎兒以及附屬物完全流出體外的情形，症狀是在大量的出血及下腹痛後，會有肉塊狀的東西流出來。

4.不完全流產：是指在流產後仍有東西留在子宮內，繼續著出血及下腹疼痛的情形。

5.稽留流產：這種流產是胎兒已死在腹內，但仍留在子宮內長達數週，若懷孕的月數漸多，肚子卻不見突出，也沒有胎動的情形，就可能是稽留流產，此時要動手術將子宮內的死胎取出，否則將會傷及母體。

6.習慣性流產：有些人雖有一、兩次的流產，但以後仍能很順利的生產，但有些人連續三次以上的流產，便成爲習慣性流產。造成習慣性流產的原因相當多，較常見的是荷爾蒙問題、子宮方面的疾病、母體的免疫系統產生抗體造成流產等。習慣性流產常發生在懷孕前三個月，這是因爲此時受精卵在子宮內著床還不穩定的緣故，若能知道原因，就能治療與防止，所以孕婦要特別注意懷孕中的生活，並且盡早找出原因。

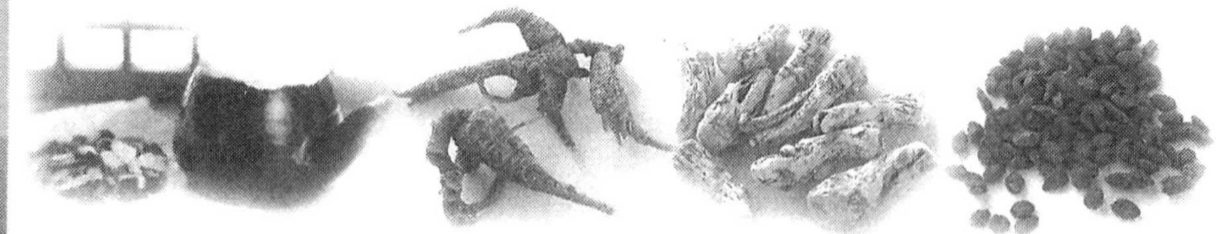

二、中醫觀點

妊娠期間，發生與妊娠有關的疾病，稱之為妊娠病，例如胎漏、胎動不安、妊娠腹痛、妊娠惡阻、小產、墮胎等皆屬之，清朝所頒定的醫書《醫宗金鑑・婦科心法要訣》有謂：「五、七月已成形象者，名為小產，三月未成形象者，謂之墮胎」，可見中醫典籍上所謂的小產與墮胎之說相當於現代醫學中的流產，由於稟質素弱，或是調攝不當，或是跌仆勞損等導致腎氣不足，或脾胃虛損，或胞宮受損等皆可引發流產，本病在古代列為危症、急症，在治療方面，大都採用湯藥與針灸一起治療。在臨床上中醫基本上將墮胎或小產分為兩大證型，分述如下：

1.殞胎瘀阻型：全身症候出現神疲氣短，面色蒼白，頭暈目眩，心悸，煩悶噁心，或腰膝痠軟，脈滑或澀或細數。治療採用去胎逐瘀，養血止血。
2.血虛氣脫型：全身症候出現面色蒼白，神識昏迷，呼吸短促，目合口開，手撒肢厥，大汗淋漓，唇舌淡白，脈微欲絕或浮大而虛。治療採用益氣固脫。

三、方劑選讀

1.處方名：保產無憂方。
2.組成：黃耆八分、生甘草五分、厚朴七分、枳殼六分、羌活五分、荊芥穗八分、當歸一錢五分、川芎一錢五

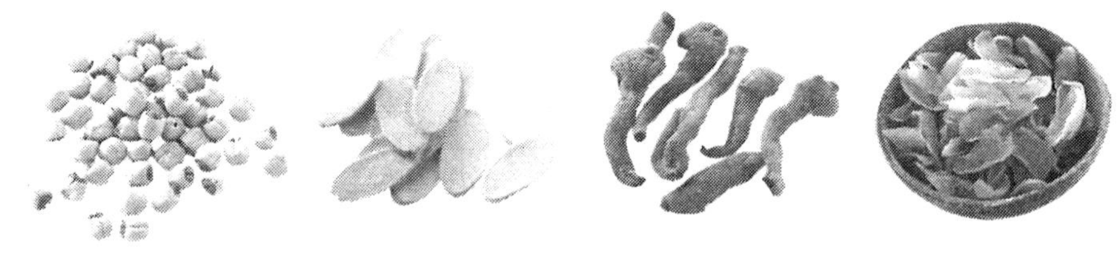

分、白芍二錢、艾葉七分、菟絲子一錢、川貝一錢。

3.煎法：加老薑三片，清水三碗，煎至八分。

4.服法：空腹，溫服。

5.使用：適用於習慣性流產、妊娠期腰腹痛、妊娠嘔吐、胎動不安等症狀，也可用於預防難產。

四、考據及研究

1.出典：《驗方新編》。

作者：清・鮑璈相編著。

原典選粹：專治一切產症，有胎即能安胎，臨產即能催生，不拘月份，凡胎動不安，腰痠腹痛者，一服即安，再服痊癒。臨產及胎動不安，並勢欲小產者，皆臨時熱服。

2.《本草綱目》：

(1)黃耆（豆科）：治胎動不安，產前後一切病，婦人子臟風邪氣，助氣，壯筋骨，長肉，補血。

(2)甘草（豆科）：治一切虛損，益精，養氣，壯筋骨，養陰血，婦人血瀝腰痛。

(3)厚朴（木蘭科）：治婦人產前、產後腹臟不安。

(4)枳殼（芸香科）：調五臟。

(5)羌活（繖形科）：治妊娠浮腫。

(6)荊芥穗（唇形科）：治婦人血風及瘡疥、產後中風身強直、下血、崩中。

(7)當歸（繖形科）：治婦人漏下絕子、女人瀝血腰痛、崩中、和血、補血。

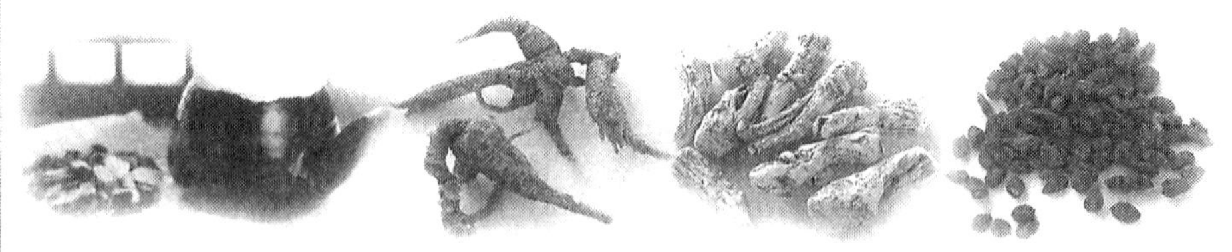

(8)川芎（繖形科）：治婦人血閉無子、調眾脈、消瘀血、養新血。

(9)白芍（毛莨科）：治女人一切病、胎前、產後諸疾、肝血不足、和血脈。

(10)艾葉（菊科）：治婦人漏血、安胎、使人有子、止腹痛。

(11)菟絲子（旋花科）：治男女虛冷、添精益髓、去腰疼膝冷。

(12)川貝（百合科）：治產難及胞衣不出、乳難。

(13)薑（薑科）：治腹痛、冷痢、血閉、止嘔吐。

3.《本草備要》：

(1)黃耆：甘、溫。補中、益元氣、溫三焦、壯脾胃。生血生肌、排膿內托、瘡癰聖藥、痘證不起、陽虛無熱者宜之。

(2)生甘草：甘、溫。補三焦元氣，而散表寒。入和劑則補劑、入汗劑則解肌、入涼劑則瀉邪熱、入峻劑則緩正氣、入潤劑則養陰血。生肌止痛、通行十二經、解百藥毒。

(3)厚朴：苦、辛、溫。治反胃嘔逆、喘欬瀉痢、冷痛霍亂。

(4)枳殼：苦、酸、微寒。治胸痺結胸、食積五膈、痰癖癥結、嘔逆欬嗽、水腫脅脹、瀉痢淋閉、痔腫腸風、除風去痹、開胃健脾。

(5)羌活：辛、苦、性溫。治風濕相搏、本經頭痛。督脈爲病、脊強而厥、剛痙柔痙、中風不語。頭旋目赤、散肌表八風之邪、利周身百節之痛、爲卻亂反正之主

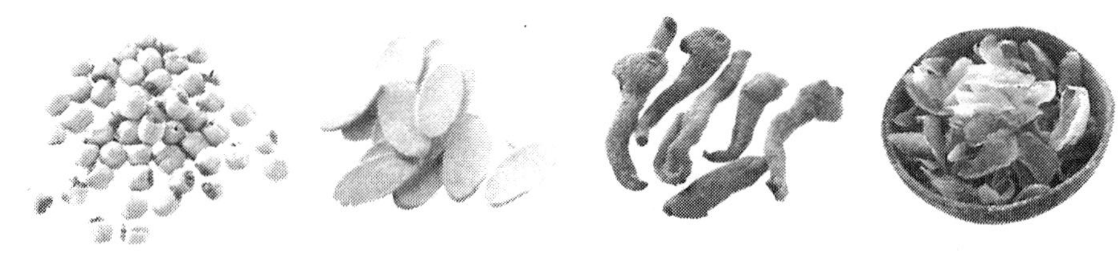

藥。

(6)荊芥穗：辛、苦、溫。治傷寒頭痛、中風口噤、身強項直、口面喎斜，目中黑花。吐衄腸風、崩中血痢、產風血運、瘰癧瘡腫、清熱散瘀、破結解毒，爲風病、血病、瘡痂聖藥。

(7)當歸：甘、辛、苦、溫。治虛勞寒熱、欬逆上氣、溫瘧澼痢、頭痛腰痛、心腹諸疾、風痙無汗、痿痺癥瘕、癰疽瘡傷。衝脈氣病、氣逆裏急；帶脈爲病、腹痛腰溶溶如坐水中，及婦人諸不足、一切血症、陰虛而陽無所附者。

(8)川芎：辛、溫。治風濕在頭、血虛頭痛。腹痛脅痛、氣鬱血鬱、濕瀉血痢、寒痹筋攣、目淚多涕、風木爲病，及癰疽瘡傷、男女一切血症。

(9)白芍：苦、酸、微寒。治瀉痢後重、脾虛腹痛、心痞脅痛、肺脹喘噫、癰腫疝瘕。鼻衄目澀、肝血不足、婦人胎產及一切血病。

(10)艾葉：苦、辛。治吐衄崩帶、腹痛冷痢、霍亂轉筋、殺蛇治癬。以之炙火，能透諸經而治百病。

(11)菟絲子：甘、辛、平。治五勞七傷、精寒淋瀝、口苦燥渴。

(12)川貝：苦、辛、微寒。治虛勞煩熱、咳嗽上氣、吐血咯血、肺痿肺癰、喉痺、目眩、淋瀝、癭瘤、乳閉、產難。功專散結除熱、敷惡瘡、斂瘡口。

(13)老薑：辛、苦、大熱。除胃冷而守中、溫經止血、定嘔消痰、去臟腑沉寒痼冷。能去惡生新、使陽生陰長，故吐衄下血、有陰無陽者宜之。能引血藥入

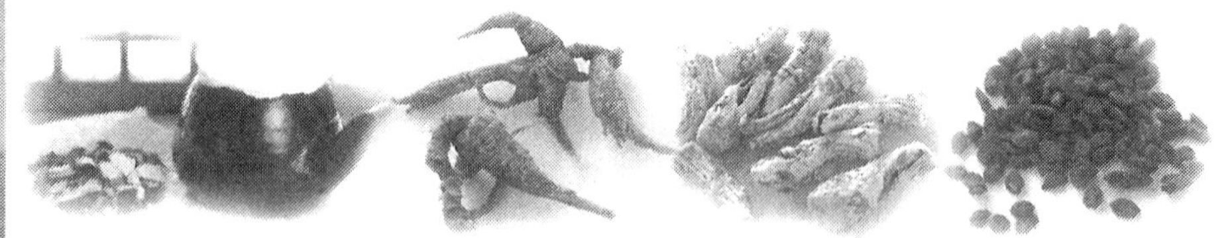

氣分而生血，故血虛發熱、產後大熱者宜之。燥脾濕而補脾、通心助陽、而補心氣。開五臟六腑、通四肢關節、宣諸絡經。治冷痹寒痞、反胃下痢。

4.原典釋義：本方用於安胎、催生及胎動不安，及現代醫學所指，先兆性流產、出血或治療小產，即是流產。應用於臨床上，對習慣性流產、預防流產、難產有療效。

5.現代藥理：

(1)黃耆：增強免疫功能、促進機體代謝、強化心臟收縮。

(2)生甘草：解痙作用、鎮痛作用。

(3)厚朴：抗菌作用、對腸道有雙向刺激作用。

(4)枳殼：興奮子宮作用、興奮腸管作用。

(5)羌活：鎮痛作用、抗炎作用；鎮靜、催眠作用。

(6)荊芥穗：解熱作用、止血作用、抗菌作用。

(7)當歸：對子宮有雙向調節作用、抗菌作用；鎮靜、鎮痛作用。

(8)川芎：對子宮有雙向調節作用、解痙作用。

(9)白芍：解痙作用。

(10)艾葉：興奮子宮作用。

(11)菟絲子：增強免疫作用、增加心肌營養血流量。

(12)川貝：解痙作用。

(13)老薑：興奮心臟、呼吸中樞及運動中樞的作用。

五、預防與護理

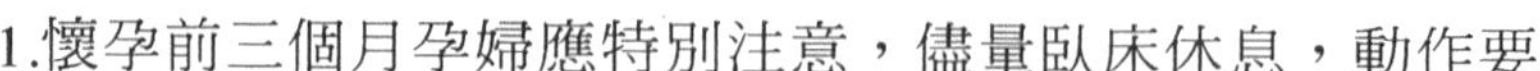

1.懷孕前三個月孕婦應特別注意，儘量臥床休息，動作要

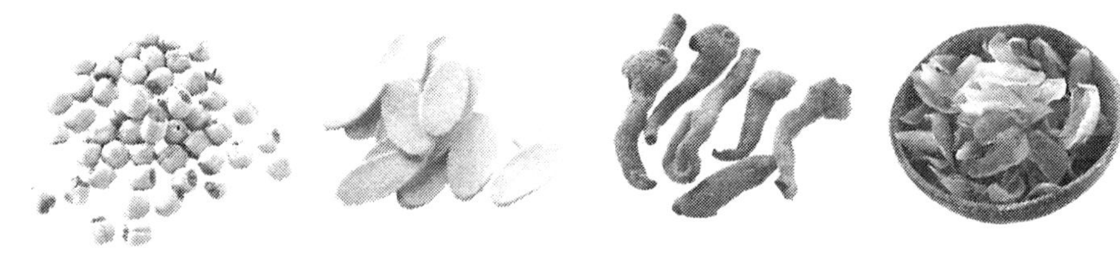

緩慢，攝取均衡的營養。

2.萬一發生陰道出血，腰腹痛墜務必盡早就醫，以免流產。

3.睡眠和休息要比平時充分。

4.不要長時間坐在搖盪不定的交通工具上。

5.不要做會使腹部緊張或受壓迫的姿勢與動作，例如彎腰、搬運重物、伸手到高處、頻繁的上下樓、踩縫紉機、激烈的運動等。

6.不要使腹部受涼，不要吃冰冷的食物，儘量穿著能保暖的服裝。

7.性生活時應避免勉強的姿勢。

8.避免情緒緊張、興奮，儘量保持精神狀況的平穩。

六、臨床常用方法

處方：泰山磐石散、十全大補湯、當歸芍藥散。

產後調理（坐月子）

一、傳統坐月子的另類觀

坐月子在我們的社會不失爲一種文化特色，它蘊含著中國傳統醫學之精髓，譬如陰陽寒熱的平衡觀，內容主要包括醫學、飲食與行爲三方面。在傳統農業社會原本就不足的經濟及

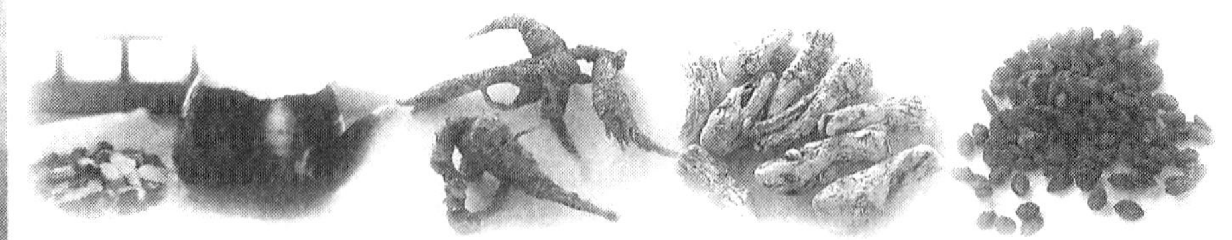

生活條件下，絕大多數的規範都有其務實的一面，不應單純以迷信或落伍的角度來看待。

(一)坐月子文化

坐月子是中國傳統農業社會傳承已久的一項生活習俗，台灣在一九八〇年代以後由於工商經濟的起步，使得社會轉而以個人主義與小家庭為軸心，首當其衝的便是坐月子文化，被淡化得最多也最快，諸如：產後第三天應請親友觀禮吃麵、拜床公母的「三朝」、岳家於生產第十二天送食物補品至婿家為產婦進補的「送庚」等，已漸漸式微；取而代之的是由分贈滿月蛋糕、油飯或舉辦滿月酒等所謂「主流」儀式來取代。此外，物質經濟的豐裕，以及現代產科醫療的進步，傳統坐月子中，有關產婦強身或具有醫療功能的飲食及行為禁忌，因一般大眾的不瞭解、淡化，而忽視其背後歷史社會的背景與條件，以及其所結合的傳統中醫理論，所以大多數人便膚淺的將其範圍局限在「生化湯」、「四物湯」與「麻油雞」等各項補品的吃吃喝喝，或者是人云亦云，只有盲從而已，也說不出有什麼好處。而反對坐月子的人，也無法反駁那些因「坐好月子」而自然消除的腰痛、頭痛、背痛或體能增進的現象。

單就產後進補而言，不論是給產婦在坐月子期間吃麻油煎蛋、連吃一百個蛋、四物燉鴿肉、雞仔豬肚鱉湯或大家耳熟能詳的麻油雞、豬腳花生湯，在當時台灣社會物質貧乏的情況下，其所選用的坐月子食物，都是屬於高能量、高蛋白質者，以現代營養學的角度而言，此乃產婦補養氣血、促進傷口癒合、提高抵抗力與乳汁來源絕對必需的營養素，其實是很務實的一種保健方式。另外，對於長年辛勤工作的媳婦或妻子而

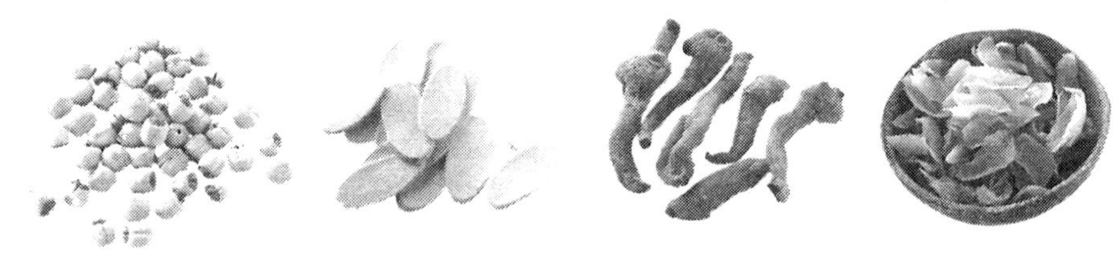

言，坐月子所提供的產後食補，除了是爲人公婆或丈夫的一項犒賞、體恤外，其實在炫耀以及喜悅的背後，無非是期望產後的衰弱母體，能盡快恢復體力甚至於比以往更健康，並能哺育出健康的下一代，並且爲下一次生產做準備或繼續貢獻家庭，因爲在傳統農業社會背景中，多子多孫多人力就能創造多福氣，所以說人丁旺家道就旺，人力的需求也是坐月子文化能夠繼續流傳的另一重要因素。

(二)坐月子方式應適度修正

其實不論傳統與現代，醫療行爲與照顧一直是包括有預防與治療兩類。有關治療方面，對於坐月子中的產婦，除了針對在產褥期間發生的各種疾病，強調務必要積極治療，不可延誤病情之外，更強調對於體能衰弱的產婦，藉由飲食、藥物的幫忙，來提高抵抗力和阻斷病邪的入侵，以避免其體質的不良，日後引發病痛，這種醫療行爲與照顧所根據的，便是傳統中國醫學裏頭的「陰陽寒熱虛實致中和理論」。

至於有關預防醫學方面，除了前述種種進補強身的方法之外，還包括提出各類生活禁忌與行爲規範，例如：不應進食生冷瓜果、不能喝白開水、不能洗頭洗澡、不能碰冷水、不能出門、不能哭泣、不能有性行爲以及不能勞動等多項行爲約束，無論依據是來自生活經驗、社會文化背景或是傳統中醫學理論也好，現今的我們當如何去認知並提出合理的修正之道，這些是值得現代人來探討的。

從另一個角度來看，傳統農業社會時坐月子所流傳下來的各項規範或調補方法，在以前的社會經濟及醫學條件下，絕大多數都有其需要、務實的一面，不應單純的以迷信或落伍的角

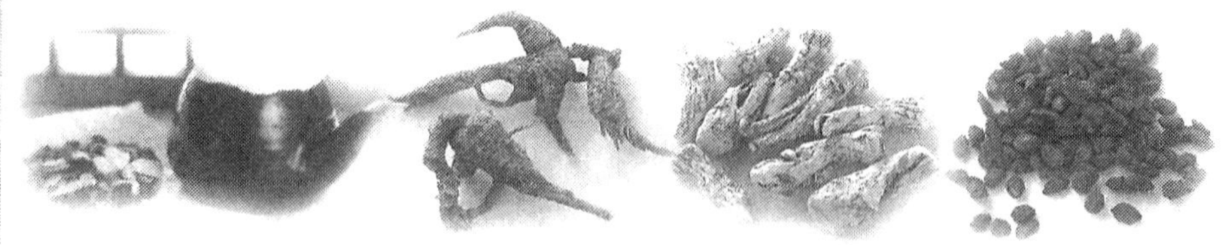

度來看待；只是以台灣目前的居家物質環境與飲食營養條件，現代版的「坐月子」實應隨著社會結構與經濟條件的改變，配合現代產科醫療科技以及我們對孕產期生理變化、營養學的瞭解，而做適度的修正。

(三)月內房的修正

顧名思義，月內房就是產婦坐月子的臥房。傳統月內房幾近完全隔離的方式，除能避免產婦與嬰兒的感染，更提供一個不受干擾，完全臥床靜養，有利於產婦體能恢復與傷口癒合的空間。但是傳統對於月內房的作法是窗戶緊閉，不用說不是套房，沒有冷氣空調，連電風扇也沒有，如果遇上夏季大熱天，月內房始終飄浮著一股特殊的「月內味」，那是一股由體味、汗臭味、乳汁味、惡露中的血腥味、補品的中藥味（甚至於有些人家會再加上排泄物的異味），共同組合而成悶悶熱熱的氣味，從現代衛生的觀點來看實在有必要改善。當然，這些除了反映出傳統農業社會物質條件不足的事實外，也告訴我們，月內房其實與其他多項傳統坐月期的行為規範也有直接密切的關係。例如：「產後三天內女方親友可入月內房訪視，三天後嚴禁外人進入」、「生人、孕婦、服孝者不能進月內房」、將惡露視為是「污穢之物」，甚至於丈夫因此必須分房、不能有性行為等，都具有「隔離」以達到保護產婦及嬰兒的目的。傳統月內房此一幾近於完全隔離的狀態，再加上對產婦又限制有「月內人不能去別人家」、「月內人不能外出、入廟、參與祭祀」，因此能有效避免產婦與嬰兒的感染。當今台灣產婦坐月子期間的臥室環境，其方便與舒適之程度，絕非傳統月內房所能相比，但在有限的醫療與物質條件下，傳統月內房卻扮演著很重

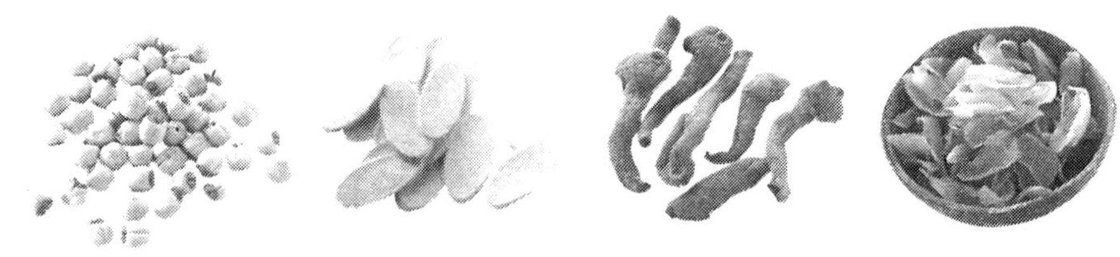

要的醫療角色。

(四)月內風的修正

月內風並非單指產後的頭痛、腰痛或筋骨關節痠痛變形，而是泛指產婦在坐月子期間因未遵守行爲規範或禁忌所產生的各種病痛而言。仔細探討不難發現，其實這個說法摘錄自傳統中醫的致病理論「風爲百病之首」，六淫（包括風、寒、暑、濕、燥、火）代表六種外來的邪氣，一旦入侵人體，若再加上人體正氣不足（抵抗病邪的能力不足），就會導致疾病，甚至遷延多日影響日後健康，六淫之中又以風邪最易傷人，換句話說，月內風之說，是爲了具體闡明產後正氣虛弱要嚴防邪氣特別是風邪的侵襲，以免日後各種病痛的發生，其實是蘊含產後保健以及預防醫學的意義。一些國內民俗研究學者以及護理專家的訪查結論指出，「避免罹患月內風」是很多婦人願意遵循傳統坐月子規範的主要原因之一，可見一般大眾是非常重視預防醫學，深怕將來疾病的發生，可惜的是一般人只是狹隘的將月內風認爲是某些特定病痛或疾病，而非全面預防的觀念。其實在中醫的臨床意義上，月內風並不專指產後發生的頭痛、腰痛或筋骨關節痠痛，也不局限於單指某一症狀或疾病，而是泛指產婦在坐月子期間因不遵守行爲規範或禁忌所產生的各種病痛、疾病，甚至於產後因修指趾甲併發感染的「剪刀風」，亦都屬於「月內風」的範疇。我們應將「月內」與「風」拆開來看，「月內」反映的是產婦虛弱的體質，而「風」則代表了會侵襲人體導致疾病的邪氣。前者是指產婦從分娩至滿月這一段爲期三十天的產褥期，因地域風俗不同，亦有四十天、兩個月或一百天者（現代產科生理學指出，產婦大約需要六至八週才

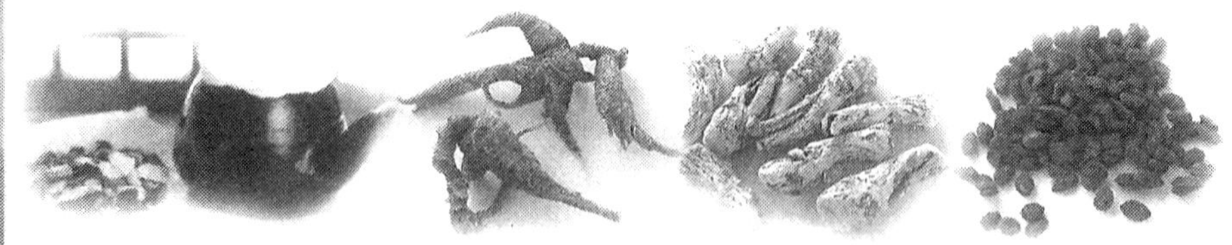

能恢復到懷孕前的生理狀況），因其經過分娩的耗損，以及哺乳的辛勞，基本上體質是處於「血不足、氣亦虛」，也就是中醫學上所謂的氣血兩虛的狀態。

(五)結論

中醫將引起疾病的原因分爲外感（外因）與內傷（內因）兩類，統稱爲病邪；「風」雖然僅是屬於外因病邪的一種，但因容易引發病痛、引起的病症也較多見，因此又被稱之爲「百病之長」，更被擴大應用爲坐月子期間所有病邪的總稱。病邪雖是致病因素，但人體受邪之後是否發生疾病，另外一個重要決定因素則是人體本身抵抗力的強弱，亦即《黃帝內經》所謂的「邪之所湊，其氣必虛」、「正氣存內，邪不可干」。所以坐月子文化就是依此觀念，提醒產婦要有預防保健的觀念，若未能遵循「坐月子」的照護行爲及各項規範，則其「月內」原本虛弱的體質狀態，自然就容易成爲「風」邪侵犯的目標。對於繁忙的現代職業婦女，一生之中難得幾次有坐月子這麼長的假期，因此如何善用坐月子的期間好好地休息、善待自己、保養自己，實在不失爲一個調養身心的大好機會。

二、調理項目

產婦由於分娩時耗血傷氣，故在產褥期中氣血容易虛弱，體力也較平常疲乏，加上現代婦女大都身兼數職，平時難得休息，因此產後調養護理在繁忙的今日愈發顯得重要。

1.謹避風寒：生產之後，易見褥汗，稍受風寒即易感冒，

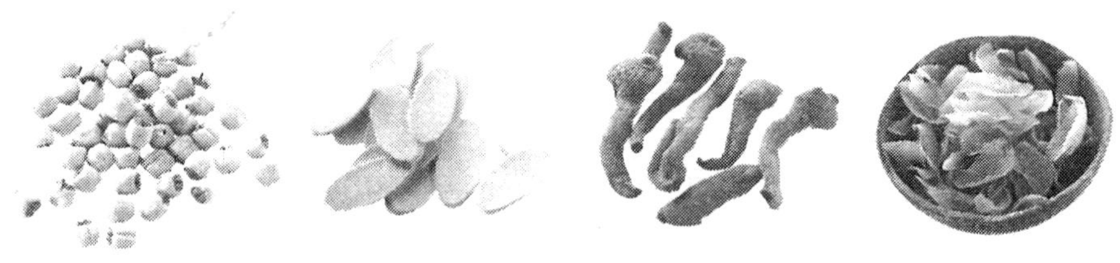

故居室宜避風寒，並注意空氣流通。

2.飲食護理：產後體力未復，脾運不健，飲食宜清淡而富含營養易消化之品，不宜吃寒涼、生冷或過於辛辣、肥膩之品。

3.產後鍛鍊：產後二至三天就可以起床適當活動，勿過早從事重體力勞動，約二週後可逐漸開始產後保健運動，以增強體質和恢復體型，但不宜過早下蹲或下腹用力，以防子宮脫垂。

4.衛生保健：產褥期應保持皮膚及外陰清潔，月內應儘量避免行房，維持乳房清潔，防止乳頭破裂和乳腺發炎。

5.心情調適：產後保持心情舒暢、安和，睡眠宜充足，最忌大喜大怒以防擾動氣血而致惡露不斷、產後血暈等症狀。

6.產後吃補：一般健康產婦經過調護當能漸復，而人參、鹿茸等峻補之品，必虛弱者方可用之，隨意濫投，反生後患。惟生化湯可以袪瘀生新，增強抵抗力，產後原則服五到七劑有益於產婦之恢復，或是請醫師依個人狀況、體質，開立處方調養。

三、坐月子常見的問題

問(一)：為何要坐月子？

答：根據文獻記載，產後之調補與治療僅於產後諸症中提及，中醫認爲產婦由於分娩時的出血、產時用力、出汗而造成陰血虧虛、元氣耗損、百脈空虛等現象。此時身體正處於最虛弱的狀態，易受外邪之侵入，因此於產後常可見有產

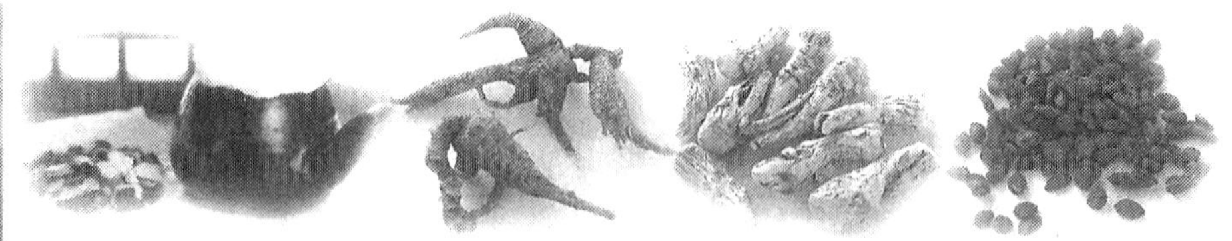

後貧血、產後身痛、產後腹痛、產後便秘及產後缺乳等症狀。所以坐月子就是要預防或消除以上的種種不適，以奠定日後健康的基礎。

問(二)：如何坐月子？坐月子要多久？

答：談到坐月子要先瞭解產後的體質如何。一般說來，產後的體質大都屬於氣、血、津液不足，易感受外邪而造成寒凝血瘀，即所謂的虛寒淤症。因此坐月子時須注意以下四點：

1.慎寒溫：產後身體較虛，易感外邪，首先要注重保暖，避免著涼，但亦不宜過於溫暖，易造成汗出過多。更不宜用冷水淋浴，以免出現關節痠痛的症狀。

2.適勞逸：產後宜多休息及有充分的睡眠，不宜過早或過度操勞，以免引起惡露期延長或引起子宮下垂、陰道下脫。但亦須適當活動，使氣血通暢，以促進身體的復元。在產後八週內宜禁房事，以利子宮的恢復及避免邪毒的入侵。

3.勤清潔：產褥期因有惡露排出，易受感染，故產後尤須注意外陰的清潔。

4.調飲食：產後由於身體受到一定的損耗，加上需要乳汁補養嬰兒，故應增加營養，以多食蛋白質豐富且易消化的食物爲宜。不宜過於肥膩，以免影響腸胃，過寒或過熱的食物，均非所宜。至於坐月子到底要坐多久？嚴格來說坐月子至少需六週的時間。

問(三)：生化湯與麻油雞酒均為民間坐月子常用的藥方與食補，有何作用？如何服用？有何禁忌？

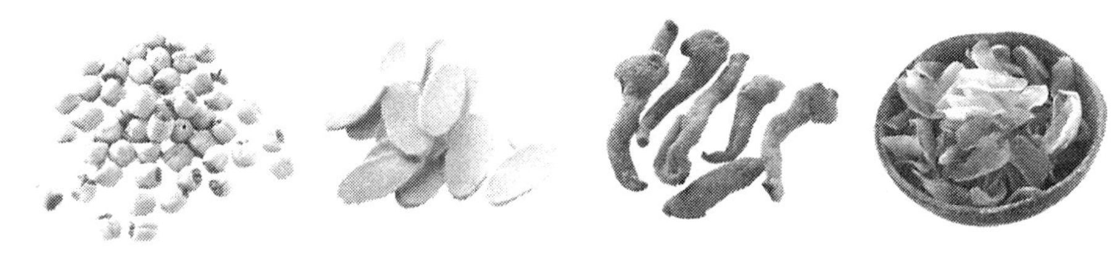

答：生化湯有補血活血、散寒祛瘀等作用，對產後的虛寒體質的改善與增強子宮收縮有一定的幫助。一般生化湯於產後第一天開始服用，連服七天即可。生化湯的運用除了要對證外，也要注意加減，如惡露已淨去桃仁、惡露稀少加蒲黃和五靈脂、惡露血塊多加肉桂、子宮收縮差加益母草等隨證加減。若屬於發熱瘀症或虛火旺盛者不宜使用。不可深信「產後宜溫」之說，夏天尤須注意。

麻油雞酒有散寒祛瘀、下胞衣、利大腸等作用。其中麻油性爲寒，但經炒熱及加入老薑和米酒後，反而有溫熱散寒的作用，對產婦體力的補充很有幫助。食用時若覺得太油膩，可於湯涼時將浮油撈起。麻油雞酒在整個產褥期均可食用，禁忌同生化湯。

問(四)：坐月子中有哪些禁忌之物？

答：1.產後禁人參，一週內禁酒，麻油要愼用（傷口若有紅腫疼痛時，酒、麻油會加重疼痛）。

2.以少量多餐方式進食。

3.哺乳者禁食麥芽（因爲麥芽有回乳作用）。

4.少食油膩食物，以免引起消化不良。

5.少食辛辣燥熱之物，如辣椒、咖哩、芥末，以及火中烤炙、煎炸之食物，因爲這類食物會加重口乾、便秘、痔瘡等症狀（燥熱之品會耗傷津液）。

6.少食生冷之物：中醫歷來有「產前宜清，產後宜溫」之說以及「胎前多實，產後多虛」之訓，故產後在藥物及食物方面可偏於溫潤，故寒涼之品宜少食，如水梨、西瓜、苦瓜、白蘿蔔、芹菜，以及各種冰涼飲料、涼拌生菜等等。宜多食菠菜、紅菜、蕃薯葉等蔬菜，及木瓜、

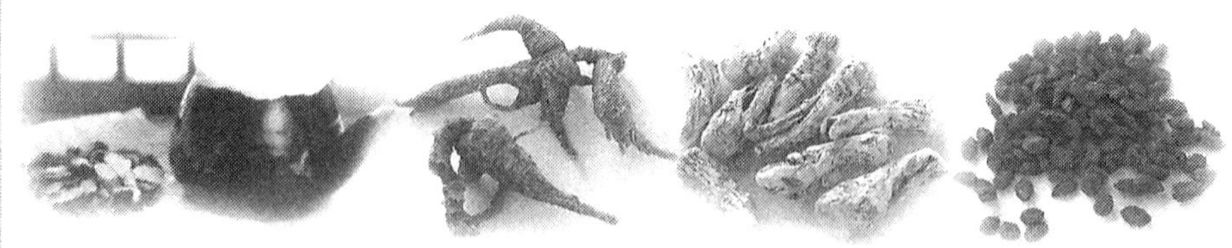

蘋果、水蜜桃、荔枝等水果。

7.適當控制食鹽，食物以清淡爲主。

8.食物一定要煮熟，且溫熱爲宜。

9.少食堅硬粗糙及酸性食物（產後身體各部位需要一段時間恢復，在此時期身體極易受到損傷，堅硬粗糙及酸性食物容易損傷牙齒，使產婦日後留下牙齒易於痠痛鬆脫的後遺症）。

問(五)：坐月子中生活起居注意事項？

答：1.少碰冷水、禁吹冷風。

2.吃好，睡好，適當走動，禁爬樓梯、彎腰、蹲、屈膝、盤坐。

3.定時排便。

4.注意陰部、肛門清潔。

5.洗澡洗頭時愼防外感。

問(六)：何謂壓腹？

答：這是一種民間習俗，內容是說產婦被推出產房，就先給她吃個茶籽油（苦茶油）煎的蛋，因爲產婦剛生產完，用力過度身子偏虛，而苦茶油具滋補作用又具有解毒功用，所以不用麻油而用茶籽油。

問(七)：坐月子食療？

答：由於產後身體虛弱，各方面功能處於逐漸恢復期，故產後的飲食以營養豐富、易於消化爲原則，且保持大小便暢通，食療參考如下。

1.產後第一週：

飲食以清淡易消化爲主。

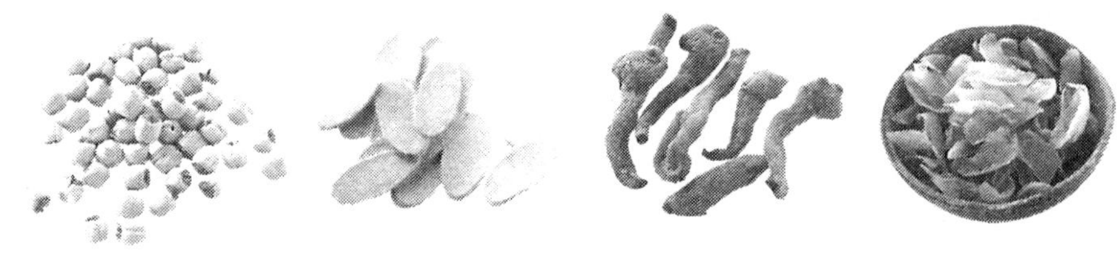

2.產後第二週：

(1)花生蹄膀湯：本方有滋補產婦、通乳、促進乳汁分泌的功能。

(2)鯽魚湯：清燉或加黃豆芽同煮，鯽魚有補虛、利尿、通乳作用，對於產後身體虛弱、乳汁較少的產婦極為適宜。

(3)紅糖薑湯：紅糖、薑數片同煮熱服，紅糖有健脾補血、祛寒化瘀之作用，薑能溫中散寒開胃。

3.產後第三週以後：

(1)當歸生薑羊肉湯：羊肉（去脂肪）、生薑、當歸，燉熟後食羊肉及湯。羊肉能溫補氣血、開胃健脾、通乳治帶，對產後身體虛弱、形寒畏冷、腹中冷痛等均有較好的作用；生薑祛寒健胃、當歸活血補血，對產後惡露不淨、產後腹痛、產後貧血等均較有效。

(2)當歸補血湯加味：當歸、黃耆、枸杞、杜仲、黑棗、酒、水、紅蟳。將紅蟳及藥材一起放入燉鍋中加入水、酒，以文火燉煮一小時。本食療以補氣生血為主。

(3)四物燉河鰻：河鰻、當歸、熟地、白芍、川芎、水、酒半瓶。將河鰻去內臟洗淨備用，切約二公分厚並放入燉鍋中，加水，藥材以布包置於燉鍋中，加酒，以文火煮約一小時。

問(八)：常見之產後病症有哪些？可配合哪些食療治療？

答：常見之產後病，如產後貧血、產後身痛、產後缺乳。

1.產後貧血：

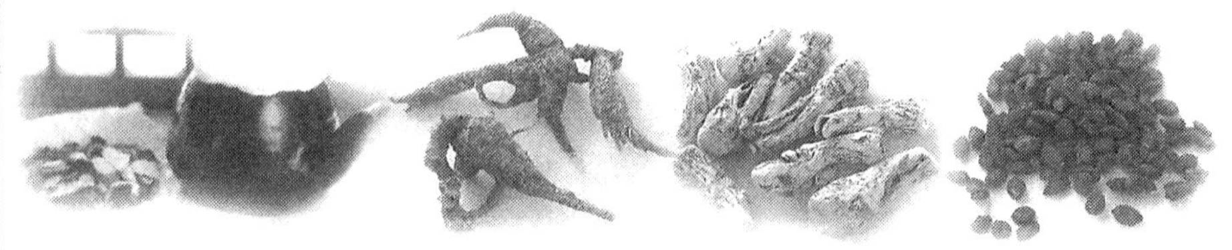

食補：

(1)瘦豬肉三兩、阿膠三錢，先將瘦肉放鍋中加水適量，用文火燉熟後放入阿膠溶化，調味飲湯食肉，隔天一次可連服三十天。

(2)花生仁三兩、雞蛋兩個、枸杞子三錢、紅糖一兩半、大棗十枚，先將花生仁、枸杞子煮熟，然後放入紅糖、大棗、雞蛋，再煮片刻服食，每天一次連服二十天。

藥補：

(1)當歸補血湯：黃耆一兩、當歸兩錢，加瘦豬肉燉服。

(2)八珍湯或十全大補湯，加瘦肉燉服。

2.產後身痛：

食補與藥補：

(1)外感風寒型：蔥白三根、蘇葉四錢，用滾開水沖入杯中，如同泡茶，可沖數次連續飲用。

(2)血虛型：當歸三錢、生薑三錢、羊肉一斤，加水適量煮熟，喝湯吃肉。

薏仁八錢、紅糖三錢、蓮藕一枝，煮粥食用。

3.產後缺乳：

食療：

(1)海帶豆漿佛手湯：豆漿五百西西，海帶三兩、佛手三錢，共煮湯，不加鹽，每日一次，連服數天。

(2)豬蹄二隻，洗淨，通草一錢半，加水適量，入砂鍋加蔥薑少許，文火清燉至爛，可加少許食鹽調味，食肉喝湯，可連吃數日。

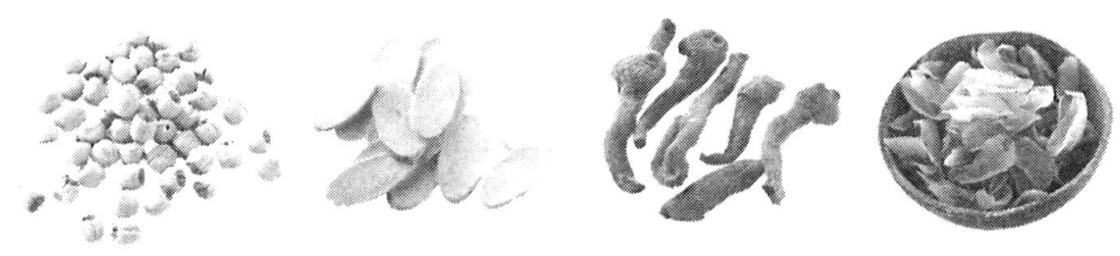

總之產後藥補與食補仍應辨證論治，切勿拘泥於「產後宜溫」，應當遵守「虛者補之、實者攻之、寒者溫之、熱者清之」的治療原則。

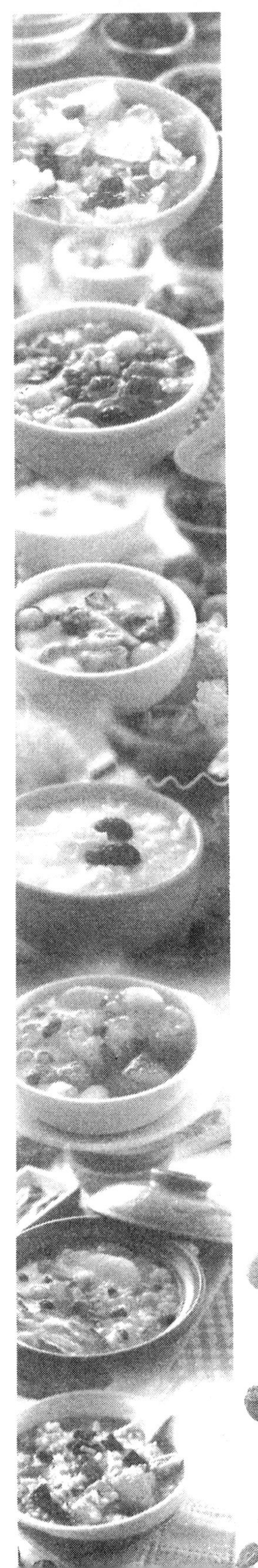

第十一章　兒科常見疾病

- 小兒水痘
- 小兒過敏
- 小兒調理原則
- 小兒打鼾

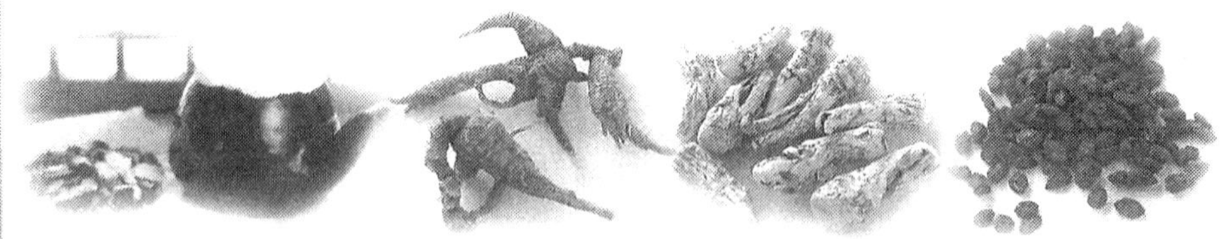

小兒水痘

一、概述

水痘是一種極易傳染的疾病，可經人與人接觸直接傳播、透過患者的飛沫或散布在空氣中的呼吸道分泌物傳播，或接觸到被患者傷口的分泌物弄污的物件而間接傳播。潛伏期爲二至三個星期。從出現皮疹前五天（較常見爲一至兩天），至水痘水泡變乾、結痂爲止（通常爲出疹後五天）。患者初時會輕微發燒、疲倦和軟弱無力。水痘疹最初出現於患童的頭部皮膚和軀幹上，然後向面部及四肢散布，當中以出現在軀幹的數目最多。水痘疹大概於五日內分批出現，並出現豆狀的小水泡。水泡會有癢感，如果抓破水泡則容易發生感染，留下疤痕。一般在水泡出現約三天後會變乾、結痂。患者通常約於二至四星期內痊癒。在大部分情況下，症狀都是輕微的，病人可不藥而癒。但抵抗力弱的人會產生併發症，如皮膚發炎、猩紅熱、肺炎及腦炎的機會較高。初生嬰兒若染上水痘，病情會較嚴重，甚至危及性命。若婦女在懷孕初期染上水痘，會導致胎兒有先天性缺陷。約90％的人在十五歲以前感染過水痘，大人感染水痘會比小孩子來得嚴重。

水痘的病原體是水痘帶狀皰疹病毒，這種病毒屬於脫氧核糖核酸類微生物，只能在人體細胞核內生存和繁殖，不能在動物細胞內生存和繁殖，所以水痘患者是唯一的傳染源。令人慶

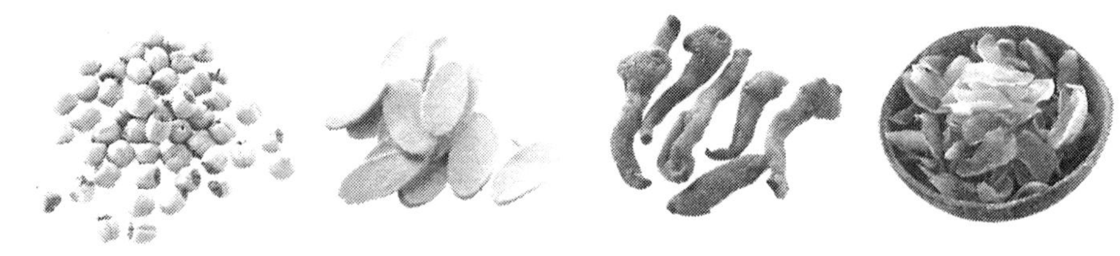

幸的是，水痘不像一般感冒，感染了之後還會被傳染無數次，通常只要發疹過一次，身上就會自然產生抗體，可終身免疫。雖然水痘發過一次就不會再感染，但是由於病毒會潛伏在體內，到了年紀大一點，可能會因為病毒的再度活化而引發帶狀皰疹（俗稱生蛇或皮蛇），另外也可能會引起其他併發症。

二、中醫觀點

本病的命名始於南宋，如南宋的《小兒衛生總微論方・瘡疹論》說：「前人言瘡疹有表裏證，其瘡皮厚，如赤根白頭，漸加赤腫有膿。差遲者謂之大痘，此謂裏證，發於臟也；其瘡皮薄，如水泡，破即易乾者，謂之水痘……」水痘的病因爲感受時行邪毒，此邪毒，爲風熱溫毒，屬陽邪。水痘邪毒藉外感之機，經口鼻侵入，上犯於肺，下鬱於脾而發爲病；臨床上中醫將本病分爲三種證型：

1.風熱輕證型：表現發熱輕微，或無熱，鼻塞流涕，伴有噴嚏及咳嗽，一天左右出疹，疹色紅潤，泡漿清亮，根盤紅暈不明顯，點粒稀疏，此起彼伏，以軀幹爲多。舌苔薄白，脈浮數。治療採用疏風清熱、佐以解毒，方藥可選用銀翹散加減。
2.毒熱重證型：表現壯熱煩躁，食納減少，口渴欲飲，面紅目赤，口舌生瘡，痘疹分布稠密，根盤紅暈較密，疹色紫暗，泡漿較渾，或伴有牙齦腫痛，大便乾結，小便黃赤。舌苔黃糙而乾，舌質紅絳，脈洪數。治療採用清熱涼營、佐以解毒，方藥可選用清胃解毒湯加減。

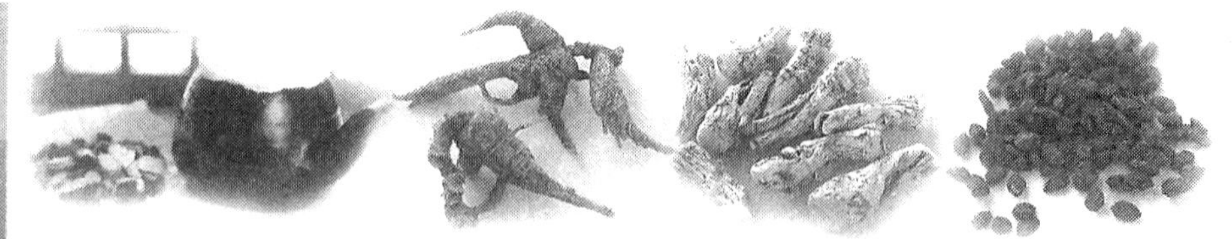

3.變證型：基本上不多見，但亦有因體稟脆弱，邪毒熾盛，而內陷心肝，導致驚風發搐、神昏等證；若痘破污染邪穢，亦可加重病情。邪毒熾盛，而內陷心肝者，表現高熱、頭痛、嗜睡、抽搐、昏迷。舌苔黃厚，舌質紅絳，脈數有力。治療採用解毒熄風，方藥可選用清胃解毒湯加減。痘破污染邪穢者表現發熱、疱疹破潰、流出膿液，皮膚鮮紅腫痛，甚者潰爛、壞疽，舌苔黃厚、舌質紅，脈數。治療採用清熱解毒、消腫止痛，方藥可選用仙方活命飲加減。

三、藥茶選讀

1.藥茶名：雙花茶。

2.組成：甘菊花十五克、金銀花十五克、綠豆三十克。

3.煎法：以上三藥，加水適量，煮成藥茶，可加冰糖調味。

4.服法：當茶喝。

5.使用：雙花茶適用於小兒出水痘、痲疹、中暑、痘瘡、疔等期間調理用。

四、考據及研究

1.《本草綱目》：

(1)甘菊花（臘梅科）：解暑生津、散濕除風明目。

(2)金銀花（忍冬科）：治寒熱身腫、散熱解毒、諸腫毒、癰疽疥癬、楊梅諸惡瘡。

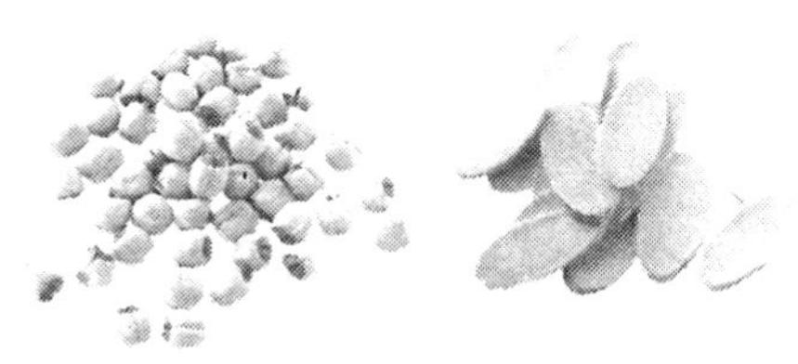
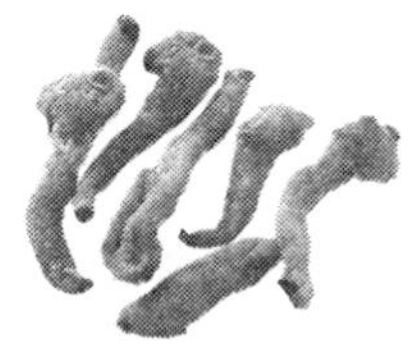
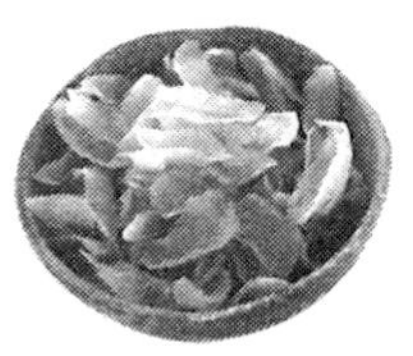

(3)綠豆（豆科）：治痘毒、丹毒、煩熱風疹、壓熱解毒、消腫下氣、止消渴。

2.《本草備要》：

(1)甘菊花：甘、平。開胃散鬱、止渴生津、退熱解毒、清暑明目、去風除濕、治頭目眩暈要藥。

(2)金銀花：甘、寒。治癰疽疥癬、楊梅惡瘡、腸澼血痢、五種尸疰。

(3)綠豆：甘、寒。治瀉痢、連皮用、粉撲痘瘡潰爛良。

3.現代藥理：

(1)甘菊花：鎮靜作用、解熱作用。

(2)金銀花：抗菌作用。

(3)綠豆：有抑制葡萄球菌的作用、解毒作用。

五、護理預防

1.發熱的患者應多喝開水和多休息，需要時可服用醫生處方的退燒藥物。

2.多進食有營養及易於消化的食物，如魚肉或肉粥。

3.可在瘙癢處塗上醫生處方的止癢藥。兒童睡眠時可替其穿上乾淨的棉手套，以免抓破小水泡，引致皮膚發炎。

4.父母要留心觀察兒童的病情。如出現高燒不退、不肯進食、嘔吐、極度疲倦或神情呆滯等徵狀，應及早求醫診治。

5.父母亦要小心觀察家中其他兒童是否在傳染期內感染到水痘病毒。

6.患者應該避免接觸孕婦與抵抗力弱的人士。

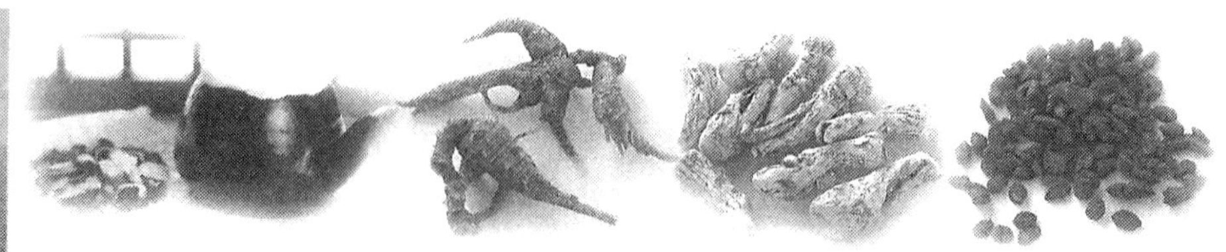

7.患上水痘的兒童不應上學，應留在家中約一星期或直至所有水泡變乾、結痂爲止，以免把病毒傳染給校內其他同學。

8.學校方面，校方應通知其他家長學校有學童感染水痘，並提醒家長留心學童是否有水痘病徵。校方如發現學童有出疹或出現小水泡，應通知家長接回學童求醫。

9.保持個人及環境衛生，保持雙手清潔，並用正確方法洗手。

10.白血病或免疫力差的病人宜接受水痘疫苗注射，一般接受防疫注射的人當中，九成可以免疫。水痘疫苗效果目前只能維持幾年，但甚少會引起嚴重的副作用。

六、臨床常用方法

處方：十味敗毒散、普濟消毒飲、涼膈散、黃連解毒湯、五味消毒飲。

小兒過敏

一、前言

近年來，有愈來愈多的研究指出，過敏病的罹病率和盛行率正逐年增加，而且病情轉趨嚴重，住院率與死亡率也隨著增加。全世界約有20%到30%的人口，有過敏病的經驗，現代社

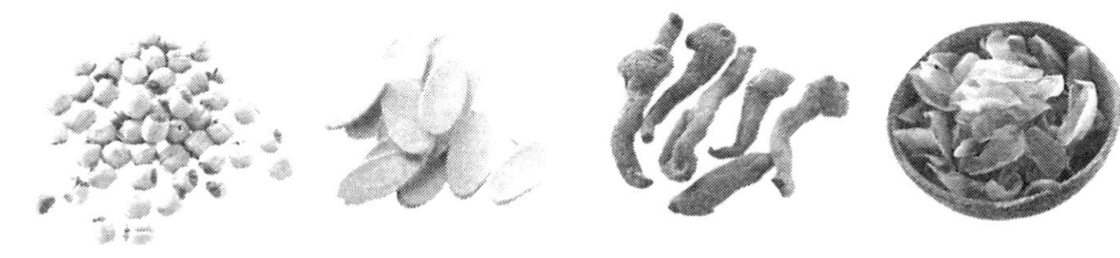

會為此付出巨大成本，台灣地區也不例外。

二、為什麼小兒過敏持續在增加？

謝貴雄教授曾在台北做過四次大規模的學齡兒童調查，結果發現台北學童氣喘病發生率，在一九七四年為1.3%，然後快速增加，一九八五年為5.08%，到一九九四年則高達10.9%。二十年間增加超過八倍，而其他過敏病，如過敏性皮膚炎和異位性皮膚炎，也有類似現象。成人氣喘病也和小兒氣喘病一樣有類似趨勢。

要瞭解過敏病病例增加的原因，首先應該明白過敏病的致病機轉。可惜近年來雖然有很多科學家致力於研究過敏病的成因，但是所知仍極為有限。大體上來說，過敏病的致病機轉是多因素，沒辦法用單一原因來說明。不過IgE抗體、嗜伊紅白血球、過敏原特異性T淋巴球和細胞間白素-4.5和13，似乎占有很重要的免疫致病機轉。至於如何產生這種病理，可能有下列幾個因素：

1.先天體質可能是一個應該注意的因素，流行病學調查顯示，如果父母都有過敏疾病，那麼小孩有過敏疾病的機會大於三分之二；如果父母一方有過敏體質，則後代遺傳發病的機會為四分之一。同時，近年來盛行的骨髓移植術也發現，若捐贈者有異位性皮膚炎，受贈者於移植後數年也會發病，這顯示體質占有過敏病致病機轉的重要因素。預防之道，當然是儘量避免有過敏體質的婚姻，但是這種方法有時並不可行。尤其有些具有過敏遺

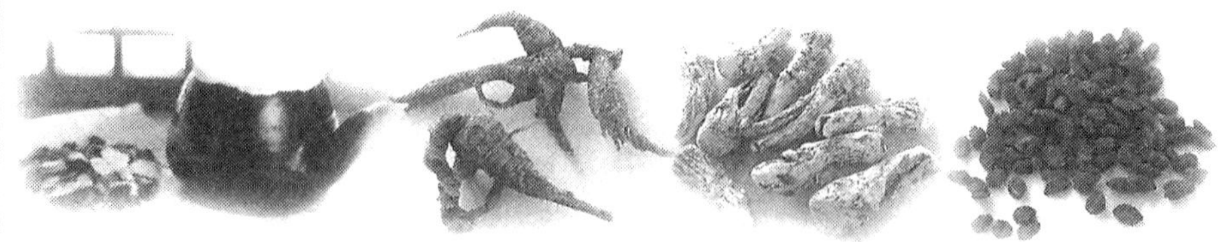

傳體質者，並不一定有臨床症狀。雖然體質因素具有相當影響力，但是有些流行病學調查，亞洲人移民至美國後發現，移民在美國西方化的社會居住十年後，過敏病例顯著增加，這表示後天環境也有相當影響。

2.近二十年來，台灣社會環境無疑經歷了巨大變化，這些變化中有些因素可能是過敏病例增加的元兇。包括：

(1)工業化結果所帶來的空氣和環境污染，尤其是二手菸、汽機車和工廠所排放的廢氣。

(2)居家環境的改變，在二十年前居家裝飾非常簡單，大部分居家環境光線和空氣充足流通。近年來則相反，大部分爲公寓住宅，且強調封閉性繁雜的裝潢，如地毯、布窗簾、布沙發、毛壁氈的大量使用。許多建築強調大量室內浴室的設置，不注重濕氣的排除，導致室內濕氣增加。如此一來，室內過敏原如家塵過敏原、蟑螂和黴菌，即容易大量滋長。

(3)農村社會，兒童有較多時間在戶外活動，現代人則花費較多時間停留在封閉的建築內活動，這些建築又大部分是有密閉式空調，這使得過敏病患與室內過敏原接觸的時間和機會變長、變多，筆者認爲這可能是最重要的原因。

(4)現代人生活態度的改變，過去是較悠閒不緊張的生活，現代則是劇烈的生存競爭和生活壓力。這些情緒的影響，相信可以左右自主神經的調控，正可能導致呼吸道的過度反應。

(5)飲食習慣的改變，過去以素食和低熱量飲食爲主，現代飲食則以高熱量、高蛋白質和高脂肪爲主，尤其是

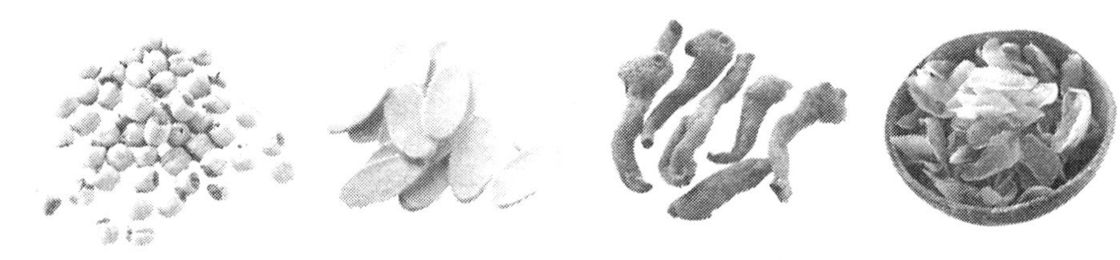

以不安定油油炸、燒烤食物。從動物實驗的數據顯示，可使過敏IgE抗體和過敏原特異性IgE抗體大量增加，但這方面的研究需要更多證據。

(6)傳染性疾病形態的改變，由於疫苗的進展，公共衛生學的進步，現代人對某些細胞內的感染降低，例如：肺結核、A型肝炎等，導致免疫功能的改變，偏向第2型T輔助型淋巴球功能。

由上述討論，可以明白過敏病例的增加，是由許多原因錯綜複雜造成，無法用單一原因解釋。但是後天環境的影響絕對重要，因此對後天環境致敏因素的控制，也是預防和治療過敏病的重要一環。也就是針對可能引起過敏病的因素，加以控制，就可以降低過敏病發作機會和嚴重度。

氣喘病的症狀並非只有喘鳴發作、呼吸急促才是氣喘病，罹患氣喘病的小朋友有半數以上，初期僅以慢性咳嗽來表現。因此，如果小朋友常常有夜咳、久咳不癒或運動過後有咳嗽的現象，且對普通感冒藥反應不好者，皆應考慮是否有氣喘病的可能性。

氣喘病者環境控制最為重要，例如：居家環境儘量控制於無塵蟎、黴菌的環境，調節室內濕度及避免飼養寵物，是最便宜且可行的方法。市面上各種標榜可治療氣喘的特殊配方，事實上，仍有待更多的研究去證實其效果。

三、注意事項

遵照醫師指示，不隨意停藥，父母應試著去瞭解藥物之作

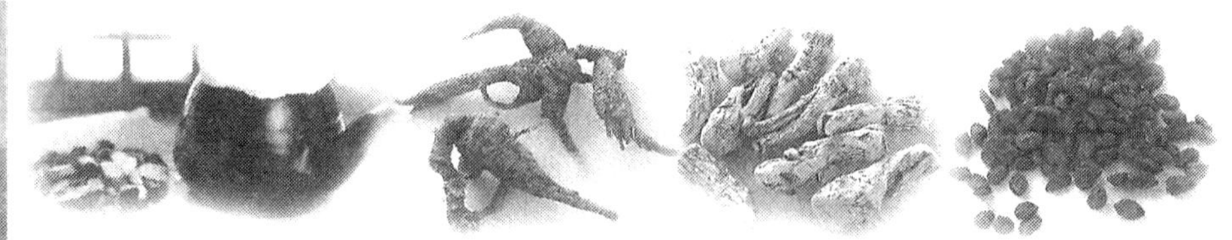

用機轉與可能的副作用，如此會讓您更有信心去接受治療。天氣溫差大時，別忘了加件衣服，雨季時應為室內除濕，平常少進出公共場所，避免病毒感染，如此皆能有效減少喘鳴發作。

足夠的暖身活動（最少三十分鐘），另外適當的給予藥物，都可大幅改善運動引起的咳嗽或喘鳴。絕不可因噎廢食，不要因為小朋友會咳嗽，而禁止他們應有的運動與活動。每個氣喘病兒皆應有足夠的運動，才足以培養其團隊精神與強健體魄。

小兒調理原則

一、概述

您家中的小寶貝，經常早上一起床就咳嗽打噴嚏嗎？小孩平時很容易感冒，經常皮膚癢、眼睛癢，鼻子也常過敏，當這些症狀持續三週以上，一年發作次數超過三次以上，就表示您家中的小孩子有過敏情形，小孩過敏在臨床上非常多，過敏的部位包括眼睛、鼻子和皮膚，有些人甚至會全身過敏，可能是遺傳到過敏體質及環境誘發才會發生過敏症狀。

二、如何有效預防過敏發作？

1.避免接觸過敏原：最好的方法是家中不鋪地毯，不養寵物，少買填充玩具，窗簾應改為塑膠製品或竹製品，掃

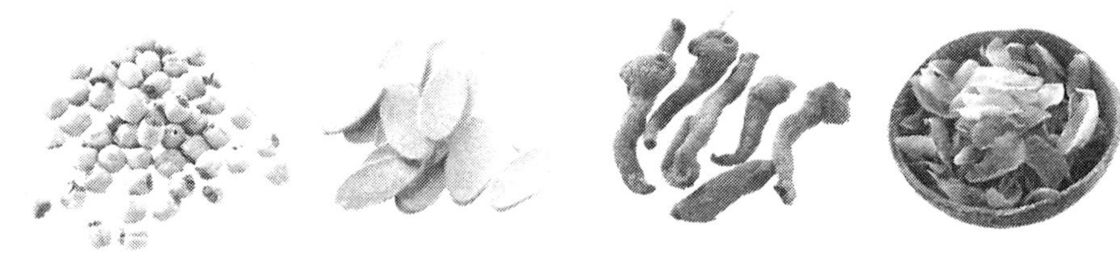

除時注意避免灰塵飛揚（使用吸塵器，並戴口罩）。

2.注意個人生活起居：

(1)屋內潮濕或寒冷時，可使用除濕機或電暖器。

(2)晨起宜先熱身活動，不用冷水洗臉，早餐儘量吃熱食，並添加衣物才出門。出門時則可戴上口罩，保持鼻腔的溫暖，隔絕外界的刺激。

(3)感冒病毒是經由口鼻感染，所以儘量避免用手挖鼻孔。外出歸來及進餐前也要養成洗手的習慣。

(4)若小朋友罹患感冒時，儘量不要出入公共場所及人多的地方。

3.鍛鍊身體，改善體質，避免受涼：多做運動，如游泳、慢跑等。

4.避免過於疲勞、憂慮，避免壓力，鬆弛肩膀，保持精神愉快，過於疲勞，情緒不好，或因受傷、細菌、病毒感染，睡眠與運動不足，容易消耗身體的營養，以致營養缺乏而生病。早期治療，並常按摩合谷（可刺激大腦產生干擾素；一種抗體）、迎香（可以使鼻子通暢，並減輕搔癢感）兩穴（穴位詳見三五五頁）。

5.注意平日飲食宜忌西瓜、香蕉、芒果（上述食物皆含過敏蛋白）。其他如冰冷、咖啡因飲料（可樂、茶、咖啡）、橘子、海鮮魚蝦、油炸、玉米、乳製品、雞蛋、草莓、番茄、小麥、味精、巧克力等食物，均有可能致敏。

6.禁菸、禁酒。

7.如果有遺傳性的過敏體質，最好哺育母乳，因爲母乳中含有豐富的免疫抗體（如免疫球蛋白IgA），可以保護嬰

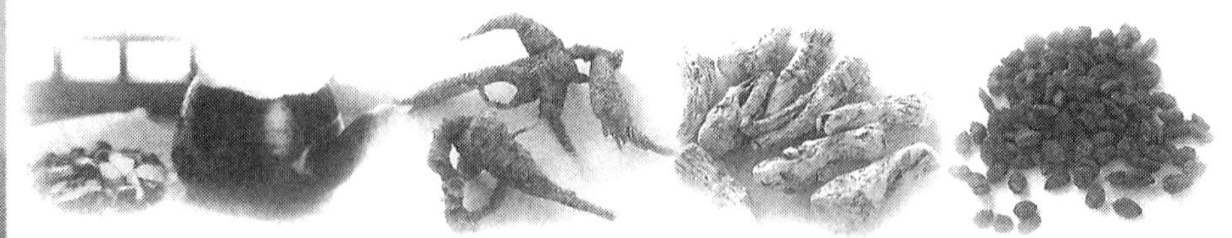

兒的腸胃，避免吸收到過敏性物質，等寶寶滿六個月，消化機能健全之後再餵食斷奶食品，尤其是蛋類很容易引起過敏，最好等到週歲以後再餵食；另外，容易引起過敏症的副食品，如海鮮類（魚、蝦、蟹等），建議最好在一歲甚至二歲以後再添加。

三、中藥調理原則

由於父母體弱（具遺傳性疾病或過敏體質等），或妊娠期失於調養，胎兒營養不足，造成稟賦薄弱，先天不足，因此小兒注意先天之本（腎氣）的調養。

1.腰膝痠軟、耳鳴、盜汗、舌紅苔少、脈細數爲腎陰虛，可用熟地、枸杞子、女貞子、旱蓮草、桑椹、龜板、鱉甲、黃精、紫河車這類的補陰藥。不能因爲身體疲累瘦弱就用高麗參、鹿茸類的補陽藥，否則虛火更旺，反而會更不舒服。

2.畏寒、身體稍微浮腫、小便清長、脈沉遲爲腎陽虛，可用鹿草、冬蟲夏草、蛤蚧、骨碎補、蓯蓉、胡桃、巴戟天、破故紙、枸杞、杜仲、續斷、菟絲子等。多多補充可強化免疫功能的食品，如維生素A、C、E、B_6、B_5、Q_{10}、輔酶、鋅（若發燒時則不能用鋅）、鍺、蜂王乳膠囊、粗製胸腺。

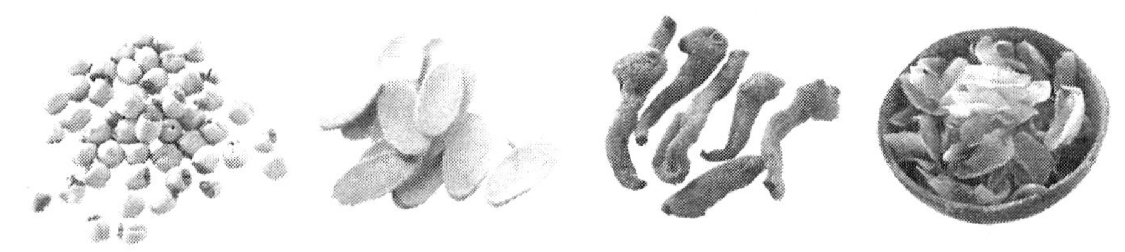

四、過敏的預防從懷孕開始

最近嬰幼兒也有「過敏症」增加的趨勢，有許多母親看到孩子喝牛奶就嘔吐，便會擔心孩子是否有牛乳過敏體質；當孩子開始攝取斷奶食物，吃了蛋之後，有長濕疹的情形，又擔心孩子是否對蛋過敏。這類過敏體質的孩子常有各種反應，如嘔吐、下痢、氣喘、濕疹等，而這種體質大多數是由父母身上遺傳而來的。目前更有報導指出：如果媽媽在懷孕時接觸過敏原，會增加寶寶出生後有過敏體質的機會，如果是過敏體質的高危險群，媽媽在懷孕期間最好避免高致敏食物（如蛋、牛奶、花生等）。

(一)別讓孩子的健康輸在起跑點

雖然致敏因素有塵蟎、花粉、貓狗毛屑分泌物、蟑螂等因素，對於行動受到限制的嬰幼兒而言，導致過敏症的因素以食物居多。最容易引起過敏症的食物，以蛋、牛奶、黃豆爲代表，對於有過敏症的孩子，盡可能以母乳取代牛奶（至少餵食六個月），母乳不但容易消化吸收，不易過敏，而且母乳當中含有豐富的免疫抗體（如免疫球蛋白IgA），可以保護嬰兒的腸胃，避免吸收到過敏性物質，因此能夠防止小寶寶腸胃吸收不良的過敏症，然而，牛奶中並沒有這種寶貴的資源，所以和哺餵母奶的孩子比起來，僅喝牛奶的孩子較容易引起過敏症。

在孩子的消化機能尚未成熟之前，就開始餵食各種不同的食物，常是過敏症的機緣，因此等寶寶滿六個月，消化機能健全之後，才開始餵食斷奶食品，這樣比較安心，特別是蛋類，

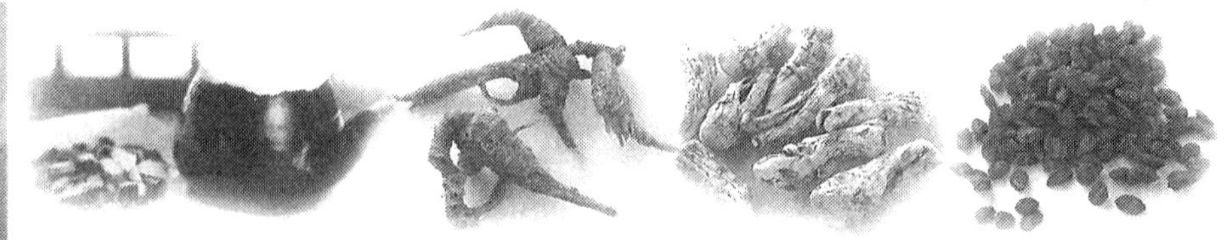

很容易引起過敏症，所以最好等寶寶週歲大之後再餵食，而且要先煮熟再餵食。

開始添加副食品，可從較不易過敏的嬰兒米粉開始，麥粉則稍後再添加。至於比較容易發生過敏的副食品，包括蛋、花生及海鮮類（如魚、蝦、蟹）等食物，建議在一歲甚至兩歲以後再添加。

(二)有助於提升免疫力的各種營養素及食物

強健的免疫力需要均衡而充足的各種營養素，包括維生素、礦物質、碳水化合物、脂肪、蛋白質、纖維素等。其中以維生素A、維生素B群、維生素C、E，及礦物質鋅、硒最為重要。

有助於提升免疫力的食物，包括各種黃綠色蔬菜，如萵苣、烏梅、蘆筍、南瓜，以及甘藍、蜂蜜、花粉、蜂王漿、香菇、馬鈴薯、桑椹、大蒜、黑木耳、白木耳、百合、黃豆、薏仁、海帶、優酪乳、醋、味噌等天然發酵食品；中藥材方面則有紅棗、靈芝、人參、當歸、黨參、黃耆、何首烏、山藥、刺五加、白扁豆、冬蟲夏草、枸杞等等。經常食用上述食物可以固本培元，強化免疫機能的作用。

舉例來說，如果您的小孩（大人也可以）整天無精打采，面色蒼白，很容易疲倦，動不動就流汗，常常感冒，賢明的媽媽（太太）可以為您親愛的家人，熱開水沖泡一杯黃耆枸杞子茶提神，並可提升抵抗力〔黃耆枸杞子茶：黃耆成人（以四十公斤計）每日用量三至十錢，枸杞子二至六錢，小兒依體重比例減少〕；如您不嫌麻煩，再加入紅棗四至六顆、老薑兩片、黑糖少許，這要稍微煮沸一下子，原則是在白天喝，不要在晚

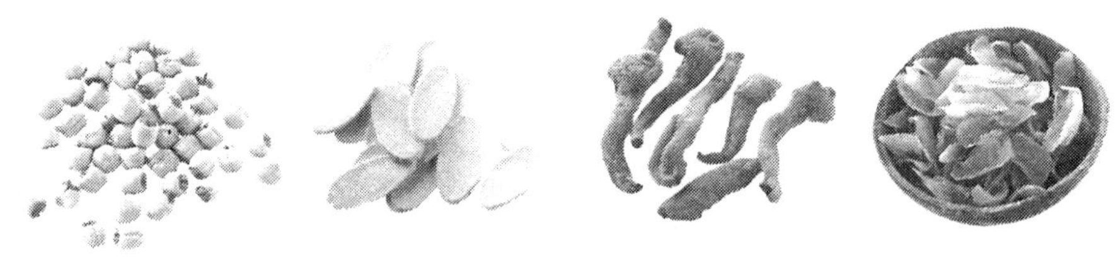

上喝，以免過於興奮多夢睡不好，最好每天即沖（煮）即服，隔夜最好丟棄（放於冰箱多日，有時會發泡變成啤酒味），值得注意的是，初感外邪（發燒、咽痛、急性扁桃腺炎、急性鼻竇炎、急性細支氣管炎或肺炎初期）無虛症者不宜喝，免得使表邪留連不去，加重病情。

五、容易感冒的小孩中藥調理原則

中醫認為小兒臟腑驕嫩，肺臟功能不足，容易感冒、疲倦、流汗為「氣虛」：小孩子一遇到氣候轉變就容易咳嗽、流鼻水、容易流汗，也經常感冒，這是因為保護體表的肺衛氣不足所致。所以中醫主張從補肺氣及滋肺陰來著手，主要目的在於補益，保護體表衛氣，提升體內各器官的抵抗力，而達到恢復充盛正氣的效果。

1.因為肺氣虧虛所以要補肺氣：可用的中藥藥物有人參、黨參、黃耆、黃精、扁豆、淮山（山藥）、麥芽糖、五味子、紫河車、蛤蚧、太子參等。
2.因肺陰不足，故要益肺陰：可用沙參、麥冬、百合、玉竹、西洋參、阿膠、鼈甲、生地。

目前飲食文化趨於「精緻化」，小孩的日常飲食多偏愛高脂肪、高膽固醇的速食品，食物中許多精緻物質（如維生素、礦物質）流失，雖然吃的「量」不少，但「質」卻很差，造成相對的營養不均衡，導致許多「過胖兒」或抵抗力差的小孩出現。

如果父母放任小朋友吃愛吃的漢堡、炸雞、烘品、烤品等

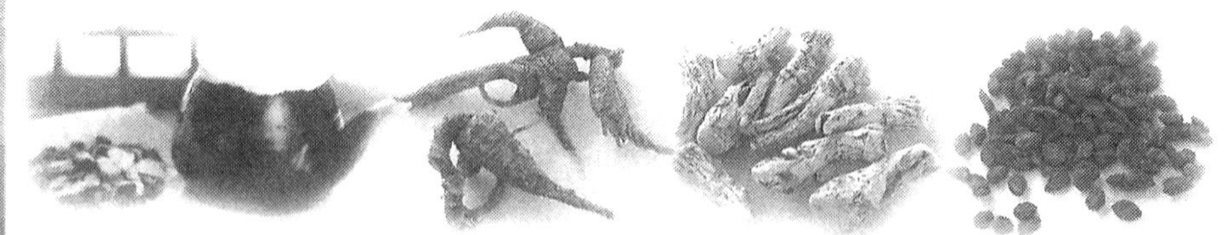

小孩吃人參進補好嗎？

小孩的發育如同看大樹木的生長，最重「補氣」，尤其是補脾胃之氣以增進消化功能。很多父母認爲人參補身大補元氣，所以還特別購買人參（一般中藥房用粉光參、珠貝母、冬蟲夏草混合調配）要爲小孩進補，但是小孩也有「少不服參」的禁忌，無虛症小兒不宜服用人參，因爲人參成分裏有類似性激素的作用，會促進性激素的分泌，過量服用會造成兒童有性早熟的現象，嚴重影響兒童的正常發育；而初感外邪無虛症者，服用人參反而會使表邪留連不去，加重病情，所以一般健康情況良好、無虛症表現者，就沒有必要服用人參！

速食食品，小心小孩可能發生胃部脹痛、不易消化、食慾降低等毛病，若長時間下來，易造成兒童營養失調、偏食及營養不均衡，已危及兒童健康。

怎樣才叫均衡飲食呢？

1.不偏食：食物烹調多變化，以避免兒童偏食，營養必須要均衡。油炸、烘、烤食物較不易消化，且許多材料易受高溫分解，宜注意食品的營養調配。

2.多吃天然食物：天然食物可以避免添加物之虞，過度加工的食物常失掉很多營養。

3.維護腸道乾淨：要補充適當的食物纖維，雖然纖維素無

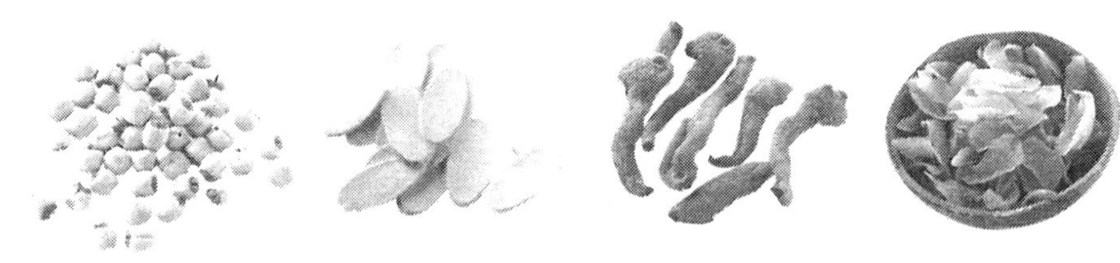

法供給人體任何營養，但它卻有使腸子蠕動正常，並有助於降低膽固醇含量及穩定血糖，改善便秘，預防痔瘡、肥胖、結腸癌，及許多其他疾病，可以維護腸道乾淨，確保人體健康！

4.禁食的食物：刺激性飲料如濃茶、酒等；油脂、肥肉、過甜、過酸的食品儘量減少或避免；避免吃硬果類等不易消化的食品，如粒狀花生、核桃、杏仁等；禁止喝發泡類飲料，如沙士、可樂等強酸性飲料（酸鹼值二點二）。

5.要吃早餐：約兩成十二歲以下的孩子不吃早餐，即使吃早餐的孩子，也是自行進食，自己買早餐吃。

六、預防嬰兒感冒的方法

台灣由於天氣多變化，而空氣污染又嚴重，再加上人口稠密，感冒流行時往往傳播過速，但因爲小寶寶自己不會出門，所以會被傳染感冒，可以說是父母的責任。預防嬰幼兒感冒的方法如下：

1.做父母的從外面回家後，要用肥皀把手洗乾淨，才能抱小孩，而且儘量不要把小寶貝帶到人多的地方。

2.在團體當中，特別容易傳染病毒，因此幼稚園或托兒所中要是有人感冒，全班大都無法幸免。而家中若有小朋友罹患感冒，不要勉強送去幼稚園（或托兒所）上學，以免傳染其他多數同學。

3.家裏有人得了感冒，也要儘量遠離嬰幼兒。

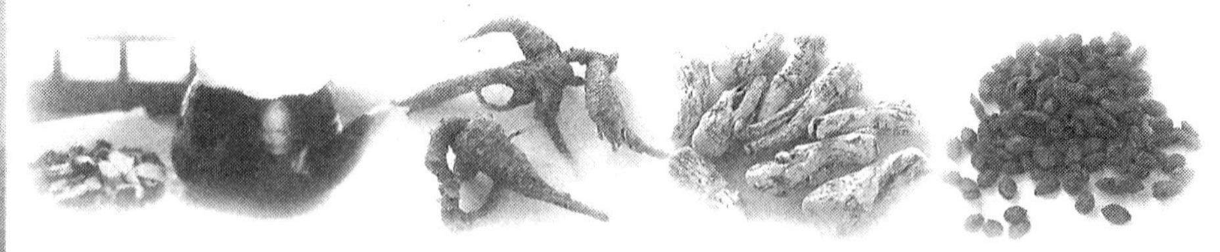

4.因爲感冒病毒是經由口鼻黏膜感染的，所以儘量不要讓孩子吸手指頭及挖鼻孔。另外，外出歸來及進餐前也要養成洗手的習慣。

臨床上，我們發現喘咳很厲害或平素易感冒肺氣虛的小朋友，頸部大椎附近的穴道（大椎、定喘、喘息），手摸會有濕潤的感覺，因此平日有鼻過敏、氣喘及動不動就感冒的小朋友，除了睡覺時肚臍周圍應保暖（可包肚兜）外，避免頸椎部汗流浹背（宜時常保持乾爽，流汗應擦乾，避免冷氣及電風扇直吹向此處），寒流來時，不只是應戴上口罩，高領的毛衣也是很重要的，洗澡時蓮蓬頭在頸大椎用熱水局部沖，有類似溫泉的效果，對感冒、氣喘的預防是有幫助的！

我們也發現隨著年級的升高，肩膀僵硬的小孩也愈多，尤其是會氣喘的小朋友肩膀僵硬更嚴重，用手抓一抓他們的肩膀，有時會痛得哭起來！從前的孩子總是在廣闊的空地上隨意跑動嬉戲（溪邊抓魚蝦、田裏摸泥鰍、山上放風箏），無憂無慮盡情的玩耍，可是現代的孩子就很少有這種在戶外盡興的機會，放學回家總是在家裏看電視、漫畫、玩電腦和電視遊樂器，常常放學回家書包一丟，還得趕去補習班、才藝班等，我們的小孩，在國小就得修習英文、電腦課程，在這種競爭壓力下長大的小孩，肩膀焉有不僵硬之理。因此維護我們的寶貝的健康，應從鬆弛肩膀開始，讓他們快樂的成長，偶爾您也可回味（體驗）一下兒時歡樂的時光。

當然鼻孔宜常保清潔，以避免細菌、病毒及過敏原殘留過多，對身體產生毒害。然而鼻塞不舒服時，指壓頭部的天柱穴，會感到舒服，強力指壓按摩此穴道時，會有痛的感覺往鼻

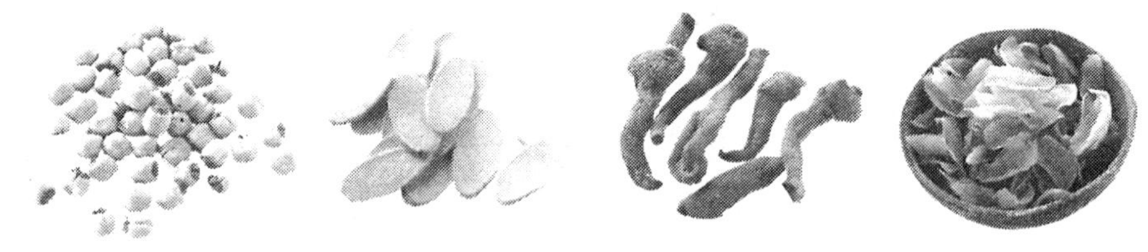

孔這邊傳過來，如果看到嬰兒鼻塞而顯得很痛苦時，除了吸鼻屎和鼻炎藥外，您可以用手輕輕的抓一抓天柱穴，或用手摸一摸，有時我們可以看到嬰兒舒服的笑出來。當然合谷和迎香兩穴的指壓按摩也是很有幫助的！

預防感冒相關穴位介紹

大椎穴：在第七頸椎，與第一胸椎脊突間正中處。

定喘穴：在大椎穴旁開五分處，左右共兩穴。

喘息穴：在大椎穴旁開一寸處，左右共兩穴。

天柱穴：入髮際正中五分（爲「啞門穴」在第一第二頸之間），旁開一點五寸，於頭大筋（斜方肌）外側處。

合谷穴：取穴時，拇、食指張開，以另一手的拇指關節橫紋放在虎口上，當拇指尖到達的地方，就是本穴。古人以爲「面口谷收」，合谷穴不僅對顏面諸疾及呼吸系統有治療的效果，對免疫力（可刺激大腦產生干擾素：一種抗體）的提升也大有幫助。

迎香穴：鼻翼零點五寸，鼻唇溝中，即在鼻翼外緣中點與鼻唇溝的中間。

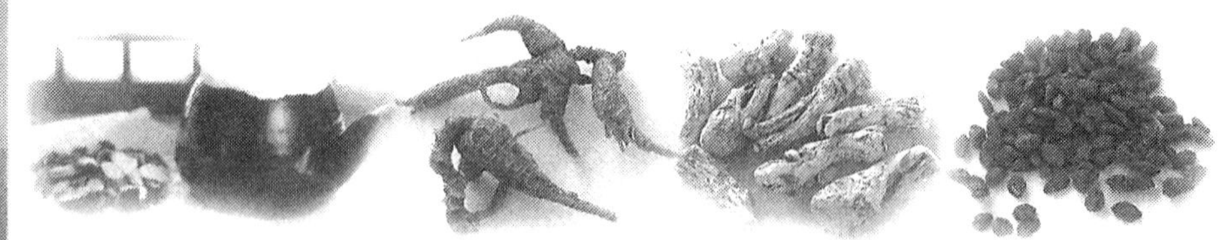

七、腸胃虛弱的小兒感冒後，調養身體正氣的治療原則

小兒脾臟功能不足（消化機能尚未健全），感冒後常會影響運化（消化、吸收、排泄）的功能，而虛弱小兒往往在服用抗生素或感冒等化學成藥後，耗損體內的正氣（抵抗力），去邪卻未能扶正（疾病消失了，但病兒體力活力卻變差了），因此常有腸胃道（腹痛、腹脹、消化不良、食慾不振）、多汗、疲倦乏力的症狀。中醫認爲：「脾爲後天氣血生化之源」，由於氣無形，血有形，有形的血也要依附無形的氣才能存在，因此補血藥常與補氣藥同時配合使用，以調養身體正氣。治療原則如下：

1.補脾氣（促進吸收功能）：可用人參、黨參、黃耆、白朮、淮山、黃精、扁豆、大棗、甘草、太子參、紫河車。

2.補脾血（增加總血量，促進紅血球、血小板的生成）：可用當歸、熟地、枸杞子、何首烏、桑椹、大棗、白芍、紫河車。

3.補脾陽（興奮腸道機能）：可用乾薑、菟絲子、益智仁、白朮、炙甘草。

4.補胃陰（增加消化液分泌，增進消化吸收功能）：可用天冬、麥冬、石斛、玉竹、淮山、沙參。

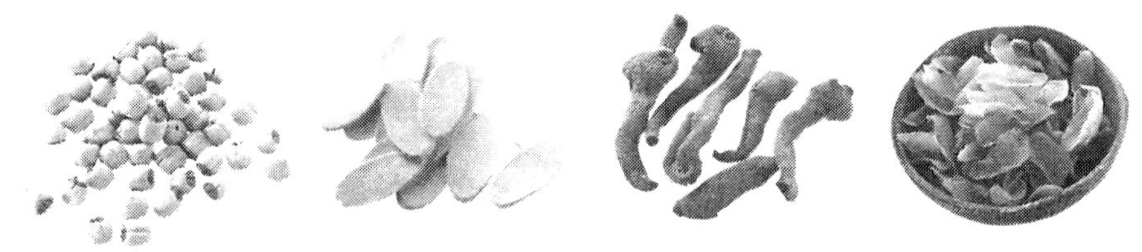

八、健脾胃助消化的山楂黃耆粥

虛弱小兒吃消炎解熱藥物後可能發生胃部脹痛、不易消化、食慾降低、體虛多汗等毛病，可用藥膳調理：山楂（胃酸多者忌，但改在飯後或加入冰糖、紅棗、甘草後，或將山楂微炒就不刺激腸胃了）二十克，加黃耆一兩，六杯水熬湯，濾除渣末，湯汁用來煮粥，再加入適當冰糖（或黑糖），黃耆味甘，固本斂汁，在免疫藥理學研究上。黃耆可強化體內吞噬細胞的功能，增強人體的免疫力，服用黃耆更有斂汗之效；而山楂味酸，有消食化積、祛瘀行滯之效，對於因吃下脂肪過多的肉類食品，所導致的消化不良及胃酸欠缺症、食慾不振，是最佳膳食！簡易中藥方劑處方如：小健中湯、七味白朮湯、小柴胡湯、芍藥甘草湯、肥兒丸、保和丸、養胃增液湯、補中益氣湯、歸耆建中湯、麥門冬湯、苓桂朮甘湯、麥苓白朮散、柴胡桂枝湯、四（六）君子湯、香砂六君子湯、五味異功散、養食丸、阿魏丸等，其中小兒腹痛的常用方劑如：芍藥甘草湯、香砂六君子湯、七味白朮湯、小柴胡湯、歸耆建中湯等。

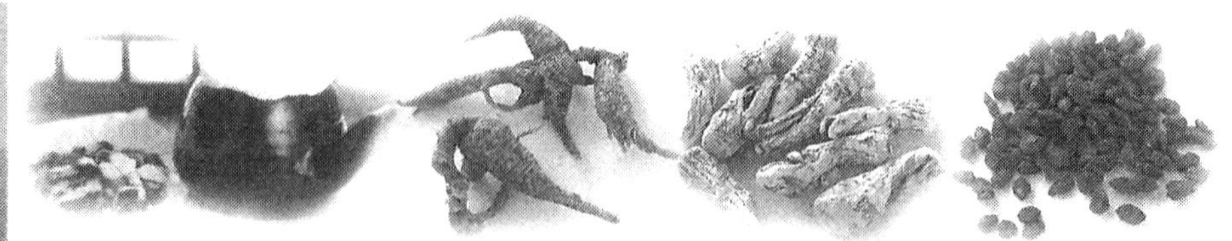

提升小兒免疫力的針灸療法

從前針灸專家爲了發育不良、體質虛弱兒童的健康，設計了一種針灸法：在背部身柱穴（在第三第四胸椎棘突間，是小兒針灸之重要穴位）施灸二至三壯，甚至到四十九壯，對小兒喘咳（肺氣管病）、驚癲抽搐等很有療效。

其他強壯要穴如合谷、足三里、絕骨（懸鐘）、內關、命門、腎俞、關元、氣海、三陰交、五柱穴（巨闕、中脘、下脘、左右梁門）等，這些穴位都可以早晚按摩推拿，時常溫灸，對小兒的抵抗力提升有很大的幫助！

以下介紹這些穴位的位置：

足三里

1.正坐屈膝，以本人（小兒）手掌，由外膝眼（犢鼻穴）直下三寸（或橫四指），距脛骨外緣處的一橫指尖處。古人以爲「肚腹三里處」，對小兒消化不良、急慢性腸胃炎、貧血、腹痛、過敏性疾病等，都有很大的幫助，一般灸七至十餘壯。

2.正坐屈膝，以本人（小兒）手掌按膝蓋，中指尖達脛骨外緣處。

絕骨（懸鐘）

從外踝尖直上三寸（或四橫指），靠腓骨後緣。古人認爲「髓會絕骨」；大陸在文革時，清算一祖孫三代皆百歲人瑞的養生秘訣，就是每日晨起全家集合於大廳，對絕骨

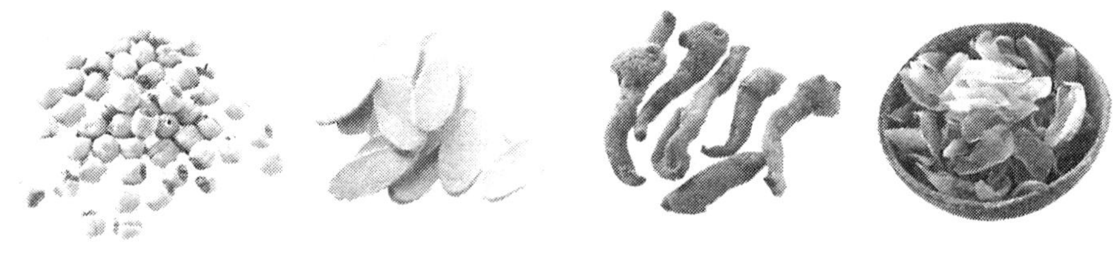

穴溫灸約五分鐘。

內關

手掌後第一橫紋正中上二寸（或二橫指），兩筋之間。古人認為「內關心胸胃」，治療小兒心臟諸痛、打嗝，有強心定喘的作用，可用小棉花棒或指尖按摩。

命門

正坐或趴著取穴，在第十四椎（第二腰椎）下凹窩中，一般與肚臍相對，古人認為命門穴是「先天受氣之門，生命之本」。命門穴不僅是強壯要穴，也可以治小兒遺尿症（常配百會、關元、氣海、三陰交、中極、陰陵泉、水分等穴）、小兒麻痺後遺症、腎虛等症，灸三至五壯。

腎俞

在命門兩側旁開各一點五寸處，治小兒虛勞羸瘦、小兒麻痺後遺症、腎虛等症，灸三壯。

關元

肚臍正中直下三寸（或四橫指，內為膀胱）；關元穴為氣之始，又稱「下丹田」，治小兒遺尿、積冷、諸虛百損等症，灸七至二百壯。

氣海

肚臍正中直下一點五寸；氣海穴為「生氣之海，統籌一身之氣」。治小兒腹脹、腹痛、遺尿、神經衰弱、下焦虛冷等症，灸五至一百壯。

膏肓

病兒以兩手緊抱胸，使肩胛骨外開，醫者自第四胸椎下旁開三寸，以中指按取第四肋間，感覺痠痛者是穴。治

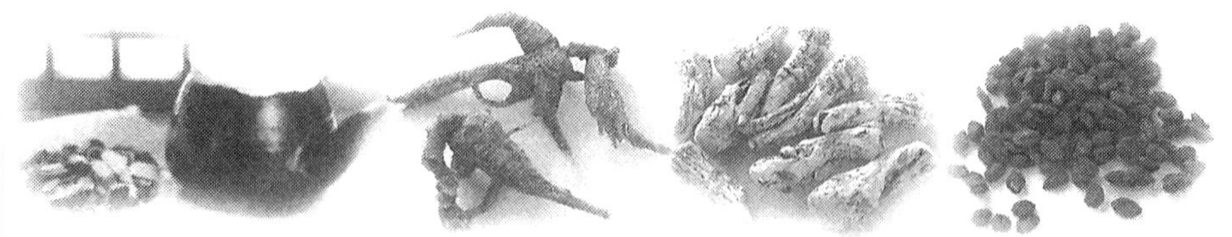

虛羸瘦損、久病體弱、五癆七傷、上氣咳逆（支氣管炎、氣喘），百症皆療。灸七至數百壯。

三陰交

在足內踝上三寸，脛骨後緣陷中，由於三陰交穴是三條陰脛（脾、肝、腎）的交會，所以是治療消化系統和泌尿系統的常用要穴。古人認爲「婦女三陰交」爲女科要穴，也是內傷虛勞之要法，較理中湯、八珍湯、腎氣丸等方有過之而無不及，對多種皮膚病亦有療效，灸三壯。

五柱穴（巨闕、中脘、下脘、左右梁門）

對支氣管喘息、胃及腹部有相當不錯的效果！共五穴，各灸三至五壯。取穴法：先從心窩口上邊正中（即胸骨體下端），到肚臍正中的二分之一處找到中脘；中脘和胸骨體下端二分之一處爲巨闕；中脘到肚臍正中的二分之一處爲下脘；中脘左右旁開各二寸爲左右梁門兩穴。

九、結論

除了上述虛弱小兒免疫力提升的中醫藥調理原則，及日常生活保健方法外，父母應協助小孩攝取均衡的營養，從事適度的運動，儘量製造鍛鍊身體的機會，增強體質，如游泳、慢跑等。避免受涼，當然並不是要一覺得氣溫變冷，就讓孩子穿得很多，包得像肉粽一樣，爲了鍛鍊孩子的自律神經，平時不必穿太厚，一旦遇到天氣冷暖稍有變化，才有適應的能力。

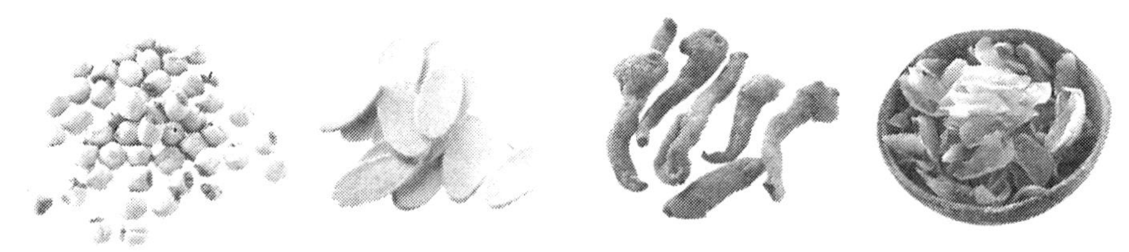

小兒打鼾

一、綜述

一般人都認爲打呼這種事，最多影響的是枕邊人的睡眠品質，或是當事人尷尬不好意思入眠的情況吧！所以會因爲打呼而去求診的情況相當少。我們印象中所熟知會打呼的人似乎是體重過重、年紀較大、有抽菸喝酒習慣的人，要不就是有鼻子過敏、鼻塞，必須張口呼吸以致呼吸聲大作，所以將它歸類與鼻腔或是呼吸道方面的疾病有關。但近年來美國醫學界發現年紀輕、身材苗條、不抽菸喝酒的女性，也同樣會出現打呼症狀。而經過研究發現，睡眠時打呼的這些人大都有睡眠時呼吸中斷現象，影響所及的就不只是枕邊人的安寧，恐怕連自身的睡眠品質都會受到影響，日久也會造成容易疲累、精神不集中，及工作效率低落等後遺症。

有一種「呼吸中斷症」所導致的睡時打呼，主要由於空氣供應不夠順暢，因而導致呼吸道狹窄、腦部及身體氧氣不足、睡眠品質低落等問題。之所以造成這種呼吸中斷的現象，目前原因不明，但根據研究發現，與潛在性的心臟病和高血壓有明顯的關聯。一八三六年，Charles Dickens首度在他發表的文章中描述一位典型睡眠呼吸暫停的男孩，他寫到「在箱子上，坐著一位胖胖紅臉的男孩，隨時都在打瞌睡」，直到近三十年來，睡眠呼吸暫停症候群才被發現是一種很常見的疾病。據調

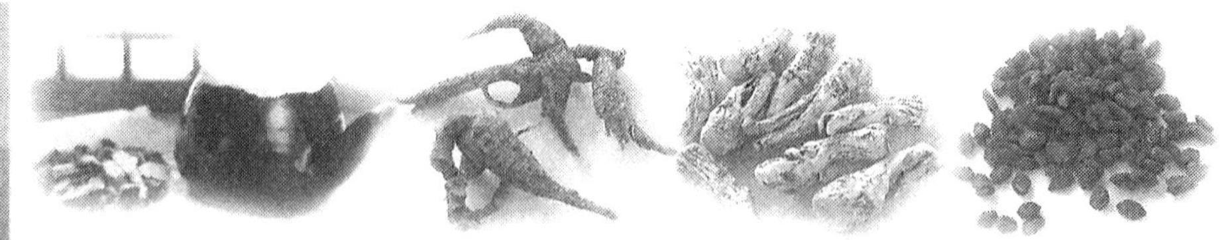

查，在美國約有9%的中年男性及4%的中年女性人口有睡眠呼吸暫停症候群，打鼾的人當中約有25%的人合併有睡眠呼吸暫停症候群；而在日本的調查發現，約人口數的1%有睡眠呼吸暫停。以此推算，在台灣至少有二十萬人有這個問題。這個病好發於四十到五十歲的中年男性，這些人正當社會中堅，但大都沒有被診斷出來，因為這個問題都發生在睡眠時，病人及家人較難察覺，常常都要靠病患及醫師有高度的警覺性才會懷疑到。晚上睡覺時會打鼾，且常伴隨呼吸不順的症狀，此症多見於鼻腔腺體增殖或扁桃腺肥大的小孩子，尤其是好發於三至七歲的兒童，這個年紀的小孩易罹患感冒，而引起腺體的增殖，阻塞了後鼻孔，若再加上扁桃腺肥大，除了打鼾外，更會引起呼吸道不順暢。此外打鼾也好發於兒童仰睡，因為仰睡時軟顎會往鼻咽陷落，造成鼻塞，因此小兒須張口呼吸，所以容易打鼾。因此一旦發現枕邊人或是家中小孩出現打呼問題，絕對不可大意。倒是可以先評估一下睡姿是否正確，以及是否有呼吸道的阻塞、感染等問題，並做改善，進一步請醫師診治。以下提供一些簡易有效方法與注意事項，供讀者居家參考：

1.如果因為感冒鼻塞，必須張口呼吸時，可以戴口罩睡覺，使吸入的空氣先經過溫熱，如此可以改善鼻塞、流鼻水之外，也可避免因張口呼吸導致口乾舌燥。

2.檢查一下自己的枕頭高度，一般正常支撐頭部的枕頭大約在十至十五公分的高度，如果有過高，可以換個適當的枕頭，讓頭頸部有合適的支撐，又可避免枕頭過高阻礙呼吸道的暢通，至於小朋友枕頭的高度大約在五至十公分為宜。

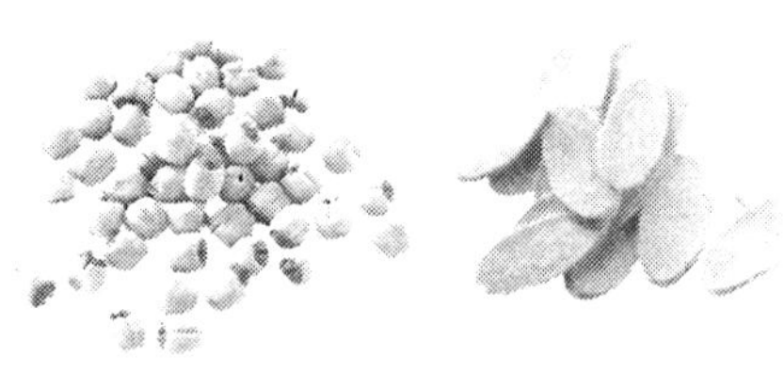
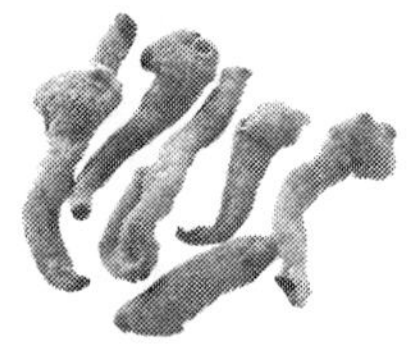
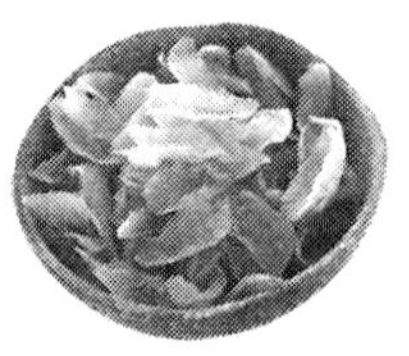

3.睡覺時，避免仰睡，因為仰睡使得重力和舌肌張力降低，容易阻塞呼吸道，儘量採右側睡，既不阻礙血液循環，也可以防止鼾聲大作，有一些醫學研究指出，右側睡最能提升副交感神經之活性，最有利於健康。

4.如果上述的作法仍無法改善你的鼾聲大作，盡速請醫師做個仔細的健康檢查，如有睡覺呼吸中止的情況，須早點去接受呼吸治療來改善，才是保養身體的正確觀念。

5.每天適度有氧運動三十分鐘，並加強練習腹式呼吸（吸氣時肚子凸出來，吐氣時肚子凹進去），此法雖無法治癒睡覺時呼吸中斷症，但可以讓新陳代謝與呼吸日漸順暢，可有效改善夜間的打呼現象，也可讓你夜間的睡眠狀態更穩定。

二、藥茶選讀

1.藥茶名：辛夷花茶。

2.組成：辛夷花九克、蒼耳子九克、茶葉二克。

3.煎法：以上三藥，搗碎，加適量水，煮成藥茶。

4.服法：當茶飲，日服一劑。

5.使用：辛夷花茶適用於鼻腔腺體增殖所引起的打鼾、鼻竇炎、鼻塞。

三、典籍考據及研究

1.《本草綱目》：

(1)辛夷花（木蘭科）：治鼻淵、鼻鼽、鼻窒、鼻瘡、痘

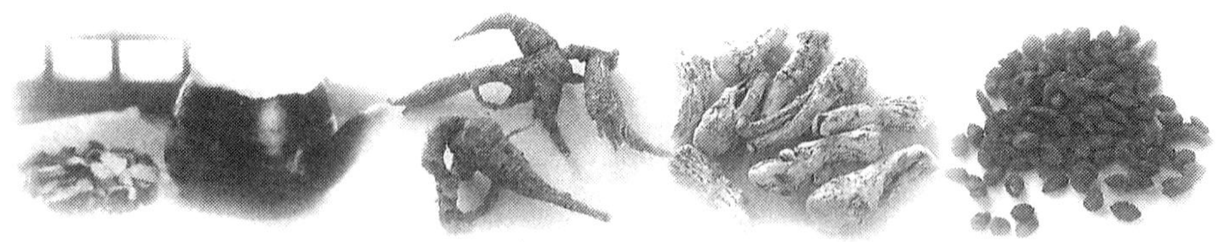

後鼻瘡，通鼻塞涕出、利九竅。

(2)蒼耳子（菊科）：治鼻淵流涕。

(3)茶葉：治破熱氣、除瘴氣、去痰熱、清頭目。

2.《本草備要》：

(1)辛夷花：辛、溫。治鼻淵鼻塞、頭痛面皯、目眩齒痛、九竅風熱之病。

(2)蒼耳子：甘、苦、溫。治頭痛目暗、齒痛鼻淵、肢攣痘痛、瘰癧瘡疥、遍身瘙癢。

(3)茶葉：苦、甘、微寒。下氣消食、去痰熱、除煩渴、清頭目、醒昏睡、解酒食油膩燒炙之毒、利大小便、多飲消脂、寒胃。

3.現代藥理：

(1)辛夷花：收斂作用、消炎作用、抑菌作用。

(2)蒼耳子：興奮呼吸作用、抑菌作用。

(3)茶葉：收斂及增強毛細血管抵抗力、鬆弛平滑肌，可治支氣管哮喘。

四、生活應用

1.時常用手按摩鼻翼兩旁迎香穴，對於解除鼻塞有不錯的效果。

2.應避免飲酒和服用中樞神經抑制劑，這類藥物不僅會降低舌咽肌肉張力，使上呼吸道狹窄惡化以致完全阻塞，更因抑制覺醒反應，使呼吸中止更久。

3.切勿因夜間失眠而失察病情，隨便予以安眠藥，反而加重病情。

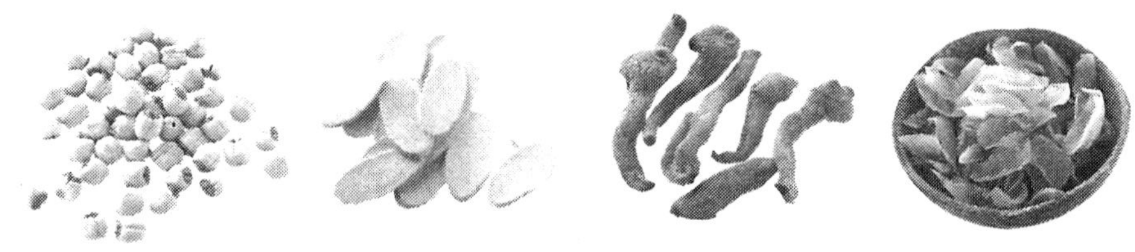

4.報告指出減輕體重，對肥胖的病人，能明顯減少呼吸中止的次數。

五、臨床常用方法

1.處方：小柴胡湯、小建中湯、荊芥連翹湯、柴胡清肝湯。

2.穴位：迎香、鼻通、膻中。

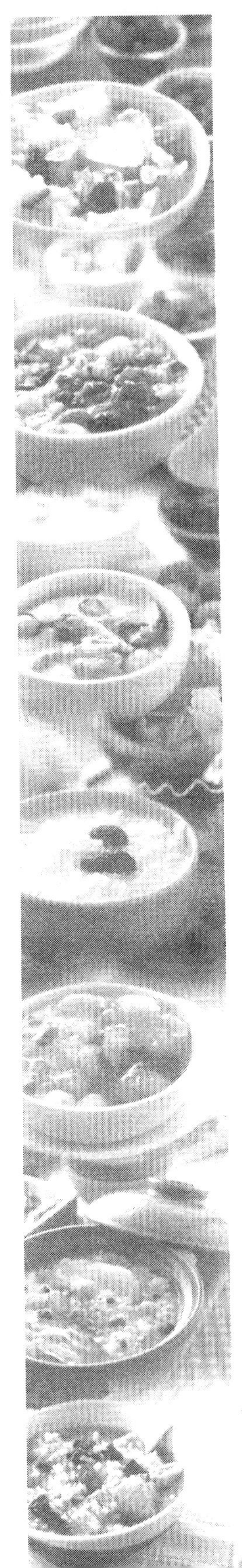

第十二章　皮膚疾病與美容

- 濕疹
- 蕁麻疹
- 異位性皮膚炎
- 皮膚的保健
- 青春痘
- 黑斑與雀斑
- 穴道按摩

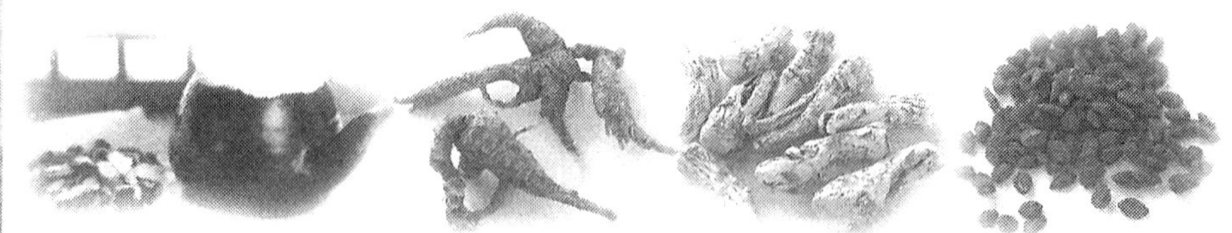

濕疹

一、概述

濕疹又稱為皮膚炎，是最常見的過敏性、炎症性的皮膚病，不具傳染性，只是皮膚的一種反應，本病屬於慢性皮膚病之一種，會持續一段很長的時間並且會復發，有些人會慢慢好轉甚至不再復發，但有些人不斷復發，成人及小孩都會患濕疹，但小孩的情況會較嚴重。濕疹一般會出現在頭、臉及頸部，有時更會在手臂內彎處、手腕和膝蓋部位出現，其特徵是，初起時局部會發生紅斑、水腫、自覺灼熱瘙癢，繼之在紅斑上出現散開或密集的小水泡，常對稱分布且反覆發作。主要的症狀為皮膚乾燥、紅腫，有水泡，水泡破裂，皮膚滲出液體，結痂，脫屑，皮膚痕癢，若長期不癒，會使皮膚變厚、乾燥及布滿鱗片，皮膚本來的線紋會因此而更加明顯，皮膚變得粗厚，患處皮膚甚至可能破裂流血。如果濕疹生於手掌和足底，可能會形成狀似小西米的掌蹠汗泡，若搔抓患處，會弄傷皮膚，引起感染和疼痛。

臨床上也可以根據其發作之階段而分為急性、亞急性和慢性三期。急性濕疹的皮損為多形性，自覺灼熱和搔癢。日久失治，皮損乾燥，結痂或鱗屑，此為進入亞急性期。濕疹反覆發作或經久不癒，繼而可以演變成慢性濕疹。濕疹的發病原因很複雜，常有內在因素和外在因素相互作用而發病，其中內在因

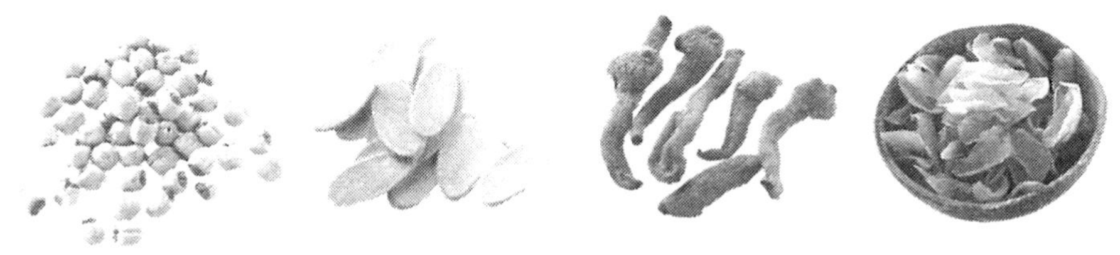

素如飲食不當、精神委靡、失眠、過度勞累、情緒化、感染及內分泌失調等，均可加重濕疹病情。至於外在因素則有氣候改變、日光、溫度、濕度、動物皮毛、植物、化學物品、不當的皮膚化妝品，以及日常生活中所使用的器具及衣服等刺激，均可誘發濕疹。歸納常見的引起過敏的五大要素包括：(1)職業用具，如工業染料、化學物質、清潔劑；(2)日常用品；(3)藥物；(4)氣候轉變；(5)花草樹木等。以上都必須加以注意防範接觸。切記如果濕疹流膿，觸及時感痛楚，或生癤瘡，應立刻去看醫生。有需要的話，醫生會讓患者服用類固醇和抗生素。

二、中醫觀點

根據臨床的表現，本病相當於中醫學古代典籍中「栗瘡」的含義，急性濕疹則相當於「風濕瘍」的範圍，慢性濕疹則類似於「頑濕瘍」。在中醫學認為濕疹的病因乃因先天稟賦不足，風濕熱客於肌膚而成；或因脾失健運或因營血不足，濕熱凝聚，以致血虛風燥，風燥濕熱鬱結，肌膚失養所致。根據病程進展不同階段，病機亦有改變。疾病初起多為風濕熱邪客於肌膚；病情進展，濕熱鬱積於內，薰蒸於外，或血熱外蒸於肌膚；病情遷延，濕熱留戀，濕阻成瘀，或血熱搏結成瘀，致風濕熱瘀並重之勢；本病後期，風熱傷陰化燥，瘀阻經絡，血不營膚或氣陰兩虛或血虛風燥。治療則根據疾病初起、病情進展、病情遷延以及後期等諸多病因之不同，採取辨證論治，同時不同個體因體質上之不同所用之治療方法也有所不同，也就是依照「個體化治療」的原則進行中醫論治。

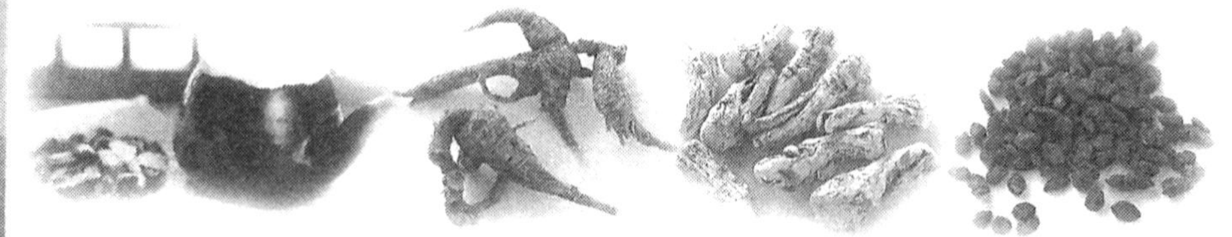

三、藥茶選讀

1.藥茶名：冬瓜皮薏苡仁茶。

2.組成：冬瓜皮十克、薏苡仁十克、車前草五克。

3.煎法：以上三藥，加適量水，煮成藥茶。

4.服法：當茶喝。

5.使用：冬瓜皮薏苡仁茶適用濕疹。

四、典籍考據及研究

1.《本草綱目》：

(1)冬瓜皮（葫蘆科）：消熱毒癰腫、解毒、利小便、令人悅澤白皙。

(2)薏苡仁（禾本科）：破毒腫、去風勝濕、利腸胃、消水腫。

2.《本草備要》：

(1)冬瓜皮：甘、寒。寒瀉熱、甘益脾、利二便、消水腫、止消渴、散熱毒癰腫。

(2)薏苡仁：甘、淡、微寒。健脾、治水腫濕痺、腳氣疝氣、瀉痢熱淋、補肺清熱、肺痿肺癰、咳吐膿血。

3.現代藥理：

(1)冬瓜皮：利水作用、消腫作用、排膿作用。

(2)薏苡仁：利水滲濕作用。

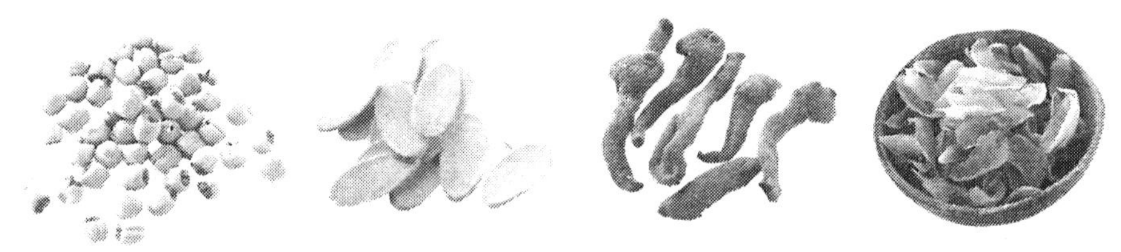

五、日常護理

1.罹患濕疹時，減少酒精、香料、巧克力、海產、竹筍及茄子等的攝取。保持排泄正常，避免使用肥皂洗澡。

2.洗澡不要過久，水溫要適中，淋浴後塗不油膩的潤滑劑（選沒有香味成分的），平時應用醫生指示的代用品或潤膚劑，保持皮膚滋潤。

3.純棉衣服最恰當。

4.保持家居清潔，避免鋪上地氈，飼養寵物，種植含花粉植物及不要選購有毛的玩具。

5.過度緊張皆不宜，身心舒暢最恰當。

6.必須保持手指甲清潔及經常修剪，切勿經常擦抓皮膚，如有需要，應按醫生指示使用止癢藥物。

7.安全及適當使用藥物，定期回診。

8.勿穿太多或太厚的衣物，以減少出汗機會。

9.做家務時配戴塑膠手套（有棉裏的）。

10.避免接觸會令你濕疹嚴重化的事物，如食品、化學品、化妝品及其他敏感原。

六、臨床常用之方法

1.處方：消風散、清上防風湯、防風通聖散、荆芥連翹湯、普濟消毒飲。

2.穴道：曲池、合谷、豐隆。

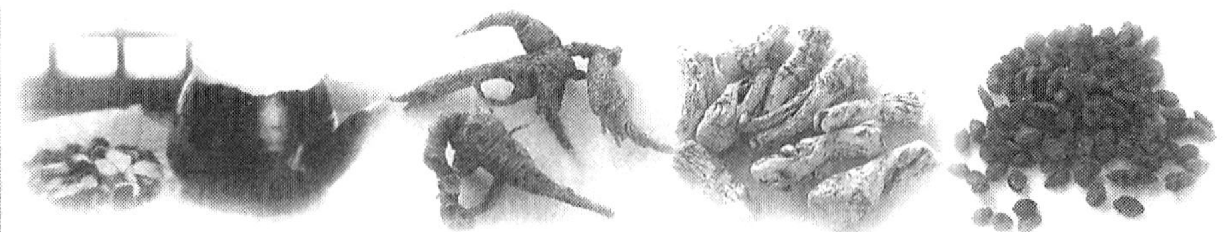

蕁麻疹

一、概述

蕁麻疹又名風疹塊，閩南語最常稱呼蕁麻疹爲「起清膜」(「清」的閩南語發音爲tshin，「膜」爲monnh)。蕁麻疹是一種很癢的皮膚病，可使皮膚出現短暫性的浮腫。本病發生迅速，癒後不留疤痕，有劇烈搔癢及燒灼感。病人的皮膚會出現像蚊子叮一樣，一塊一塊的皮膚浮腫。這種類似蚊子叮的、形態不一的疹子，皮膚科特稱爲膨疹（wheal)。膨疹可以突然出現，幾分鐘或幾個小時後就自己消退，消退後不留任何痕跡。膨疹是因爲皮膚內的血管擴張且通透性增加所造成的，如蕁麻疹較厲害，浮腫位於皮膚的深處時，則可見皮膚腫脹變厚，此時又稱爲「血管神經性水腫」，容易見於嘴唇、眼皮、手掌、腳掌。如蕁麻疹發生於喉嚨，可引起喉頭水腫及呼吸困難，嚴重時還有生命的危險。如蕁麻疹發生於消化道黏膜，則病人可出現噁心、嘔吐、腹痛、腹瀉的現象。有的人皮膚經過搔抓或劃過的地方會浮起來產生膨疹現象，這種症狀就被稱爲「皮膚劃紋症」。

二、病因與治療

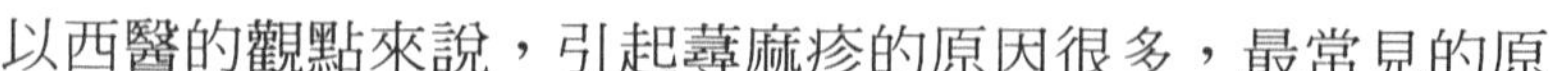

以西醫的觀點來說，引起蕁麻疹的原因很多，最常見的原

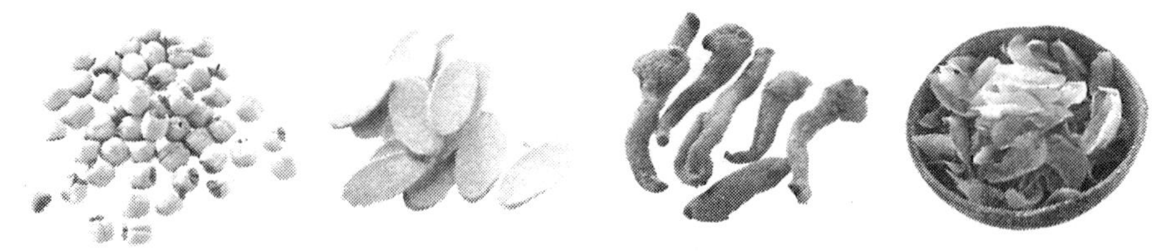

因爲過敏反應，即某些人的體質特殊，體內的免疫系統對外界的某種特定物質有過敏反應。當這些人吃到、吸進或接觸到這種特定物質時，皮膚就會因過敏反應使血管擴張、通透性增加而發生蕁麻疹，這種特定物質就被稱爲「過敏原」。可引起蕁麻疹的過敏原很多，最常見的爲對食物與藥物過敏，另外蟲咬、花粉、灰塵、黴菌、動物的毛髮及皮屑等，都可以使過敏的人產生蕁麻疹。以下一些特殊的因素也會引起發作，例如：

1.冷、熱、陽光、水也使某些特異體質的人產生蕁麻疹，有的人則在皮膚被壓到的地方發生蕁麻疹。
2.寄生蟲、細菌及濾過性病毒感染也可使人發生蕁麻疹。
3.內在疾病如紅斑狼瘡、惡性腫瘤也可引起蕁麻疹。
4.流汗、情緒緊張、高溫的環境、洗熱水澡時也可出現蕁麻疹，這種蕁麻疹特稱爲「膽素型蕁麻疹」。
5.某些遺傳疾病也可使罹患者出現蕁麻疹。
6.壓力及情緒緊張都可使所有的蕁麻疹惡化，特別是膽素型蕁麻疹。
7.酒精也能使某些特異體質的人產生蕁麻疹，但酒常常是使已有的蕁麻疹惡化的因素，而不是引起蕁麻疹的原因。

通常第一次接觸這些過敏原時並不會引起過敏反應，但是我們體內的免疫系統會認識它；所謂「一回生，二回熟」，當下一次我們再遇到同樣成分的過敏原，且我們的免疫系統「看它不順眼」，就可以召集十萬大軍圍剿過敏原；當這個免疫系統反應在進行時，表現在外的，就是我們所看到的皮膚過敏。治療急性蕁麻疹，首要之務，當然是找出過敏原，進一步避開

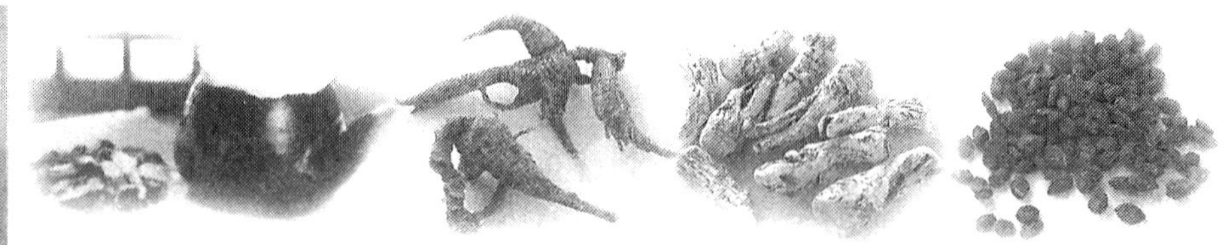

過敏原，正所謂解鈴還需繫鈴人；急性蕁麻疹來得快去得也快；通常只要不要再遇到過敏原，多半會在一週內痊癒。治療方面除了避開過敏原，口服抗組織胺是最重要的治療，有時候過敏反應太強，很可能無法完全被抗組織胺控制；這時候可以考慮搭配短時間的口服類固醇。

三、中醫觀點

一般急性蕁麻疹多屬實症，治以袪風、清熱、散寒、涼血、解毒或以清腸胃濕熱積滯爲主；慢性蕁麻疹多屬虛症、瘀症，治以益氣固表，養血袪風，或以活血通絡，健脾和胃，調攝衝任爲主。臨床上可分爲六種證型：

1.風熱相搏型：症見風團成紅色，相互融合成片，狀如地圖，觸之有灼熱感，自覺搔癢難忍，遇熱則劇，伴有微熱惡風，心煩口渴，咽喉充血，舌質紅，苔薄黃或少苔，脈浮數。

2.風寒外束型：症見風團色澤淡紅，風吹或接觸冷水後，風團和癢感加重，得暖則減，伴有惡風畏寒，口不渴，舌質淡紅，苔薄白，脈浮緊。

3.腸胃濕熱型：症見風團色澤鮮紅，風團出現與飲食不節有關，多伴有腹痛腹瀉或嘔吐胸悶，大便溏薄，舌紅苔黃膩，脈數或濡數。

4.氣血虧虛型：症見風團色澤淡紅，或者與膚色相同，反覆發作，遷延數月乃至數年未癒，或勞累加重，伴有倦怠、頭暈、面色晃白、體倦無力、失眠，舌質淡紅，苔

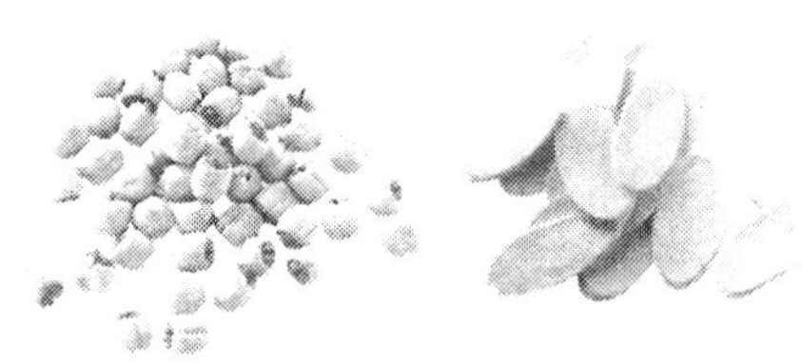
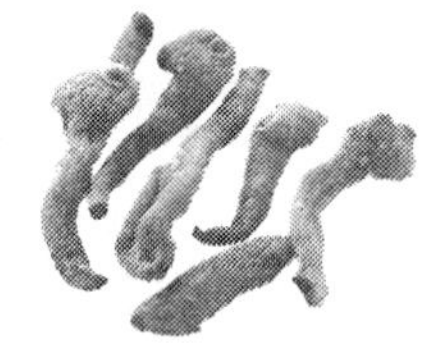
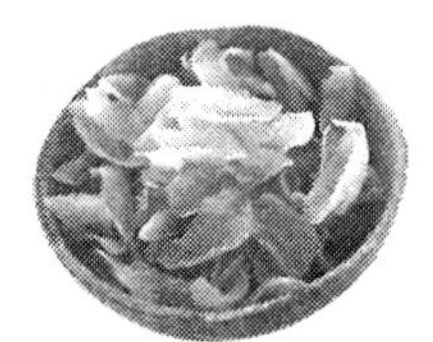

薄白或少苔，脈細緩。

5.陰虛血熱型：症見皮疹色暗不鮮，反覆發作，遷延日久不癒，且多於午後或夜間發作，伴有心煩、心悸、盜汗、易怒、口乾、舌紅少苔或舌質淡，脈沉細。

6.血瘀阻絡型：症見風團色澤暗紅或呈紫色，病變多數在腰圍和表帶壓迫等部位，伴有面色晦暗，或口唇青紫，口乾不欲飲；舌質紫暗，或夾有瘀點、瘀斑，苔少，脈細澀。

四、藥茶選讀

1.藥茶名：冬瓜皮菊花茶。

2.組成：冬瓜皮二十克、菊花十五克、赤芍十二克、蜂蜜少量。

3.煎法：以上三藥，加水適量，煮成藥茶，加蜂蜜調味。

4.服法：當茶喝。

5.使用：冬瓜皮菊花茶適用於蕁麻疹、癢疹。

五、考據及研究

1.《本草綱目》：

(1)冬瓜皮（葫蘆科）：消熱毒癰腫、解毒、令人悅澤白皙、利小便。

(2)菊花（菊科）：治皮膚死肌、身上一切遊風令消散、利血脈。

(3)赤芍（毛莨科）：治發背瘡疥、能蝕膿、消癰腫、固

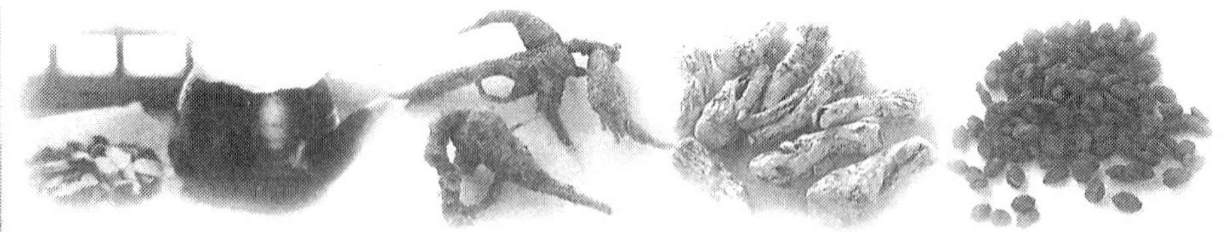

腠理、和血脈、散惡血。

(4)蜂蜜（蜜蜂科）：治癮疹瘙癢、大瘋癩毒瘡、補中益氣、解毒、除眾病、和百藥。

2.《本草備要》：

(1)冬瓜皮：甘、寒。寒瀉熱、甘益脾、利二便、消水腫、止消渴、散熱毒癰腫。

(2)菊花：甘、苦、平。治頭目眩暈、散濕痺遊風。

(3)赤芍：瀉肝火、散惡血。治腹痛堅積、血痺疝瘕、經閉腸風、癰腫目赤。

(4)蜂蜜：甘、溫。能清熱、能補中、解毒、潤燥。止心腹肌肉瘡瘍諸痛。能調營衛、通三焦、除眾病、和百藥，而與甘草同功。止嗽治痢、明目悅顏。同薤白搗，塗湯火傷。煎煉成膠，通大便秘。

3.現代藥理：

(1)冬瓜皮：利水作用、消腫作用、排膿作用。

(2)菊花：抑制皮膚眞菌作用、抑制毛細血管通透性、解熱作用。

(3)赤芍：抗炎、抗潰瘍作用；抗菌、解熱作用；鎮痛作用。

(4)蜂蜜：對創面有收斂、營養和促進癒合的作用；抑菌作用。

六、生活應用

1.引發蕁麻疹的原因很多，必須先找出過敏原，且儘量避免接觸過敏原。

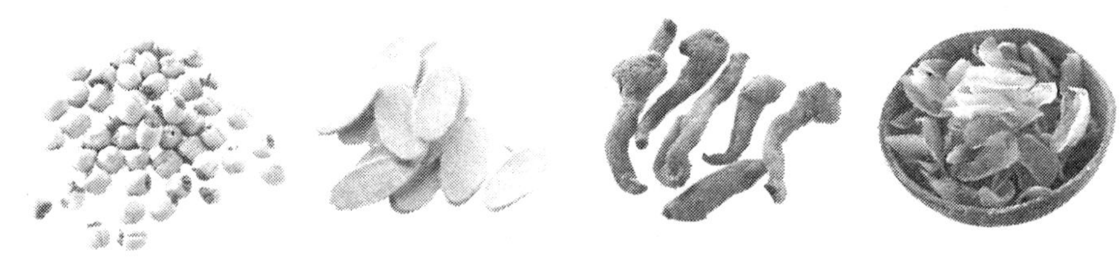

2.以下一些食物與藥物必須小心使用，以免引發皮膚過敏反應：

(1)海產類、芋頭、芒果、冰、桂圓、荔枝、蛋、牛奶、核桃、巧克力、菇、筍、食品添加劑（包括色素及防腐劑如Azodyes、Benzoates、Salicylates）。

(2)抗生素（盤尼西林）、非類固醇類的鎮痛解熱劑、阿司匹靈、鎮定劑、利尿劑、一些非處方藥（感冒成藥、制酸劑、維生素、瀉藥、眼藥水、耳藥水）。

3.蕁麻疹急性期發作，可塗抹鹼性物質如氧化鎂乳液或是冷敷、冰敷可有些許效果。

七、臨床常用之方法

處方：消風散、十味敗毒散、清上防風湯、黃連上清丸、連翹敗毒散。

異位性皮膚炎

一、概述

異位性皮膚炎（Ectopic dermatitis）為兒童常見的一種過敏疾病，有些地區的發生率很高，達10%，大約80%的兒童病患發生在一歲之前，近95%發生在五歲之前。異位性皮膚炎為濕疹的一種，主要特徵為搔癢、紅斑性、脫屑、水泡性丘疹滲

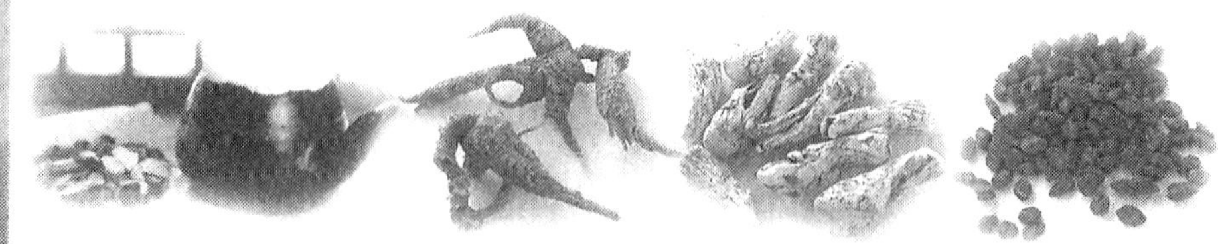

出、脫皮及苔蘚化。廣義來說，濕疹尚包括脂漏性皮炎、刺激接觸性皮炎、過敏接觸性皮炎。兒童異位性皮膚炎常合併呼吸道過敏疾病，包括過敏性鼻炎及氣喘。此病的發生與過敏、遺傳體質極有關係，面對如此常見的疾病，瞭解其嚴重性的評估及治療，尤其顯得重要。

癢，是異位性皮膚炎最明顯的症狀，造成皮膚損傷、水分滲出、脫皮及苔蘚化，跟隨著皮膚功能的失常，局部免疫功能失調，常見續發性病毒、細菌、黴菌的皮膚感染。任何年齡的孩子都可能發生異位性皮膚炎，通常開始於二至六個月大的嬰兒，嬰兒期的濕疹開始於四肢的伸展側、臉頰、頸部、耳朵。因爲非常癢，故照顧不易，常見小嬰兒因抓癢而氣得哭起來，使得照顧者疲於奔命。慢性期則發生於肘彎部及膝窩，到了兒童期，大多數嬰兒濕疹會自然痊癒或嚴重度降低。部分兒童，特別會在肘彎部及膝窩呈現出苔蘚變化。嬰兒期所呈現出的紅腫及表面潮濕的狀況，多半會消退，待年齡稍長，皮膚則呈現乾燥及脫屑現象。青年及成人皮膚受刺激，即可能發生癢及發炎，皮膚炎會發生在臉部、手曲側部，濕疹可能消失，或轉變爲氣喘或過敏性鼻炎。

一般來說，隨年齡增長，本病可以自行緩解，也可反覆發作，依臨床表現可分爲三個時期，即嬰兒期、兒童期、成人期。

1.嬰兒期：好發於一至六個月的嬰幼兒，病灶主要在額頭、面頰、耳廓、頭皮及下頦部，表現爲紅斑、丘疹、丘疱疹、小水泡、糜爛滲出、結痂，即滲出型；也可表現爲淡紅斑，小丘疹，乾燥，輕度脫屑，即乾燥型。常

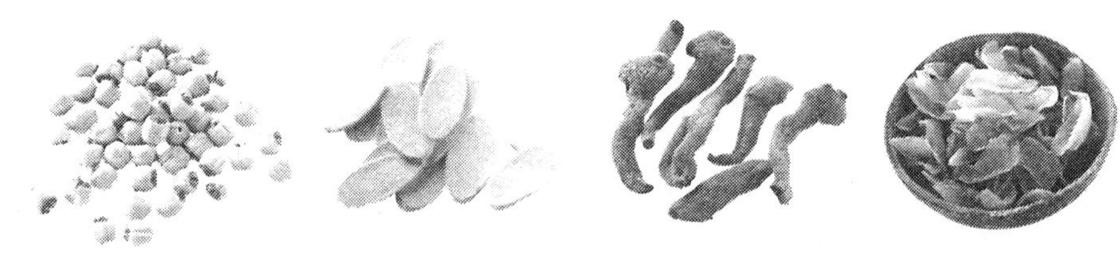

因瘙癢劇烈而哭鬧不安，一般多呈急性或亞急性的臨床過程，通常一到二歲皮疹逐漸消退而痊癒，部分患者可遷延至兒童期。

2.兒童期：多在嬰兒期緩解後，自四至五歲左右開始發病，也有不經過嬰兒期，直接進入兒童期發病者。病灶多對稱分布在四肢伸側或膝窩、手肘窩處。表現爲紅斑、丘疱疹、糜爛、滲出、結痂等，即濕疹型；少數病患表現爲全身散在性暗紅色或正常膚色小丘疹，表面乾燥、粗糙，即爲癢疹型。本期也有搔癢劇烈。病程多爲慢性，有時可暫時皮疹消退，數年後可再復發，亦有遷延不癒而轉至成人期者。

3.成人期：指十二歲以後青少年及成人階段的遺傳過敏性皮膚炎，兒童期皮疹反覆發作可進入成人期，也有少數直至成人期才開始發病，病灶類似散在性神經性皮膚炎，多在頸部、肘窩、膝窩、四肢及軀幹部出現，皮膚乾燥，密集性小丘疹，或呈苔癬樣病變，或呈魚鱗癬樣病變，伴有劇烈搔癢。

二、治療

異位性皮膚炎的治療爲多方面同時進行，包括皮膚保養、乳液、使用局部性類固醇，去除激化的因素，包括過敏原、刺激物、情緒壓力及感染原。控制搔癢，在治療上極爲重要。冬季的乾燥皮膚及夏季潮濕多汗的皮膚均會刺激癢的發生，毛織品會刺激皮膚，造成適應不良，其他包括肥皂、脂性溶劑均可造成皮膚癢，情緒壓力及特殊過敏原均可加重病情。乾燥的皮

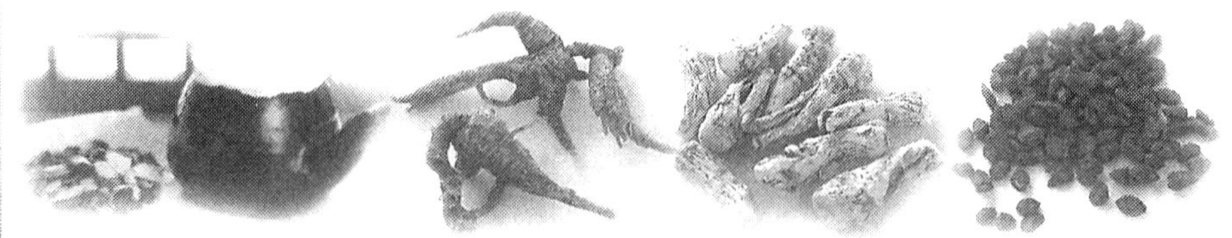

膚會經由刺激加重皮膚的裂痕，特別是在冬季，溫水浴二十到三十分鐘後，輔以乳液的使用，可增加皮膚的柔軟度，減少搔癢，降低類固醇藥物的使用。

局部性類固醇仍為主要的治療藥物，配合皮膚潤滑劑、抗組織胺的止癢，控制病情，對於較嚴重的情形，則可請教專科醫師做進一步特殊治療。本病不具傳染性，不會有永久性的傷痕，急性發作後所呈現皮膚變化多為暫時性的。多數嬰兒在兩、三年後或較長時間會自行痊癒，大多數情形，只要經醫師治療後，皮疹會變得很輕微。

三、中醫觀點

本病相當於中醫典籍上記載的「乳癬」、「奶癬」、「四彎風」、「血風瘡」、「浸淫瘡」等範疇，如隋《諸病源候論・小兒雜病諸候・癬候》中記載：「小兒面上，癬皮如甲錯起乾燥，謂之乳癬。」明《外科正宗・奶癬》：「奶癬因兒在胎中，其母食五辛……遺熱與兒，生後頭面全身發為奶癬，流脂成片，睡臥不安，瘙癢不絕。」清《醫宗金鑑・外科心法要訣・嬰兒部》：「四彎風生於每腿彎、腳彎，每月一發，形如風癬，屬於風邪襲入腠理而成，其癢無度，搔破津水，形如濕癬。」《醫宗金鑑・外科心法要訣》：「此證生在兩腿彎、腳彎，每月一發，形如風癬，屬風邪襲入腠理而成，其癢無度，搔破津水，形如濕癬。」中醫學根據皮疹好發於兩臂彎、兩腿（腳）彎（特點性部位：手肘、膝窩），往往相對而生，故稱為「四彎風」。此外，《醫宗金鑑・婦科心法・雜證門》：「婦人血風瘡證，遍身起培瘰，如丹毒狀，或癢或痛，搔之則成

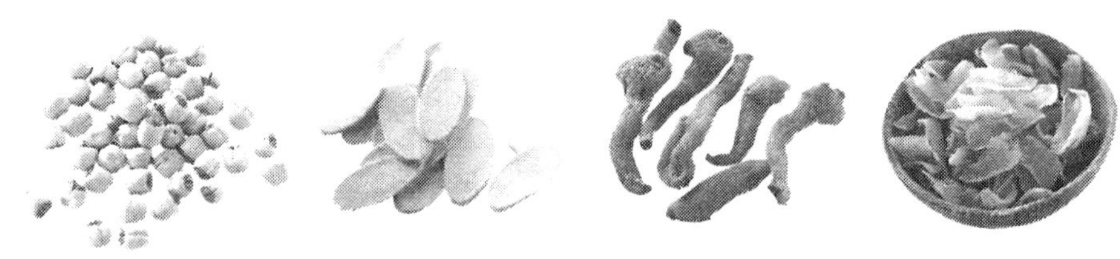

瘡。」故又稱之爲血風瘡。「乳癬」、「奶癬」相當於嬰兒期的異位性皮膚炎，「四彎風」相當於兒童期的異位性皮膚炎慢性濕疹樣病變表現，「血風瘡」相當於成人或兒童期的異位性皮膚炎急性發作時丘疹樣濕疹病變，「浸淫瘡」則爲急性異位性皮膚炎合併細菌感染的表現。根據近代生物醫學的研究指出，本病具有遺傳傾向，屬於一種過敏性反應的慢性皮膚炎症，其特色爲纏綿難癒及反覆發作。本病病因複雜，病機多變，常常是幾種因素交叉綜合而致病，故出現多種證型，分析如下：

1.稟性不耐：亦即指具有「異位性體質」的人，如魚蝦、辛辣、燒烤油炸之品，即可導致發病或加重病情。

2.濕熱內蘊：在孕前或妊娠期間，父母（尤其是母親）恣食魚蝦、辛辣、炙熱等物，導致脾運不周、積濕生熱，久之濕熱內蘊，遺傳胎兒，造成發病體質。

3.飲食不節：有些患者「嗜食偏食」，造成脾胃不健，肌膚乾燥。例如：某些容易致敏的食物長期食用，而造成「濕熱內蘊」，引起發病或是令病情加重，在臨床上不乏見到一些小朋友喜食巧克力、炸雞塊、乳酪（含有營養豐富的酪蛋白）、蛋類等製品，而使得本病發作，經由飲食上的調整以後，病情也逐漸改善。

4.外邪侵襲：包括以下幾種因素，均可誘激本病發生或使病情加重。

(1)氣候的變化：冬去春來，寒熱相移，致使肌膚腠理開合不調。

(2)暴露寒熱，體表經脈失疏：體內久蘊之濕熱，內不得

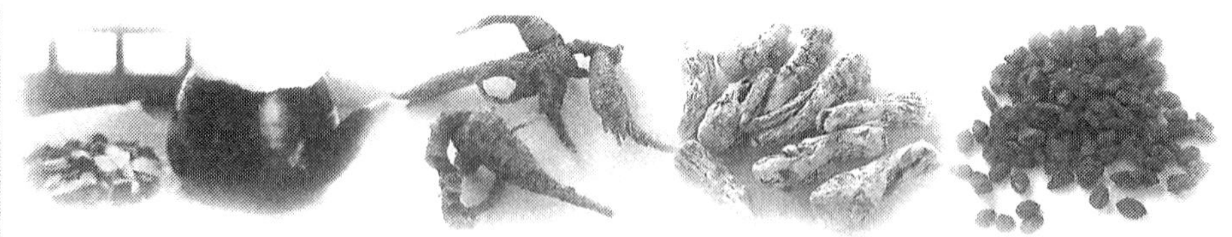

泄越，外不得宣散，鬱壅肌膚而發病。

(3)致敏物質：例如花粉、塵埃等隨風吹拂，侵襲體表腠理，促成本病發作。

(4)其他異物：例如動物皮毛、羽毛、纖細絲物的刺激而使本病發作。

(5)癢：因癢而搔抓、摩擦也會造成本病纏綿難癒，形成所謂愈癢愈抓，愈抓愈癢，惡性循環，反覆發作的局面。

異位性皮膚炎的中醫治療，在急性期常使用清熱解毒、祛風止癢的方藥，如消風導赤散或龍膽瀉肝湯等來改善發炎症狀。而對慢性纏綿不癒的異位性皮膚炎，除了以馬齒莧、苦參、黃芩、白蘚皮等清熱除濕藥物治其標外，更強調「治病必求其本」，注重以健脾除濕、養血潤燥來治本，減少發作，如使用四君子湯、當歸飲子等方藥。臨床上常見的三大類型及治療代表方劑，分述如下：

1.血燥型：皮膚乾燥、皮膚色澤淡、口唇乾、大便乾、舌紅、少苔、脈弦。治療方面以當歸飲子加減。

2.虛火型：身常有熱感、手足心熱、皮膚乾燥、口唇乾、舌紅、少苔、脈細數。治療方面以清心蓮子飲加減。

3.濕熱型：皮膚糜爛、劇癢、舌紅、苔薄黃、脈滑數。治療方面以消風導赤散加減。

四、針灸療法

目前已知針灸可透過神經、內分泌、免疫等三大系統來達

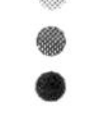

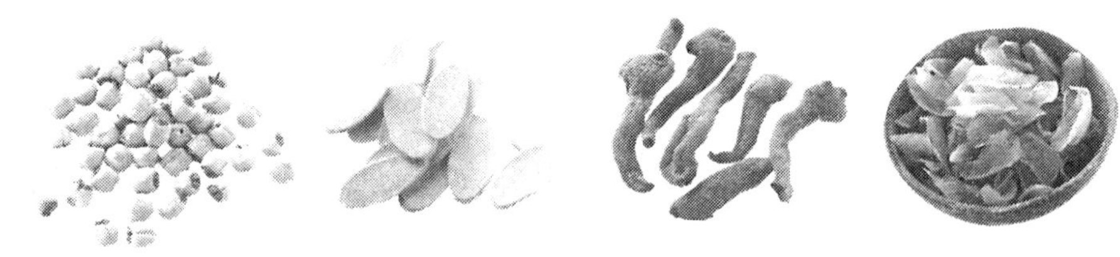

到止癢、止痛、鎮靜、安眠、消炎、促使皮膚毛髮生長、新陳代謝改善，此外針灸還可以增加局部血液循環，調節血管舒縮及內分泌功能紊亂等作用。常用穴位如上肢取穴合谷、列缺、曲池，下肢取穴如血海、陰陵泉、三陰交、足三里、委中，軀幹取穴如肺俞、心俞、大椎、胃俞、脾俞等，留針二十分鐘，十次爲一程，此外也可配合使用耳穴神門、腎上腺、交感、內分泌、脾、胃、肺、皮質下各穴，每週交換耳穴，左右耳交替使用，基本上耳針無論在本病的急性期或慢性期各階段皆可適用。

五、中西醫討論

1.嬰兒期臨床表現爲紅斑、水泡、糜爛、搔癢等症狀，辨證屬胎毒、濕熱，以清熱利濕爲治療原則，方用消風導赤散加減。兒童期多由於嬰兒期延續而來，皮疹常表現在肘窩及膝窩處，皮膚粗糙呈苔蘚樣病變；屬血熱風燥，治療以疏風清熱爲主，內治方用消風散加減。成人期多爲反覆發作，皮膚肥厚、搔癢，類似神經性皮膚炎的表現；屬血虛風燥，治療以養血祛風爲主，使用地黃飲子或當歸飲子加減。

2.用藥上由於嬰幼兒發育未全，氣血未充，脾胃易虛易實，嬰幼兒用藥切忌大熱大補之品，以免熱其熱，致生燥火；少兒期，久病脾虛，切忌大苦大寒之品，以免傷其陽，致虛其虛。健脾除濕可選用白朮、茯苓、山藥、薏苡仁、黃耆、黨參；清熱除濕可用苦參、車前子、滑石、竹葉、白蘚皮、地膚子；清熱涼血解毒可用銀花、

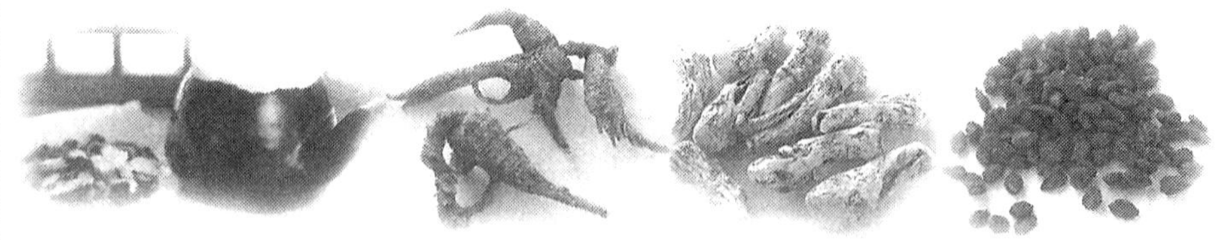

野菊花、蓮子心、甘草梢；養血潤燥可用當歸、生地黃、赤白芍、首烏藤、丹參、天冬、麥冬、玉竹。

3.異位性皮膚炎的用藥隨臨床症狀的特點，祛風止癢可加用白蒺藜、白蘚皮、防風、蘇葉、荊芥、蟬蛻；抗過敏可選用烏梅、五味子、魚腥草、生甘草；安神止癢可使用酸棗仁、合歡皮、夜交藤、遠志、鉤藤；重鎮安神止癢可用龍骨、牡蠣、磁石、代赭石；因爲搔抓過度、皮膚感染是異位性皮膚炎惡化的原因之一，適當使用具有抗感染作用的外用藥，如馬齒莧、黃柏、黃連、苦參、大黃等煎湯濕敷或油調外用，有助於改善病情。

4.異位性皮膚炎患者的皮膚容易感染細菌、病毒或黴菌，比一般人高出很多；根據統計，超過90％以上的異位性皮膚炎患者皮膚可發現金黃色葡萄球菌，而正常人少於5％。根據臨床研究顯示，有效的控制這些細菌、病毒或黴菌等感染，對改善異位性皮膚炎發作非常有幫助。

5.中藥大黃、苦參、黃芩、黃柏等，根據現代藥理研究，均有廣效殺菌、抑制皮膚眞菌及病毒等作用，具有很好的抗發炎、抗過敏療效。在急性期，病患可使用三黃洗劑濕敷抗感染，慢性期使用青黛或黃連油膏潤膚消炎，會有效改善患部病灶及皮膚搔癢。而使用黃柏、苦參、白蘚皮等中藥煎煮藥浴，每天晚上浸泡全身三十分鐘，能減少夜間搔抓，有助於病情改善。長期的搔抓，會使表皮病菌更容易侵入皮膚內，往往是病情嚴重且不易痊癒的原因。

6.在一九九二年*Lancet*雜誌刊出以防風、白頭翁、甘草、荊芥、淡竹葉、白蘚皮、木通、地黃、赤芍、蒺藜等十

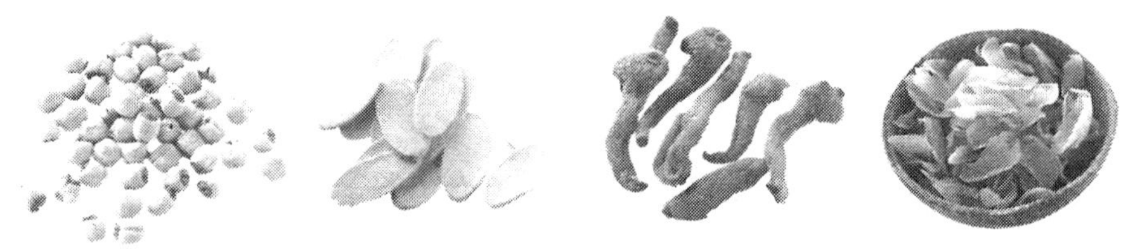

種中藥組成的方劑來治療沒有發炎、沒有滲出液的成年異位性皮膚炎患者，即使用固定方劑和固定證型，利用雙盲、交叉、安慰劑對照的研究設計進行實驗，證明中藥治療異位性皮膚炎有療效，曾經引起很大的回響，也提供研究本病治療的新方向。

六、護理與預防

由於異位性皮膚炎的病因及發病機轉複雜，在治療這種慢性、難治性、發炎性、搔癢性的皮膚病的同時，預防會誘發或惡化異位性皮膚炎症狀的因素也相當重要，以下是常見的誘發或惡化因素之日常生活中預防及處理方法：

(一)溫度、季節

出汗或溫度變化大會加重癢感，夏天儘量避免日曬或劇烈運動，較適合在有冷氣空調的室內。秋冬天氣乾冷，加重乾燥的皮膚龜裂脫皮，又痛又癢，一定要塗以保濕乳液或凡士林來滋潤皮膚。

(二)居家環境

居家環境經常保持乾淨，不要鋪地毯或使用厚重的窗簾，不要放置有毛的玩具和羽絨製成的寢具和沙發，家中不要養寵物。少用芳香劑、樟腦丸、殺蟲劑……等。使用除濕機保持濕度在50％至65％間，搭配空氣清淨機使用。避免二手菸，避免接觸到易使症狀加重的化學製品，如洗碗精、洗衣粉、清潔劑和消毒水等。

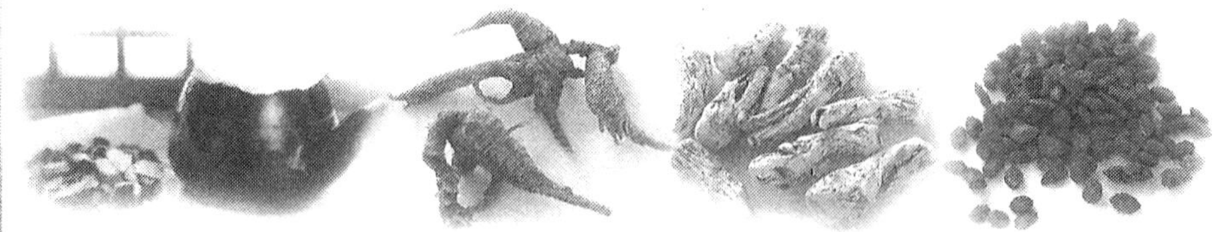

(三)衣物

穿著要適量，以寬鬆舒適爲原則，柔軟、不緊密棉質爲佳，避免羊毛、尼龍等材質，減少與粗糙、過緊或刺激性衣物接觸。新買的衣服一定要洗過再穿，使用液體清潔劑清洗衣物，且要沖洗乾淨。

(四)沐浴、清潔

避免過度沐浴，不要用太熱的水或鹼性肥皂、藥皂、清潔劑和消毒水來清潔身體。洗澡時，可在澡盆內加入一些沐浴油或是兩杯太白粉，使用洗淨力溫和的中性肥皂或適合異位性皮膚炎專用的肥皂。洗完澡後，立刻適量使用不含藥性、香精、防腐劑的單純潤膚劑（乳液或凡士林）。

(五)感染

修短指甲並磨平，避免搔抓。長期搔抓，容易遭受細菌、病毒或黴菌的感染，且一旦遭到感染，病情往往較常人嚴重且蔓延迅速。

(六)飲食

病童吃了某種食物（如牛奶、蛋、小麥、有殼海鮮、花生、大豆、草莓、番茄），如果會使病情加重，則應儘量避免。水果（如柑橘類等）儘量製成果汁來喝，較不會刺激口唇皮膚，造成濕疹。

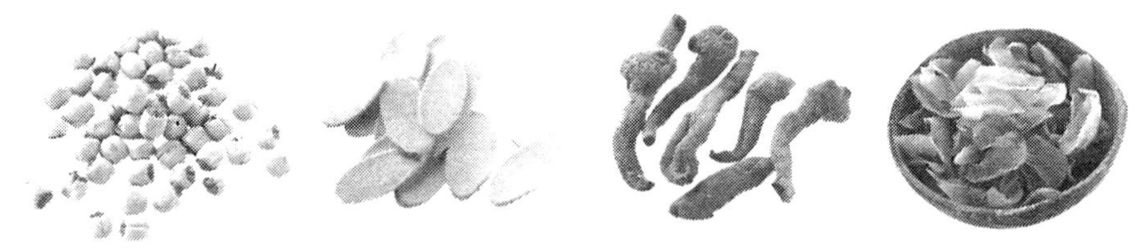

(七)運動

不宜玩沙、草，避免劇烈運動。游泳是較好的運動，但游泳後，必須馬上用清水將身上的氯沖洗乾淨並潤膚。

(八)情緒的控制

長期的發癢和全身性皮膚損傷，常會造成美觀上衝擊，在心理上呈現急躁不安，或較爲自卑的人格發展，而焦慮不安的心情更易讓癢感增加、病情加重。所以家人應該付出較多的耐心與關心，以陪伴病童度過這段發病期，並儘量發展其他興趣，以分散注意力。

皮膚的保健

一、皮膚構造與生理

皮膚是分層連接而成，外層是表皮，內層是眞皮及皮下組織（因爲充滿了脂肪細胞，故又名皮下脂肪），表皮上密密的排列著上皮細胞，眞皮內則含有血管神經及網狀內皮系統，毛根與皮脂腺也埋藏在此層之內。

皮膚的顏色完全依深部發生層色素的多寡而定，眞皮的血液之多少也有相當的影響。皮內分布著腦脊髓神經末梢的感覺纖維，專管冷、熱、觸、壓、痛和癢等感覺的傳導。所以，覆被全身的皮膚是一個有感覺的保護層，它能保持皮膚的酸鹼值

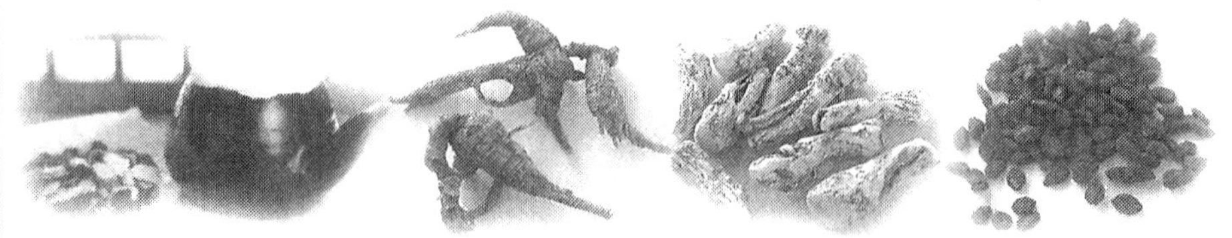

在四至七左右，從而使人們的機體免受細菌、病毒等微生物的侵襲，並藉各種感覺獲得周圍環境的情報，以反射作用而謀應付環境的方法。

毛髮、指（趾）甲、汗腺和皮脂腺都是皮膚的附屬器官，其中汗腺的皮膚分泌可調節體溫，並可排泄身體的廢物，汗腺和皮脂開口在皮膚的表層，分泌水分、鹽分和脂肪質，這種分泌作用與人體的生活機能有密切的關係。

皮膚表面的皮脂汗腺，構成了水泡油性的乳化膠體，這種乳化膠體有潤滑、水合作用。它能維持皮膚一定的潤濕和光滑，減少皮膚由於摩擦而造成的損傷。皮膚的毛孔，具有分泌、排泄和輕微的呼吸作用。它不僅能保持人體的恆定體溫，還可以防止體液的散失和熱量的過度損失。

皮膚表層所分泌的汗液，其中的水分蒸發以後，在皮膚表面遺留下鹽分、尿素等物。皮脂之類物質因受空氣中的氧化作用發生變質，這些變質物質都能刺激人的皮膚，嚴重的還會引起皮膚發炎，還有許多變質的物質在皮膚表面經過新陳代謝而脫落，皮質細末和塵埃黏著在皮膚表面，堵塞各種腺孔，而破壞皮膚的正常生理功能。

此外，人的皮膚也會受到年齡、性別、體質、氣候和其他因素的影響，如果不即時保護皮膚，會使皮下脂肪和水分減少，彈力纖維斷裂，角蛋白降低，出現皮膚彈性差、表皮薄化（變薄）和枯燥、皺紋多、粗糙甚至乾裂等現象，使皮膚失去美感。

健康的皮膚，生命力旺盛，它具有光澤，顯得柔軟、細膩，富有彈性和光潔感覺。一般來說，趨於衰老過程中的人，皮脂腺、汗腺、毛囊和角質層都漸漸萎縮。同時，由於真皮內

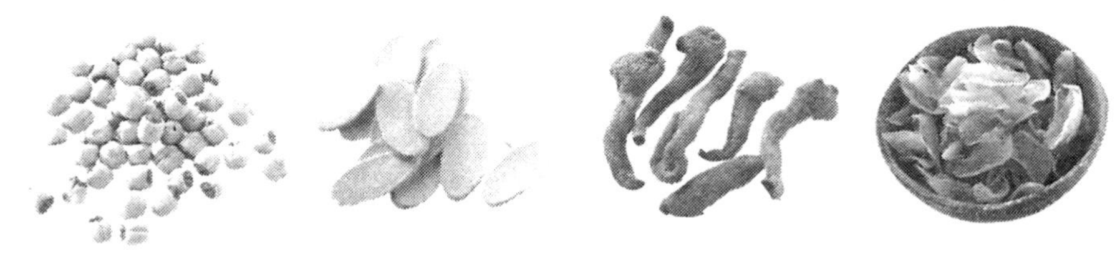

的彈性蛋白變性而失去彈性，脂肪和水分也隨之減少，使皮膚和毛髮乾燥，從而失去光澤。

二、皮膚可分為哪些種類特徵？

人的皮膚性質，個人間也會有很大的差別。例如：油性皮膚的人，面部的毛孔較粗糙，易生面皰和粉刺；乾性皮膚易生雀斑；而那些皮膚既不會出油過多又不過分乾燥的人，得天獨厚，比較容易養護而減少傳染。要保護自己的皮膚，首先要弄清楚自己皮膚的「性質」，然後根據自己皮膚的性質來選擇合適的護膚化妝品。

皮膚的性質一般可分爲乾性、油性兩大類；但若細而分之更可分爲乾性、油性、中性、敏感性和混合性五大類型：

1.乾性皮膚的特徵：紅白細嫩、乾而缺彈性、毛孔不顯明，面上缺乏油質分泌，易生小皺紋。經不起風吹日曬，曬得厲害一些，皮膚就會發紅、灼痛、起皮屑、易長黑斑、雀斑，又有時如果吃了刺激性大的食物，會出現一片片的紅疹。注意事項包括：

(1)洗滌不宜太多、洗澡不宜過勤，盡可能少用肥皂，尤其是冬天容易開裂、脫屑。

(2)如果要使用肥皂，儘量使用鹼性小的「中性」皂。

(3)洗滌之後，可多搽一些潤膚乳液以保持皮膚濕潤。

2.油性皮膚的特徵：多半是面上油脂分泌過多，毛孔較粗大，經常分泌脂液；同時，毛囊口還會長出許多小黑點，毛孔容易堵塞，油性皮膚者，臉上經常是油膩光

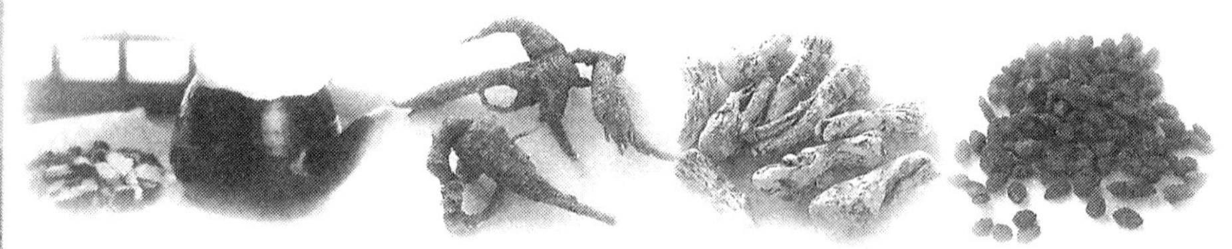

亮，易長粉刺和小疙瘩，但較不易起皺紋，比較容易經得起各種刺激。洗臉時可用皮膚專用洗臉香皀。注意事項包括：

(1)油性皮膚的人，儘量不要搽抹油質化妝品，以免產生毛孔阻塞，造成毛囊炎或粉刺。

(2)油性皮膚的人，可多次或經常洗滌皮膚，以免油脂過多存積皮膚，造成皮膚的刺激。

3.中性皮膚的特徵：基本上不粗不細、毛孔緊密、油脂分泌平衡，對外界刺激也不太敏感，這是最健康的皮膚。注意事項包括：

中性皮膚的人，平常可使用護膚、濕潤等一系列的保養品。

4.過敏性皮膚的特徵：基本上，小時候有異位性皮膚炎，或是成年人容易有的慢性蕁麻疹等，皆是過敏性皮膚，對任何刺激性的東西幾乎都會引起過敏，令皮膚痕癢，起紅疹、甚至紅腫，常見日用品如香皀、乳液、化妝品、菸、酒等，都容易引起過敏。注意事項包括：

(1)如果發生上述的情形，首先要查出是否對某些物質有敏感，因爲每種化妝品是由多種材料混合，而最容易引起敏感的材料，包括：香料、乳酸、肥皀……等等。如果用過某種化妝品後有敏感現象，應先記下標貼上所列明的材料，當下次去選購化妝品時，揀一些不含這些材料的產品。

(2)若有過敏性疾病，應請醫師加以治療，或採用傳統中醫藥先改善過敏體質爲上，再配合皮膚外用保養方法，內外合治方能解決問題。

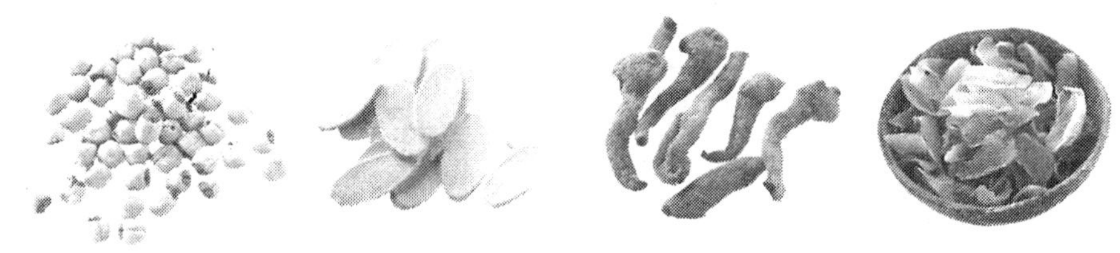

5.混合性皮膚的特徵：身上的皮膚同時具有油性、乾性或油性與中性皮膚的混合。例如：有些人臉面部有些部位會有油脂，有些部位較乾燥，而鼻側和嘴唇四周油脂分泌最旺盛，頰部則呈現乾性。因此，這些人可能出現有油脂的部位長暗瘡，而乾燥的部位則生皺紋。因此，這種混合性皮膚要在乾的部位搽滋潤（濕潤、營養）品，在油的部位做收緊，在處理上較爲麻煩。

三、男性與女性皮膚的差異

男女除了在體型上有很大的分別外，皮膚性質亦有很大的差別，這些差別主要是由於體內的性激素（Sex Hormone）分泌不同所導致。

男性體內性激素主要是睪丸固酮，它令全身的皮膚變厚，同時令皮下組織變得粗糙，而且增加黑色素的沉積。因此，男性皮膚呈現粗獷的本色。而女性則受到雌激素影響，令皮下組織積存的脂肪量增加。因此，女性的皮膚變得柔軟細滑，平均來說，女性皮下脂肪占體重的28％，男性只有18％，由於女性皮下脂肪豐富，其天然的絕熱作用更顯著。此外，雌激素可增加皮下血管數目。因此，一般女性的體表都較男性溫暖。不過，如果一旦皮膚受傷流血，則出血量往往會比男性爲多。

四、簡易肌膚保養四部曲

1.清潔：保養首重做好清潔工作，防止肌膚產生毛孔阻塞現象，避免再度感染，而引起嚴重性面皰產生。此外，

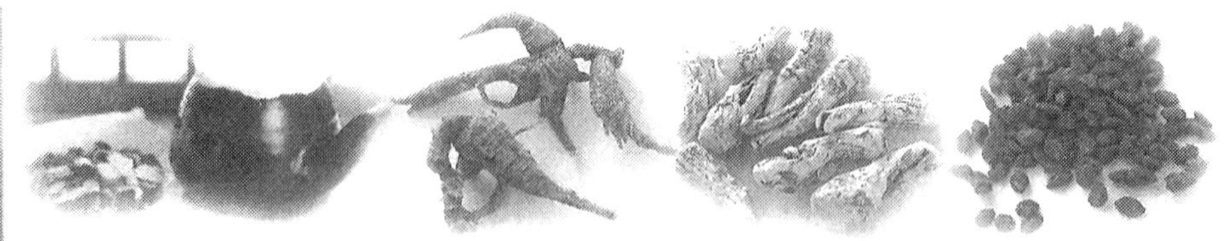

最好進行雙重清潔工作，可先以清膚劑深入毛孔清潔髒污，再以潔痘劑代謝多餘的油脂，如此可使肌膚感覺清爽。

2.去角質：適當的去角質對肌膚來說是一種保護皮膚的方法，過度肥厚的角質會使肌膚產生晦暗、粗糙、不平滑感。因此，最好能定時的以溫和的去角質劑，將角質軟化，清除老廢表皮以刺激皮膚的新陳代謝。

3.按摩：肌膚需要運動，按摩除了幫助局部肌膚循環代謝，尤其是穴道按摩更可刺激荷爾蒙產生，加速血液循環，以及解除疲勞及痠痛，如此更有助於各種保養品的吸收（穴道按摩可透過循環、內分泌、神經、免疫等多系統的自我調節，以達到養生的目的）。

4.敷面：可依照肌膚狀況選擇敷臉產品，市面上有許多產品能針對皮膚色素、皺紋、油性、乾性、面皰、粉刺等加強代謝作用，以增加皮膚的水分，減少色素的沉澱，以及增加皮膚的彈性，不過在選擇以上諸多保養品時，最好能請教醫師或專業人員，以免造成不良的後果或副作用。在此建議大家，平時的居家保養品應選擇天然、溫和、無刺激性的保養品爲宜，且以淡妝爲首要，如此方能讓肌膚長保健康美麗。

五、皮膚的中醫美容與保養方法

中醫美容與保健的方法，其內容豐富，種類繁多。這些方法與內容載於古代醫書中的婦人篇、諸竅篇、頭面篇、口齒篇、頤身篇、養老篇、卻谷篇、服食篇和導氣篇之中，有的還

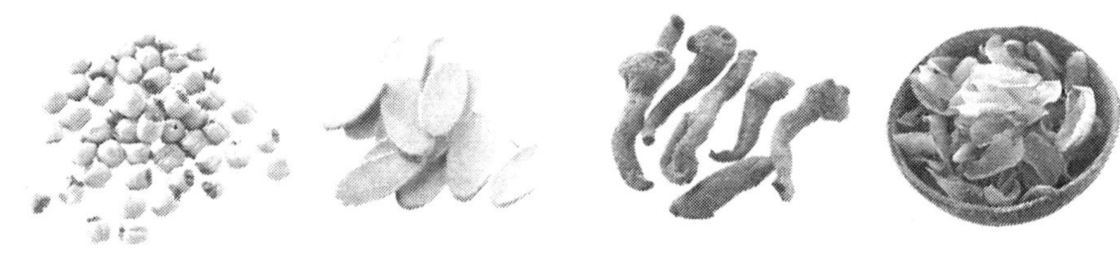

散見於針灸書籍之中，茲將其歸類如下：

(一)中藥療法

所謂中藥美容保健法，是指在中醫藥基礎理論指導下，運用中藥恢復和提高吾人皮膚的生理功能，美化儀容，保持青春、健美的一種美容保健法，該療法的最大特點是既能美容保健，又能美容治療。

根據使用方法不同，藥物美容品可分爲內服、外用兩類：

1.內服藥：用藥主要根據不同體質及不同的需要配製而成，經口服達到美容的目的。其作用原理主要是從內部平衡臟腑陰陽，調節氣血經絡，增加外部器官之活力，從容而得整體美容效果。

2.外用類：用藥物根據需要配製成不同製劑，直接作用於體表皮膚，以達保健、治療、美容目的，這類美容品直接在局部發生作用，見效快，美容效果顯著，有的還能掩蓋影響美容的缺陷，達到化妝作用。外用品常用有粉劑、液劑、軟膏、糊劑、面膜等，常用於撲、搽、塗敷於面部或身體皆可。

以下介紹幾種中醫美容常用的藥材及藥方：

■玉竹

味甘性平，不偏熱而偏涼，適宜乾燥性皮膚的保健與美容。玉竹爲百合科，多年生草本植物葳蕤的根莖，屬滋陰佳品，現代研究表示，玉竹含鈴蘭甙，有強心和改善心肌缺血的作用；並且含有黏液質及維生素A物質，因而可使皮膚滋潤細

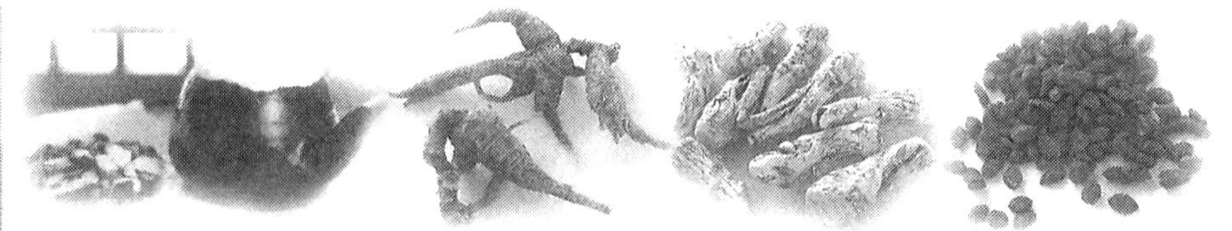

膩、抗衰老。

品名：玉顏膏。

功效：養陰生津、潤膚玉顏。

主治：皮膚乾燥、顏面枯黃、口乾舌燥、甚至潮熱盜汗等，陰虛火旺之症。

配製：選肥白玉竹一千克，研銼成粗末，加水熬煮，共煎三次，去渣、濃縮，加蜜二百五十克收膏，封存於瓶罐中，每日早晚空腹服三十克。

禁忌：大便溏泄者忌用。

■薯蕷

又名山藥，因以河南懷慶一帶所產最佳，故又稱「懷山藥」，味甘溫。補中益氣力、長肌肉、久服耳聰目明、輕身耐飢延年、適宜乾燥性皮膚的保健與美容。現代研究，山藥營養豐富，內含澱粉酶、膽鹼、黏液質、糖蛋白和自由胺基酸、脂肪、碳水化合物、維生素C及碘、鈣、磷等。山藥對肥胖人可以減肥輕身；對消瘦人，因營養豐富，又可使之「肥健」。

品名：山芋丸。

功效：駐顏悅色、補益肝腎。

主治：皮膚枯槁、面色萎黃、倦怠、水腫、短氣、乏力、四肢痠軟無力之症。

配製：薯蕷九十克、先靈脾三十克、車前子三十克、菟絲子三十克。其中車前子、菟絲子酒浸一夜，烘乾，合前二味研細，過篩爲細末，煉蜜爲丸，儲瓶備用，每次服十二至十五丸（如梧桐子大，每丸零點五克），空腹服每日三次。

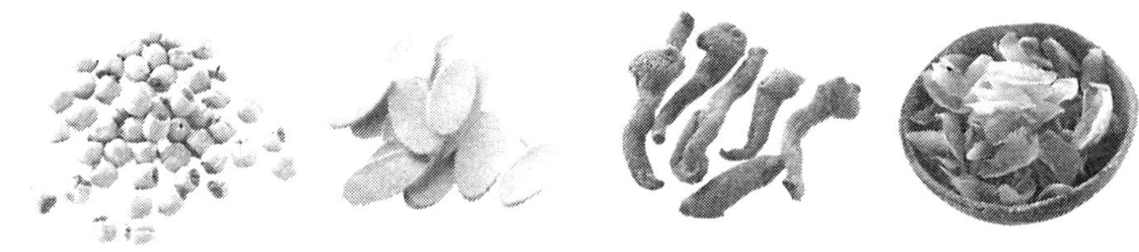

■黃精

百合科植物，性平味甘，歸脾、肺、腎經。補氣養陰，健脾、潤肺、益腎，用於脾胃虛弱，體倦乏力，口乾食少，肺虛燥咳，精血不足，內熱消渴。現代研究，本品含有多醣類、胺基酸及微量元素，此外含有多種黃酮類衍生物，具有對免疫系統增加細胞免疫功能的作用，心血管系統方面則能降低血壓，擴張冠狀動脈及抗心肌缺氧缺血，以及降血糖、抗衰老等作用，臨床可用來治療高脂血症、糖尿病、冠心病以及白血球減少症。

品名：二精丸。

功效：活血駐顏、明目固精、抗衰老。

主治：皮膚乾燥、慢性消耗性病之末期調養、視物模糊、腰膝痠軟無力。

配製：黃精、枸杞子各五百克、取兩味藥研成細末，煉蜜爲丸，每丸重六克，每日早晚各服一粒。

■柏子仁

柏科植物側柏之乾燥種仁，氣平味甘，入心脾兩經，主驚悸，失眠，健忘，遺精，寧神益智，潤血脈，益氣除風濕，安五臟，潤燥通便，久服令人潤澤美色，耳目聰明，輕身延年。本品同松仁、麻子仁，可治老人虛秘，同生地、白朮、棗肉丸，可治心脾虛。便瀉者少用。

品名：柏實美容方。

功效：養陰清熱、潤膚軟便。

主治：皮膚乾燥、便秘腸燥、口乾口苦、陰虛火旺、血壓偏高。

配製：柏子仁、菊花各等份，曝曬乾燥後，研末煉蜜爲

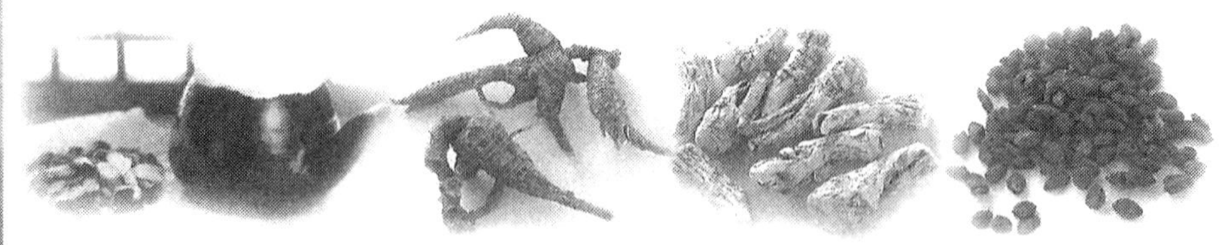

丸，每次服十二至十五丸每丸零點五克，空腹每日服三次。

■薏苡仁

味甘、微寒，久服輕身益氣，現代研究，本品含豐富的醣類、蛋白質、維生素B_1、薏苡仁素以及亮氨酸、精氨酸等多種胺基酸。而且薏苡仁醋對癌細胞有抑制作用。本品可健脾除濕、利尿、適宜油性皮膚的美容與保健。

品名：薏苡仁粥。

功效：健脾除濕、去疣贅。

主治：去濕、扁平疣、油性皮膚。

配製：薏苡仁三十克，煮粥，每天吃一次，可連續服用二至四週。

■茯苓

味甘性平，多爲孔菌科植物茯苓菌（porica cocos wolf）的菌核，市場上出售茯苓糕、茯苓餅含本品。現代研究，本品含有配糖體、組氨酸、鐵及微量元素鎂等，本品可除濕健脾，對於減少顏面肌膚過多之油性分泌物具莫大幫助。

品名：延年悅澤方。

功效：健脾和胃、養血清熱去濕。

主治：水腫、油性皮膚、脾胃虛弱。

配製：茯苓一千五百克、菊花七百五十克，搗細爲末，煉蜜爲丸，罐中備用，每日服三次，每次十二至十五丸（每丸零點五克），空腹服。

■白芷

味辛性溫，又名芳香，爲傘形科植物興安白芷的根。現代研究，本品含有白芷素、珊瑚菜素、香檸檬內酯等成分，具有

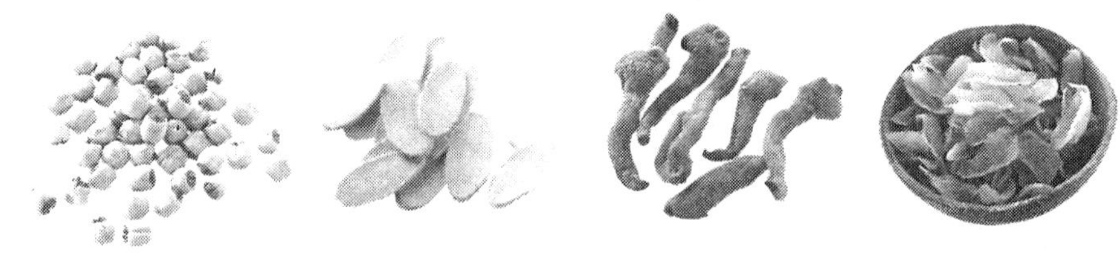

擴張血管和消炎作用。中醫認爲本品爲風藥，能去濕，並入陽明經，故適宜油性皮膚保健。

品名：升麻白芷湯。

組成：生麻九克、防風九克、白芷九克、芍藥一克、蒼朮一克、黃耆三克、人參三克、葛根十二克、甘草一點五克。

禁忌：血壓高、陰虛火旺之人。

(二)典籍保養方

■面上皺裂方（《援生四書》）

組成：桃仁三十克、豬脂以能浸過桃仁爲度。

功效：活血潤膚、防治面部皺紋。

用法：桃仁研爲末，合豬脂熬數次，至桃仁變黃即成。每夜寢前塗面。

說明：此藥膏適宜乾性皮膚使用，主要可防治皮膚皺裂，冬季做潤膚油膏亦可。

■天門冬膏（《百病丹方大全》）

組成：天門冬不拘多少。

功效：潤膚、悅顏、去皺、美白。

用法：和蜜搗爛，儲瓶備用，每夜臨寢時塗搽。

說明：此藥膏適宜乾燥皮膚使用，天門冬能清肺熱、潤燥。古人認爲天門冬肥厚多脂，純以柔潤養陰。《日華本草》說：益皮膚、悅顏色；再加以白蜜，更增強其滋潤之功。

■玉容洗方（《東醫寶鑑化裁》）

組成：綠豆粉六十克、白芷、白殭蠶、天花粉細辛各三十

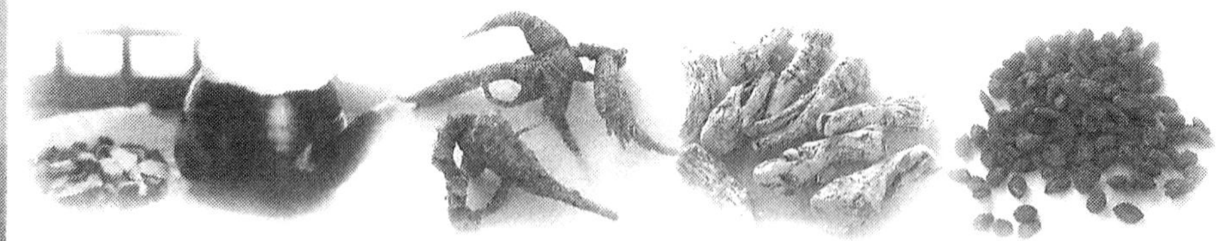

克、藿香三十克、皀莢三百克。

功效：祛風增白、通絡香肌、令面光。

用法：研爲細末，每次洗面時用之。

說明：研細末，過篩儲瓶備用，每次使用前，先用溫水洗臉，然後倒藥粉於手中，加少量水在掌中調勻，輕輕地揉擦面部，直到微有熱感即停。每日用之，做香皀使用，可去油污，又可保護皮膚，防止面疾，適用於油性皮膚之人。

(三)食物療法

食物療法，是指具有食藥兩用的天然動植物或以食物爲主的藥膳用於美容的方法，長期使用不產生中毒、副作用，許多日常食品都具有較大的美容價值。在用法上食物美容品與藥物美容品相似，可分爲內服、外用兩類。但食用物之外用品的種類比藥物美容品少得多。

以下介紹幾種簡單而具美容保養效果的藥膳：

■芝麻白糖糊（《家庭食療手冊》）

組成：芝麻、白糖適量。

功效：補肝腎、黑鬚髮、潤皮膚、治皮膚乾燥。

用法：揀淨芝麻，略炒與白糖搗杵，裝瓶備用，開水沖服，皮膚乾燥者可經常使用。現代研究，芝麻除富含蛋白質、脂肪、鐵等外，還含有延年駐顏美容的維生素E、A，本方經濟、方便、實用。

■胡蘿蔔粥（《本草綱目》）

組成：胡蘿蔔、粳米適量。

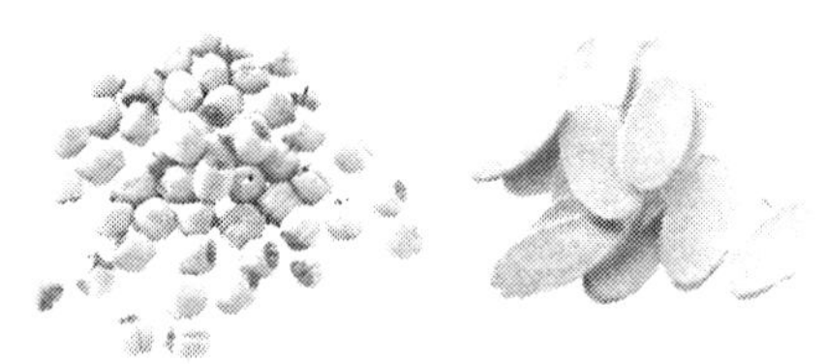
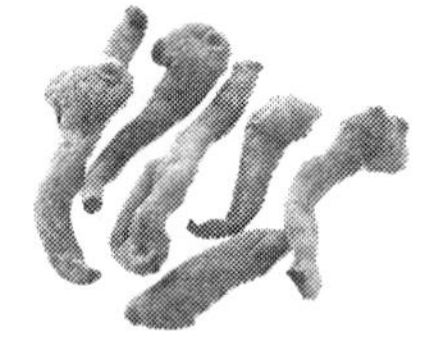
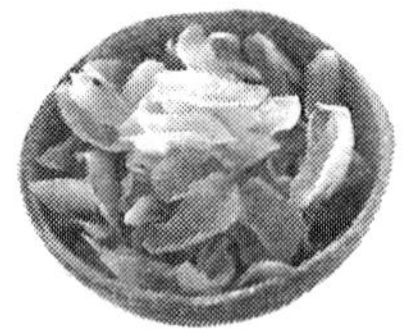

功效：健胃補脾、潤膚美容。

用法：新鮮胡蘿蔔洗淨，切碎，同粳米煮粥，早晚空腹食用。

說明：現代研究證實，胡蘿蔔富含維生素B_1、B_2之外，其胡蘿蔔素在人體內可轉化成維生素A，能潤膚、防止皮膚老化，故胡蘿蔔同粳米煮粥食用，對皮膚乾燥、老化的中老年人來說，是一種頗為適宜的藥膳。

■牛乳粥（《飲饌服食譜》）

組成：鮮牛乳五百克、粳米五十克、白糖一百克。

功效：補虛損、益脾胃、潤肌膚。

用法：將粳米淘洗淨，砂鍋中加水適量，微火煮粥，煮至米汁稠黏為度，將鮮牛乳放入煮熟的稀粥中，再燒沸，放糖調勻即可服食。

說明：牛乳味甘、平，無毒，入心、肺二經。牛乳富含蛋白質、碳水化合物、灰粉、鈣、磷、鐵、胡蘿蔔素、抗壞血酸、多種維生素及微量元素等成分。本方可潤燥滋陰、抗衰老、潤皮膚，是保健食療佳品，但脾胃虛寒、作瀉、痰濕積滯者慎服。

■蘋果菜汁（《民間驗方》）

組成：蘋果一顆、香菜五十克、檸檬半個（先壓汁）、芹菜五十克。

功效：使皮膚細嫩、去油。

用法：將蘋果、香菜共放入壓榨機內取汁，再加檸檬汁即可，取汁隨意飲用。本方可用於油性皮膚體質的人。

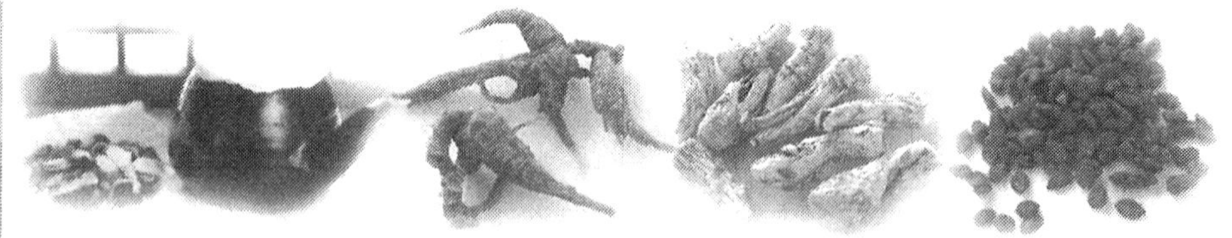

■枇杷菊花粥（《常見病症的辨證和食療處方化裁》）

組成：枇杷葉九克、菊花六克、生石膏（布包）十五克、粳米六十克、山楂九克、薏苡仁三十克。

功效：清胃瀉肺、利濕去脂。

用法：諸藥用布包好，加水一千二百西西或煎成八百西西，再入粳米煮成粥，每日一劑連服十至十五劑。

說明：本方可清肺胃積熱、利濕降脂，對於粉刺效果亦佳，適宜油性皮膚的人食用。

青春痘

一、何謂青春痘？

青春痘俗稱面皰、痤瘡，乃因體內性激素（Sex Hormone）之改變或胃腸功能紊亂，刺激皮脂腺分泌過多而阻塞，再經由細菌感染所導致之慢性化膿囊炎。此好發於青春期，因青少年在發育期間，荷爾蒙分泌旺盛，故易長青春痘。發生之部位以臉部爲最多見。此外，可見於胸背上部及肩胛部，由於擠之會有白色糊狀物質，故又名粉刺。

引起青春痘的原因有很多，例如：飲食過於油膩、便秘、熬夜、內分泌障礙、化妝品使用不當或因工作壓力太大，亦會導致青春痘的產生，其治療過程一般約需六至八週，若配合針灸治療則可縮短療程，這是因爲針灸具有消炎及調整內分泌的作用，因此可助縮短治療之療程。當然一般仍以中藥內服藥爲

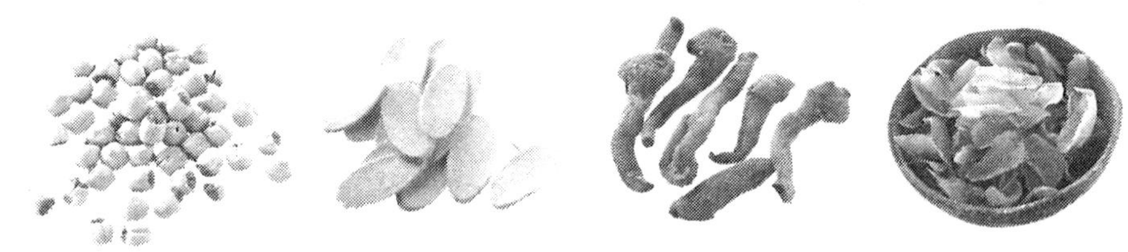

主要方法。

二、如何消除青春痘？

首先如果長了青春痘不要太悲觀，更不要用手去觸摸或是擠壓它，否則吃再好的藥，也會減低效果。應該保持一顆平常心，並且避免給自己太多壓力，但也不可以放置不理，這些痕跡一旦形成凹陷或色素沉澱，將會很難消失，若能及早治療處理，或許還能減少痕跡的形成。青春痘的治療過程一般可分爲下列三方面來進行：

(一)一般護理

若能確實執行一般護理，對於輕微的青春痘即具有良好的消除作用，即使是正常人的皮膚，若能確實執行一般護理，相信必能使皮膚更加美白漂亮。

1.經常用清水或無香料、無色素的肥皂洗臉，保持臉部的清潔，青春痘治療期間暫時不要搽含酒精成分之化妝水、保養品，因爲含有酒精之化妝品、保養品，本身也會引發青春痘。

2.洗完臉後應搽適當的乳液（以lotion最佳，cream其次），以避免皮膚過度乾燥。

3.青春痘的藥膏是局部使用的，勿整個臉部搽，而且應該在有粉刺或青春痘的地方搽即可，早晚局部搽抹即可。

4.女性病人平日若有化妝的話，請務必仔細卸妝，不妨第一次先使用卸妝用品，可用紙巾擦拭後再用洗面乳沖洗

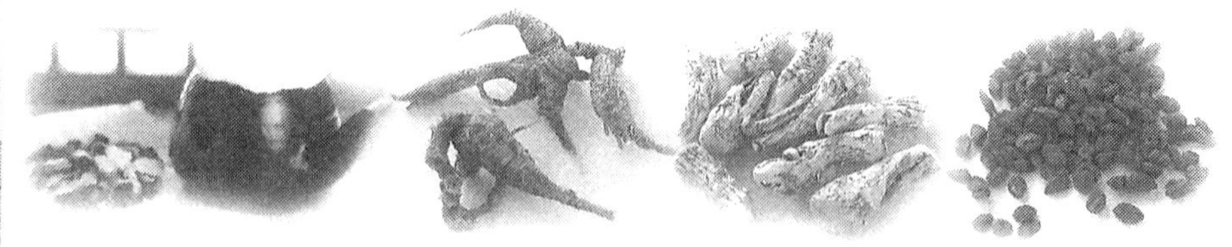

乾淨，最好不要只用卸妝乳或洗面乳而已，以免化妝品殘留在臉上。

5.禁止用手去壓或觸摸它，以避免細菌感染，使其惡化，甚至化膿。

6.平時少吃刺激性的食物。

7.平時可多吃一些鹼性食物，因爲鹼性食物可使皮膚不容易過敏，是保養肌膚的好方法。

8.平時多吃新鮮水果、蔬菜以防止便秘，若便秘太嚴重的話，可配合吐納法（所謂吐納法亦即是雙腳分開與肩同寬，再將雙手放於腹上，利用腹部進行吸氣、吐氣，亦可用雙手輕揉腹部，增加腸胃蠕動的能力）。

9.注意水分的補充不可少，早晨空腹不妨先飲五百西西白開水，有助於排泄，並防止便秘。

10.最好少曬太陽，以免色素沉澱。

11.炒菜、煮飯時最好能遠離廚房的抽油煙機，同時不要太靠近鍋邊，以免油煙油脂阻塞毛細孔，同時煮完飯後，更要徹底的將臉清洗乾淨。

12.過規律正常的生活，儘量不要熬夜。晚上十點至早上六點，這段時間最好能休息睡覺，讓皮膚能得到充分休息。

13.保持心情愉快，治療青春痘最重要的是耐心，不要因爲看了幾次醫師仍然不好，就顯得心浮氣躁，而是應該保持平常心，並且與醫師密切配合。

(二)中藥治療

依據中醫辨證論治，青春痘主要分爲三種不同類型，亦即

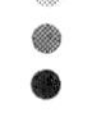

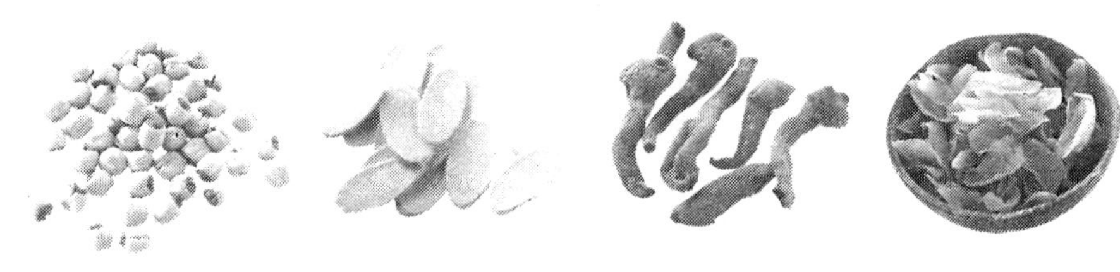

三焦風熱型、腸胃濕熱型及肝鬱脾虛型，須分別使用不同的藥物、方劑進行治療及調理。

1.三焦風熱型：痘疹色紅圓大，甚至化膿或癢或痛、密密叢生、紅腫相兼，可長在臉部或身上任何部位，宜用祛風涼血清熱解毒之藥爲主。

2.腸胃濕熱型：痘好發於臉部頦下部位，患者大都過食辛辣、油膩之品，生濕生熱，聚結腸內不能下達，反而上逆，或兼具便秘已久，以致腸內異常毒素容易再吸收而干擾自身代謝，治則宜用清熱化濕整腸通腑之藥來調理。

3.肝鬱脾虛型：情志不暢或脾虛運化不調，女性多兼有月經不調或內分泌障礙，痘好發於兩頰部，治則宜疏肝解鬱、理氣健脾之藥爲主。

此外，在臨床上也會經常使用防風通聖散和荊防敗毒散的加減方來疏風清熱，發表解理、消腫化膿，如果女性朋友因生理不順、氣血循環瘀阻不暢，也可使用桂枝茯苓丸和當歸芍藥散來加減變化，改善面皰或粉刺，若夾有火氣大，甚至便秘傾向者，可用清上防風湯和核桃承氣湯加減變化來治療。另外，對於化膿性青春痘也可用麻杏薏甘湯的加減來治療，亦有不錯的療效。另外，也可將青春痘分爲兩大類型：

1.含苞怒放型：本型可用仙方活命飲＋生石膏＋清熱解毒中藥。

2.含苞不放型：本型可用小建中湯＋當歸＋黃耆＋紫河車粉＋活血化瘀中藥。

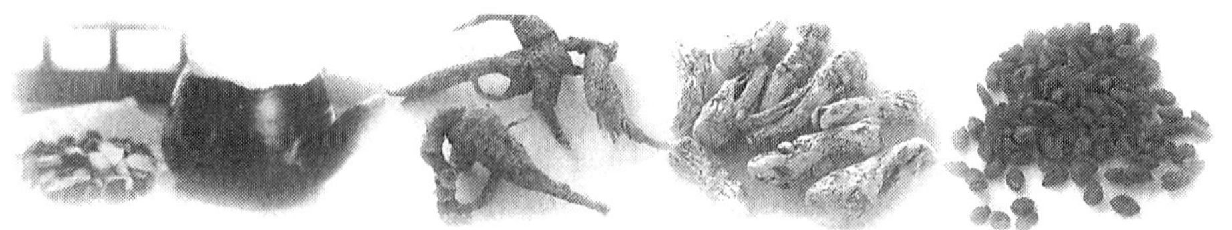

(三)針灸治療

針灸美容是醫學上（針灸）一項突破，它最突出的地方是在消除臉部皺紋，並且改善臉部顏色（臉色），針灸美容醫學是從整體觀念出發，人體機能在針灸激發下得到調節，不只外面肌表得到潤澤、四肢百骸也從而得益，在保健抗老方面起著積極的作用。針灸美容取穴是進取穴位（包括顏面、頭、頸部），並輔以遠處取穴，尤其是在改善皺紋及改善臉色，通常能發揮其特殊效果。至於青春痘方面，針灸取穴主要以遠處取穴爲主，常用之穴有三陰交、合谷、曲池、耳神門等，其他的耳穴尚有內分泌、肺點等效果皆不錯，茲分述如下：

1.三陰交：位於內踝上三寸處，脛骨後緣陷中，具有調整內分泌的功效。

2.合谷：在食指與拇指歧骨間的凹陷處，或是俗稱虎口處。中醫學上記載：「面口合谷收」，凡發生在臉上的疾患，均可用合谷穴來治療。

3.曲池：爲皮膚科之主穴，在肘關節骨邊，屈肘橫紋之外頭陷凹中，可治療青春痘、過敏性疾病等。

4.耳神門：位於耳三角窩，對耳輪上、下腳分叉處，偏對耳輪上腳之下三分之一點，此穴顧名思義，可穩定情緒，緩解不安、緊張以及改善睡眠。對於現代人忙碌緊張的生活，更具有重要的意義。

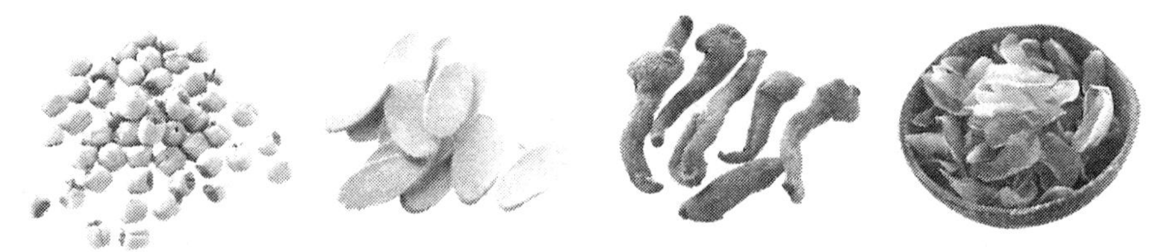

黑斑與雀斑

一、前言

黑斑是由於黑色素的增加，所引起皮膚顏色之變化。然而並非全部變黑，而是由淺咖啡色→褐色→黑褐色→暗褐色→黑色，依黑色素由少到多的順序而發生各種變化。若依皮膚顏色的變化可將其分爲先天性及後天性：

(一)先天性

例如：雀斑便是，常發生於皮膚白皙的女孩較多，但偶爾也伴隨著黑斑一起發生，那是因爲雀斑的皮膚容易對陽光過敏所致。

■雀斑（freckle）

年齡：幼年就有，一直持續至中年。

部位：兩頰及鼻梁。

症狀：針尖至米粒大的棕色斑點，散布於兩頰及鼻梁，夏天明顯，冬天變淡，此乃因日曬增減之緣故。雀斑與陽光照射有密切關係，如何使用防曬劑、保濕乳液是一大重要課題（SPF至少15以上。SPF：Sun Protection Factor，簡稱防曬係數，要同時阻斷陽光中紫外線A、B兩種，才具有防曬效果，SPF至少15

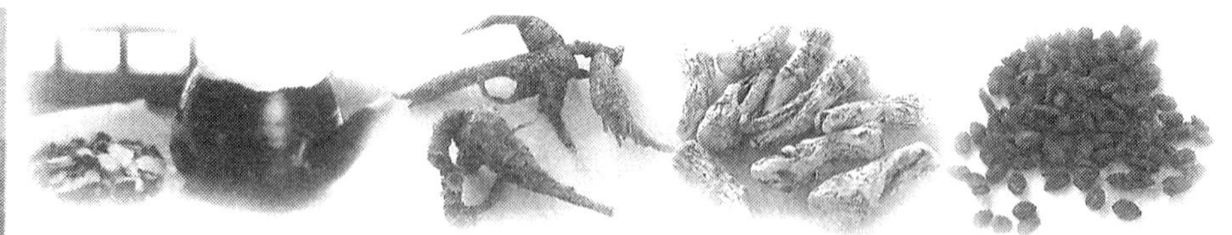

以上才有此功能）。

(二)後天性

如黑斑、女子顏面黑皮症及皮膚炎三種。

■黑斑（chloasma）

顏色和肝臟煮熟之顏色類似，故又稱肝斑，其發生原因繁多，並且與遺傳及體質有關。

年齡：二十五至五十歲。

部位：顏面、頸部。

症狀：逐漸增加的棕色斑，大都呈現對稱性，出現於兩側臉頰，有時看起來像一隻展翅蝴蝶，相當顯眼。其發生之原因如下所舉：

1.懷孕期的妊娠斑：有些女性於懷孕後期出現肝斑，故又稱爲「孕斑」，懷孕時因卵巢功能改變，若分娩後調理得當，妊娠斑會日漸消失。然而若調理不當，導致黑色素增加，或使用避孕藥使其惡化，便會形成肝斑。

2.曝曬陽光：因海水浴或戶外工作者，長時間曝曬紫外線時，或皮膚對陽光敏感之人，很容易引起過敏性斑疹而併發肝斑。

3.肝功能不佳或卵巢功能不好時會發生：發生於中年婦女，因這些人的皮膚容易對陽光過敏。

4.精神情緒之起伏：當壓力增加，情緒不穩定時，心煩氣躁、疲勞過度或睡眠不足時，也會發生，這是因爲色素細胞是屬於神經系列的細胞，因此，容易受情緒影響而產生。

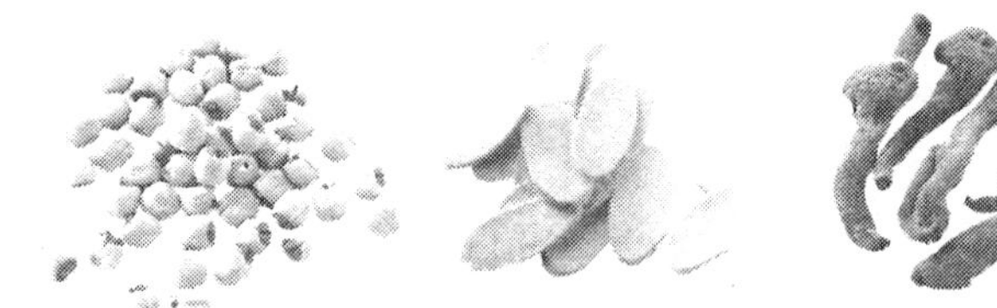
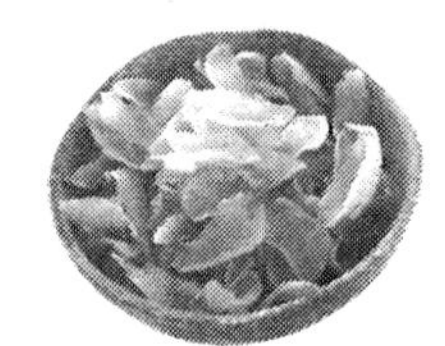

■女子顏面黑皮症

剛開始只發生於臉部的一部分，由淺紅色→大紅→暗褐色，再漸漸蔓延至全臉部，這大都是使用劣質的化妝品及面霜，促使色素沉澱而引起的。

■皮膚炎

是屬於過敏性皮膚炎的一種，不當使用香水或古龍水後，發生在皮膚露出於外部的暗褐色沉澱。

二、一般護理

1.保持臉部的清潔，治療期間不要化妝，不使用任何有顏色的化妝品。

2.黑斑、雀斑的藥膏是局部使用，勿整臉搽，應在有黑斑、雀斑的地方搽即可，且可在晚上或睡前搽（Hydroguinone 5%軟膏、Azelaic Acid軟膏、Tretinoin軟膏、Retin A霜劑、Rinderon V霜劑等）。

3.女性卸妝務必仔細，第一次先使用冷霜或清潔霜，用面紙擦乾淨以後再用洗面皂沖洗乾淨，不能光用冷霜或洗面皂，次序顛倒都不好，以免化妝品殘留在臉上。

4.禁止使用含有汞或漂白劑之藥物，以免產生副作用。

5.少吃對光敏感植物：芹菜、九層塔、香菜、薄荷、龍芽草、胡蘿蔔及無花果，應避免食用或外塗。

6.多吃鹼性食物，因爲鹼性食物可使皮膚不容易過敏，是保養肌膚的好方法。

7.多吃新鮮蔬菜及水果，早晚口服維生素C五十毫克，對黑斑、雀斑頗有助益。

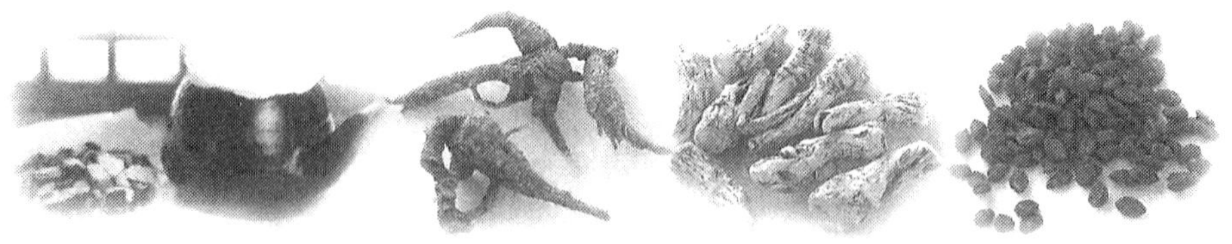

8.少曬太陽，少吹外面的風。

9.早上十一點到下午三點之間儘量少出外。因爲，此時紫外線最強，平時出門一定要撐傘，即使到對街買點東西都不能疏忽。即使是陰天，也會有紫外線存在。

10.炒菜、煮飯時遠離抽油煙機，亦不要太靠近鍋邊，煮好飯後應徹底將臉部清洗乾淨。

11.過規律正常的生活，不要熬夜，晚上十點到早上六點最好能睡覺，讓皮膚得到充分的休息。

12.治療黑斑、雀斑時病人本身心理上的建設是很重要的，即對黑斑、雀斑的復發情形必須先有認識。因爲，這些黑色素在皮膚內隨時都在製造當中。因此，若在治療當中過早停止吃藥或搽藥，都會使皮膚黑色素馬上恢復原來的樣子，甚至有時會有反彈的情形產生，使得皮膚黑色素顯得更嚴重。此時請不用緊張，因爲重新治療，就會改善回復。所以，治療黑斑、雀斑時須同時注意預後之保養，才不至於前功盡棄。

13.「熱」本身也是促進黑色素生成的一個重要因素，所以儘量少接觸烤箱，平日蒸臉也儘量控制好時間。

14.有許多藥物有可能促進黑色素沉澱。所以，在服用藥物時要諮詢醫師。

15.保持心情愉快，治療黑斑、雀斑時要有耐心，最好能保持平常心，並與醫師密切配合。

三、中藥美容

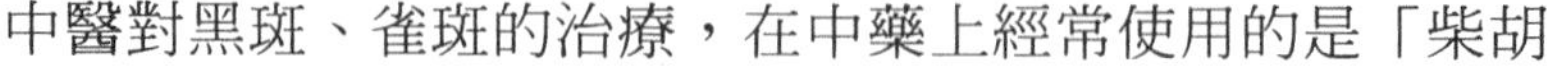

中醫對黑斑、雀斑的治療，在中藥上經常使用的是「柴胡

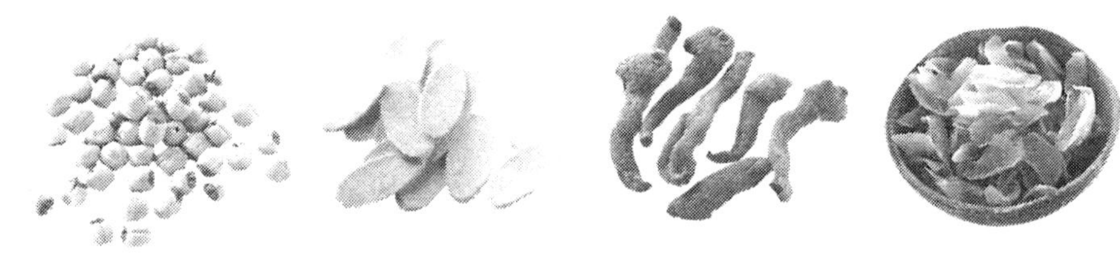

湯」，通常中醫師在用藥之前，先分析患者的體質和當時的身體狀態，再選擇配合其體質的中藥來使用，依據體力強盛時的「實證」，或體力非常虛弱的「虛證」，或居其中間的「虛實」狀態，而予以不同的加減方，即使同一種疾病，也因類型不同而使用不同的藥物。

1.大柴胡湯加減：體力、體格健壯的人，早晨起床時嘴巴黏黏的、發苦、容易便秘、肩膀僵硬適合使用本方。
2.小柴胡湯加減：體力中等程度以上，症狀與前者相似或較輕時使用。
3.柴胡桂薑湯加減：體力中等程度以上，容易疲倦，早晨起床時口中乾或苦，容易出汗，適用本方。
4.當歸芍藥散加減：體力虛弱，女性有月經不順、下腹疼痛、容易倦怠、腰痠、四肢冰冷者，適用本方。

除了使用「柴胡湯」之外，也可再配合中藥「瘀血劑」效果更好，尤其是對於婦女月經不順、舊血瘀滯者，常用之方劑如核桃承氣湯加減、桂枝茯苓丸加減。一般而言，黑斑、雀斑難以根治，而且要有耐性，長期服用藥物才行。根據臨床經驗觀察，大約需要半年至一年，就可使斑色變淡，其中亦有完全消失的例子。此外，尚可使皮膚變白。

對於皮膚美白常用之中藥包括：當歸、淮山、地黃、薏苡仁、茯苓、白芍、山茱萸、黃耆、紅棗、益母草。可用藥茶如下：

藥茶：茯苓薏苡仁茶。

組成：茯苓四錢、薏苡仁五錢、冰糖適量。

煎法：以上二藥，加適量水，煮成藥茶，加些冰糖調味。

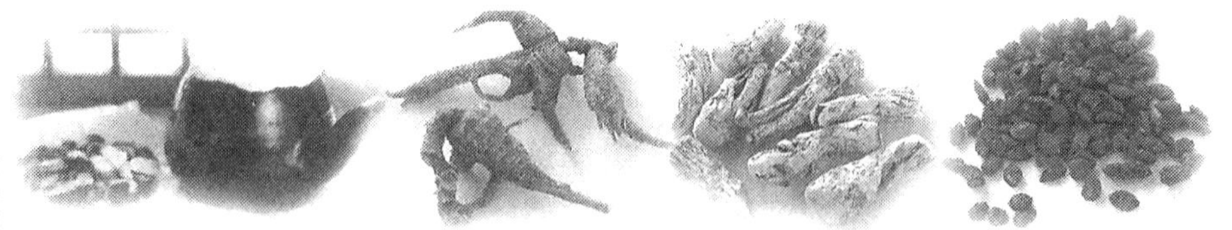

服法：當茶喝。

功用：本方可加速黑色素（Melanin）的排出，對黑斑或雀斑的保健與預防，頗有幫助。

四、紫外線——皮膚殺手

許多原因不明的黑斑、雀斑，追究起來恐怕都與日光中的紫外線有關。尤其是夏天，紫外線變強，過度曝曬的結果，很容易產生黑斑或使皮膚顏色變深。因此，出外時最好撐洋傘或戴上帽子，以便盡可能避免日光直刺，尤其三十歲以上的婦女最容易生黑斑，更應多加注意。此外，情緒的影響也很大，不僅心情不好會導致肝斑產生，若因爲面孔上出現黑斑而感到傷心，經常抑鬱不樂，也會使黑斑更爲嚴重。所以，常保心情愉快也是早日痊癒的秘訣，也可使用加味逍遙散再輔助治療。

如果，黑斑是因爲化妝品塗太多，或劣質產品所引起之傷害，不妨考慮使用歸耆建中湯再加上地黃、茯苓、淮山、薏苡仁之類中藥，效果會更好。當然，黑斑、雀斑之保養、治療除了以上中藥方法之外，也可採用針灸及穴道按摩指壓方法。相互配合使用，這樣效果會更快。

各種化妝品用久了會對皮膚有副作用。因此，還是儘量不要使用各種的化妝品。但是，像乳液（cream、lotion）、潤濕液（water、oil）之類，倒可以使用。

各種有顏色的化妝品用多了，會使皮膚得不到氧氣，無法發汗，久了更會造成皮膚的傷害。

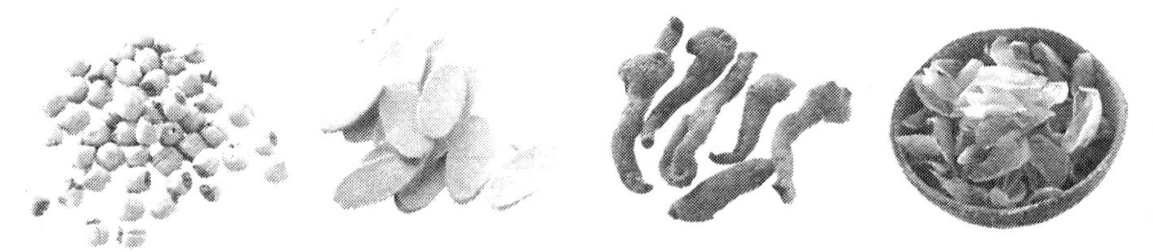

穴道按摩

一、前言

穴道按摩美容法，就是以我國傳統醫學的臟腑經絡學說爲理論根據，採用各種按摩手法作用於身體的某一穴位或部位，透過皮膚感受器及借助神經的應激作用，引起大腦皮層對全身機能的調整。換言之，即經由各種神經、血管及內分泌來調節新陳代謝，使人體各系統、各器官處於良性生理運行過程，以達到身體健康、皮膚細膩、形體優美爲目的，也適用於美容的簡便有效方法之一。

按摩，古代稱之爲「按蹺」，亦稱之爲推拿，是中醫治療疾病的一種方法，大抵分爲兩類：一類是直接在美容部位（一般指臉部）進行穴道按摩；另一類則是透過按摩遠離美容部位（臉部），但卻有經絡相互溝通之穴道進行按摩，因此前者又稱直接按摩美容法；而後者又稱間接按摩美容法。

二、按摩美容手法簡介

1.按法：試用手指、手掌或肘尖著力於體表某一部位或穴位上，逐漸用力下壓，按壓方向要垂直用力，要由輕到重，穩而持續，使刺激充分透達到肌膚組織的深部，忌用迅猛的爆發力，以免產生不良反應。

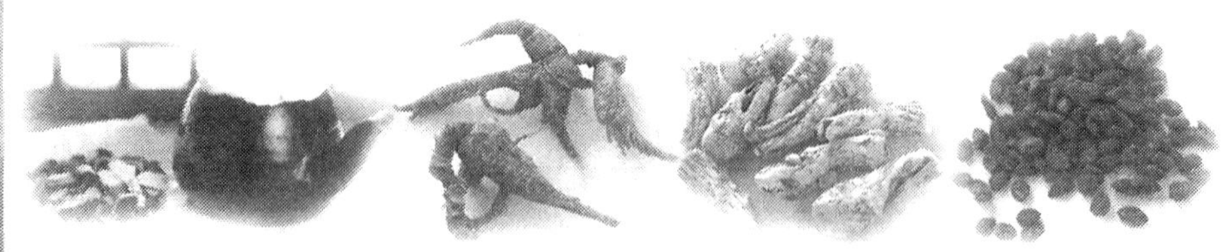

本法常與揉法結合使用，組成按揉複合手法，即在按壓力量達到一定深度時，再做小幅度的緩慢揉動，按法可分爲指按、掌按或肘按法三種，美容按摩以拇指按法爲常用，其方法是將拇指伸直，用指腹按壓經絡穴位，其餘四指張開起支援作用，協同助力，若在經絡上按壓時，應該循經絡做緩慢的螺旋形移動，本法具有明顯的通經活絡、散瘀止痛、維持陰陽平衡等作用。

2.摩法：用食、中、無名指或手掌面附著在體表的一部位上，做環形而有節奏的撫摩，肘關節須微屈，腕部放鬆，指掌自然伸直放在體表的一定部位上，連同前臂做緩和協調的環旋撫摩，順、逆時針的方向均可，頻率約每分鐘一百二十次左右。

本法緩和而舒適，最宜應用於胸腹及脅肋部，臨床常配以揉、推、按諸法。

3.擦法：擦法亦稱平推法，是只用指、掌、大魚際、小魚際著力於體表一定的部位上進行來回摩擦，臨床時應直線往返而不可歪斜；緊貼皮膚而不必用壓力；用力要穩，動作均勻，施術者呼吸自然，不可進氣；被操作者部位暴露，並可塗上適量的潤滑油，用擦法後，不要在施術部位再使用其他手法，防止擦破皮膚。

本法具有溫經通絡、行氣活血、消腫止痛、健脾和胃等功用。

4.揉法：醫者用手掌大魚際、掌根、手指螺紋著力吸定在一定部位或某一穴位上，做輕柔緩和的環旋轉動，帶動該處的皮下組織，是美容按摩最常用的手法之一，操作時手腕要放鬆，以腕關節連同前臂一起做迴旋活動，腕

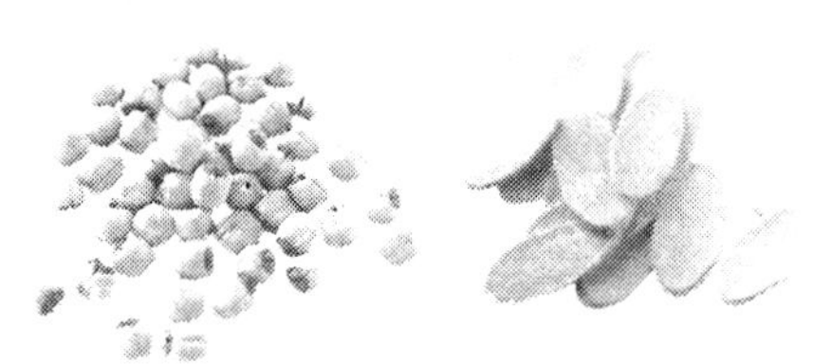
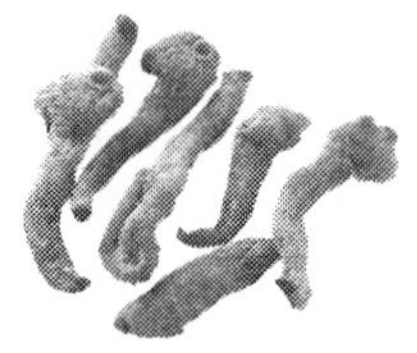
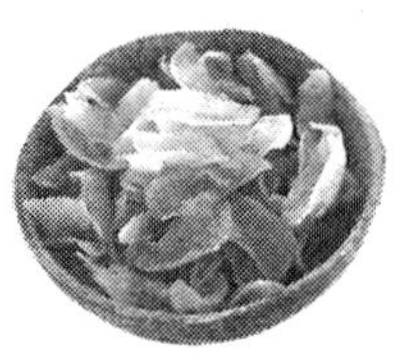

部活動的幅度要逐漸擴大，壓力要輕柔，一般速度爲每分鐘一百二十至一百六十次。

本法輕柔緩和、刺激量小，給人以舒適感，適用於全身各個部位，具有寬胸理氣、消積導滯、活血化瘀、消腫止痛等作用，常用於脘腹脹痛、胸悶脅痛、腹瀉等腸道疾患，以及頭面部的疼痛、疤痕、斑點、皺紋等。

5.抹法：用單手或雙手拇指螺紋緊貼皮膚，做上下、左右或弧形曲線往返移動，也是美容按摩最常用的手法之一，用力要均勻緩和，防止推破皮膚，動作要一氣呵成，連續不斷。

本法能開竅鎮靜、清醒頭目、擴張皮膚血管、防止皮膚衰老、消除額面皺紋，適用於額面部皺紋之美容保健。

6.搓法：醫者用雙手掌面挾住一定部位對稱用力，做快速的搓摩揉動，同時做上下往覆移動，雙手用力要對稱，搓動要快，移動要慢。

本法適用於胸脅部和四肢部，以上肢爲最常用，一般作爲按摩治療的結束手法，具有疏肝理氣、調和氣血、疏鬆脈絡、放鬆肌肉、消除疲勞等作用。

本法可同時針對多條經絡穴道進行按摩，產生協同治療、增強效果之作用。

7.拿法：以拇指與食、中指相對，捏住某一部位或穴位，逐漸合力內收，並做持續的提拿動作，腕要放鬆靈活，用指端著力，提拿動作要連續不斷，用勁要由輕到重，再由重到輕，臨床應用時拿後繼以揉摩局部，以緩和刺激，一般作爲治療結束前的手法。

拿法刺激性強，常配合其他手法應用，具有疏通經絡、

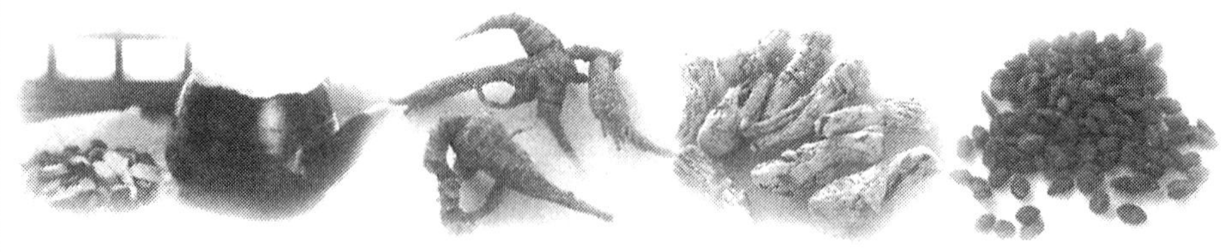

解表發汗、鎮靜止痛、開竅提神等作用，並能通調周身之氣血，拿後使人精神爲之一振。

8.點法：本法是從按法演化而來，屬於按法範圍，其著力點比按法要小，刺激較強，手握空拳、拇指伸直，用指端點按某一穴位，或用拇指、食指的第一指間關節屈曲突起部分著力，點按某一穴位。

本法的功用和適應症基本上和拇指按法是一致的。所不同者點法的刺激可強於按法，可針對深部組織加以刺激。例如：人體的腰背部或肌肉豐厚的臀部等。

9.撚法：用拇指和食指螺紋面著力捏住一定部位，稍用力做對稱的如撚線狀的快速撚搓，稱之爲撚法。

本法具有促進血液循環的作用，多用於手指的疾病，如治療凍瘡、肢節扭傷等。

10.悶法：爲掌按法的一種，將兩掌相互摩擦待手掌發熱時，迅速將手掌直接放在治療部位上，使熱氣透入皮下組織，一般僅用於脘腹部、顏面部，有疏通氣血、緩解疼痛等作用。

11.拍法：五指併攏，用虛掌拍擊一定部位，拍後能使局部充血，增加局部血液循環，產生活血化瘀的作用。

本法最常用於背部經絡穴位。

12.梳法：爲梳理或疏通之意，五指微屈、自然分開，以指面接觸體表治療部位，做輕輕的單方面滑動梳理，稱爲梳法。具有疏通氣血瘀滯的功能，常用於肝氣鬱結引起的病變。

本法也可用梳子代替，五指進行單向滑動梳理，尤其適用於頭部，及背部膀胱經的部位，可疏散風熱，促進氣

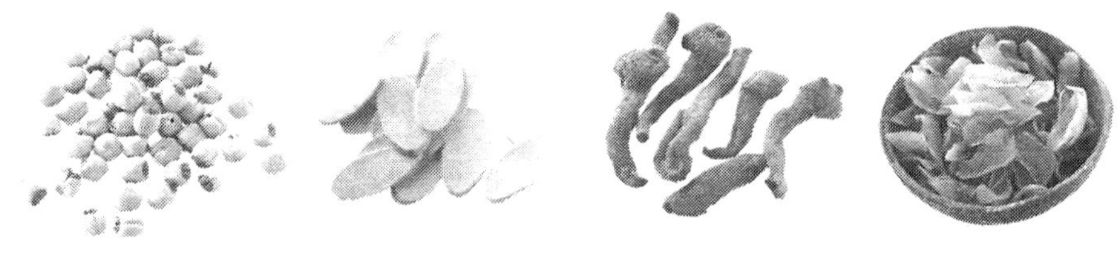

血運行。

13.掃散法：本法是一種常用於頭部的「指擦法」。操作時病人端坐，醫者對面站立，以一手扶住其頭部一側，另一手用拇指橈側面自病人頭微起，沿髮髻向耳後方向做快速來回推擦，其餘四指要微屈，隨著拇指移動，同時作上下推擦、左右兩側可交替操作，具有平肝潛陽、祛風散寒、鎮靜醒腦等作用。

三、按摩美容有關之經絡

穴位與按摩美容有關的經絡分別是：

1.足厥陰肝經：起於拇趾甲根外側，經小腿和大腿的內側緣上行。

穴位：太衝。

2.足少陰腎經：起於足心的湧泉穴，經小腿和大腿內側較肝經偏後上行。

穴位：太谿、復溜。

3.足太陰脾經：起於拇趾甲根內側，經小腿和大腿內側較肝經偏前上行。

穴位：公孫、三陰交、血海。

4.足陽明胃經：起於眼下的承泣穴，在下肢沿大腿和小腿的前外側面下行，止於第二趾甲根外側。

穴位：足三里、下關、頰車、承泣、承漿。

5.足太陽膀胱經：起於目內眥附近，在下肢沿大腿和小腿後面和外踝後方下行，止於小趾趾甲根外側。

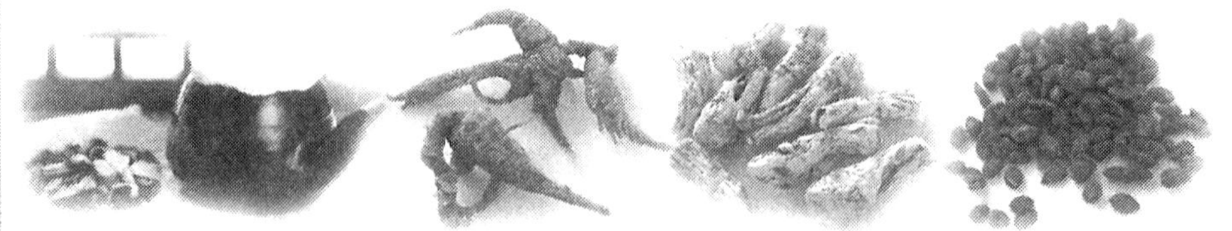

穴位：委中、背部俞穴、攢竹。

6.手陽明大腸經：起於食指甲根橈側，亦即靠拇指的一側，經前臂和上臂後面偏橈側上行。

穴位：合谷、曲池、迎香。

7.手太陽小腸經：起於小指甲根尺側，亦即靠小指的一側，經前臂和上臂後面尺側上行。

穴位：養老、天宗、顴髎。

8.足少陽膽經：起於目外眥附近，繞行耳前後部，頸項、下肢、大腿和小腿肢側面下行，至第四小趾甲根外側。

穴位：陽陵泉、陽白、風池、瞳子髎。

9.手少陽三焦經：起於無名指甲根尺側，即靠小指的一側，經前臂和上臂後面正中上行。

穴位：絲竹空、肩井、外關。

按摩是一種良性的機械刺激，首先作用於皮膚，皮膚居於人體的最外層，既是保護機體、防禦外邪的第一道防線，又是美容按摩的重點，特別是顏面部的皮膚，在美容上更處於成敗攸關的位置。按摩直接接觸皮膚表面，能消除皮膚的衰老細胞，增強感覺傳導，並增加皮膚的光澤度和彈性。因此，按摩對皮膚的粗糙，臉色晦暗無光、萎黃、晃白、面部雀斑、皺紋、粉刺、痤瘡等均有一定的治療作用，既可促進皮膚的健美、紅潤，又可根治妨礙肌膚美容的隱患。同時，可以透過按摩來軟化疤痕。

總之，美容抗衰老按摩以健美為目的，屬保健性按摩，具有比較廣的適應範圍，但惡性腫瘤、急性傳染病、皮膚病、外傷嚴重及孕婦等，不宜採用按摩手法。

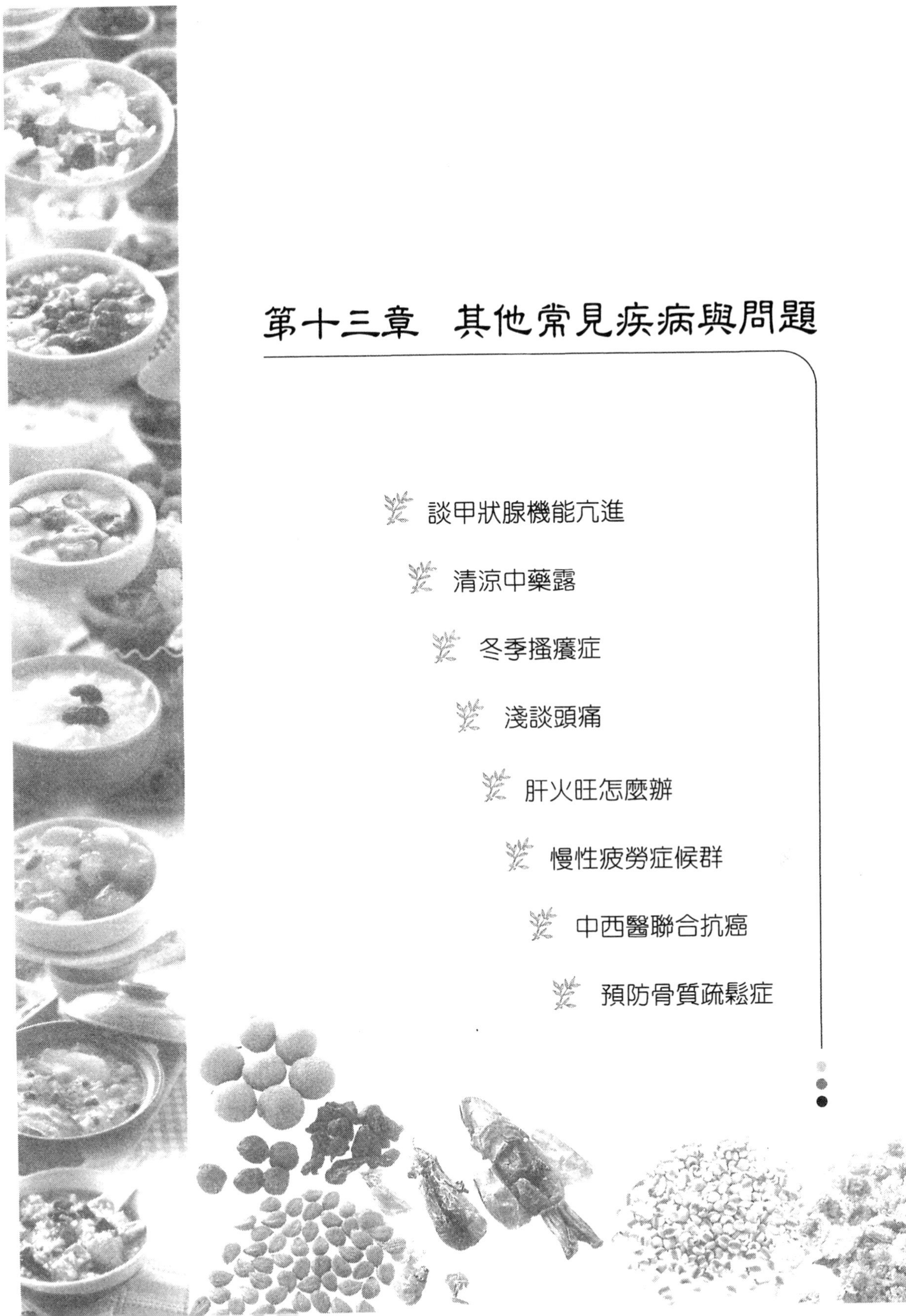

第十三章　其他常見疾病與問題

- 談甲狀腺機能亢進
- 清涼中藥露
- 冬季搔癢症
- 淺談頭痛
- 肝火旺怎麼辦
- 慢性疲勞症候群
- 中西醫聯合抗癌
- 預防骨質疏鬆症

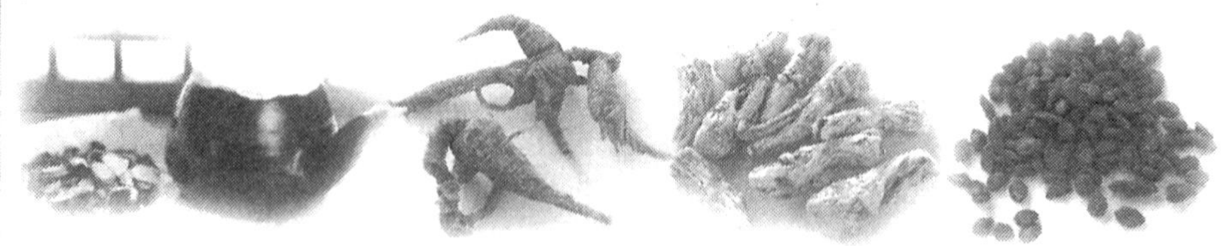

談甲狀腺機能亢進

一、前言

甲狀腺是內分泌器官組織中的一種。甲狀腺位於脖子（頸部）前方，重量約爲十五至二十公克，分左、右兩葉。正常的人是摸不到也看不出來。甲狀腺由血液中的碘生成甲狀腺荷爾蒙，這一種荷爾蒙有促進身體新陳代謝的作用。甲狀腺荷爾蒙的分泌由腦部腦下垂體所控制。在國內甲狀腺機能亢進可說是甲狀腺疾病中常見的一種，往往女性多於男性，從現代醫學的觀點來看，甲狀腺機能亢進症是一種內分泌疾病，本病是由於甲狀腺激素分泌過多，引起氧化過程加速、代謝率增高的一種疾病。

二、臨床症狀

本病初起大都緩慢，但也可因精神創傷或感染而突然發病，常見的症狀爲：食慾亢進、多食易飢、體重減輕、多汗怕熱、神經過敏、急躁、易激動、發怒或驚恐、言語增多、說話速度加快、失眠、心悸、心跳過速、疲倦乏力，女性患者常有閉經或月經不調，男性常有陽痿。甲狀腺常爲瀰漫性、對稱性，輕度至中度腫大，不少瀰漫性甲狀腺腫大患者會伴有不同程度的突眼症。檢查時可見舌頭伸出及兩手平伸時有輕微顫

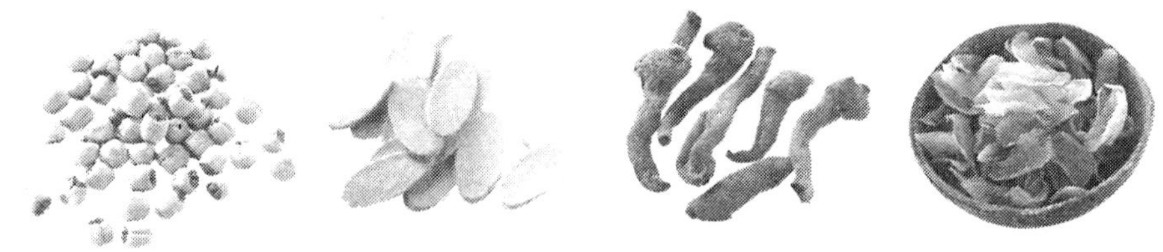

抖。

甲狀腺激素分泌的多寡會影響人的性格與行動力，性情急躁，做事一絲不苟，任事積極，精力旺盛，不論大小諸事常一肩挑起，迅速付諸行動，速戰速決，不處理妥當絕不罷休……這是甲狀腺機能亢進症患者的典型性格，這種行動力的根源就是甲狀腺激素。

這種性格的人從學生時代準備聯考，到進入社會為生活拚命賺錢，為了事業競爭發展，在公司裏拚業績，拚職位的升遷，好不容易「五子登科」，這「五子」還常被拿來與人比評，實在有夠累。的確，在這世上若凡事要與人一爭長短，就需要拜託甲狀腺激素多分泌一點，才有這個衝勁與行動力繼續闖下去。具有這種性格的人，若有長期的精神創傷或強烈的精神刺激、憂慮、驚恐、緊張等，都容易誘發此病，這是醫者在門診中最常見的甲狀腺機能亢進症的病因。

此外，經由問診，也常發現到有些患者是因長期飲食習慣的偏差所致，他們大都嗜食辛辣的食物，造成燥熱傷陰，胃內鬱熱，痰火積聚，促發本病。

三、中醫觀點

由於本病因情志所致者占大多數，而情志的調理，中醫多責之於「肝」，所以「肝」在甲狀腺機能亢進症的發病中占有非常重要的位置，病理機制常歸於肝的功能失調，病久肝陰被灼，上則引動心火，耗傷心陰，下則損及腎水，產生一系列的病理變化，涉及到心、腎、脾、胃等臟腑。中醫治療以疏肝解鬱、化痰軟堅為法則。方劑如加味逍遙散、仙方活命飲、海藻

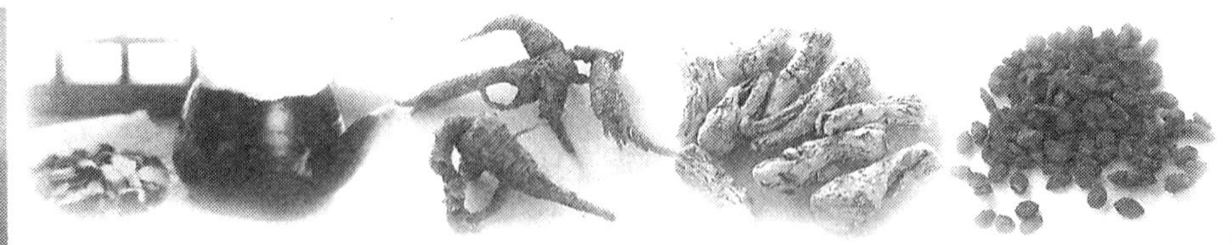

玉壺湯、炙甘草湯等加減，分清人之體質不同，或從實化，或從虛化，有利於判斷甲亢程度或療程，如此才能根本治療。

女性的妊娠、哺乳、產後等均與肝血有關，肝經氣血失調時，容易引起氣鬱、肝火或氣滯、血瘀等，所以本病以女性爲多見，尤其是二十至四十歲的青、中年女性爲多。

四、治療探討

西醫治療此病，多先用抗甲狀腺藥物控制，服藥時間相當長，常常維持一年以上，甚至數年。有些停藥後復發，或不願長期服西藥者轉而求治於中醫，此時切記，最好採用中西醫合治，一般而言，中醫藥治療對於症狀大都會有改善，但是西藥不可隨便停用，以免產生嚴重的反彈現象。門診中常見許多病患服用抗甲狀腺藥物起過敏反應，爆發劇烈的藥物性皮疹，從頭至腳全身如急性蕁麻疹般的全天性發作，夜裏皮膚奇癢無法成眠。中藥治療尤其適用於這類患者及服藥後產生白血球、中性球減少、肝功能受損與毒性反應而無法繼續治療者。

西醫對中度以上的甲狀腺機能亢進症成年患者，在長期使用抗甲狀腺藥物過敏或治療無效，或治療後復發的，常用放射性碘來治療，注射放射性碘可從內部破壞甲狀腺的分泌細胞，每次給病人適量的放射性碘，直到恢復正常爲止，若放射性碘使用過量，會過度破壞甲狀腺的分泌細胞，反致甲狀腺激素分泌不足，產生機能減退的病症出現，在門診中就常可見到許多甲狀腺機能亢進症患者，由於醫師使用放射性碘不夠審慎小心，導致患者變成甲狀腺機能減退症，必須終生補充甲狀腺激素。

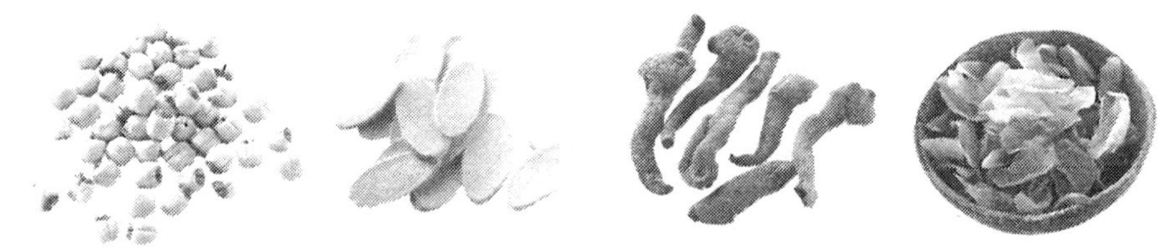

患本病又合併有慢性心臟功能不全或慢性腎功能不全的年老體弱者，不宜用放射性碘治療，中醫藥可收到一定的療效，且由於中醫治療無毒性副作用，也無任何禁忌症，易為患者所接受。

由於本病會導致人體內新陳代謝增快，故須以高熱量的食物如足量的醣類和蛋白質，含維生素B、C和鈣、磷豐富的食品來補充因代謝亢進而引起的消耗。病人亦應多吃下列食物：花椰菜、青花菜、甘藍、大豆、菠菜、桃、梨等。這些食物有助於抑制甲狀腺製造激素。病人至少三個月應禁吃任何乳製品，許多刺激品如辣椒、乾薑、咖啡、茶、酒及油炸、燒烤食物，都應禁用或少用，以免增加病人的神經興奮而加重病情。

清涼中藥露

一、前言

盛夏時節，烈日炎炎，常會使人出現口渴、心煩、厭食、失眠、食慾不振等不適症狀，這時若選用具有消暑生津、清熱解毒作用的中藥露，不僅能補充體內水分、解除煩渴，而且還可防治疾病。下面介紹幾種夏季常用藥露及家庭製作方法，供讀者選用。

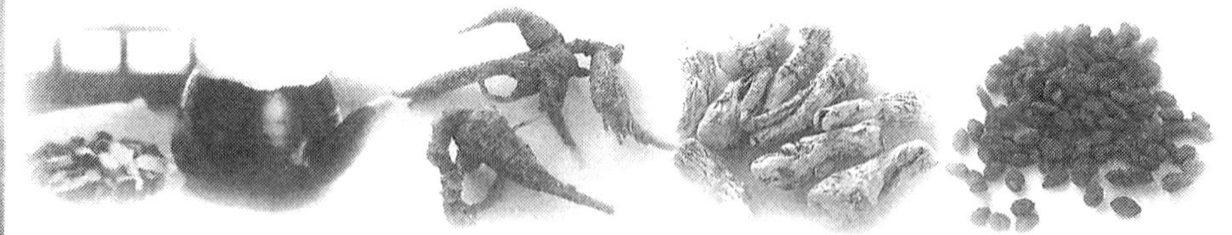

二、中藥露

(一)金銀花露

金銀花二十克、蜂蜜十五克，同放入茶壺內，沖入開水一千毫升，待涼後加蜂蜜調勻即可服用。金銀花是一味清熱解毒、消暑除煩、治熱痢的良藥，對多種致病菌和病毒有較強的抑制作用，常服金銀花露可防止夏季暑熱症、瀉痢、流感及小兒熱癤、毒痱等病症，其效卓著。

(二)菊花露

白菊花十克、白糖十克，同置茶杯內，沖入沸水加蓋浸泡片刻即可飲服。白菊花具有散風熱、清肝明目、解毒之功效，可用於防治風熱感冒、頭痛眩暈、目赤腫痛等症。其所含的黃酮類物質有擴張血管、降低血壓的作用，故對高血壓病人更爲適宜。

(三)薄荷甘草露

薄荷一百克、甘草三十克、蜂蜜適量。將兩藥同放入鍋內，加清水三千毫升，加蓋煮沸十五分鐘，取藥汁加蜂蜜調勻即可飲用。薄荷甘草露具有清肺止咳、解毒利咽的作用，可用於咽喉癢痛不適、聲嘶、咳嗽等症。

(四)西瓜翠衣露

西瓜皮（即西瓜翠衣）一百克，白糖適量。將西瓜翠衣洗

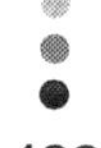

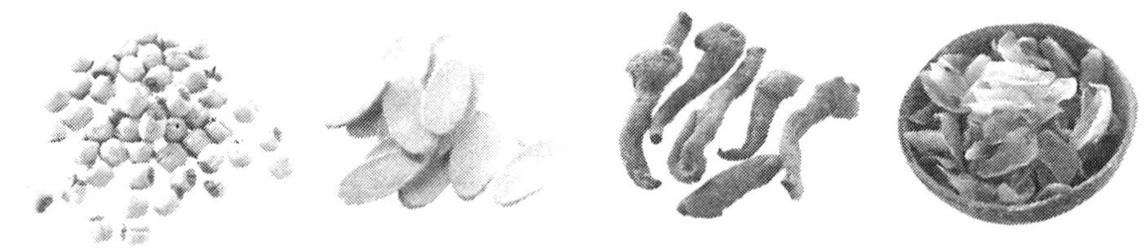

淨切細放鍋內加水煮沸十五分鐘，取汁加蜂蜜即可服用。西瓜翠衣露具有清暑解熱、瀉火除煩、利尿降壓等作用，對暑熱煩渴、口舌生瘡、小便短赤、高血壓等都有一定的防治作用；實爲夏令清暑之佳品。

(五)玄參麥桔露

玄參、麥冬各十克，桔梗、甘草各五克，同放於杯中，沖入沸水浸泡二十分鐘即可飲用。該藥露具有滋陰清熱、生津止渴、潤腸通便的功用，適用於咽喉腫痛、聲音嘶啞、乾咳無痰、大便燥結、小便不利等症。

(六)荷花露

白荷花五十克，放鍋內加水煮沸十五分鐘，取汁液加蜂蜜調勻飲服。

此露氣香性涼，可解暑熱、清心脾、化痰止咳、除煩渴、爽精神，適用於感受暑熱、心煩口渴、喘咳痰血等症。

(七)藿香露

藿香五十克、佩蘭三十克，一同放入鍋內加清水煮沸二十分鐘，取汁液加蜂蜜調勻飲服。此露具有芳香祛濁、清暑化濕的功效，適用於中暑發熱、頭痛胸悶、食慾不振、噁心嘔吐、消化不良等。

(八)青蒿露

青蒿五十克、甘草五克，一同放入鍋內加清水適量煮沸二十分鐘，取汁加蜂蜜調勻飲服。此藥露氣味芬芳，有清暑退

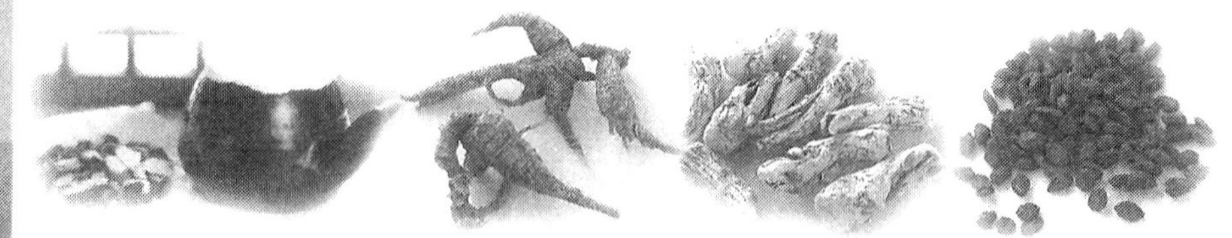

熱、明目辟穢之功效，適用於外感暑熱、發熱無汗、胸悶頭暈、噁心嘔吐等症。

(九)三葉清暑露

鮮荷葉、鮮竹葉、鮮薄荷各五十克，一同放入鍋內加清水適量煎煮十分鐘，過濾，再加入適量蜂蜜（或白糖、冰糖）攪勻，冷卻後代茶飲，有清熱防暑、生津止渴之良效，實爲盛夏消暑之佳品。

(十)菊棗蜂蜜露

菊花五十克、大棗五枚、麥冬二十克，一同放入鍋內加清水適量，煮沸十五分鐘後過濾取汁，再加入蜂蜜拌勻即可飲用。此藥露清香爽口，具有美容、養肝、健胃、明目、清熱、生津止渴和消除疲勞之功效。

(十一)銀竹解毒露

金銀花、菊花、淡竹葉各二十克，一同放入鍋內加清水適量，煎煮十五分鐘後過濾取汁，加入適量蜂蜜攪勻代茶飲服。此藥露具有清熱解毒、明目除煩、清心熱、利小便之效，暑熱時節宜常飲此露。

(十二)山楂麥冬露

山楂、炒麥芽、麥冬各十五至三十克，一同放入鍋內加適量清水煎煮二十分鐘後取汁，再加入適量蜂蜜拌勻飲用，此露有開胃健脾、生津止渴之效，對中老年人夏日食慾不振、消化不良者適用。

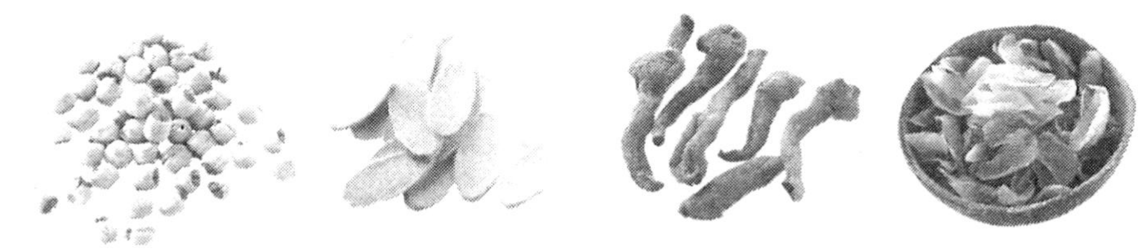

(十三)骨皮清涼露

地骨皮、麥冬、竹葉各十克，加水適量煮三十分鐘後，取汁加入蜂蜜，冷卻後飲服，每日數次。此露有清熱瀉火、生津止渴、涼血袪暑之功，對五心煩熱、口渴多汗、失眠多夢者有較好的療效。

(十四)荷葉三豆露

荷葉十五克、綠豆一百克、黃豆、白扁豆各五十克，先將荷葉切細用紗布包好，與綠豆、黃豆、白扁豆一同入鍋內加水煎煮至豆爛後，取濃汁加適量蜂蜜飲服，此露有清熱解毒、利濕袪暑、和中健脾之功，對脾虛濕重、慢性腹瀉者尤爲適宜。

冬季搔癢症

一、前言

冬季搔癢症又名「缺脂性濕疹」，是一種秋冬季節常見的皮膚病，主要是皮膚出現乾燥脫屑，並伴隨搔癢的症狀，所以還會有一些搔抓的痕跡，厲害的時候皮膚可能會龜裂，而且天氣轉變的時候，症狀會加劇。常見於中、老年人，在乾性膚質或乾性皮膚疾患者身上也會出現，好發於暴露在外的頭面部、前胸、手臂外側及小腿、腳踝等血液循環不良之處。冬季氣候嚴寒，使得皮膚表面的微血管收縮，局部血液循環降低，進而

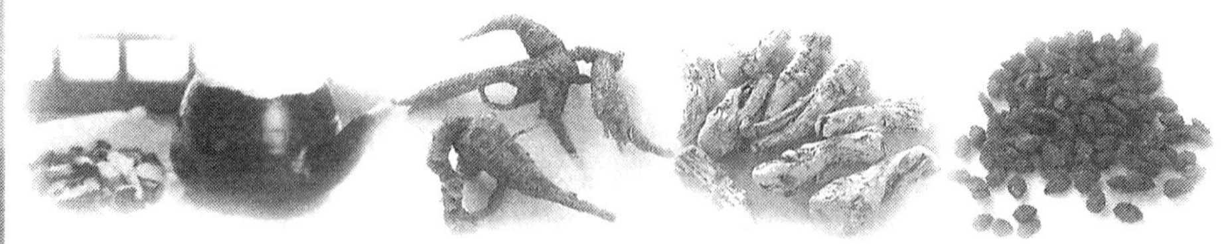

使防止水分蒸散的皮脂分泌減少，加上皮脂腺及汗腺活性會隨著年齡增長而減退，皮膚就容易出現乾燥、發癢等情形。初期搔癢部位並無原發性皮膚損害，如果處理不當或搔抓過度，很容易發生濕疹樣病變，即在搔抓部位出現類似蛇皮狀的龜裂紋路，一抓搔便脫屑。

很多人犯了常見的錯誤觀念，以爲皮膚癢又脫屑是因個人衛生沒做好，於是澡就洗得更勤、更徹底，殊不知皮膚最外層之角質層，會因洗刷身體過度而傷害，失去保護皮膚的作用，皮膚細胞內的水分更易蒸發掉，皮膚便更加乾燥。此外冬天泡熱水浴，雖可促進全身血液循環，使通體舒暢，皮膚暫時不癢，但熱水會把皮膚表面的水脂膜洗掉，皮膚保濕度因而降低，一遇到乾冷的空氣後水分散失，角質層又變成粗硬的狀態，反而使搔癢感更加劇烈，對肌膚無異是雪上加霜。

二、中醫觀點

此病相當於中醫所謂「風搔癢」「血風瘡」「癢風」。 風在這裏指的是病因，其特性爲遊走不定，從而導致皮膚搔癢。中醫認爲造成此病的內在因素多責於氣血虛弱、衛外不固或血熱內蘊、化熱動風；外在因素既有觸冒風冷寒邪鬱於肌表，或食入辛辣烤炸、腥羶動風之物，加上外力的摩擦、壓力，使肌腠抗病力降低，以致血脈阻滯，肌膚失於濡養，皮膚漸枯槁而皸裂。

中醫臨床辨證可分爲血虛生風證及血熱風熱證，血虛生風證多見於老年及體虛之人，臨床上常見此證型，方用「八珍湯」或「十全大補湯」加減補益氣血，若脾腎陽虛則方用「附子理

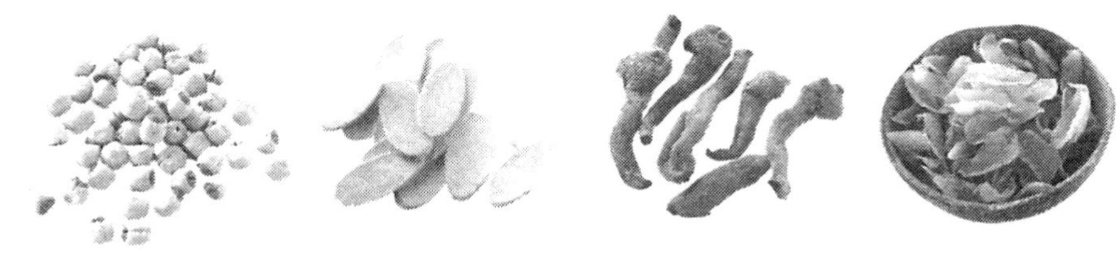

中湯」或「眞武湯」加減溫補陽氣，再加上「當歸四逆湯」加減調和營衛、溫通血脈；血熱風熱證則多見於青壯年，藥用「消風散」加減以疏風清熱、涼血止癢。

三、外治法與針灸

除了內服中藥外，還可自製「潤肌膏」外搽。此方出於《外科正宗》，材料有：當歸十五克、紫草三克、麻油一百二十克、黃蠟十五克。作法：前二藥與麻油同煎至藥枯（即當歸炸成金黃色，紫草變硬）。後熄火，去藥渣濾清，將油再熬，入黃蠟攪拌使溶盡，傾入容器內，靜置使凝固即成。功用爲滋潤皮膚，涼血止癢，可塗抹於皮膚乾燥皸裂之處。若施以針刺治療，更能加強療效，選擇「血海」、「三陰交」能養血行血，更取足少陰經原穴「太谿」能滋陰潤燥，諸穴配合共奏養血潤燥之功。

綜合以上得知，配合中醫內外治法，外搽玉紅膏或潤肌膏，內服地黃飲子酌加防風、苦參、夜交藤、白蒺藜等（本方適用於陰虛血燥證：皮膚乾燥，搔癢脫屑，抓破血痕累累，舌紅苔剝或舌淡苔淨，脈細。以血虛爲主者，治宜養血潤燥），此外養血潤燥藥如當歸、生地黃、赤白芍、首烏藤、丹參、天門冬、麥門冬、玉竹等，也可多加選用。

四、護理與預防

1.日常生活應注意防止皮膚角質層的水分及皮脂散失，避免泡澡，改成淋浴；減少洗澡次數，尤其是冬天不必天

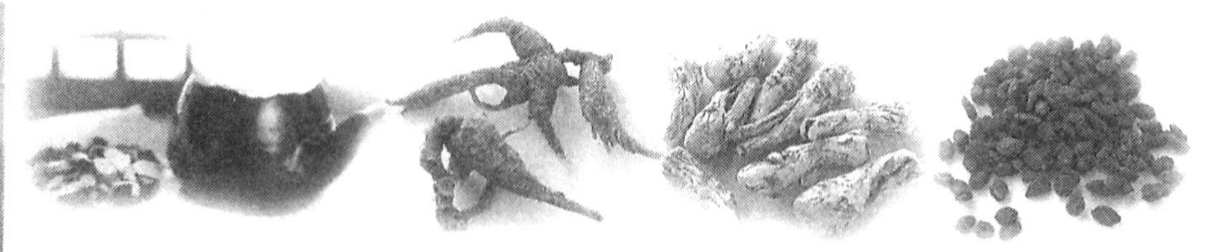

天洗；洗澡時水溫不宜過高，時間也不宜過久；儘量避免使用肥皂或消毒水等較刺激之品，可選擇中性沐浴乳或溫和乳霜香皂。

2.此外還應注意保持皮膚的滋潤，趁著沐浴後肌膚含水量最充足時，塗抹高保濕成分的乳液後再搽凡士林，使皮膚表面覆蓋一層薄薄的油脂，可鎖住皮膚表面水分，並在搽上乳液後立即穿上衣物保暖；多喝水也可補充體內水分，但切忌冰冷飲品。貼身衣服經常接觸摩擦皮膚，應選擇寬鬆柔軟透氣吸汗的棉織品，避免毛料衣物及毛毯當被蓋底層。

3.皮膚搔癢之處避免搔抓，可用手輕拍代替抓搔，也可用浸了涼水的毛巾冷敷來化解癢感。飲食上忌辛辣上火、腥羶發物，可多食乳類、蛋類及含膠質、黏液質之食物，如豬腳、海參、木耳、銀耳、百合、山藥等，有助於潤燥生津。

4.注意調適寒溫，出門最好戴上口罩、手套、圍巾保暖，以免冷風吹襲。此外保持精神愉快，適當運動，更是中醫養生不二法門，配合中藥內服、外搽加上穴位針刺加強療效，相信你可以過個不癢的冬天。

5.由於秋冬季節皮膚會變得比較敏感脆弱，在保養上應注意清潔時不宜使用溫度太高的熱水，以免把皮膚上天然油脂清除得太乾淨。其次，務必使用較溫和與較具保濕性的清潔劑，以減少對皮膚的刺激，並在清洗後趁水分還未全乾時，趕緊塗抹保濕用品，可藉此把水分留在皮膚中。

6.常見的保濕用品中，其組成成分主要有兩類，一種是阻

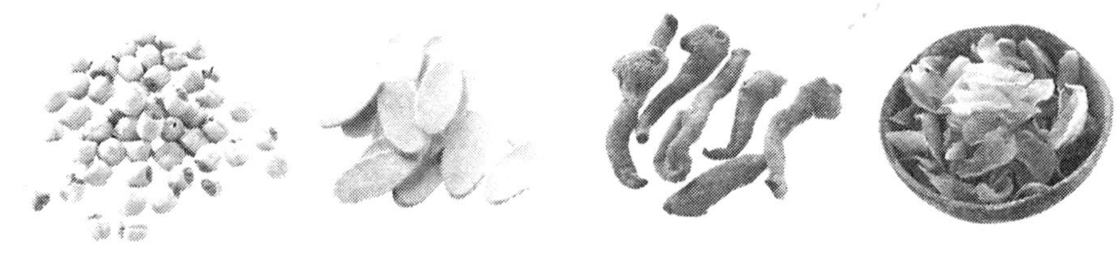

斷劑，如凡士林、綿羊脂，可以阻止水分蒸發；另一種是吸濕劑，例如甘油、尿素、果酸、丙二醇等可以吸附水分，如果要有較好的作用必須要兩者配合使用。

7.如果只單純使用吸濕劑的話，在天氣乾燥的季節，會把皮膚中的水分吸出，反而加速皮膚的乾燥。甘油是一種常用的保濕劑，但由於只有吸濕的作用，效果就比較差。另外，也有人認爲嬰兒油比較溫和不傷皮膚，不過嬰兒油多由質純的礦物油加少許香料組成，而礦物油阻止水分蒸發能力約只有凡士林的30％，所以對乾燥的皮膚而言是不夠的。近年來，膠原蛋白與玻尿酸等大分子也加入保濕產品裏，但因分子量大並無法穿越角質層，所以是不可能藉由皮膚吸收產生其他「神奇」效果。

8.除此之外，含有礦泉水的製劑，因內含豐富的礦物質、微量元素與天然保濕劑等成分，可以消腫、止癢、抗發炎、幫助傷口癒合、舒緩、鎮靜皮膚種種不適症狀，同時也能有效對抗自由基，可以在清潔臉部以後使用。

淺談頭痛

一、前言

頭痛是人類最古老，且最常見的一種疾病，而幾乎任何一種疼痛，大家都直截了當的稱之頭痛，但實際上頭痛有各種不同的形態和病因。同一個人常可以在不同的時間感到不同形式

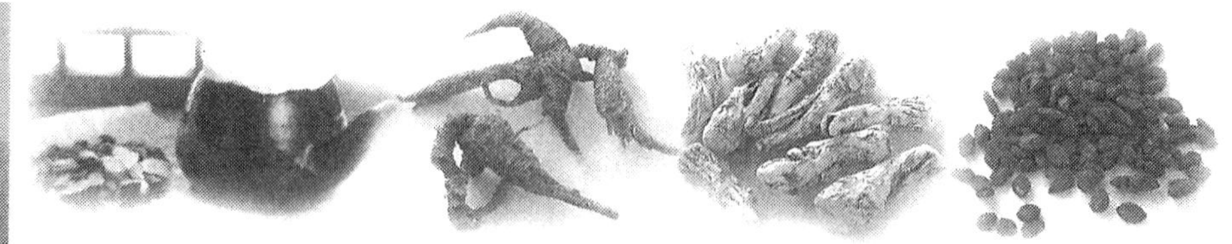

的頭痛，例如：眼睛四周或頸子後面的頭痛，有些只痛一側，有些則在頭頂上，而常見的頭痛類型有緊張性頭痛、高血壓性頭痛、外傷性頭痛、三叉神經痛等，不論是哪一種類型的頭痛，它都只是一種症狀，告訴你，你的身體有麻煩了，應該是找醫生的時候了。

二、中醫論頭痛

凡因外感、內傷引起以頭痛爲主症的病證，均稱頭痛。頭痛劇烈，反覆發作，經久不癒，則稱頭風。頭痛之病因多端，但不外乎外感、內傷兩大類，又因其位高屬陽，又以風邪、火邪最易引起頭痛。

(一)病因

1.外感頭痛的病因：

(1)風寒外侵：常見於冬天氣候寒冷起居失宜。

(2)風熱入侵：氣候溫度變化忽冷忽熱，室內通風不良。

(3)風濕內侵：常住在潮濕地區或環境。

2.內傷頭痛之病因：

(1)肝陽上亢：情緒不穩定，容易生氣。

(2)腎精虧虛：天生體質較差或房勞過度引起。

(3)脾腎虛弱：產後失調，暴飲暴食等。

(4)瘀血疼痛：外傷或久病入絡等引起。

(二)表現

1.風濕頭痛：頭痛怕風，痛連頸部、背部，常把頭包得緊

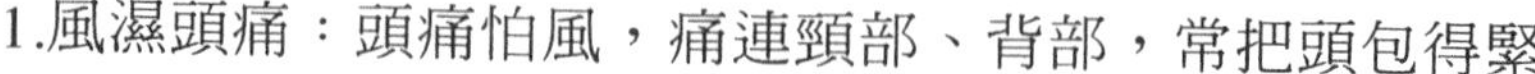

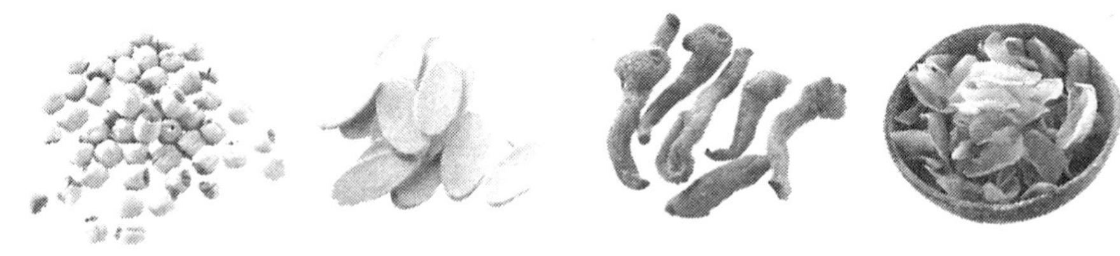

緊的，舌苔薄白，脈浮。

2.風熱頭痛：頭脹痛如裂，發熱，怕風，面紅，目赤，口渴，便秘，尿黃，舌苔黃，脈浮數。

3.風濕頭痛：頭重如悶痛，四肢無力，胃口差，胸悶，大便軟，舌苔白膩，脈濡。

4.肝陽上亢：頭痛而眩，心煩易怒，失眠，面紅目赤，口乾口苦，舌紅苔黃，脈弦數。

5.腎虛頭痛：頭空痛，眩暈耳鳴，腰痛痠軟，遺精帶下，失眠，舌紅少苔，脈細無力。

6.陰血虧虛：頭痛頭暈，耳鳴，手腳心熱，眠少多夢，疲勞易發，心悸，面色蒼白，舌紅苔薄白，脈沉細。

7.痰濁頭痛：頭重痛，胸悶，噁心，嘔吐，口水多，舌苔白膩，脈滑或弦滑。

8.瘀血頭痛：頭痛經久不癒，痛處固定不移，痛如錐刺，舌質紫或有瘀斑。

(三)治療

依據以上不同的類型，病情輕重，以及臟腑功能受損的情況，給予不同的藥物或方劑治療，同時可配合針灸治療，亦即根據疼痛的部位分別是屬於哪一條經絡走向，採用局部或遠處取穴治療。

三、自我按摩及保健

按摩前準備：放鬆身心，均勻呼吸，意念集中。

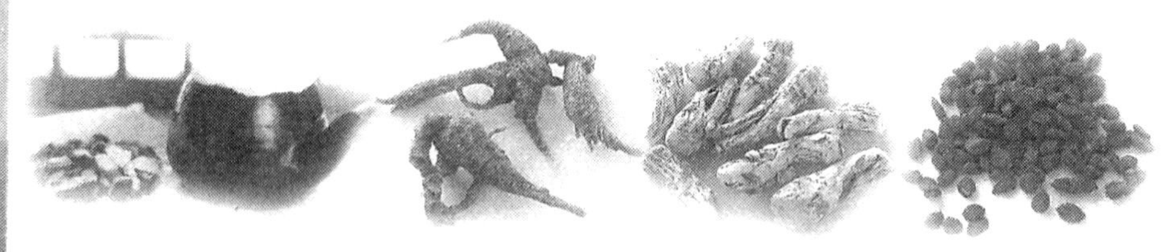

1.分抹前額：用雙手二至五指指腹從前額中央向兩側擦抹。

2.推摩雙鬢：用雙掌根或大魚際從太陽穴推向鬢角，再抹向風池穴（後頸髮緣下大筋外側凹處之穴），並可用拇指或中指按、揉此穴。

3.梳頭：用雙手五指自然分開，由前向後反覆梳理頭髮。

4.搓擦頭皮：用各指端與掌面和頭皮發生摩擦，從中央到兩側依次摩擦，由輕到重。

5.叩擊頭皮：以各指端或手指快速且依次輕輕叩擊頭皮。

平日家居，適度運動，禁用菸酒，長期因緊張引起的頭痛，可以按摩或熱敷頸部肌肉，以促進血液循環，平時可用菊花三至五錢、桑汁三錢泡茶喝。

肝火旺怎麼辦

一、前言

王先生最近幾個月來由於公司業務繁忙，經常感覺口乾舌燥、肩頸僵硬及疲倦乏力，原以為是罹患了肝病，到醫院讓西醫檢查，醫師告訴他肝臟完全正常，是自律神經失調的問題，可是他到中醫診所讓老中醫師把脈，卻說是「肝火旺」。那麼「肝火旺」是什麼呢？

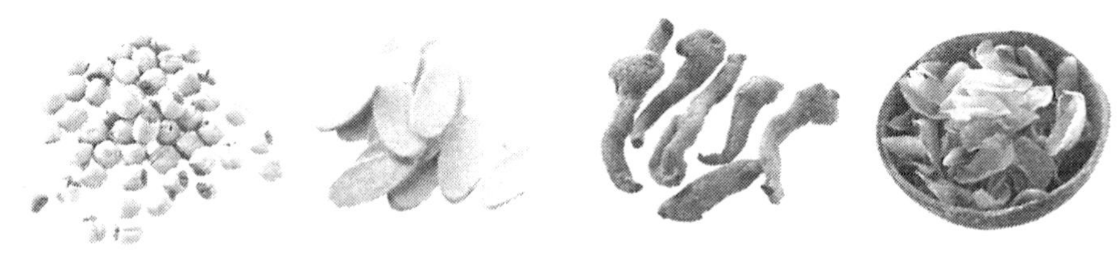

二、何謂肝火旺？

肝火，並不是指肝炎、肝硬化或肝癌等現代醫學的「肝」（liver）發生了問題，而是中醫特有的病名，因此很多病患在看了中醫師診斷爲「肝火」後，再去做個肝功能的抽血檢查卻發現都正常，這並非中醫師診斷錯誤，而是兩種醫學語言不同所導致的結果。一般來說，若會有煩躁易怒、失眠、口乾、口苦、頭暈、頭痛、眼睛紅赤、面色紅赤、兩邊脅肋不舒服或疼痛感、小便黃、大便秘結等症狀出現時，即是中醫所說的肝火。傳統中醫學認爲這是與肝的疏泄功能太過旺盛有關，是中醫學裏所謂肝的機能過度亢奮所導致；在現代醫學來說，是屬於自律神經功能失調，導致新陳代謝功能過盛的現象，和西醫所說的肝病（會造成胃腸不適或黃疸的症狀出現）是不同的。

從現代醫學仔細來觀察分析，其實中醫學上的「肝」是指人體控制情緒的大腦中樞及調整肌肉緊張度及血流分布之自律神經功能的代表名詞。它是一種機能性的單位，而不是解剖學上的單位。古代的醫學家們發現，當人體遇到外來壓力（如感染症）或內在壓力（精神因素）時，常會出現口苦、咽乾、胸悶、情緒易怒、肩膀僵硬及頭痛等症狀。於是醫師們假設人體內有一個重要的臟腑能維持人體情緒安定及肌肉（包括橫紋肌及平滑肌）一定的緊張度，這個臟腑稱作「肝」，當「肝」的功能過度旺盛時就稱作「肝火旺」。譬如學生爲了準備考試，數天連續熬夜後，常會出現口乾、舌燥、肩膀僵硬、情緒易怒的現象。此時若是去抽血檢查肝臟功能，可能都是正常。但這種現象用中醫學的眼光來看，就是「肝」的機能過度亢盛，也

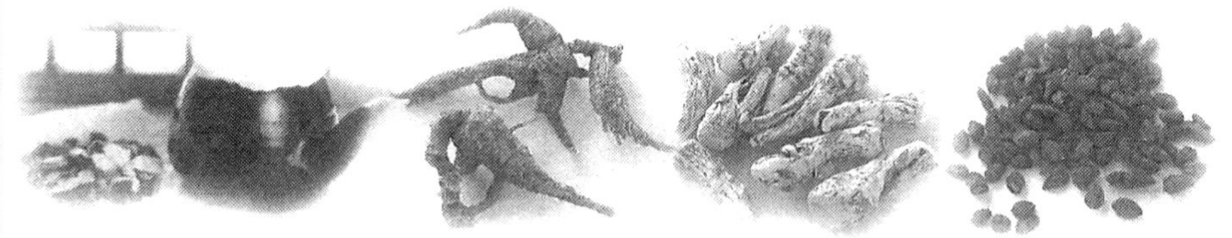

就是所謂「肝火旺」病態的反應。

用現代醫學眼光來看，「肝火旺」不是眞正肝臟的問題，而是自律神經（尤其是交感神經）長期應付外界壓力過度緊張引起的症候群。此種症候群常出現於生活失去規律或長期承受精神壓力的人身上。病毒性肝炎的患者常有「肝火旺」的症狀，但有「肝火旺」的病人並非一定就有西醫學上的「肝臟」問題。如何確定自己有肝火旺呢？除了以上症狀外，中醫師常用把脈輔助診斷。肝火旺時把脈常有一種特殊緊張如琴弦般的脈，叫作「弦脈」。由於把脈是靠中醫師的手指頭對患者橈動脈施壓並感知其動脈的變化，因此相當主觀。最近則可用電腦心脈儀檢查相當客觀而準確。它是利用一般的脈壓帶量測血壓，但經由轉換器將每一個脈動的信號轉變為圖形，以電腦分析則可以確定弦脈的特殊波形。此儀器進一步可分析受測者的心血管動力學，肝火旺的患者常有周邊血管彈性下降及血流阻力增大的現象。

三、造成肝火旺的原因有哪些？

主要有以下四種原因：

1.情志失調：主要與個性和壓力有關。個性大都是急躁易怒，容易煩惱焦慮，責任感較重，或完美主義者。壓力則可分為內在與外在兩種，前者如自我要求高，不服輸的心態，而後者包括生活上、工作上、功課上或經濟上的壓力以及精神上的刺激等。

2.睡眠失常：包括睡不著覺、眠淺而似睡非睡、睡著後容

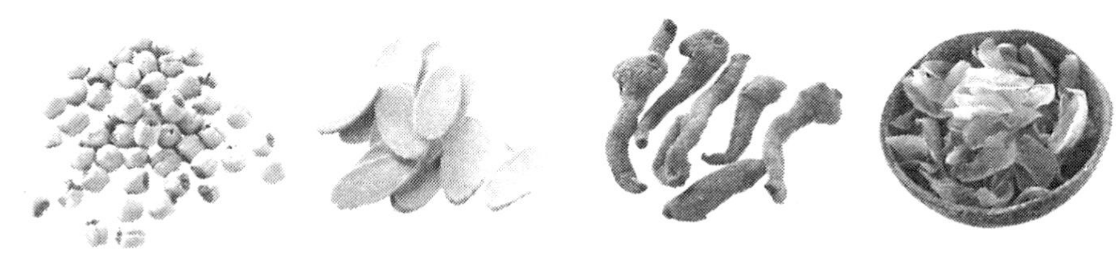

易醒過來而醒後不易入睡、多夢紛紜等睡眠品質不好的狀況。

3.環境氣候：天氣酷熱、密不通風或悶熱的環境，易引起肝火的產生。

4.飲食嗜好：嗜食辛辣、燒烤或咖啡、茶葉等燥熱或刺激性食物，也會造成肝火。

四、如何調理及預防？

肝火旺盛的人，平時最重要的是精神上的調適，注意情緒的變化，不要隨便發脾氣或過度急躁，去除緊張忙碌的工作壓力，晚上不要從事太多消耗腦力的事情，以免處於虛性亢奮的狀態，進而影響睡眠。飲食上忌食辛辣刺激性食物，如辣椒、薑、胡椒、咖哩、咖啡、茶葉、菸、酒等。以下介紹幾種處理肝火的簡單食療方法：

1.菊花茶：用菊花煲茶做飲料，適用於頭暈腦脹、耳鳴、目赤、目眩等症狀。

2.玫瑰花茶：用玫瑰花煲茶，時時飲用，對容易緊張者具有保養的作用。

3.鮑魚湯：用鮑魚煲湯，作爲日常食品，適用於掌心發熱、眼睛乾澀、時時頭昏、容易惱怒之人。

如果生活上的修養能做到「寧靜淡泊」的境界，有些問題是可以不藥而癒的。

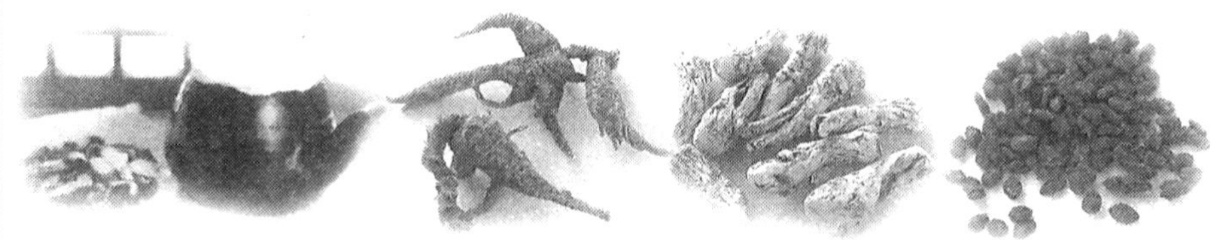

慢性疲勞症候群

一、前言

累死了！這是職場中經常可以聽到的抱怨，有些人會經年累月一直沉淪在極度疲倦及低潮情緒中，最典型的症狀就是持續性的疲勞感，即使休息也無法紓解，並經常合併頭痛、失眠、注意力不集中、渾身無力等症狀，使整個人的活動力大幅降低，嚴重影響工作表現。

精神官能症中有一類病症稱爲「慢性疲勞症候群」(chronic fatique syndrome)，好發於二十至四十歲的青壯年人口，也就是上班族中堅分子，加上根治不易，嚴重影響工作表現。這類病人多半在工作環境中承受極大壓力，產生種種身心不適的症狀，又進而影響工作意願及成就，變成惡性循環。

二、症狀

病人其他常見的症狀還包括肌肉痛、喉嚨痛、關節痛等症狀。不過，目前醫學界對「慢性疲勞症候群」的眞正原因仍不清楚，推測其原因可能包含了慢性感染、免疫或內分泌功能失調、睡眠障礙、精神障礙、肌肉病變、過敏、低血壓或鎂缺乏等多種不明狀況。

正因爲這種慢性疲勞症候群找不到眞正致病原因，因此治

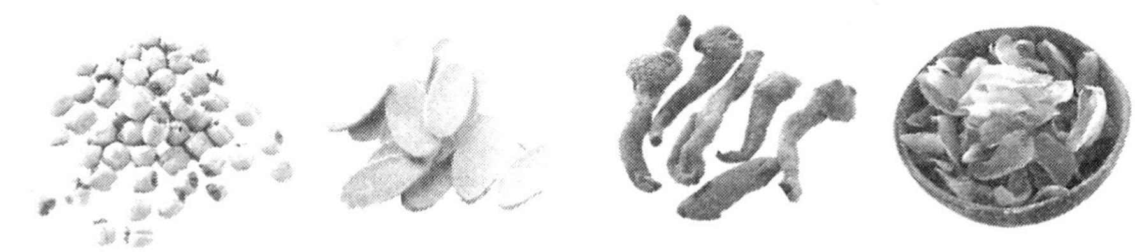

療上也相當困難。即使在藥物的選用上，醫師往往也要「嘗試錯誤」（T&R），也就是選用不同類型的藥物讓病人試，再評估治療效果，同時療程常會長達一兩年。醫師強調，這類病人是眞的生病，但卻經常被誤解爲工作不力、打混，長期下來病人往往更爲憂鬱及焦躁，病情雪上加霜，成惡性循環。

本病因爲沒有特效藥，在治療過程中，醫病之間的充分信賴與溝通是很重要的，醫師及家人、朋友以同理心給予絕對的心理支持，將有助病人脫離疲倦的困擾，獲得身心的安頓。同時，過度的休息或無所事事，反而會降低身體新陳代謝，整個人活動力會更減退，疲倦感更強，因此多做運動提升體能，才是積極正面的改善之道。有些研究認爲，補充維生素B或鎂、鐵、硒等微量元素，對改善病情有一部分的幫助。

三、中醫的觀點

慢性疲勞症候群相當於中醫所謂的元氣不足，是臟腑組織機能減退所反應的症狀，多是由於勞累過度、久病傷氣，或先天不足、年高體弱所引起的全身性功能衰退。

臨床表現症狀有：容易疲倦、發熱、心臟衰弱、腦部貧血、頭暈、四肢無力、自汗、畏寒、容易感冒等。嚴重者，甚至會有中氣下陷、脫肛、胃下垂、子宮脫垂等症狀發生。

補中益氣湯能補中益氣、升陽舉陷，久服可以改善虛弱體質。

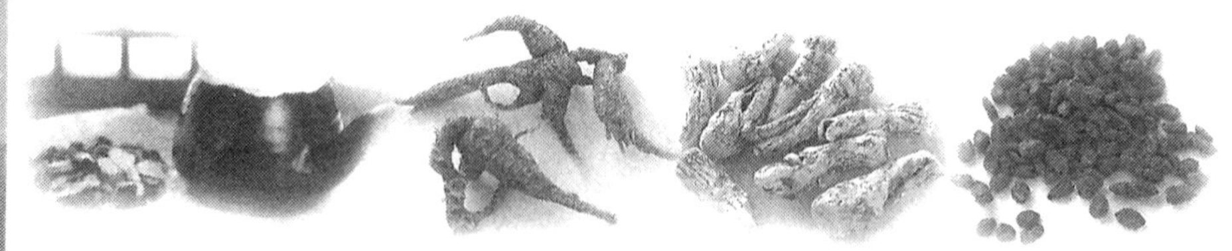

四、方劑選讀

1.處方名：補中益氣湯。

2.組成：人參三分、黃耆五分至一錢、白朮三分、炙甘草五分、當歸二分、橘皮二至三分、升麻二至三分、柴胡二至三分。

3.煎法：以上八藥，磨成細粉，水二碗，煎至一碗。

4.服法：空腹時，熱服。

五、考據及研究

1.出典：《脾胃論》。

作者：金・李杲，字東垣。

原典選粹：氣高而喘，身熱而煩，其脈洪大而頭痛，或渴不止，其皮膚不任風寒而生寒熱，蓋陰火上沖則氣高，喘而煩熱，爲頭痛，爲渴，而脈洪。

2.《本草綱目》：

(1)人參（五加科）：治五癆七傷、補五臟六腑、男婦一切證、勞倦內傷、發熱自汗。

(2)黃耆（豆科）：治五癆羸瘦、補虛、長肉補血、虛勞自汗、去肌熱。

(3)白朮（菊科）：治五癆七傷、理中益脾、補腰膝、長肌肉、除熱止汗。

(4)炙甘草（豆科）：治一切虛損、補益五臟腎氣內傷、益精養氣。

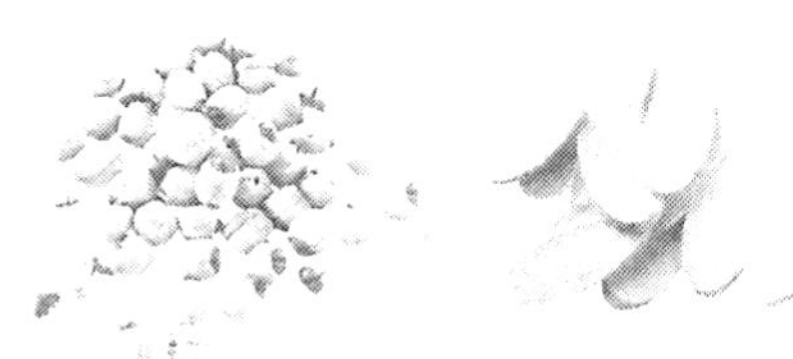
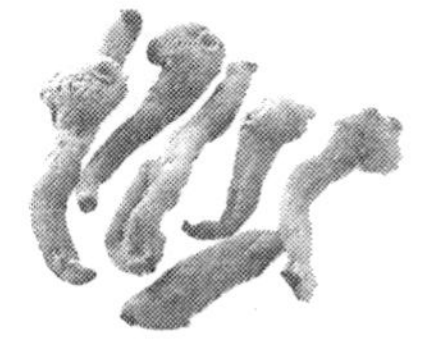
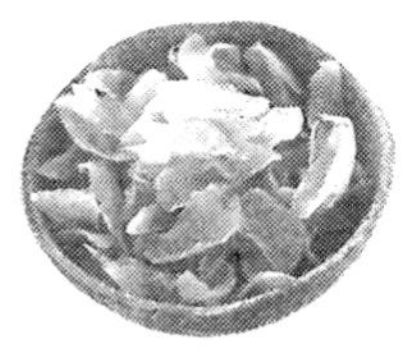

(5)當歸（繖形科）：治虛勞寒熱、補諸不足、補一切勞、和血補血。

(6)橘皮（芸香科）：治上氣欬嘔、開胃、消穀、利小便。

(7)升麻（毛茛科）：治陽陷眩暈、久泄下痢、補脾胃。

(8)柴胡（繖形科）：治陽氣下陷、除虛勞、散肌熱、補五癆七傷、益氣力。

3.《本草備要》：

(1)人參：甘、溫。治虛勞內傷、發熱、自汗、多夢紛紜、嘔噦、反胃、虛咳、喘促、瘧痢、滑瀉、淋瀝、脹滿、中暑中風，及一切血證。

(2)黃耆：甘、溫。補中、益元氣、溫三焦、壯脾胃、生血生肌、排膿內托、瘡癰聖藥、痘證不起、陽虛無熱者宜之。

(3)白朮：苦、甘、溫。在血補血、在氣補氣、無汗能發、有汗能止。

補脾則能：進飲食、祛勞倦、止肌熱、化癥瘕。

和中則能：已嘔吐、定痛、安胎。

燥濕則能：止泄瀉、利小便、生津液。

(4)炙甘草：甘、溫。補三焦元氣，而散表寒，入和劑則補益、入汗劑則解肌、入涼劑則瀉邪熱、入峻劑則緩正氣、入潤劑則養陰血，生肌止痛、通行十二經、解百藥毒。

(5)當歸：甘、辛、苦、溫。治虛勞寒熱、欬逆上氣、溫瘧澼痢、頭痛腰痛、心腹諸疾、風痙無汗、痿痺癥瘕、癰疽瘡傷、衝脈氣病、氣逆裏急、帶脈為病、腹

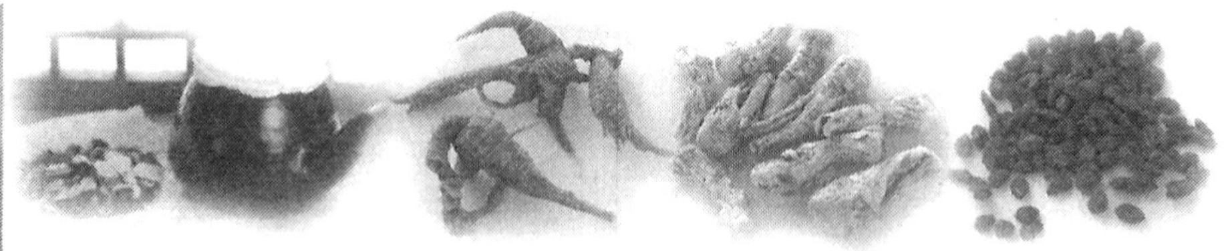

痛腰溶溶如坐水中，及婦人諸不足、一切血症、陰虛而陽無所附者。

(6)橘皮：辛、苦、溫。同補藥則補、瀉藥則瀉、升藥則升、降藥則降。爲脾肺氣分之藥，調中快膈、導滯消痰、利水破癥、宣通五臟、統治百病，皆取其理氣燥濕之功。

(7)升麻：甘、辛、微苦。治時氣毒癘、頭痛寒熱、肺痿吐膿、下痢後重、久泄、脫肛、崩中帶下、足寒陰痿、目赤口瘡、痘瘡、斑疹、風熱瘡癰、解百藥毒、吐蠱毒、殺精鬼。

(8)柴胡：苦、平、微寒。治傷寒邪熱、痰熱結實、虛勞肌熱、嘔吐心煩、諸瘧寒熱、頭眩目赤、胸痞脅痛、口苦耳聾、婦人熱入血室、胎前產後諸熱、小兒痘證、五疳、羸熱、散十二經瘡疽、血凝氣聚、功同連翹。

4.原典釋義：

補中益氣湯：有提高機體細胞免疫功能，或刺激抗體生成的作用。臨床上，對各種虛症或存在免疫功能低下的病人，有一定的療效。

5.現代藥理：

(1)人參：增強肌體免疫功能、增強肌體對有害刺激的防禦能力、提高人的腦力和體力勞動能力、小劑量可興奮中樞神經、大劑量則抑制中樞神經、提高心臟的收縮力、興奮腎上腺皮脂作用、促進骨髓細胞的分裂、使紅白血球增加。

(2)黃耆：強壯作用、加強心臟收縮作用、增強免疫功

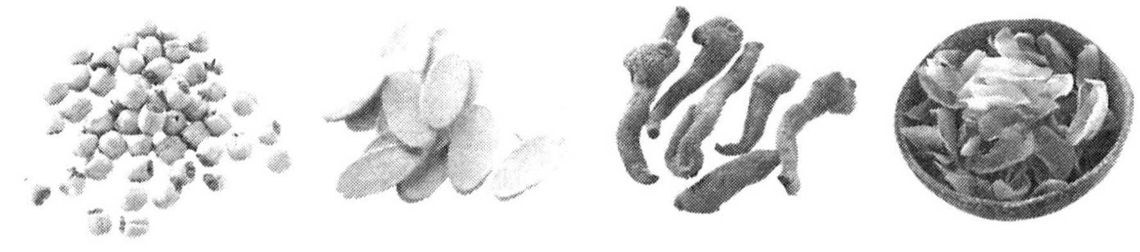

能。

(3)白朮：強壯作用、擴張血管作用。

(4)炙甘草：抗炎及抗變態反應的作用。

(5)當歸：降低心肌興奮性（治療心房纖顫）。

(6)橘皮：幫助消化作用、幫助胃腸的積氣排出、增強心臟收縮作用。

(7)升麻：增強肌肉收縮力、平滑肌張力。

(8)柴胡：增強肌肉及平滑肌的張力。

補中益氣湯的科學研究

二〇〇一年《國際免疫藥理學》雜誌（*International Immunopharmacology*）所報導的一篇動物實驗研究顯示，本方若先行於氣喘發作前投與，則可明顯降低發炎介質如IL-4、IL-5的濃度，而且對於發炎細胞，尤其是嗜伊紅細胞，可明顯降低它們在肺部的集結。在同一本雜誌的另一個實驗研究結果顯示，服用本方可以明顯降低過敏性病人血中IgE的濃度。這些結果暗示了此傳統中藥方劑補中益氣湯，運用在預防及治療過敏性氣喘病人身上的合理性。

一九九九年《抗病毒研究》雜誌（*Antiviral Research*）報導了一個研究，是將本方投與接受流行性感冒病毒感染之老鼠。結果發現，接受本方治療之老鼠，其體內病毒量明顯減少，且存活率明顯高於對照組。同年《免疫藥理學》雜誌（*Immunopharmacology*）也有一篇相關報導，證實此

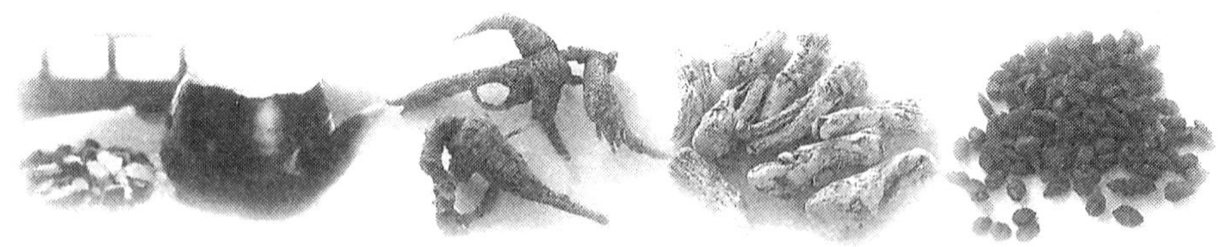

機轉的可能性。二〇〇〇年同一本雜誌的另一個實驗，有一項有趣的發現，本方對於壓力所造成之免疫功能低下，有回復的效果，而且會降低體內過多的類固醇荷爾蒙。二〇〇一年《國際免疫藥理學》雜誌則肯定了這個結果。上述這些研究，儘管切入角度不同，觀察重點不同，但都提供證據顯示，醫師適合運用本方來調節病人免疫力。此外尙有一些研究，發現本方尙有許多各種不同的功效。例如一九九九年《免疫藥理學》雜誌的研究報導顯示，本方可以加速經由化學治療所造成之白血球低下的復原；二〇〇〇年同一本雜誌證明，本方可以增加老鼠抗腫瘤的能力；二〇〇一年《生命科學雜誌》（*Life Sciences*）刊載一篇來自台灣的研究報告，認爲本方可以經由抑制細胞分裂循環，來抑制肝癌細胞的增長。雖然目前這些實驗，都僅止於動物實驗，但是卻也告訴了我們，中醫古代典籍所記載的方劑很有參考及實用的價值，這很可能是眞的。

六、生活應用

補中益氣湯可治元氣不足、胃下垂／慢性胃炎、子宮下垂、脫肛、婦女崩漏、慢性腹瀉、疝氣、乳糜尿、慢性肝炎、重症肌無力、低熱、低血壓。

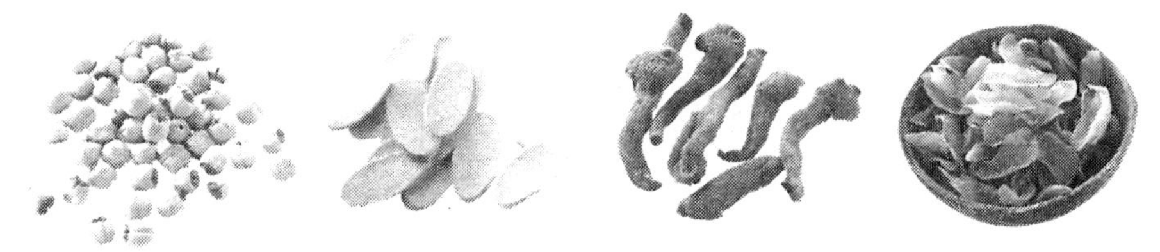

七、臨床常用之方法

1.處方：歸脾湯、左歸丸、右歸丸、十全大補湯、人參養榮湯。

2.穴道：足三里、氣海、三陰交、太谿。

中西醫聯合抗癌

一、前言

癌是身體細胞的疾病。人體由六十兆個細胞所組成，不同的細胞有不同的機能，而所有細胞都是透過有規律、有節制的生長及死亡過程，從而促進身體組織的新陳代謝。細胞的生長及死亡過程一旦出了毛病，不受控制，生長便會失常，形成瘤。簡單的說，癌症就是細胞出現了問題，不受人體正常的控制，細胞不斷地繁衍，最後形成一個腫瘤（tumour）。癌細胞不單奪取正常細胞的養料，也會霸占它們的空間。癌症可以在身體任何器官或組織出現，因此癌症並非單指一種疾病，而是多種不同疾病如肝癌、乳癌或血癌的統稱。癌症的形成起自細胞出現不正常的狀態，在毫無控制和失去規律的情況下不斷地生長。不同種類癌症的治療方法、治癒機會也各異。癌症有一百多種，每種癌症因其結構和位置不同，各有其獨特的症狀。癌症多發生在中、老年人，兒童和青少年患癌症並不普遍，不

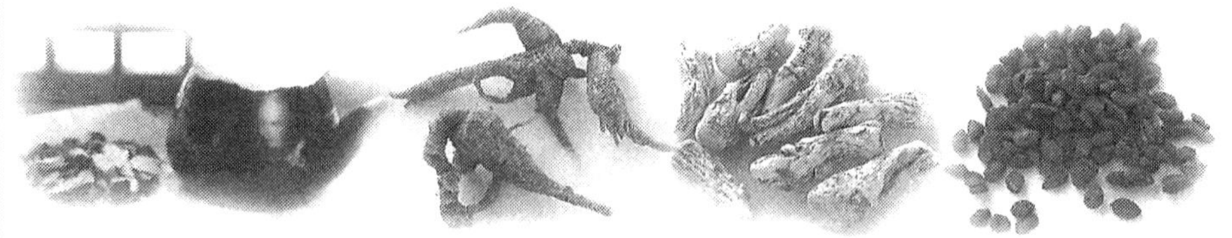

過，在十五歲以下的青少年，癌症卻是導致死亡的第二個主要原因，而血癌和腦癌是這個年齡層最常見的癌症。男性和女性患癌的機會差不多均等。

二、癌的分類

當癌細胞增長時，往往聚在一起，成爲一個逐漸膨脹的小瘤。一般在臨床上可分成良性腫瘤與惡性腫瘤兩大類。良性腫瘤（benign tumour）只局限一處，不會擴散侵犯鄰近細胞和組織，一經徹底切除，便不會復發，不會危害患者的性命，只有少數的良性腦瘤，如生長在侷促的頭顱裏，壓迫著腦部的重要神經部位，才會使患者致命。

正常的細胞進行分裂時受到嚴密監控，但是惡性腫瘤（malignant tumour）則有如「骨牌效應」（domino effect），不斷地侵入周圍的組織和器官，先是層與層之間蔓延，後則狂噬和損毀，或藉著血液、淋巴系統的循環，散播到身體其他部位，形成癌症的轉移。惡性腫瘤如及早獲得適當的治療是可以痊癒的，如果癌細胞已廣泛擴散，即使將主瘤割除，亦不能根治，末期的患者死亡率較高。惡性腫瘤（癌症）死亡率向來高居台灣地區國人十大死因之首位，對生命之危害至爲嚴重。當發現癌症以後，由於癌細胞的快速增生，對組織器官造成破壞，加上手術、化療、放療所帶給患者的恐懼、無奈及一連串的毒副作用，病人的痛苦可想而知，因此非理性地到處覓取各種療法、偏方，其實是可以理解的。是故，從中西醫角度來全面認識癌瘤的防治是絕對必要的。

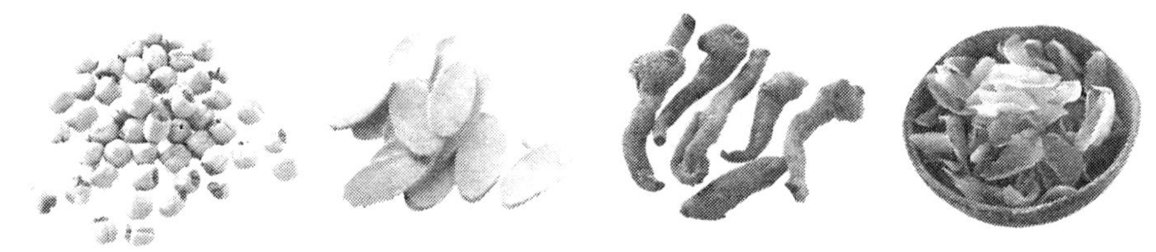

三、癌症治療

常見的癌症治療包括放射線治療、化學治療、生物療法、外科療法。癌症的治療除了治療期間產生副作用之外，還有延遲性副作用的問題，一般都只提到如何處理治療期間副作用的護理，而忽略了延遲性副作用的護理，臨床上很少提及延遲性副作用可能是因爲：(1)病患未出現延遲性副作用就死亡。(2)長期存活者若出現延遲性副作用，可能轉診他科，因此在腫瘤科觀察不到。(3)有延遲性副作用，但未聯想到與癌症治療有關。(4)癌症長期治療出現副作用，容易與癌症本身的症狀混淆。因此若知道病患治療即將結束，必須衛教相關可能產生症狀，且長期追蹤。

化學治療引起的延遲性副作用可分爲：

1.特定器官的毒性：如腎臟、心臟、肺臟、肝臟毒性，這是屬於化療藥物獨特的毒性。
2.長期的併發症：化學治療後數個月到數年才發生，包括續發性癌症、不孕和致畸胎性。

早期副作用與放射線劑量、時間、組織敏感度有關，合併化療也會增加副作用，其他可能與病患營養狀況差、年齡有關。但放射線治療所導致的延遲性副作用常與照射部位和器官有關，延遲性副作用通常不受個別因素影響，會持續惡化且爲不可逆，發生原因可能是喪失有恢復能力的幹細胞，且微小血管持續被破壞，造成阻塞，引起細胞壞死。

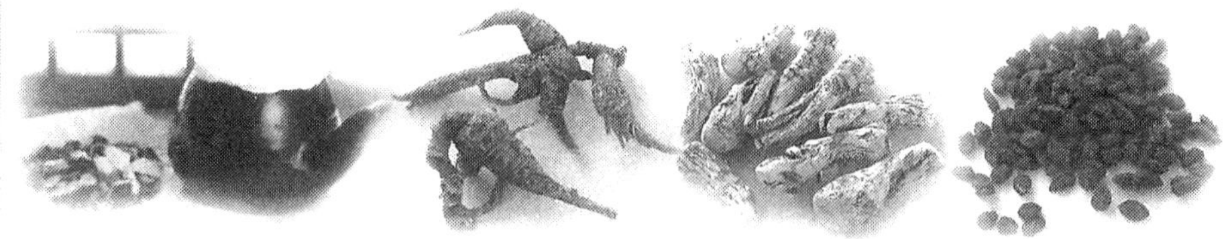

四、中醫觀點

中醫認為，化療所用的製劑治療後造成病患體內熱毒過盛、熱象較重，可耗氣傷陰、損傷津液、氣血不和及脾胃失調、肝腎虧損，導致免疫功能缺陷或下降，又促使腫瘤復發或轉移，使病情進一步惡化，對預後產生不良影響。臨床研究證明，扶正中藥尤其是補氣藥和補陽藥可激活機體免疫細胞活性，使之吞噬功能增強，提高機體的免疫功能，在與化療共用的同時可提高化療之療效。正如《內經》云：「正氣存內，邪不可干」、「邪之所湊，其氣必虛」。因此，要增強人體的免疫功能，就要「扶正」。

癌症病人在化療中隨著化療藥物在體內累積量增加，其副效應主要表現為：氣血損傷、脾胃失調及肝腎虧損等證候，因此化療副效應主要治療原則以扶正培本為主。即：(1)健脾、補氣和胃；(2)滋陰養血；(3)滋補肝腎。藥膳的使用，由於個人體質不同，依病況「量身定造」，強化免疫系統並調理胃腸道之吸收，否則會影響病人的營養攝取，導致治療失敗。

五、中西醫合璧的治療特色

西醫治療癌症有著明確診斷及清楚評估預後的長處，而且癌症初期開刀的效果也很好，但仍有極限，當癌細胞已經廣泛蔓延時，遲來的開刀還可能使癌細胞加速轉移到其他組織，使病情更加惡化，此時若能綜合中西醫之長，也許可以給病人多一線生機。

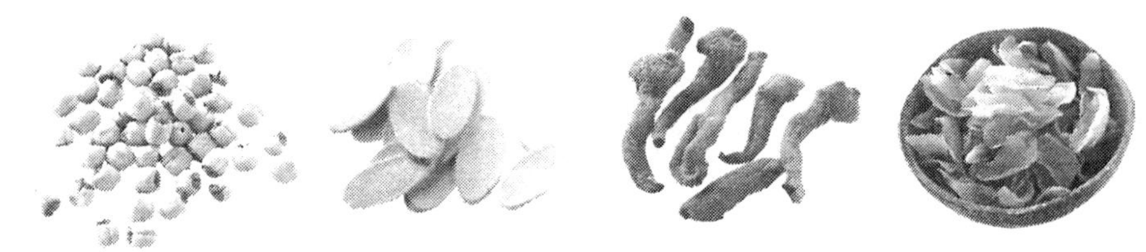

中西醫結合不止中晚期癌症管用，當前許多化療、放療等抗癌有效的手段常會損傷正常細胞的組織，造成功能障礙，以及抵抗力降低，有如傳統醫學所謂「久病必虛」，癌症正氣（指機體的免疫狀態）本已損傷，而放療、化療則進一步損傷正氣，以致臟腑功能失衡，出現一系列「氣血兩虛」、「脾腎陰虛」及「陰虛陽亢」的證候，此時傳統醫學「扶正固本」、「補益氣血」的治療原則，恰可以提高病患自發的免疫力、抗癌力和調節力，有益於癌患安度每個療程。當今應用傳統的針灸、中藥於放療、化療毒副作用的防治，已日漸受到重視，而一系列的臨床報告被提出，初步的結果也是正面肯定的。

六、化療患者的中醫療法

茲將化療期間常見的副作用及中醫的處理原則說明如下：

1.血象低下：化療使造血功能受抑制，因而出現白血球、紅血球及血小板數量降低。可運用中藥、針灸調整體內陰陽、補養脾胃、補益氣血，扶正以袪邪。

2.噁心嘔吐：化療後引起消化系統的不良反應，造成噁心嘔吐、飲食不下。可運用中藥、針灸改善這些症狀。

3.腹痛腹瀉：化療後引起的較爲嚴重的消化道反應。可運用中藥、針灸改善這些不良反應，並促進食慾增加。

4.風疹表現：化療期間出現皮膚過敏的現象，紅赤色疹塊，癢而不痛。可運用清熱解毒，袪風止癢的中藥來改善。

5.禿髮：化療影響皮膚激素及內分泌，患者常見禿髮，中

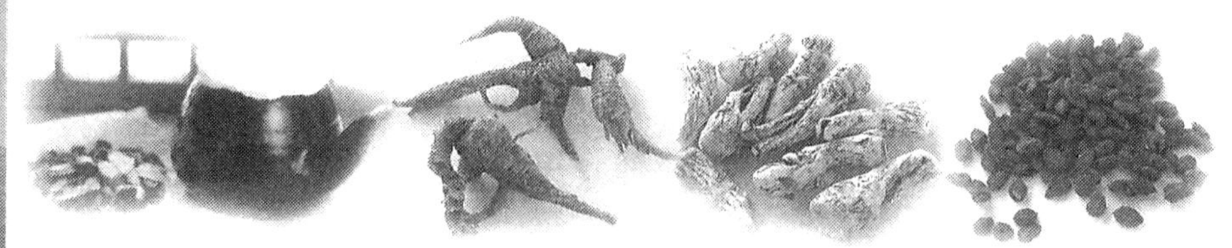

醫認為「髮為血之餘」，可運用補益氣血，肝腎兩調治之。

6.心悸失眠：神經系統受影響，因此出現如頭痛、心悸、失眠、震顫、情緒波動等，後期多出現嗜睡、幻覺、聽力及記憶力減退等。可運用中藥、針灸依虛實相兼，臟腑虧損之不同，加以調整。

7.口舌潰爛：化療後免疫力降低，口腔黏膜容易出現破損、口舌乾裂、潰爛、咽喉疼痛、聲音嘶啞。此多係內熱傷陰，火熱上炎所致，可用中藥改善。

8.尿急尿頻：排尿系統功能受損，可出現尿頻、尿急、尿血、尿痛、蛋白尿等，此係濕熱毒邪客於膀胱所致，可用中藥改善。

由以上得知，在抗腫瘤治療過程中，扶正與祛邪、攻與補都要根據病人年齡大小、體質強弱、病情輕重來具體施治，絕非一方一藥所能通治。

七、藥膳介紹

抗癌之副作用藥膳，是以中醫理論為指導，結合現代免疫學、營養學、藥理學知識，選用具有防癌抗癌作用的藥物和食物組成方膳，可以營養強身，扶正抗癌，療效斐然。現介紹如下：

(一)健脾補氣

本類藥膳主要適用於消化力弱、食慾不振、食後易停食或

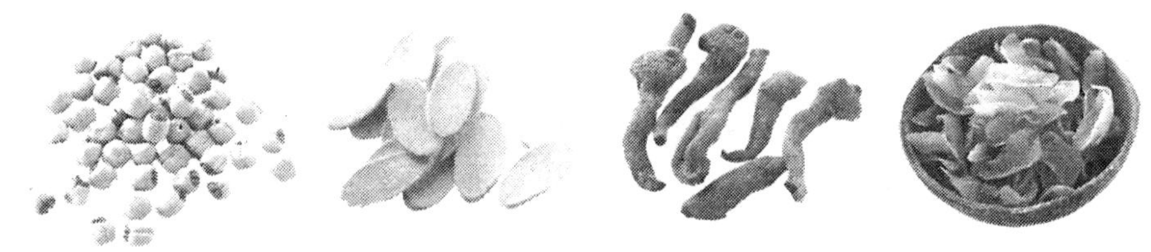

反飽作脹，或食積腹瀉、噁心嘔吐，又有精神困倦、四肢無力、短氣懶言。

藥膳組成有：黨參一兩、茯苓三錢、白朮三錢、生甘草一錢、廣陳皮三錢、薑製半夏三錢、香附子三錢、砂仁一錢、鮮大蒜三錢（具有廣泛的健身防病作用，特別對胃癌等消化道癌症有輔助食療方）熬成藥汁，去渣溫服，一日三次。

(二)滋陰養血

以補氣血使受損的免疫機轉迅速恢復的角度著手。提高機體免疫功能，促進網狀內皮系統的吞噬作用，有保護骨髓造血功能，減少白血球、血小板下降的作用。活血化瘀中藥具有改善微循環、增加血管通透性、改善腫瘤局部缺氧而有利於降低化療副作用，減少最低限度傷害。

藥膳組成：山藥五錢、阿膠三錢（烊化沖服）、雞血藤一兩、黨參五錢、玉竹三兩、百合三錢、當歸三錢、北黃耆七錢、丹參五錢。以上藥材熬成濃汁去渣，再加上海藻研末粉（提取物對癌細胞有抑制作用）調服，分一日三餐飯後服用。中醫認爲海藻類食品（海帶、髮菜、紫菜、龍鬚菜等）具有「消症瘕、積塊、癭疾、結核」的作用；腫瘤患者在接受治療時，其不僅能消結腫，而且營養豐富，味道鮮美，能增加食慾。

(三)滋補肝腎

當化療或放療影響到骨髓時，可引起骨髓造血功能不同程度的障礙，引起白血球數目下降，血小板數下降，嚴重者紅血球、血色素也相應地減少，即產生副反應——骨髓抑制。還可

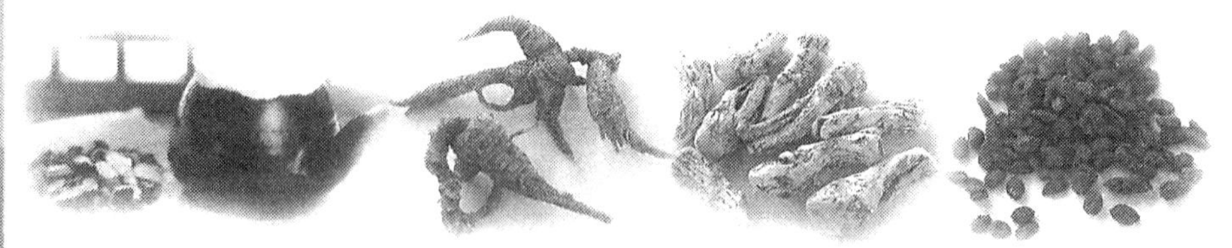

能造成機體虛弱、周身疲乏、腰膝痠軟、精神不振、心悸、短氣。

藥膳組成：枸杞子三錢、女貞子三錢、旱蓮草三錢、山茱萸三錢、補骨脂三錢、菟絲子三錢、粗鹿茸五錢。以上藥材，熬煮後去渣，分一日三餐服用。亦可配合青黛粉及其有效成分靛玉紅，具有良好的抗白血病作用，又不抑制骨髓，爲一味抗白血病之良藥。

以上中藥藥膳調理輔助治療癌症切除後（經化療或放療甚至開刀手術）所引起的副作用症狀，用調理至症狀最低傷害，或消除可能存在的轉移，加強體內生化代謝，強化抗體免疫力的細胞反應，由於中藥藥膳調理是有預防性的，所以是不可或缺的另類療法。

八、防癌十措施

爲了預防病從口入，在此介紹美國防癌協會推薦的防癌十項措施：

1.多吃包心菜科蔬菜：如捲心菜、花椰菜等，能預防肺癌、胃癌、腸癌。

2.多吃高纖維食物：水果、蔬菜、穀類食物都含有豐富纖維素。多吃高纖維食物可預防腸癌。

3.選擇含有維生素A的食物：能預防食道癌、喉癌和肺癌。蛋黃、肝、牛奶、乳酪都含有維生素A，但應攝取適量，因爲這類食物脂肪、膽固醇的含量都很高。另外，可多吃深黃色和深綠色的水果和蔬菜，這些食物含

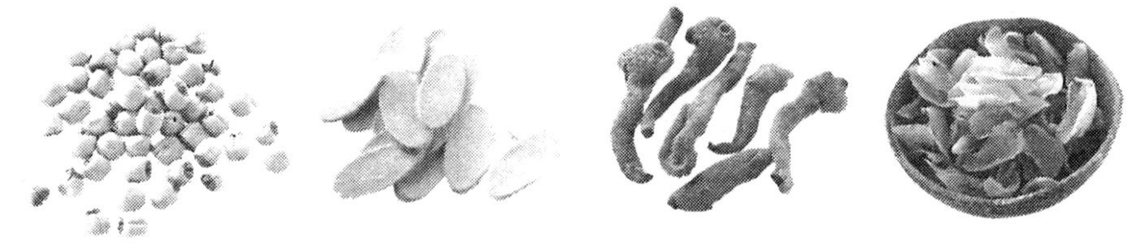

有能在人體內轉爲維生素A的胡蘿蔔素。

4.選擇含有維生素C的食物：維生素C能預防食道癌和胃癌。

5.控制體重：超重的人易患乳癌、子宮癌、膽囊癌、結腸癌。

6.戒菸：吸菸是造成肺癌的主要原因之一。

7.減少對脂肪攝取：高脂肪的食物會增加患乳癌、結腸癌和攝護腺癌的危險。

8.少吃醃製和燻製的食物：以防範食道癌和胃癌。尤其是鹹魚、鹹蛋、某些醃鹹菜、臘腸、燻豬肉等應少吃。

9.節制飲酒：否則會增加肝癌的危險。

10.避免過度曬太陽：以免導致皮膚癌。

此外於食物選擇方面，提供下列三點給讀者做參考：

1.防癌蔬菜有：糙米、海藻、鮮藕、香椿、胡蘿蔔、白蘿蔔、蘆筍、苦瓜、小白菜、絲瓜、葫蘆、花椰菜、甘藍、油菜、芥菜、南瓜、苜蓿等。

2.防癌水果：獼猴桃（奇異果）、柑桔、檸檬、山楂、杏仁、菱角、柚子、無花果、大棗、葡萄、番茄等。

3.防癌飲料：綠茶、水、天然果汁。

九、癌症早期徵兆

癌症早期徵兆未必明顯，不過若早期察覺到，痊癒機會相對提高，以下列表舉出常見癌症可能的早期徵兆：

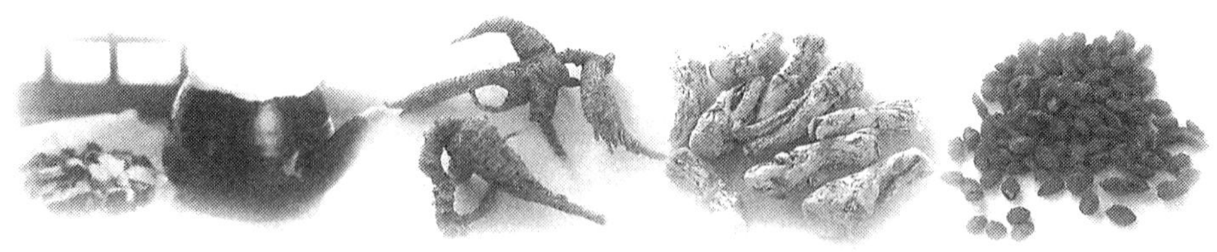

表13-1　常見癌症可能的早期徵兆

癌症	徵兆
肺癌	咳嗽持續，痰中帶血
肝癌	不明原因的消瘦，右上腹微痛且有B型肝炎或C型肝炎的病史
結腸／直腸癌	大便習慣改變或出血，腹部出現硬塊
鼻咽癌	帶血之鼻分泌物，耳鳴或聽覺減退，頸有無痛腫塊
口腔癌	久治不癒的潰瘍
食道癌	吞嚥不適，吞嚥困難
乳癌	乳房有硬塊
子宮頸癌	不正常陰道出血或分泌物帶血
胃癌	上腹持續不適，食慾不振
膀胱癌	小便帶血
喉癌	聲音嘶啞
皮膚癌	痣變色，增大；皮膚損傷長期不癒

十、親朋的協助

許多癌症病患的家屬總是會提出一個問題，那就是到底要如何協助癌症病患？其實病人的情緒和求生的意志是最重要的關鍵。一個好的醫師除了要有好的醫術外，最重要的是要給病人治癒的信心，給病人活下去的希望，給病人生存的歡喜。人是靈性的動物，治病應關照身心靈三方面，如果天時、地利、人和都配合得很好，帶病延年的機會是很大的。

醫者父母心，每一位醫師無不希望自己是一位良醫，但複雜的社會環境，人心是多麼浮動！持脈有道，虛靜爲保，如何做呢？正如《類經》所言：診有大方，坐起有常。出入有行，以轉神明。必清必淨，上觀下觀。司八正邪，別五中部。按脈動靜，循尺滑濇寒溫之意。視其大小，合之病能。逆從以得，復知病明。診可十全，不失人情。故診之或視習視意，故不失

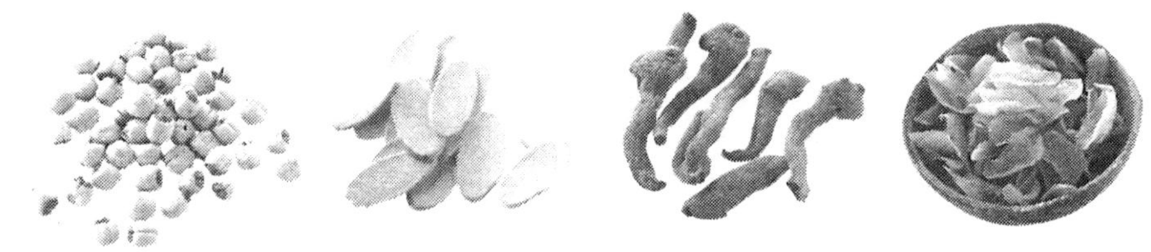

條理。

預防骨質疏鬆症

一、前言

隨著高齡人口的增加，骨質疏鬆症益形普遍，威脅國人健康，醫師呼籲國人多瞭解自身的骨質密度、提早存骨本，是預防骨質疏鬆症的最好方法。老之將至患者多不自覺，背痛、駝背、變矮、脊椎側彎、骨折是骨質疏鬆症明顯病徵，骨骼在身體擔負著支撐、保護、運動、造血及鈣儲存所等功能，它是有生命的組織，會不斷的分解及再生。

二、何謂骨質疏鬆症？

由於骨骼的新陳代謝在各年齡時期呈現不同的狀態，因此兩種進展過程速度也會有所變化，例如成長期的孩子，其骨骼形成的速度比分解的速度快，新骨可以大量積存，因而迅速長高，到了二十至三十歲時，全身骨質量達到最高峰；三十歲以後，鈣從骨骼移出的比積存的多，骨骼的密度漸漸變小，呈現中空疏鬆、脆弱而易骨折等現象，這就是骨質疏鬆症。

大約從三十至三十五歲，人的骨質量便開始減少，女性由於骨架及骨質量比男性小，患本症的機會就較高，加上更年期之後，雌性激素分泌停止，骨質流失就更快。

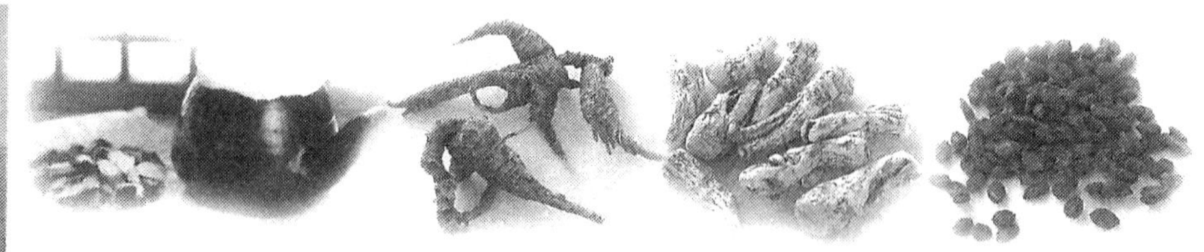

國內六十五歲以上女性有四分之一以上是骨質疏鬆患者；而五十歲以上男性患本症的機會也高達十二分之一，此外年輕女性骨質流失的情況也較高。無論男女都會發生此症，尤其是高危險群者，更應盡早做好預防工作，減少骨質疏鬆症的發生。

三、為何骨質會流失？

骨質疏鬆症是屬於骨骼代謝異常的疾病，它的發生尚未有明確的原因，但醫學界認爲它和下列因素有關：

1.衰老：骨骼隨著年齡的增長，產生正常老化現象，骨骼變得愈來愈不那麼緻密。

2.雌激素下降：雌激素能刺激骨質的形成、抑制骨質的分解，婦女一旦過了更年期或是切除卵巢，雌激素分泌停止，就會加速骨骼退化。

3.營養失調：鈣攝取不足、常食高蛋白、高鹽、菸、酒等。

4.生活不正常：少運動、不曬太陽等。

5.某些疾病或服用某些藥劑：會導致骨骼形成減少而分解增多，從而引起骨質疏鬆。

6.遺傳因素：骨質疏鬆有一定的遺傳性。

四、骨質疏鬆症常見症狀

骨質疏鬆症的產生，在早期並無明顯症狀，常常是無聲無

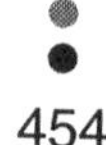

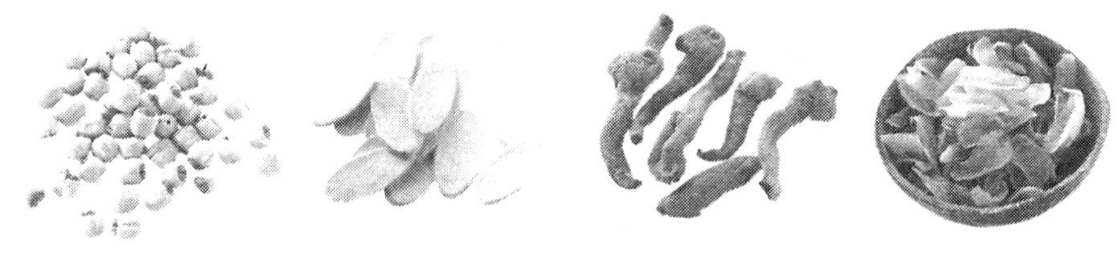

息的，直到骨折方知罹患此症，患者通常會有下列的症狀：

1.疼痛：全身骨痛、無力，最常見於腰部、骨盆、背部區域，痛楚漸成持續性，並逐漸加劇。

2.骨折：並非所有患者都有疼痛現象，往往到了骨折產生才知曉，患者可能輕碰一下或摔跤就骨折，五、六十歲常見椎骨骨折及前臂橈骨骨折，七、八十歲常見肱骨近側端、脛骨、骨盤骨及臀骨骨折，由於臀骨骨折有高達50％的死亡風險，不得掉以輕心。

3.駝背：脊椎骨折後，長期受壓迫，身高明顯變矮，脊椎側彎、關節變形。一旦症狀產生，造成體型改變，對愛美的人是一項打擊，加上疼痛、行動不便、骨折手術的醫療支付等，對個人、家庭及社會更是極大的負擔。

目前醫學界還未有安全而有效的方法，幫助已疏鬆的骨骼恢復原狀，因此，預防保健很重要，不可輕忽「護骨」的工作還未輪到你，也不可認為自己年邁來不及了，保住骨本永遠不嫌遲。

五、骨質疏鬆症可及早測出

診斷骨質疏鬆症可透過一般化驗檢查及X光攝影檢查，早期的X光攝影對發現初期骨質疏鬆效果不彰。現在採骨質密度檢查攝影儀來測量骨質的密度，在初期診斷上有相當幫助。

目前，骨質疏鬆的測定技術更突破，採廣頻寬超音波衰減技術，受到醫學界的注目。例如全自動超音波骨質密度分析儀，儀器採無放射性、非侵入式的技術，不會對人體造成傷

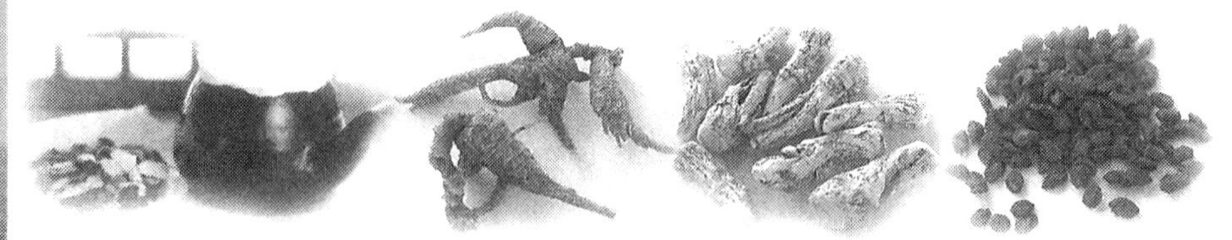

害，不僅能檢查骨質密度，更能提供結構強度資訊，使醫師能更清楚地掌握受檢者骨質狀況及品質。

檢查者只須將腳放置在儀器上，超音波會穿透腳跟骨，安全而精確地測出骨質密度，並且儀器和電腦連線，受檢者可在數分鐘之內，就看到報告，瞭解自己骨骼的健康狀況。

骨質密度檢查不可認為做一次就行，必須定期追蹤。最好能定期地在同一醫院診所、以同一儀器、同一部位，來測定骨骼密度，如此可以明顯地比較判斷出骨質流失的情況。

六、骨質疏鬆症的防治

骨質疏鬆症一旦確立，一定要與醫師配合，找出致病因素是原發性（老化、停經等引起）或次發性（疾病、藥物引起），並且對症下藥，才能防止骨質疏鬆繼續擴大。通常醫師會指導患者在飲食及生活上做改善，並且給予下列藥劑的治療：

1.鈣劑：一次補充鈣不宜超過六百毫克，每日不超過一・五克，服用時不宜與含有植物酸的食物，如可樂、菠菜、麵包、麥片等食用。不是每個人都適合服用鈣劑，在使用前應先與醫師討論後再服用。

2.雌激素（女性荷爾蒙）：更年期的女性及卵巢切除的婦女，適當的補充雌激素，能有效地防治骨質疏鬆症，並可減少心臟病的發生。荷爾蒙在醫師謹慎的使用下是安全而有效的，然而有肝疾、高血壓、高血脂、乳癌、子宮肌瘤、中風等患者，則不宜採用。

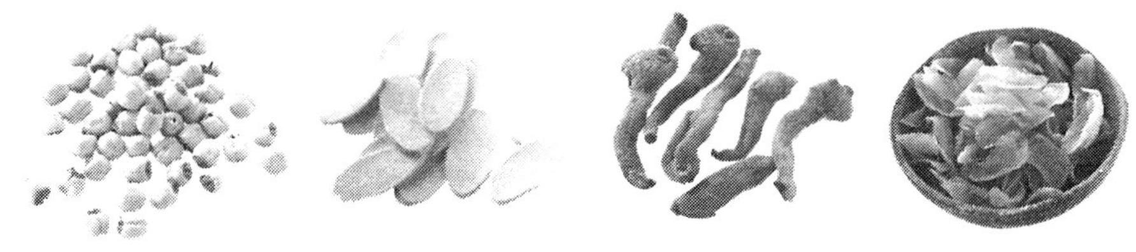

3.抑鈣素：它能抑制骨質的分解，並能達到止痛目的，目前有鮭魚和鰻魚抑鈣劑，由於價格昂貴，所以無法廣泛運用。

4.活性維生素D：促進維生素D的吸收、調節鈣磷平衡，達到防治骨質疏鬆的效果。但是維生素D本身也會破壞骨細胞，故不宜使用過量。

5.氟化鈉：據美國研究指出，用來預防齲齒的氟化鈉，與鈣同時定期使用，可防止脊柱骨折，具恢復骨質之效。

七、飲食保健

鈣的流失是造成骨質疏鬆的最大元兇，因此，在預防保健上對於鈣的攝取是當務之急，並且愈年輕開始愈好，應將它視爲一種終生的工作，終其一生都應注意鈣的攝取。專家建議國人每日鈣的攝取量，青少年約一千二百毫克、成年婦女約一千毫克、停經後的婦女約一千五百毫克，以確保體內足夠的鈣。飲食中並請注意下列事項：

1.保持均衡的營養，不但能幫助體內吸收到足夠的鈣質，還可避免因偏食、營養不良等因素造成體內雌激素減少，而影響鈣的吸收。並且均衡的飲食中，含有足夠的維生素C、礦物質鋅、錳、銅等，可防止骨質流失。

2.多喝牛奶及食用乳製品（如優格、乳酪、冰淇淋等）。飲用牛奶時，最好不要過度加熱，以免破壞其中的酵素，妨礙鈣的吸收；怕胖的人，則選擇低脂奶品爲宜；有乳糖不耐症者，可採取低量漸進方式飲用，或多吃其他含

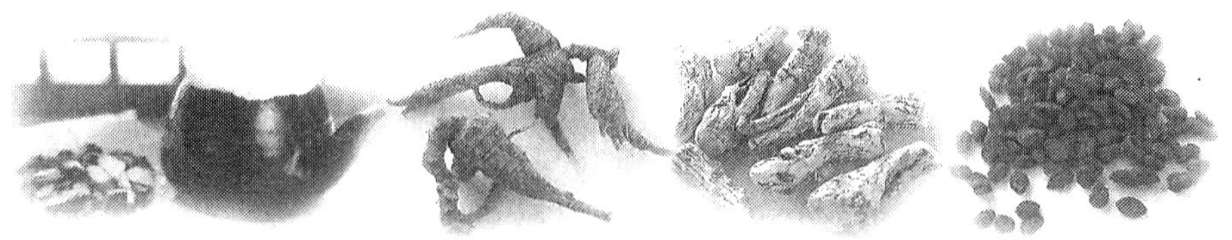

鈣豐富的食物。

3.避免食用過多的肉類及加工食品，因其中過高的蛋白質與磷質，會阻礙體內鈣的吸收。

4.採低鹽低脂飲食，過高的鹽分和脂肪會影響體內鈣的吸收。

5.多選食連小骨頭一起吃下的食物，如小魚乾、罐頭、虱目魚罐頭等。

6.多食用含鈣量高的食物，如豆類、豆類加工製品、雞蛋、芹菜、油菜、魚貝類、海藻、髮菜……等食物。

7.飲食中，適當吃點醋，能加速人體對鈣的吸收。

8.排骨或大骨含鈣最多，在熬煮排骨或大骨湯時，可適當加一點醋，幫助鈣質溶入湯中，以利吸收。

9.少吃過甜的食物，因過多的糖分會影響身體對鈣的吸收，造成骨質疏鬆症。

10.夜晚睡覺時，血液中所需要的鈣，會從骨骼中分解出來使用，因此在睡前不妨喝杯牛奶或吃點魚類食物，補充鈣的吸收，可減少骨骼中的鈣質被分解。

11.平時少喝酒、抽菸，以免降低機內雌激素，妨礙鈣的吸收。

12.若欲食用鈣片，宜在早餐前一小時服用，並以果汁送服，可刺激胃酸分泌，促進鈣的吸收。

13.含草酸的食物如菠菜，會與鈣結合爲草酸鈣，而減少鈣的吸收，因此應避免與含鈣豐富的食物一起食用。

14.在生長期、懷孕期、授乳期，應更注意攝取充足的鈣，可防止日後骨質疏鬆。

15.對某些影響鈣吸收和代謝的藥物，須慎用。

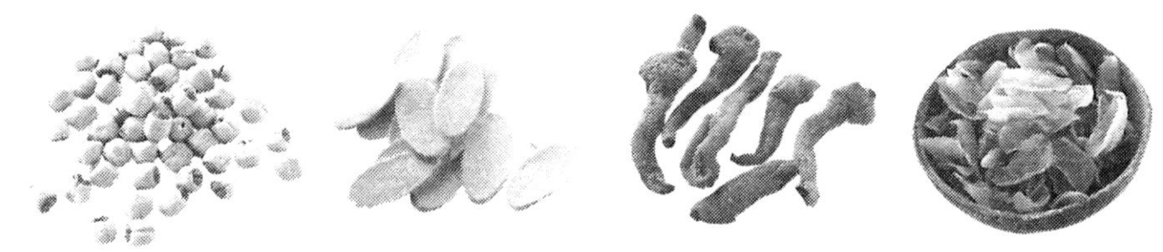

八、生活注意事項

骨質疏鬆症是現代人相當普遍的疾病，全國人口中有50%以上都應預防骨質疏鬆的發生。預防骨質疏鬆要趁早，從小灌輸孩童儲存骨本的重要性，多注意營養保健、補充鈣及維生素D等食物；此外，還須注意日常保健，多曬太陽、做運動，都是預防骨質疏鬆的保健之道。保健醫學博士黃新作建議大家在日常生活中確實履行下列事項：

1. 每天宜適度曬太陽，可幫助體內合成維生素D，而足夠的維生素D可促進鈣的吸收，強化骨骼。但夏天最好在樹蔭下做日光浴，冬天則可曬曬手腳及臉部。
2. 運動可強化造骨細胞及骨骼的耐受力，促進骨骼血流量，並提高骨密度等。平時應有規律地從事慢跑、步行、太極拳、游泳、爬山、跳繩、打球、騎腳踏車、跳舞等運動或做做伸展操、仰臥起坐、健康操。
3. 掌握生活中可使自己增加運動的時機，如買菜、購物時多走路，不用機車、自行車代步；爬樓梯、不搭電梯等。
4. 運動前應做適當的熱身運動，運動時，若發現筋骨有任何異樣時，應停止運動。過了四十歲避免做劇烈運動及運動過度，防止女性月經不正常，增加骨質流失。若要做較激烈、負重力大的運動時，最好先做骨質密度檢查，以免骨質疏鬆時，負荷過大的運動反而易導致骨折。

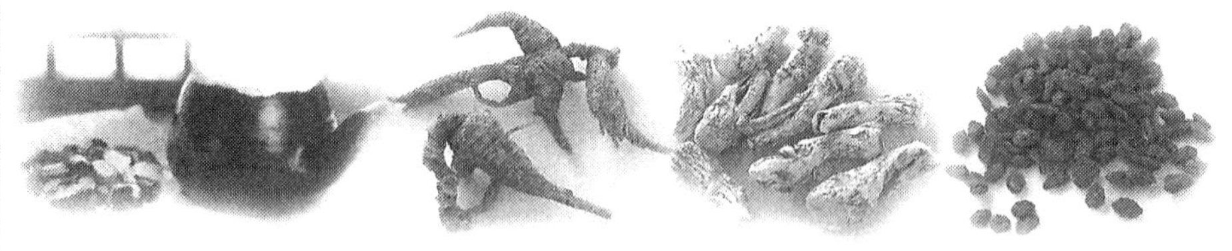

5.平時保持正確的姿勢，不要彎腰駝背，以免增加骨骼負擔。

6.拿重物、搬東西時，應注意姿勢的正確性，慎防損傷脊骨，尤其是老年人最好請年輕者代勞。

7.老年人或是已有骨質疏鬆跡象者，應避免跌倒等意外的發生，如在浴室加裝止滑墊，清除不必要的障礙物，改善陰暗的光線。

8.養成正常生活作息，不熬夜、不抽菸、不酗酒。

9.篤信宗教的老年人，若每天跪拜，會增加骨骼負擔，所以應避免。

10.定期做骨質疏鬆檢查。

九、哪些人容易得骨質疏鬆症？

據統計，下列的人罹患骨質疏鬆的機率高於一般人，應提早預防並定期做骨質密度測定：

· 東方人及白種人。
· 更年期後婦女。
· 體格瘦小。
· 老年人。
· 壓力大的人。
· 從事太空工作者。
· 月經來得早。
· 不當節食減肥。
· 少年白髮。
· 不常曬太陽的人。
· 晚婚、不婚婦女。
· 長期坐辦公室。
· 沒有生小孩者。
· 飲食偏高蛋白。
· 嗜抽菸、酗酒。
· 大量攝取咖啡、茶。
· 維生素D攝取不足。
· 家族有老年性骨折。

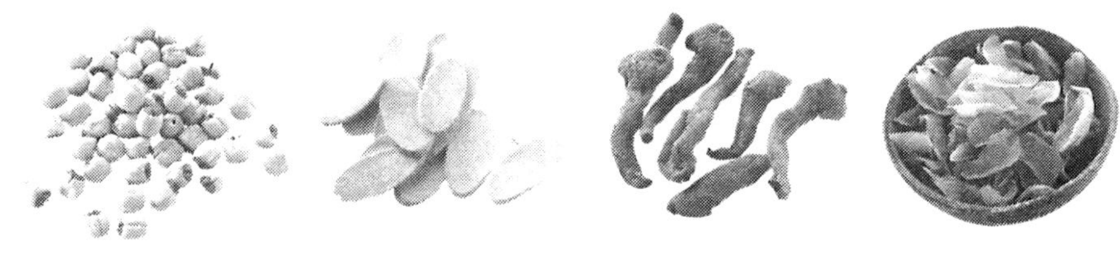

- 運動量少。
- 鈣的攝取量少。
- 洗腎者。
- 四十歲以前早期停經。
- 患有腰痛。
- 性機能不足者。
- 長期臥病的人。
- 卵巢子宮或胃或小腸切除者。
- 長期服用類固醇、抗痙攣藥、利尿劑、抗凝血劑、胃藥、止痛藥等治療者。
- 患有腎病或肝病、糖尿病、腎結石、高血鈣、甲狀腺機能亢進、副甲狀腺機能過盛、風濕關節炎、僵直性脊椎炎及某些癌症患者。

十、骨質疏鬆症自我檢查

骨質疏鬆症往往是來得無聲無息的，當出現骨折現象時，已是嚴重階段了。當有下列症狀時，應立刻檢查診治：

1.開步走或身體移動時，腰部感到疼痛。

2.初期背部或腰部感覺無力、疼痛，漸漸地成爲慢性痛楚，偶爾會突發劇痛。

3.駝背，背部漸漸彎曲。

4.身高變矮。

十一、含鈣豐富食物

主食類：燕麥、小麥、黑麵包、麥片、米、糯米、甘藷。

海產類：魩仔魚、條子魚、鮑魚、小魚乾、馬頭魚、蝦、牡蠣、蟹、干貝、海鰱等。

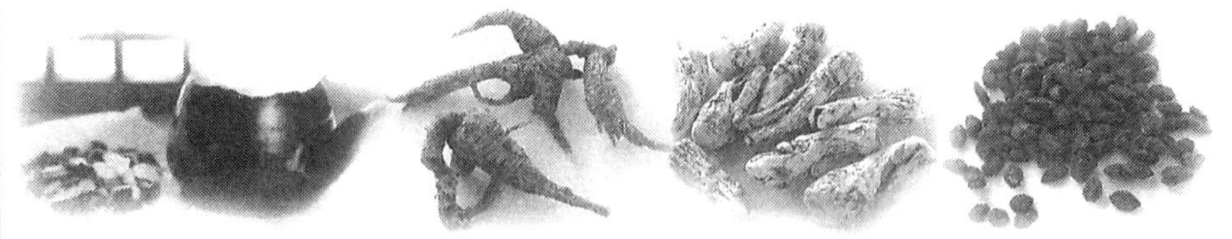

肉類：香腸、內臟、肉鬆、豬骨頭等。

豆類：蠶豆、蓮子、黃豆、豆腐乳、豆乾、杏仁、豆豉、豆花、豆皮、黑豆、豆腐等。

蔬菜類：青江菜、油菜、空心菜、白菜、海藻、髮菜、紫菜、雪裏紅、海帶、芥藍菜、木耳、金針、枸杞、莧菜、番薯葉、蘿蔔、川菜、芹菜、蒜苗、韭菜等。

水果類：柿子、橄欖、紅棗、黑棗、栗子、木瓜乾、葡萄、核桃等。

奶蛋類：蛋黃、奶粉、起司、乳酪、冰淇淋、牛奶及奶製品等。

其他：酵母粉、黑糖、養樂多、冬瓜糖、菱角、腰果、健素糖、味噌、茶葉、蜂蜜、瓜子、白芝麻、黑芝麻等。

十二、骨質疏鬆症食療法

(一)黃豆排骨湯

材料：黃豆一百克、豬排骨五百克。

作法：將黃豆、豬排骨洗淨入鍋，加水三千西西，加佐料同煮。食黃豆、排骨、喝湯，每日一次。

適應症：老年手足抽筋、腰痠腿痛、關節疼痛的骨質疏鬆症，亦可作爲預防缺鈣長期食用。

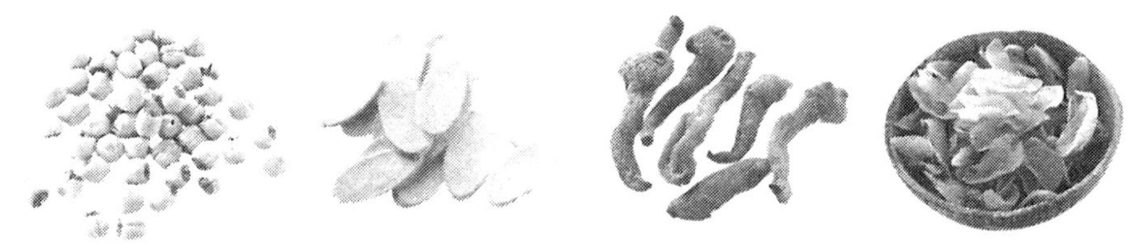

(二)粳（白）米大豆粥

材料：粳（白）米六十克、核桃仁二十克、大豆二十五克。

作法：將上三味洗淨，加水一千五百西西煮粥，每晚服一次。

適應症：年老體弱、精神不振、四肢關節疼痛等的骨質疏鬆症，或對鈣的吸收功能較差者。

(三)髮菜豆腐湯

材料：髮菜一百克、豆腐一百二十五克、蝦皮五克。

作法：將上三味加水一千西西，加佐料煮湯，每日一次。

適應症：可做預防骨質疏鬆症長期食用。

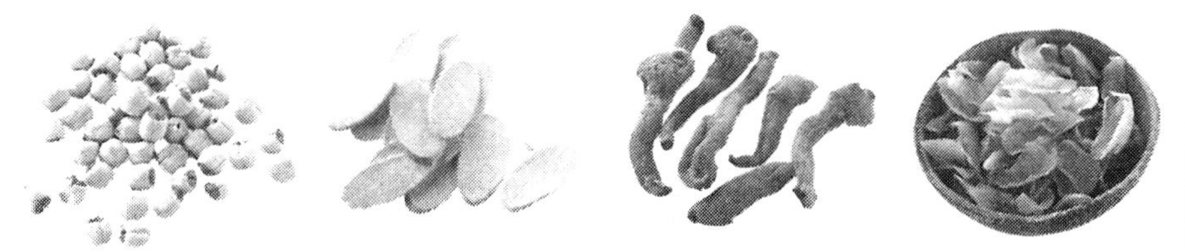

參考書目

1.李一宏，《中醫典籍與生活運用》，台北：明師出版公司，1997年9月。

2.清・陳夢雷，《古今圖書集成》，台北：鼎文書局，1985年。

3.黃三元，《中國歷代名醫列傳》，台北：八德教育文化出版社，1981年10月。

4.李良松、郭洪濤，《中國傳統文化與醫學》，福建：廈門大學出版社，1990年5月。

5.鮑國華，《中國醫學大成》，台北：牛頓出版社，1990年7月。

6.謝觀，《中國醫學大辭典》，台北：台灣商務印書館，1984年2月。

7.王雲凱，《中國名醫名著名方》，河北科學技術出版社，1993年8月。

8.任健，《中國歷代名醫名方全書》，北京：學苑出版社，1996年6月。

9.甄志亞，《中國醫學史》，台北：知音出版社，1994年11月。

10.顧植山，《中醫經典索引》，安徽科學技術出版社，1988年1月。

11.薛鳳奎，《中醫文獻學》，湖南科學技術出版社，1989年3月。

12.那琦，《本草學》，台北：南天書局，1982年2月。

13.陳肇眞，《Harrison's 內科學》，台北：合記圖書出版社，

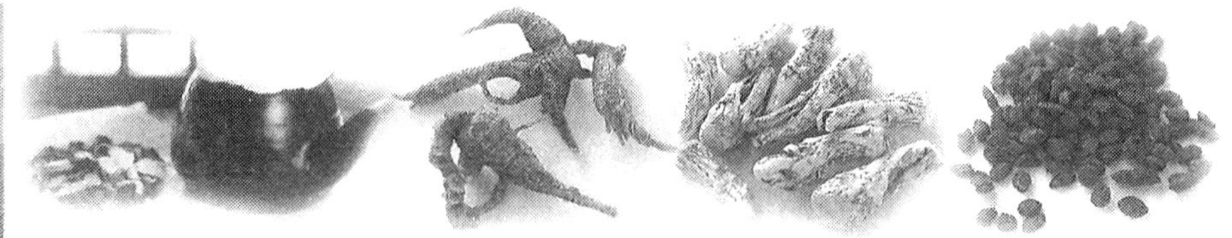

1985年1月。

14.張賢哲、蔡貴花，《中藥炮製及藥材》，台中：中國醫藥學院出版組，1986年9月。

15.張賢哲，《本草備藥解析》，台中：中國醫藥學院出版組，1988年9月。

16.清・張志聰，《黃帝內經素問集註》，台北：文光圖書有限公司，1982年4月。

17.李政育，《靈樞讀書》，台北：新文豐出版公司，1977年6月。

18.謝博生等，《一般醫學病人與病徵》，台北：國立台灣大學醫學院，2001年1月。

19.清・汪昂，《醫方集解》，台北：聞名出版公司，1987年1月。

20.陳華，《中醫的科學原理》，台北：台灣商務印書館，1992年6月。

21.清・葉天士，《本草經解》，台北：五洲出版社，1997年5月。

22.明・李時珍，《本草綱目》，台北：宏業書局，1992年4月。

23.黃維三，《針灸科學》，台北：正中書局，1987年1月。

24.王雪苔，《中國針灸大成》，河南科學技術出版社，1995年1月。

25.鄭虎占、董澤宏、余靖，《中藥現代研究與運用》，北京：學苑出版社，1997年10月。

26.謝鳴，《中醫方劑現代研究》，北京：學苑出版社，1997年9月。

27.郭長青、張莉、馬惠芳，《針灸學現代研究與運用》，北

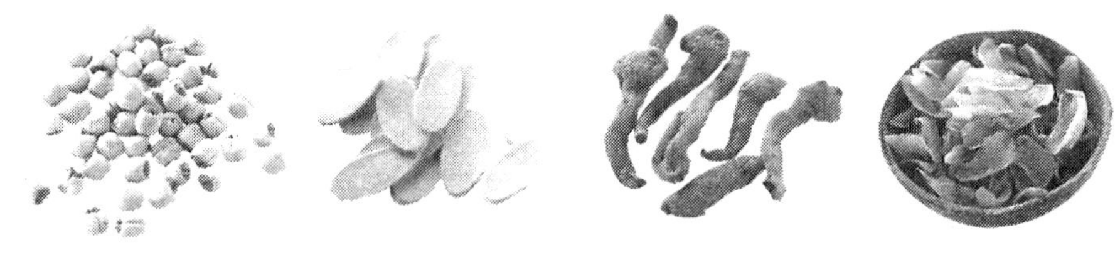

京：學苑出版社，1998年8月。

28.陳志強、江海身，《男科專病中醫臨床診治》，北京：人民衛生出版社，2003年4月。

29.姚磊、劉秉壽，《家庭醫學必備常識百科》，台北：藝軒圖書出版社，1993年6月。

30.傅貞亮，《家庭養生保健600問》，台北：城邦文化事業股份有限公司，2004年2月。

31.張學庸，《內外科疾病700問》，台北：城邦文化事業股份有限公司，2003年12月。

32.劉輔仁，《婦科・兒科・皮膚科疾病600問》，台北：城邦文化事業股份有限公司，2004年1月。

33.陳宜民，《預防醫學》，台北：中華民國預防醫學學會，1997年1月。

34.顏正華，《中藥學》，台北：知音出版社，1994年2月。

35.羅元愷，《中醫婦科學》，台北：知音出版社，1994年10月。

36.王棉之、許濟群，《方劑學》，台北：知音出版社，1997年1月。

37.王德鑑，《中醫耳鼻喉科學》，台北：知音出版社，1994年1月。

38.張伯叟，《中醫內科學》，台北：知音出版社，1992年10月。

39.趙金鐸，《中醫證候鑑別診斷學》，北京：人民衛生出版社，1993年4月。

40.趙金鐸，《中醫症狀鑑別診斷學》，北京：人民衛生出版社，1993年7月。

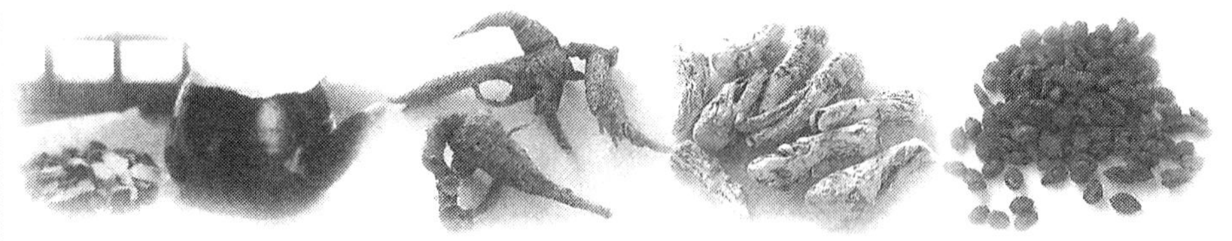

41.程紹恩、夏洪生，《中醫證候診斷治療學》，北京科學技術出版社，1993年3月。

42.陳彥銘，《臨床檢查指引》，台北：合記圖書出版社，1989年1月。

43.林仲，《皮膚病的台灣民俗醫學》，台北：健康世界雜誌社，2000年5月。

44.周健安譯，《兒童疾病的症狀與看護手冊》，台北：笛藤出版圖書有限公司，1997年8月。

45.黃寶敏譯，《巴哈花療法心靈的解藥》，台北：生命潛能文化事業有限公司，2004年8月。

46.吳香達，《臨床婦科學》，台北：茂昌圖書有限公司，1989年7月。

47.林仁混，《現代成人病百科》，台北：故鄉出版社有限公司，1985年6月。

48.黃富源，《臨床兒科學》，台北：嘉洲出版社，1989年8月。

49.林澤源譯，《臨床診斷學》，台北：南山堂出版社，1989年1月。

50.黃春林，《心血管科專病中醫臨床診治》，北京：人民衛生出版社，2002年9月。

51.史仲序，《中國醫學史》，台北：正中書局，1984年5月。

52.葉英坤、文榮光、胡海國，《臨床心身醫學》，台北：大林出版社，1985年5月。

53.霍德義譯，《臨床眼科學》，台北：巨流圖書公司，1988年6月。

54.齊月華，《飲食與健康》，台北：健康世界雜誌社，1992年6月。

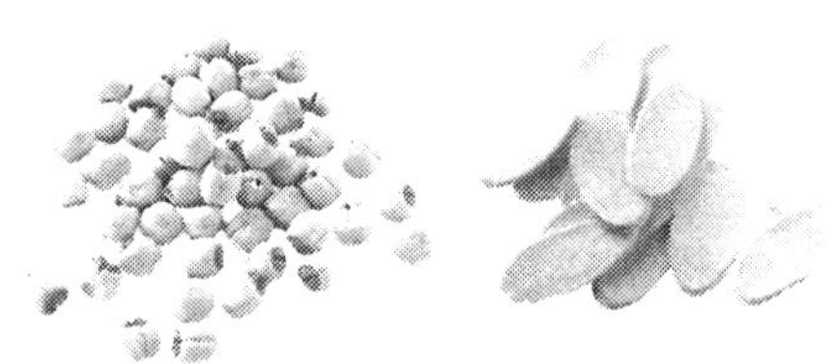
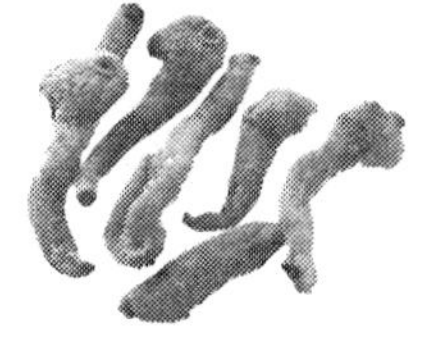

55.施奠邦，《中醫食療營養學》，台北：知音出版社，1992年11月。

56.梁冰、葛志紅，《血液科專病中醫臨床診治》，北京：人民衛生出版社，2003年4月。

57.劉傳勝、徐凱，《腫瘤科專病中醫臨床診治》，北京：人民衛生出版社，2003年4月。

58.張梅芳、李雲英，《眼科與耳鼻喉科專病中醫臨床診治》，北京：人民衛生出版社，2003年4月。

59.羅笑容，《兒科專病中醫臨床診治》，北京：人民衛生出版社，2001年5月。

60.楊霓芝、黃春林，《泌尿科專病中醫臨床診治》，北京：人民衛生出版社，2003年5月。

61.劉茂才、黃陪新，《神經科專病中醫臨床診治》，北京：人民衛生出版社，2002年8月。

62.司徒儀，《婦科專病中醫臨床診治》，北京：人民衛生出版社，2001年5月。

63.黃玲珠，《膳食療養學》，台北：華杏出版股份有限公司，1988年8月。

64.陳可冀、周文泉，《中國傳統養生學精粹》，台北：台灣商務印書館，1994年9月。

65.鄧鐵濤，《實用中醫診斷學》，北京：人民衛生出版社，2004年11月。

66.匡調元，《人體體質學——中醫學個性化診療原理》，上海科學技術出版社，2003年8月。

67.楊鈞，《二十四節氣養生經》，河南大學出版社，2004年1月。

通識叢書

中醫與養生

作　　者／呂萬安
出 版 者／威仕曼文化事業股份有限公司
發 行 人／葉忠賢
總 編 輯／閻富萍
執行編輯／李鳳三
地　　址／台北縣深坑鄉北深路三段260號8樓
電　　話／(02)2664-7780
傳　　真／(02)2664-7633
郵撥帳號／19735365
戶　　名／葉忠賢
印　　刷／瑋晟製版事業有限公司
ISBN／986-81734-9-3
初版二刷／2009年10月
定　　價／新台幣550元

國家圖書館出版品預行編目資料

中醫與養生 = Traditional Chinese medicine and ethics of keeping in good health / 呂萬安著. -- 初版. -- 臺北市 : 威仕曼文化，2006 [民95]

面； 公分. --（通識叢書）

參考書目:面

ISBN 986-81734-9-3（平裝）

1.中國醫藥

413 95004530